国家卫生和计划生育委员会"十二五"规划教材
全国高等医药教材建设研究会"十二五"规划教材
专科医师核心能力提升导引丛书
供临床型研究生及专科医师用

循 证 医 学

Evidence-based Medicine

主　编　李幼平

副主编　杨克虎

编　者（以姓氏拼音为序）

陈　进（四川大学）	商洪才（天津中医药大学）
董碧蓉（四川大学）	时景璞（中国医科大学）
杜　亮（四川大学）	孙　鑫（四川大学）
郭　毅（武汉大学）	田金徽（兰州大学）
胡　雁（复旦大学）	文　进（四川大学）
康德英（四川大学）	吴红梅（四川大学）
李　静（四川大学）	徐　程（西南财经大学）
刘　鸣（四川大学）	杨晓妍（四川大学）
刘　琴（重庆医科大学）	姚　巡（四川大学）
刘雪梅（四川大学）	姚应水（皖南医学院）
刘雅莉（兰州大学）	张博恒（复旦大学）
孟庆跃（北京大学）	张鸣明（四川大学）
秦　莉（四川大学）	张伶俐（四川大学）

学术秘书组负责人　李　静　杜　亮
学术秘书　周　旭　王海清

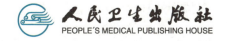

人民卫生出版社
PEOPLE'S MEDICAL PUBLISHING HOUSE

图书在版编目(CIP)数据

循证医学 / 李幼平主编. —北京:人民卫生出版社,2014
ISBN 978-7-117-18645-2

Ⅰ. ①循… Ⅱ. ①李… Ⅲ. ①临床医学－研究生－教材 Ⅳ. ①R4

中国版本图书馆 CIP 数据核字(2014)第 021914 号

人卫社官网　www.pmph.com	出版物查询,在线购书	
人卫医学网　www.ipmph.com	医学考试辅导,医学数据库服务,医学教育资源,大众健康资讯	

循 证 医 学

主　　编:李幼平
出版发行:人民卫生出版社(中继线 010-59780011)
地　　址:北京市朝阳区潘家园南里 19 号
邮　　编:100021
E - mail: pmph @ pmph.com
购书热线:010-59787592　010-59787584　010-65264830
印　　刷:中农印务有限公司
经　　销:新华书店
开　　本:850×1168　1/16　印张:26
字　　数:786 千字
版　　次:2014 年 4 月第 1 版　2020 年 11 月第 1 版第 7 次印刷
标准书号:ISBN 978-7-117-18645-2/R・18646
定　　价:78.00 元
打击盗版举报电话:010-59787491　E-mail: WQ @ pmph.com
(凡属印装质量问题请与本社市场营销中心联系退换)

主 编 简 介

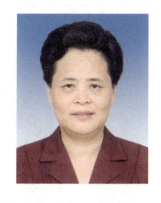

　　李幼平，四川大学华西医院循证医学与临床流行病学研究中心主任，研究员，博导，博士后合作导师。先后领导创建 Chinese Cochrane Centre/ 中国循证医学中心、（原）卫生部移植工程与移植免疫重点实验室、循证医学教育部网上合作研究中心、WHO 国际临床试验注册平台中国注册中心等机构和中国循证医学杂志（中文）及 JEBM（*Journal Of Evidence-based Medicine*，英文），并任主任和主编。2002—2013 年先后任 WHO 基本药物目录评审专家组及政策咨询专家组专家，赴 WHO 总部参加 15～18 届 WHO 基本药物目录评审（2003.4—2013.4）。历任中国医师协会循证医学专委会 1～3 届副主委；现任中国卫生经济学会卫生政策与技术经济评价专委会副主委；中国中药协会循证药物经济学专委会副主委；中华医学会和中国医师协会器官移植专委会常委；中国中药协会药物经济学专委会常委。

　　移植免疫方向：致力于移植物慢性失功的免疫学机理及干预措施研究，主持国家级和部级课题多项；与国外专家联合主编国内第一本中外合著《移植免疫生物学》专著，并获国家新闻出版署三等奖；主编《移植免疫生物学》（高等教育出版社）和《医学实验技术的原理与选择》（人民卫生出版社）等研究生教材。

　　循证医学方向：主编高等教育出版社《循证医学》"十五"、"十一五"、"十二五"规划教材；人民卫生出版社《循证医学》"十二五"研究生规划教材和《循证用药手册——基本药物分册（化学药品和生物制品）》。获国家精品课程、国家级优秀教学团队、教育部科技进步二等奖和中华医学会科技进步三等奖（均排名第一）、教育部教学成果二等奖（排名第二）。任《中国药物评价》第一届编委会常务委员和副主编。致力于为 WHO、（原）卫生部、国家食品药品监督管理局、中医药管理局、（原）国家计生委、教育部等部门和单位生产各种国家急需、国际标准的高质量、本土化证据及其评价、传播、转化和创新。尤在基本药物目录评价与遴选、风险评估与管理、计生药具安全性评价、循证卫生技术（药物、器械、设备、材料、方法、流程、指南）的研究与评价和重大疾病防治策略等方向的高质量证据生产转化和方法学研究方面有创新和积累，获得多项国家级和部级课题和成果奖。

全国高等学校医学研究生规划教材
第二轮修订说明

为了推动医学研究生教育的改革与发展,加强创新人材培养,自2001年8月全国高等医药教材建设研究会和原卫生部教材办公室启动医学研究生教材的组织编写工作开始,在多次大规模的调研、论证的前提下,人民卫生出版社先后于2002年和2008年分两批完成了第一轮五十余种医学研究生规划教材的编写与出版工作。

为了进一步贯彻落实第二次全国高等医学教育改革工作会议精神,推动"5+3"为主体的临床医学教育综合改革,培养研究型、创新性、高素质的卓越医学人才,全国高等医药教材建设研究会、人民卫生出版社在全面调研、系统分析第一轮研究生教材的基础上,再次对这套教材进行了系统的规划,进一步确立了以"解决研究生科研和临床中实际遇到的问题"为立足点,以"回顾、现状、展望"为线索,以"培养和启发研究生创新思维"为中心的教材创新修订原则。

修订后的第二轮教材共包括5个系列:①科研公共学科系列:主要围绕研究生科研中所需要的基本理论知识,以及从最初的科研设计到最终的论文发表的各个环节可能遇到的问题展开;②常用统计软件与技术介绍了SAS统计软件、SPSS统计软件、分子生物学实验技术、免疫学实验技术等常用的统计软件以及实验技术;③基础前沿与进展:主要包括了基础学科中进展相对活跃的学科;④临床基础与辅助学科:包括了临床型研究生所需要进一步加强的相关学科内容;⑤临床专业学科:通过对疾病诊疗历史变迁的点评、当前诊疗中困惑、局限与不足的剖析,以及研究热点与发展趋势探讨,启发和培养临床诊疗中的创新。从而构建了适应新时期研究型、创新性、高素质、卓越医学人才培养的教材体系。

该套教材中的科研公共学科、常用统计软件与技术学科适用于医学院校各专业的研究生及相应的科研工作者,基础前沿与进展主要适用于基础医学和临床医学的研究生及相应的科研工作者;临床基础与辅助学科和临床专业学科主要适用于临床型研究生及相应学科的专科医师。

全国高等学校第二轮医学研究生规划教材目录

1　医学哲学　　主　编　柯　杨　张大庆
　　　　　　　副主编　赵明杰　段志光　罗长坤
　　　　　　　　　　　刘　虹

2　医学科研方法学（第2版）　　主　编　刘　民
　　　　　　　　　　　　　　　副主编　陈　峰

3　医学统计学（第4版）　　主　编　孙振球　徐勇勇

4　医学实验动物学（第2版）　　主　编　秦　川
　　　　　　　　　　　　　　　副主编　谭　毅　张连峰

5　实验室生物安全（第2版）　　主　审　余新炳
　　　　　　　　　　　　　　　主　编　叶冬青

6　医学科研课题设计、申报与实施（第2版）　　主　审　龚非力
　　　　　　　　　　　　　　　　　　　　　　主　编　李卓娅
　　　　　　　　　　　　　　　　　　　　　　副主编　李宗芳

7　医学信息搜集与利用（第2版）　　主　编　代　涛
　　　　　　　　　　　　　　　　　副主编　赵文龙　张云秋

8　医学实验技术原理与选择（第2版）　　主　编　魏于全
　　　　　　　　　　　　　　　　　　　副主编　向　荣　郭亚军　胡　汛
　　　　　　　　　　　　　　　　　　　　　　　徐宁志

9　统计方法在医学科研中的应用　　主　编　李晓松
　　　　　　　　　　　　　　　　　副主编　李　康

10　医学科研论文撰写与发表（第2版）　　主　编　张学军
　　　　　　　　　　　　　　　　　　　副主编　王征爱　吴忠均

11　IBM SPSS统计软件应用（第3版）　　主　编　陈平雁　黄浙明
　　　　　　　　　　　　　　　　　　　副主编　安胜利　欧春泉　陈莉雅

12　SAS统计软件应用（第3版）　　主　编　贺　佳
　　　　　　　　　　　　　　　　副主编　尹　平

13	医学分子生物学实验技术（第3版）	主　编　药立波
		副主编　韩　骅　焦炳华　常智杰
14	医学免疫学实验技术（第2版）	主　编　柳忠辉　吴雄文
		副主编　王全兴　吴玉章　储以微
15	组织病理技术（第2版）	主　编　李甘地
16	组织和细胞培养技术（第3版）	主　审　宋今丹
		主　编　章静波
		副主编　张世馥　连小华
17	组织化学与细胞化学技术（第2版）	主　编　李　和　周　莉
		副主编　周德山　周国民　肖　岚
18	人类疾病动物模型（第2版）	主　审　施新猷
		主　编　刘恩岐
		副主编　李亮平　师长宏
19	医学分子生物学（第2版）	主　审　刘德培
		主　编　周春燕　冯作化
		副主编　药立波　何凤田
20	医学免疫学	主　编　曹雪涛
		副主编　于益芝　熊思东
21	基础与临床药理学（第2版）	主　编　杨宝峰
		副主编　李学军　李　俊　董　志
22	医学微生物学	主　编　徐志凯　郭晓奎
		副主编　江丽芳　龙北国
23	病理学	主　编　来茂德
		副主编　李一雷
24	医学细胞生物学（第3版）	主　审　钟正明
		主　编　杨　恬
		副主编　易　静　陈誉华　何通川
25	分子病毒学（第3版）	主　编　黄文林
		副主编　徐志凯　董小平　张　辉
26	医学微生态学	主　编　李兰娟
27	临床流行病学（第4版）	主　审　李立明
		主　编　黄悦勤
28	循证医学	主　编　李幼平
		副主编　杨克虎

29	断层影像解剖学	主　编	刘树伟		
		副主编	张绍祥	赵　斌	
30	临床应用解剖学	主　编	王海杰		
		副主编	陈　尧	杨桂姣	
31	临床信息管理	主　编	崔　雷		
		副主编	曹高芳	张　晓	郑西川
32	临床心理学	主　审	张亚林		
		主　编	李占江		
		副主编	王建平	赵旭东	张海音
33	医患沟通	主　编	周　晋		
		副主编	尹　梅		
34	实验诊断学	主　编	王兰兰	尚　红	
		副主编	尹一兵	樊绮诗	
35	核医学（第2版）	主　编	张永学		
		副主编	李亚明	王　铁	
36	放射诊断学	主　编	郭启勇		
		副主编	王晓明	刘士远	
37	超声影像学	主　审	张　运	王新房	
		主　编	谢明星	唐　杰	
		副主编	何怡华	田家玮	周晓东
38	呼吸病学（第2版）	主　审	钟南山		
		主　编	王　辰	陈荣昌	
		副主编	代华平	陈宝元	
39	消化内科学（第2版）	主　审	樊代明	刘新光	
		主　编	钱家鸣		
		副主编	厉有名	林菊生	
40	心血管内科学（第2版）	主　编	胡大一	马长生	
		副主编	雷　寒	韩雅玲	黄　峻
41	血液内科学（第2版）	主　编	黄晓军	黄　河	
		副主编	邵宗鸿	胡　豫	
42	肾内科学（第2版）	主　编	谌贻璞		
		副主编	余学清		
43	内分泌内科学（第2版）	主　编	宁　光	周智广	
		副主编	王卫庆	邢小平	

44	风湿内科学（第2版）	主　编	陈顺乐　邹和健	
45	急诊医学（第2版）	主　编	黄子通　于学忠	
		副主编	吕传柱　陈玉国　刘　志	
46	神经内科学（第2版）	主　编	刘　鸣　谢　鹏	
		副主编	崔丽英　陈生弟　张黎明	
47	精神病学（第2版）	主　审	江开达	
		主　编	马　辛	
		副主编	施慎逊　许　毅	
48	感染病学（第2版）	主　编	李兰娟　李　刚	
		副主编	王宇明　陈士俊	
49	肿瘤学（第4版）	主　编	曾益新	
		副主编	吕有勇　朱明华　陈国强	
			龚建平	
50	老年医学（第2版）	主　编	张　建　范　利	
		副主编	华　琦　李为民　杨云梅	
51	临床变态反应学	主　审	叶世泰	
		主　编	尹　佳	
		副主编	洪建国　何韶衡　李　楠	
52	危重症医学	主　编	王　辰　席修明	
		副主编	杜　斌　于凯江　詹庆元	
			许　媛	
53	普通外科学（第2版）	主　编	赵玉沛　姜洪池	
		副主编	杨连粤　任国胜　陈规划	
54	骨科学（第2版）	主　编	陈安民　田　伟	
		副主编	张英泽　郭　卫　高忠礼	
			贺西京	
55	泌尿外科学（第2版）	主　审	郭应禄	
		主　编	杨　勇　李　虹	
		副主编	金　杰　叶章群	
56	胸心外科学	主　编	胡盛寿	
		副主编	孙立忠　王　俊　庄　建	
57	神经外科学（第2版）	主　审	周良辅	
		主　编	赵继宗　周定标	
		副主编	王　硕　毛　颖　张建宁	
			王任直	

58	血管淋巴管外科学（第2版）	主　编	汪忠镐		
		副主编	王深明	俞恒锡	
59	小儿外科学（第2版）	主　审	王果		
		主　编	冯杰雄	郑　珊	
		副主编	孙　宁	王维林	夏慧敏
60	器官移植学	主　审	陈实		
		主　编	刘永锋	郑树森	
		副主编	陈忠华	朱继业	陈江华
61	临床肿瘤学	主　编	赫捷		
		副主编	毛友生	沈　铿	马　骏
62	麻醉学	主　编	刘进		
		副主编	熊利泽	黄宇光	
63	妇产科学（第2版）	主　编	曹泽毅	乔　杰	
		副主编	陈春玲	段　涛	沈　铿
			王建六	杨慧霞	
64	儿科学	主　编	桂永浩	申昆玲	
		副主编	毛　萌	杜立中	
65	耳鼻咽喉头颈外科学（第2版）	主　编	孔维佳	韩德民	
		副主编	周　梁	许　庚	韩东一
66	眼科学（第2版）	主　编	崔　浩	王宁利	
		副主编	杨培增	何守志	黎晓新
67	灾难医学	主　审	王一镗		
		主　编	刘中民		
		副主编	田军章	周荣斌	王立祥
68	康复医学	主　编	励建安		
		副主编	毕　胜		
69	皮肤性病学	主　编	王宝玺		
		副主编	顾　恒	晋红中	李　岷
70	创伤、烧伤与再生医学	主　审	王正国	盛志勇	
		主　编	付小兵		
		副主编	黄跃生	蒋建新	

全国高等学校第二轮医学研究生规划教材
评审委员会名单

前　言

　　1992 年，世界卫生组织（World Health Organization，WHO）提出未来医学生的五星级培养标准：卫生保健提供者、医疗决策者、健康教育者、社区领导者和服务管理者。1999 年，世界医学教育委员会将循证医学教育作为全球医学生培养的最低标准。2001 年，BMJ 调查过去 150 年全球医疗卫生领域最重大的创新，循证医学位列第八。2009 年，WHO 与 Cochrane 协作网建立战略合作伙伴关系，推进循证决策与管理和循证卫生体系与科学的研究。2013 年 WHO 在北京发布世界卫生报告《全民健康覆盖研究》，呼吁进一步加强研究者与决策者的合作，使研究活动走出学术机构；呼吁和支持各国开展研究，以采取正确、高效、经济的措施，更好地实现全民健康覆盖；并希望中国在此进程中发挥更大的作用。这标志着循证医学历经 20 年发展已完成了循证医学→循证卫生保健→循证决策与管理→循证卫生体系与科学研究的四步跨越。

　　在全球向实现 WHO 千年目标发起最后冲刺的关键时刻，各国已达成共识：千年目标能否实现的关键是高质量证据的生产和转化能否完成从少数发达国家研究者向 90% 发展中国家的决策者、管理者、研究者、实践者和证据使用者的转化。既符合国际标准，又能解决本国问题的高质量本土化证据生产与转化的重任责无旁贷地落到研究生教育，即未来医学保健提供者、决策者、沟通者、社区领导者和管理者（五星级标准）的培养上。

　　本书是全国第一本《循证医学》研究生规划教材，定位于针对问题创证用证的方法和能力培训。由全国循证医学研究、教育与实践优势单位的一线研究者和师资力量通力合作，希望为研究生、青年师资和研究者提供开拓思维、开阔眼界、方便自学、易于实践的方法学工具和本土化实践案例。

　　从服务我国深化医疗体制和医学教育体系改革，确保循证推进我国千年目标实现所需高质量证据的生产、转化和后效评价的角度出发，基于对全球此前所有循证医学相关专著、教材和教学材料的系统评价结果，我们设计了全书的大纲和内容。

　　全书共 33 章。

　　第 1～10 章为基础篇。从创证用证角度阐释循证医学的基础知识。

　　第 11～24 章为方法篇。从生产、评价与转化和后效评价高质量证据的角度，介绍了循证医学相关的前沿方法学工具、软件和证据资源，是本书的重点和难点。

　　第 25～33 章为前沿篇。用针对循证医学前沿领域热门话题的本土化证据生产、评价与转化的成功案例，介绍我们的思考与探索，希望为研究生、研究者、管理者和实践者创证用证提供参考。

　　使用本书的教师，最好在系统学习循证医学本科生教材、从事本科生教学的基础上，通读本书，结合本地、本校临床实践和临床科研问题，优选章节，以自己开展的相关示范研究为例，进行第一课堂讲授，辅以指导研究生课题的第二课堂教学。也可参加我们为确保本教材教学质量开办的师资培训班后授课。使用本书的研究生、研究者、管理者和实践者可在通读全书基础上，优选感兴趣的章节，通过设计完成相关研究，真正掌握通过问题创证用证的方法、技能和流程。

从循证医学本科生教材到研究生教材，从查证用证到创证用证，从学习借鉴到追踪集成创新……这是探索也是超越，培养创新型人才、建设创新型国家需要这样的探索和超越。本书全体作者以这样的理念精诚合作，完成了这次探索和超越，赶在 2013 年岁末完成了此书，期待接受时间和实践检验，更期待读者的批评和建议。我们将持续改进，止于至善。

借此书付梓之际，主编和全体作者对在此书编撰过程中协助主编参与大纲设计、全书审改的李静教授和杜亮主任及承担全书编排、修改、补查资料、校对和补充完善服务的周旭、王海清、沈建通博士表示深深的谢意，没有他们的无私奉献，本书不可能顺利完成。

李幼平　杨克虎

2014 年 1 月 28 日于成都

目　录

第一章　循证医学绪论·············· 1
　第一节　循证医学的产生和发展······· 1
　　一、循证医学产生的背景·········· 1
　　二、循证医学的发展 ············ 2
　第二节　循证医学的定义与特点······· 2
　　一、循证医学的定义 ············ 2
　　二、循证医学的特点············ 3
　第三节　循证医学的方法与工具······· 4
　　一、二次研究方法·············· 4
　　二、原始研究方法·············· 4
　　三、转化研究方法·············· 5
　　四、评价工具的开发············ 6
　第四节　循证医学的前沿与挑战······· 7
　　一、卫生研究注册与伦理监管······ 7
　　二、撰写和发表规范············ 7
　　三、理想条件与真实世界研究······ 8
　　四、平均结果与个体化决策········ 8
　　五、国际标准的本土化证据生产、使用和评价··· 9
　　六、转化研究与绩效评估·········· 9
第二章　在临床实践中提出问题········ 11
　第一节　概述················· 11
　　一、发现和提出临床问题的重要性····· 11
　　二、发现和提出临床问题应具备的基础条件··· 11
　　三、选择临床问题的基本标准······· 11
　第二节　临床问题的提出与构建······· 12
　　一、临床问题的类型············ 12
　　二、提出临床问题············· 12
　　三、构建临床问题的要素········· 13
　　四、基于 PICO 要素的 askMedline 搜索
　　　　引擎介绍 ··············· 14
　　五、提出临床问题应注意的问题····· 14
　　六、The SPIDER Tool 简介········· 15
　第三节　临床问题的来源·········· 15
第三章　证据的分类、分级与推荐······ 18
　第一节　证据的概念及其分类······· 18

　　一、证据及其相关概念 ·········· 18
　　二、证据的分类·············· 19
　第二节　证据的分级与推荐········· 19
　　一、证据分级与推荐的演进········ 19
　　二、GRADE 分级方法介绍········· 21
　　三、GRADE pro 软件介绍········· 21
　第三节　GRADE 的应用·········· 26
　　一、GRADE 在系统评价中的应用····· 26
　　二、GRADE 在指南中的应用······· 27
第四章　证据来源与检索··········· 31
　第一节　临床证据资源与检索········ 31
　　一、证据资源发展简史··········· 31
　　二、常见证据资源分类、简介······ 32
　　三、循证解决临床问题的思路······ 32
　　四、证据检索的步骤 ··········· 32
　第二节　系统评价中的文献检索······ 39
　　一、文献检索基本原理·········· 39
　　二、常用文献数据库及数据库的选择··· 42
　　三、系统评价检索步骤及举例······ 47
　　四、检索过程中的常见问题········ 50
第五章　病因证据的评价与应用······· 54
　第一节　病因证据概述··········· 54
　　一、致病因素··············· 54
　　二、危险因素··············· 54
　　三、病因的致病效应··········· 54
　　四、病因研究的重要性·········· 54
　第二节　提出问题·············· 54
　　一、临床病案··············· 54
　　二、初始临床问题············· 54
　　三、转换成可回答的临床问题······ 55
　第三节　检索相关研究证据········· 55
　　一、选择数据库·············· 55
　　二、确定检索词·············· 55
　　三、检索相关数据库··········· 55
　第四节　评价证据·············· 56

一、证据的真实性 …………………… 56
二、证据的重要性 …………………… 59
三、证据的适用性 …………………… 60
第五节　临床决策与后效评价 ……… 61
一、决策三要素 ……………………… 61
二、对当前患者的最终临床决策 …… 61
三、后效评价 ………………………… 61
四、对未来科学研究的启迪 ………… 62

第六章　诊断证据的评价与应用 …………… 63
第一节　诊断性研究概述 …………… 63
一、诊断性试验定义 ………………… 63
二、诊断性研究方法 ………………… 63
三、诊断性研究证据分级 …………… 66
第二节　提出临床问题 ……………… 66
一、提出临床问题 …………………… 66
二、构建临床问题 …………………… 66
第三节　检索相关研究证据 ………… 66
一、选择数据库 ……………………… 66
二、确定检索词 ……………………… 67
三、检索相关数据库 ………………… 67
第四节　诊断性研究证据的评价和应用 …… 67
一、评价证据的真实性 ……………… 67
二、评价证据的临床重要性 ………… 69
三、评价证据的适用性 ……………… 70
第五节　临床决策与后效评价 ……… 73
一、临床决策 ………………………… 73
二、后效评估 ………………………… 73

第七章　治疗证据的评价与应用 …………… 75
第一节　概述 ………………………… 75
一、概念 ……………………………… 75
二、特点 ……………………………… 75
三、作用 ……………………………… 75
四、常见设计方法简介 ……………… 75
第二节　提出临床问题 ……………… 76
第三节　检索证据 …………………… 77
一、选择数据库 ……………………… 77
二、确定检索词 ……………………… 77
三、检索相关数据库 ………………… 77
第四节　评价证据 …………………… 77
一、如何评价治疗证据的真实性 …… 77
二、正确理解治疗证据的临床重要性 ……… 80
三、治疗证据的临床应用性 ………… 81
第五节　临床决策与后效评价 ……… 83
一、临床决策 ………………………… 83
二、后效评价 ………………………… 83

第八章　不良反应证据的评价与应用 ………… 84
第一节　概述 ………………………… 84
一、不良反应相关的定义和特征 …… 84
二、不良反应的证据类型和特征 …… 84
三、不良反应证据的选择 …………… 85
第二节　提出问题 …………………… 86
第三节　不良反应研究证据的获取 … 86
一、选择数据库 ……………………… 86
二、确定关键词 ……………………… 86
三、检索相关数据库 ………………… 86
第四节　不良反应研究证据的评价和应用 … 87
一、不良反应证据的真实性评价 …… 87
二、不良反应的重要性评价 ………… 89
三、不良反应证据的适用性评价 …… 89
第五节　临床决策与后效评价 ……… 90

第九章　预后证据的评价与应用 …………… 91
第一节　概述 ………………………… 91
一、预后基本概念及常见的预后问题 … 91
二、疾病预后研究的设计类型 ……… 91
三、证据在疾病预后判断中的重要性 … 91
第二节　提出问题 …………………… 91
一、临床病案 ………………………… 91
二、提出问题 ………………………… 92
三、转换问题 ………………………… 92
第三节　检索证据 …………………… 92
一、选择数据库 ……………………… 92
二、确定检索词 ……………………… 92
三、检索相关数据库 ………………… 92
第四节　评价证据 …………………… 93
一、预后研究证据的真实性评价 …… 93
二、预后研究证据的重要性评价 …… 95
三、预后研究证据的适用性评价 …… 96
第五节　临床决策与后效评价 ……… 97
一、临床决策实施后效果 …………… 97
二、预后对未来科学研究的启迪 …… 97

第十章　卫生经济学评价方法与应用 ………… 98
第一节　卫生经济学评价概述 ……… 98
一、基本概念 ………………………… 98
二、目的与意义 ……………………… 98
三、主要方法 ………………………… 99
第二节　卫生经济学评价研究设计 … 99
一、研究框架 ………………………… 99
二、成本测算 ………………………… 100
三、产出测算 ………………………… 100
四、增量分析和净效益分析 ………… 101

五、敏感性分析 ············ 102
第三节　卫生经济学评价的应用与展望······ 102
一、应用 ················ 102
二、展望 ················ 104
第四节　案例分析············ 104

第十一章　系统评价/Meta 分析总论········· 110
第一节　系统评价概述·········· 110
一、基本概念 ············· 110
二、为什么要进行系统评价 ······· 111
三、系统评价与传统文献综述的区别与联系··· 111
四、系统评价分类 ··········· 111
第二节　系统评价的方法········· 112
一、系统评价前的准备 ········· 112
二、系统评价流程 ··········· 112
三、系统评价方法 ··········· 113
第三节　系统评价的解读与应用······ 116
一、系统评价的质量评价 ········ 116
二、Meta 分析结果解读 ········· 118
三、系统评价的局限性 ········· 119
四、系统评价在各领域中的应用 ····· 119

第十二章　诊断性试验系统评价/Meta 分析··· 121
第一节　诊断性试验系统评价的概述········ 121
一、诊断性试验 ············ 121
二、诊断性试验的系统评价/Meta 分析 ····· 121
第二节　诊断性试验的系统评价方法··· 121
一、选题立题及制订系统评价计划书 ··· 121
二、检索文献 ············· 122
三、筛选与纳入文献 ·········· 122
四、纳入文献的质量评价 ········ 123
五、收集数据 ············· 124
六、分析资料和报告结果 ········ 124
七、报告、解释结果和下结论 ······ 125
八、更新系统评价 ··········· 125
第三节　诊断性试验的 Meta 分析 ··· 125
一、诊断性试验的数据提取及效应量的表达 ··· 125
二、所有纳入研究的统计描述 ······ 126
三、异质性检验 ············ 126
四、阈值效应分析 ··········· 126
五、合并效应量估计与 SROC 曲线的绘制 ··· 127
六、诊断性试验 Meta 分析软件及其应用 ····· 128
七、Meta 回归 ············· 130

第十三章　防治性研究系统评价/Meta 分析··· 132
第一节　概述··············· 132
一、研究目的 ············· 132
二、研究过程 ············· 133

第二节　策划和设计·············· 133
一、确定明确、可回答的研究问题 ········ 133
二、制定纳入/排除标准 ············ 134
三、确定数据获取策略 ············· 137
四、确定分析框架 ··············· 137
五、建立结构合理的研究团队，策划和设计
　　Meta 分析 ··············· 137
第三节　数据收集··············· 138
一、偏倚风险评价 ··············· 138
二、获取研究数据 ··············· 140
第四节　数据处理与分析············ 140
一、确定拟开展的比较 ············· 140
二、效应量指标 ················ 140
三、合并统计模型的选择 ············ 141
四、异质性问题的考虑和检验 ·········· 142
五、异质性问题的处理 ············· 142
六、敏感性分析 ················ 143

第十四章　观察性研究系统评价/Meta 分析··· 145
第一节　概述················· 145
一、观察性研究的定义与作用 ·········· 145
二、观察性研究系统评价简介 ·········· 145
第二节　观察性研究系统评价制作流程······ 146
一、提出问题与制定方案 ············ 146
二、文献检索策略及筛选 ············ 146
三、偏倚风险评价 ··············· 147
四、数据整理 ················· 147
五、数据分析 ················· 148
六、观察性研究系统评价的报告规范 ······· 149
七、后效评价 ················· 149
第三节　观察性研究系统评价 Meta 分析
　　应用实例 ··············· 150
一、分析性研究系统评价实例 ·········· 150
二、描述性研究系统评价实例 ·········· 151

第十五章　卫生政策研究的系统评价············ 155
第一节　概述················· 155
第二节　卫生政策研究系统评价的
　　方法介绍 ··············· 155
一、提出问题 ················· 155
二、检索卫生政策原始研究的常用数据库 ··· 157
三、卫生政策研究系统评价的纳入/排除
　　标准 ··················· 158
四、卫生政策研究的质量评价方法 ········ 159
五、卫生政策研究系统评价的数据整合与
　　分析方法 ················· 161
第三节　案例分析·············· 164

一、提出问题 …………………………… 164
二、原始研究的检索 …………………… 165
三、原始文献的筛选 …………………… 169
四、原始文献的质量评价 ……………… 169
五、数据整合和分析方法 ……………… 169

第十六章 基础研究系统评价/Meta 分析 …… 173
第一节 概述 …………………………… 173
一、基础研究的目的与特点 …………… 173
二、基础研究面临的挑战 ……………… 174
第二节 基础研究的系统评价与 Meta
分析方法 ……………………… 174
一、设计 ………………………………… 175
二、方法 ………………………………… 175
三、文献检索和数据提取 ……………… 176
四、质量评价 …………………………… 176
五、证据合成 …………………………… 176
六、结果解释 …………………………… 176
第三节 基础研究系统评价与 Meta
分析实例 ……………………… 176
一、基因多态性与疾病相关性的系统评价
和 Meta 分析 ………………… 176
二、动物实验的系统评价和 Meta 分析 …… 179
三、蛋白表达的系统评价和 Meta 分析 …… 182

第十七章 系统评价再评价 ………………… 186
第一节 概述 …………………………… 186
一、定义 ………………………………… 186
二、历史沿革 …………………………… 186
三、系统评价再评价与系统评价的区别 …… 186
四、评估角度 …………………………… 186
五、研究现状 …………………………… 187
第二节 系统评价再评价的制作方法 …… 188
一、立题 ………………………………… 188
二、制订纳入和排除标准 ……………… 188
三、收集资料 …………………………… 188
四、筛选文献 …………………………… 189
五、提取资料 …………………………… 189
六、纳入研究的质量评价 ……………… 189
七、资料分析与结果解释 ……………… 190

第十八章 间接比较与网状/Meta 分析 ……… 193
第一节 间接比较概述 ………………… 193
一、定义 ………………………………… 193
二、基本思想 …………………………… 193
三、类型 ………………………………… 193
四、计算方法 …………………………… 194
五、结果的方向性 ……………………… 194

六、分析的标准误及 CI ………………… 194
七、间接比较与直接比较统计分析上的差异 … 194
第二节 网状 Meta 分析方法 ………… 195
一、定义 ………………………………… 195
二、基本假设 …………………………… 195
三、统计分析及软件 …………………… 196
四、撰写与报告 ………………………… 197
第三节 网状 Meta 分析实例 ………… 197
一、背景及目的 ………………………… 198
二、方法 ………………………………… 198
三、结果 ………………………………… 198
四、结论 ………………………………… 202

第十九章 Meta 分析软件的使用 …………… 203
第一节 Meta 分析的常见类型和软件 …… 203
一、Meta 分析的常见类型 ……………… 203
二、Meta 分析常用软件 ………………… 203
三、软件演示所用例文 ………………… 203
四、RevMan 5 简介 …………………… 205
五、Meta-DiSc 1.4 简介 ……………… 205
六、Stata 软件简介 …………………… 207
七、WinBUGS 软件简介 ……………… 209
第二节 直接比较二分类数据的
Meta 分析 …………………… 210
一、使用 RevMan 5 实现 ……………… 210
二、使用 Stata 实现 …………………… 212
三、使用 WinBUGS 实现 ……………… 214
第三节 直接比较连续型数据的
Meta 分析 …………………… 216
一、使用 RevMan 5 实现 ……………… 216
二、使用 Stata 实现 …………………… 216
三、使用 WinBUGS 实现 ……………… 216
第四节 有序变量的 Meta 分析 ……… 218
一、使用 Stata 实现 …………………… 218
二、使用 WinBUGS 实现 ……………… 219
第五节 网状 Meta 分析 ……………… 220
一、使用 Stata 实现 …………………… 220
二、使用 WinBUGS 实现 ……………… 221
第六节 诊断准确性研究的 Meta 分析 …… 223
一、使用 RevMan 5 实现 ……………… 223
二、使用 Meta-DiSc 1.4 实现 ………… 224
三、使用 Stata 实现 …………………… 224
第七节 效应量及其可信区间的
Meta 分析 …………………… 226
一、使用 RevMan 5 实现 ……………… 226
二、使用 Stata 实现 …………………… 227

第八节 单组率的 Meta 分析 ⋯⋯⋯⋯⋯ 228
　一、使用 RevMan 5 实现 ⋯⋯⋯⋯⋯⋯ 228
　二、使用 Meta-DiSc 1.4 实现 ⋯⋯⋯⋯ 228
　三、使用 Stata 实现 ⋯⋯⋯⋯⋯⋯⋯ 228
　四、使用 WinBUGS 实现 ⋯⋯⋯⋯⋯⋯ 228

第二十章 卫生技术评估 ⋯⋯⋯⋯⋯⋯⋯ 231
第一节 卫生技术评估概述 ⋯⋯⋯⋯⋯ 231
　一、卫生技术 ⋯⋯⋯⋯⋯⋯⋯⋯⋯⋯ 231
　二、卫生技术评估 ⋯⋯⋯⋯⋯⋯⋯⋯ 231
　三、卫生技术评估产品的类型 ⋯⋯⋯⋯ 232
　四、卫生技术评估与循证医学 ⋯⋯⋯⋯ 232
　五、卫生技术评估的发展 ⋯⋯⋯⋯⋯⋯ 232
第二节 卫生技术评估的流程、方法与
　　　　报告规范 ⋯⋯⋯⋯⋯⋯⋯⋯⋯ 234
　一、评估流程 ⋯⋯⋯⋯⋯⋯⋯⋯⋯⋯ 234
　二、评估方法 ⋯⋯⋯⋯⋯⋯⋯⋯⋯⋯ 236
　三、评估的报告规范 ⋯⋯⋯⋯⋯⋯⋯⋯ 237
第三节 卫生技术评估的应用 ⋯⋯⋯⋯ 238
　一、研究背景 ⋯⋯⋯⋯⋯⋯⋯⋯⋯⋯ 238
　二、评估目的和目标 ⋯⋯⋯⋯⋯⋯⋯⋯ 238
　三、评估角度 ⋯⋯⋯⋯⋯⋯⋯⋯⋯⋯ 238
　四、确定具体问题 ⋯⋯⋯⋯⋯⋯⋯⋯⋯ 238
　五、评估结果 ⋯⋯⋯⋯⋯⋯⋯⋯⋯⋯ 238
　六、结论及建议 ⋯⋯⋯⋯⋯⋯⋯⋯⋯⋯ 238
　七、后效评价 ⋯⋯⋯⋯⋯⋯⋯⋯⋯⋯ 239

第二十一章 临床实践指南的制定、使用与
　　　　　　评价 ⋯⋯⋯⋯⋯⋯⋯⋯⋯ 240
第一节 概述 ⋯⋯⋯⋯⋯⋯⋯⋯⋯⋯⋯ 240
　一、临床实践指南的概念和发展 ⋯⋯⋯ 240
　二、临床实践指南与其他证据的关系 ⋯⋯ 241
　三、临床实践指南的意义 ⋯⋯⋯⋯⋯⋯ 241
第二节 临床指南制定方法及应注意的
　　　　问题 ⋯⋯⋯⋯⋯⋯⋯⋯⋯⋯⋯ 241
　一、临床实践指南制定的方法类型 ⋯⋯ 241
　二、循证临床实践指南制定的步骤 ⋯⋯ 242
　三、临床实践指南报告内容 ⋯⋯⋯⋯⋯ 244
　四、指南制定与使用应注意的问题 ⋯⋯⋯ 244
　五、证据充分/不充分时指南应如何进行
　　　推荐 ⋯⋯⋯⋯⋯⋯⋯⋯⋯⋯⋯⋯ 244
第三节 临床实践指南的评价方法 ⋯⋯⋯ 245
第四节 临床实践指南应用原则和方法 ⋯⋯ 245
　一、临床实践指南应用的原则 ⋯⋯⋯⋯ 245
　二、临床实践指南的应用方法 ⋯⋯⋯⋯ 246

第二十二章 知证卫生决策工具及应用 ⋯⋯ 248
第一节 概述 ⋯⋯⋯⋯⋯⋯⋯⋯⋯⋯⋯ 248

　一、知证卫生决策的概念 ⋯⋯⋯⋯⋯⋯ 248
　二、传统卫生决策与知证卫生决策的区别 ⋯ 248
　三、知证卫生决策工具 ⋯⋯⋯⋯⋯⋯⋯ 248
第二节 卫生决策中证据的含义、特征
　　　　及其作用 ⋯⋯⋯⋯⋯⋯⋯⋯⋯ 249
　一、卫生决策中证据的含义及特征 ⋯⋯⋯ 249
　二、证据在卫生决策三个阶段中的作用 ⋯⋯ 249
第三节 知证卫生决策证据的查找与评价 ⋯ 249
　一、证据的分类 ⋯⋯⋯⋯⋯⋯⋯⋯⋯⋯ 249
　二、查找证据 ⋯⋯⋯⋯⋯⋯⋯⋯⋯⋯ 250
　三、评价证据 ⋯⋯⋯⋯⋯⋯⋯⋯⋯⋯ 250
第四节 使用证据进行决策 ⋯⋯⋯⋯⋯ 251
　一、证据的使用 ⋯⋯⋯⋯⋯⋯⋯⋯⋯⋯ 251
　二、政策简报 ⋯⋯⋯⋯⋯⋯⋯⋯⋯⋯ 252
　三、利益相关者参与决策 ⋯⋯⋯⋯⋯⋯ 252
第五节 知证卫生决策工具应用实例 ⋯⋯ 253
　一、系统评价证据生产与决策支持案例 ⋯⋯ 253
　二、国际组织确保应用系统化和透明化
　　　方法的案例 ⋯⋯⋯⋯⋯⋯⋯⋯⋯ 254
　三、利益相关者参与卫生决策案例 ⋯⋯ 255

第二十三章 临床试验与系统评价注册及
　　　　　　伦理监管 ⋯⋯⋯⋯⋯⋯⋯ 257
第一节 临床试验与系统评价注册的
　　　　定义与意义 ⋯⋯⋯⋯⋯⋯⋯⋯ 257
　一、临床试验的定义 ⋯⋯⋯⋯⋯⋯⋯⋯ 257
　二、临床试验注册的定义与意义 ⋯⋯⋯ 257
第二节 临床试验与系统评价注册
　　　　进展与问题 ⋯⋯⋯⋯⋯⋯⋯⋯ 259
　一、注册标准 ⋯⋯⋯⋯⋯⋯⋯⋯⋯⋯ 259
　二、临床试验与系统评价注册平台与
　　　机构简介 ⋯⋯⋯⋯⋯⋯⋯⋯⋯⋯ 260
第三节 临床试验与系统评价注册的
　　　　发展方向 ⋯⋯⋯⋯⋯⋯⋯⋯⋯ 261
　一、卫生研究注册的范畴 ⋯⋯⋯⋯⋯⋯ 261
　二、卫生研究注册的其他平台 ⋯⋯⋯⋯ 262
　三、卫生研究注册面临的挑战 ⋯⋯⋯⋯ 262
第四节 临床试验注册与伦理监管 ⋯⋯⋯ 262

第二十四章 医学研究报告规范 ⋯⋯⋯⋯ 265
第一节 国际主流医学研究报告规范 ⋯⋯ 265
　一、随机对照试验——CONSORT ⋯⋯⋯ 265
　二、非随机试验——TREND ⋯⋯⋯⋯⋯ 266
　三、诊断准确性试验——STARD ⋯⋯⋯ 269
　四、观察性研究——STROBE ⋯⋯⋯⋯ 271
　五、随机对照试验的系统评价/Meta分析——
　　　PRISMA ⋯⋯⋯⋯⋯⋯⋯⋯⋯⋯ 273

六、观察性研究的系统评价/Meta 分析——
　　MOOSE ………………………… 275
七、动物研究——ARRIVE …………… 276
八、动物实验的系统评价 ……………… 278
九、其他 ………………………………… 278
第二节　医学研究报告规范的应用与
　　　　后效评价 ……………………… 280
一、医学研究报告规范的实施效果 …… 280
二、医学研究报告规范的影响 ………… 280

第二十五章　循证卫生管理与决策 …………… 285
第一节　循证卫生决策与管理的历史 …… 285
一、西蒙及其决策理论 ………………… 285
二、循证卫生决策与管理理念的诞生 … 285
三、循证卫生决策与管理的发展 ……… 285
第二节　循证卫生管理 …………………… 286
一、临床实践与卫生管理的比较 ……… 286
二、循证卫生管理的驱动力 …………… 286
三、循证卫生管理的内涵 ……………… 286
四、管理问题的分类与证据分级 ……… 288
五、设计和实施循证管理 ……………… 288
六、实施循证卫生管理可能的障碍 …… 289
七、促进循证卫生管理应用的策略和行动 … 289
第三节　循证卫生决策 …………………… 290
一、决策与卫生决策 …………………… 290
二、循证卫生决策的概念与内涵 ……… 290
三、循证卫生决策需要考虑的因素 …… 291
四、循证卫生决策的步骤 ……………… 292
第四节　循证卫生管理与决策面临的挑战 … 297
一、外部力量对医疗保健机构改善绩效
　　责任的要求高 ……………………… 297
二、开展循证管理实践的医疗卫生机构较少 … 297
三、管理证据缺乏，可及性较差 ……… 298
四、弥合研究与实践的裂痕 …………… 298
五、很难定义实施循证决策和管理是否
　　成功的标准 ………………………… 298
六、"循证"和"循证管理"正成为决策者
　　追求时尚的口头禅 ………………… 298
七、实施循证管理与组织创新的矛盾 … 299
八、基于证据的决策/循证决策与知晓
　　证据的决策/知证决策 …………… 299
九、决策环境的复杂性 ………………… 299
第五节　循证卫生管理与决策应用实例 … 299

第二十六章　循证医学在公共卫生领域的
　　　　　　探索与实践 ……………… 302
第一节　循证公共卫生的产生和发展 …… 302

一、定义和范畴 ………………………… 302
二、产生和发展 ………………………… 303
三、目的和意义 ………………………… 303
第二节　循证公共卫生决策的探索与实践 … 304
一、方法与步骤 ………………………… 304
二、公共卫生中的循证实践 …………… 304
三、应用实例 …………………………… 307
第三节　循证公共卫生的挑战与展望 …… 308
一、问题与挑战 ………………………… 308
二、展望 ………………………………… 309

第二十七章　循证药物评价与决策 …………… 310
第一节　循证药物评价方法 ……………… 310
一、范畴 ………………………………… 310
二、证据的类型及使用 ………………… 311
三、决策程序与影响因素 ……………… 311
第二节　循证药物评价与决策实践 ……… 312
一、WHO 基本药物评价、遴选与使用 … 312
二、我国基本药物评价与决策 ………… 315
第三节　循证药物评价思考与探索 ……… 318
基本药物的循证评价与遴选 ………… 318

第二十八章　循证医学在药学领域的探索与
　　　　　　实践 ……………………… 322
第一节　循证药学概述 …………………… 322
一、产生与发展 ………………………… 322
二、定义 ………………………………… 322
三、循证药学与循证医学的区别和联系 … 322
四、挑战和机遇 ………………………… 322
第二节　循证药学实践模式与方法 ……… 325
一、实践模式 …………………………… 325
二、实践方法 …………………………… 326
第三节　循证药学探索和实践 …………… 327
一、基线调查，优选问题 ……………… 327
二、查证用证解决问题 ………………… 327
三、创证用证解决问题 ………………… 328

第二十九章　循证护理 ………………………… 332
第一节　循证护理概述 …………………… 332
一、起源和背景 ………………………… 332
二、基本概念 …………………………… 333
三、实践模式 …………………………… 334
四、实践的发展和展望 ………………… 335
第二节　循证护理实践 …………………… 336
一、实践的基本步骤 …………………… 336
二、证据应用的影响因素 ……………… 338
三、循证护理的临床护理实践 ………… 339
四、循证护理管理和护理教育 ………… 340

第三十章　循证医学在中医药领域的应用······ 342

第一节　中医药循证研究起源与任务 ······· 342
一、循证医学理念方法的引进和传播 ······· 342
二、中医药循证研究的目标任务 ············· 343
第二节　中医药循证研究的分类实施 ········· 343
一、二次研究 ································· 343
二、原始研究 ································· 344
三、方法学研究 ······························· 345
第三节　中医药循证研究的实例 ············· 350
一、益气活血中成药对心肌梗死疗效的
系统评价 ································· 350
二、芪参益气滴丸对心肌梗死二级预防的
临床研究 ································· 354
三、中医药国际化示范 ····················· 354

第三十一章　循证教育探索与实践 ············· 356

第一节　循证教育理念 ······················· 356
一、沿革 ····································· 356
二、定义 ····································· 356
三、循证教育的特点 ························· 357
第二节　最佳证据医学教育 ··················· 357
一、应该倡导和实践最佳证据医学教育 ······· 357
二、应鼓励教师在面对新教学措施时实践
最佳证据医学教育 ····················· 357
三、实践最佳证据医学教育的基本过程参照
循证医学实践的五个步骤 ··············· 357
四、应有统一标准供医疗保健专业教师评估
证据与自己教学的可靠性和相关性 ····· 358
五、最佳证据医学教育在制度水平的实施 ··· 358
六、基础设施 ································· 358
七、未来发展规划 ··························· 359
第三节　循证教育证据资源 ··················· 359
一、Campbell 协作网和 Campbell 系统评价 ··· 359
二、最佳证据医学教育协作网 ··············· 359
三、其他 ····································· 360
第四节　循证教育研究与实践 ················· 360
一、我国循证医学教育概况 ················· 360
二、循证教育研究与评价 ··················· 361

第三十二章　患者安全 ························· 364

第一节　患者安全是全球医疗服务面临的
重大挑战 ······························· 364

一、医疗差错是医疗风险重要内容之一 ······ 364
二、我国目前尚无有关医疗差错准确的数据 ··· 364
三、患者安全是医学领域的永恒主题 ········· 365
第二节　倡导患者安全是 21 世纪 WHO 的
重要举措 ······························· 365
第三节　借鉴发达国家经验，开展高质量
本土化的患者安全循证研究 ··········· 366
第四节　患者安全的基本科学观及主要
内容 ··································· 368
一、基本概念 ································· 368
二、不安全保健的原因及负担 ··············· 368
三、团队有效交流与合作的重要性 ··········· 369
四、用基于证据的策略改善医疗质量和
确保患者安全 ························· 369
第五节　倡导患者安全应从教育培训着手，
从源头遏制或减少医疗差错 ··········· 369
一、患者安全涉及医疗机构、医务工作者和
患者三方面 ··························· 369
二、患者安全是卫生服务人员的首要任务 ··· 369
三、医学不仅仅是关注疾病发生、发展和
结局的纯自然学科 ····················· 370

**第三十三章　循证医学在基础研究中探索与
实践** ································· 372

第一节　基础研究发展的挑战 ··············· 372
一、疾病防治需求带来的挑战 ··············· 372
二、技术发展需求带来的挑战 ··············· 372
三、疾病谱变化带来的挑战 ················· 372
四、高端决策需求带来的挑战 ··············· 373
五、全球科技发展需求带来的挑战 ··········· 373
第二节　循证方法引入基础研究的创新 ······ 373
一、复杂问题综合干预促进设计方法和
科研模式的创新 ······················· 373
二、海量多来源信息促使数据处理、挖掘的
方法和技术创新 ······················· 374
三、基础研究成果及时高效转化需求基础
研究全程质控的规范和创新 ··········· 374
第三节　循证基础研究的探索和展望 ········· 376

中英文名词对照索引 ························· 379

第一章　循证医学绪论

循证医学的实践模式有两个层次：一是针对问题，查证用证，这是循证医学本科生教育的主要要求，也是国际医学教育专门委员会（Institute for International Medical Education，IIME）对全球医学教育的最低基本要求（global minimum essential requirement，GMER）之一。二是针对问题，创证用证，这是循证医学研究生教育的主要要求，也是循证医学学科中最具挑战的内容之一。必须严格遵从需求驱动、方法支撑、质量保障、及时转化、后效评价、持续改进和止于至善的原则。本书按照循证医学对研究生教育的要求，聚焦培养医学生掌握针对问题创证用证的能力。

第一节　循证医学的产生和发展

一、循证医学产生的背景

（一）疾病谱的改变

20 世纪后半叶，严重危害人类的疾病已从传染病和营养不良等单因性疾病转变为心、脑血管及自身免疫性疾病等多因性疾病。一方面这类疾病的病因、诊断、治疗、预后和预防往往不是单一检查、单一治疗所能奏效，使临床医学界面临前所未有的挑战。另一方面病人对健康的期望值越来越高，不仅要求治愈疾病或延长生存期，而且还希望恢复功能，提高生活质量。对传统上临床医生更多根据教科书、未经严格评价的文献报道、个人经验等进行临床决策的方式提出了挑战。

（二）医疗资源有限且分布不均

根据世界卫生组织（WHO）2000 年年报，全球每年用于卫生研究的费用高达 500 亿～600 亿美元，其中 90% 用于发达国家解决 10% 人口的卫生问题；仅 10% 用于发展中国家却要解决全球 90% 人口的卫生问题。在中国卫生资源分布不均的问题也很严重，一方面卫生资源绝对不足，供需矛盾十分严重；另一方面资源分配严重不均，80% 的资源主要分布在大城市，其中的 80% 又主要分布在

大医院。根据 2000 年 WHO 对全球 191 个成员国卫生总绩效的排序，中国总体排名第 144 位，其中公平性排序为 188 位，仅领先 3 个国家。2005 年联合国公布医疗公平性全球排名，中国列 193 个国家中的 189 名。怎样充分利用现有卫生资源，提高卫生服务水平和质量，是卫生主管部门和医疗卫生工作者面临的巨大挑战。

（三）医疗模式的转变

20 世纪末叶，医疗模式从"以疾病为中心"的传统生物医学模式向"以病人为中心"的现代生物 - 心理 - 社会医学模式转变。医疗服务的目的不再仅仅是解除病痛、维持生命，而且还包括恢复功能、延年益寿、提高生活质量、知情选择及实现卫生服务的公平性。因此政府部门、医疗单位、医护人员、药厂和保险机构、病人和公众都亟须能指导自己科学决策、合理配置和高效使用有限卫生资源的科学证据，从而不断促进循证证据的生产、更新、使用和传播，以满足不同层次用户的需求。

（四）临床流行病学等方法学的发展

临床流行病学以随机对照试验（randomized controlled trial，RCT）作为主要研究方法，探索用 RCT 解决治疗效果这个医学实践中最重大的问题，带动临床研究方法学的全面发展。1981 年，David Sackett 等人发表系列指导临床医生怎样阅读临床杂志的文章，提出严格评价（critical appraisal）的方法学。1990 年，JAMA 开辟了"临床决策——从理论到实践"专栏，邀请 David Eddy 撰写临床决策系列文章展开讨论。David Eddy 在 "Practice policies: where do they come from?" 一文中首次提出 "evidence-based" 一词，并指出 "医疗决策要以证据为基础，且要对相关证据进行甄别、描述和分析"。同年，Gordon Guyatt 在 David Sackett 指导下，将经严格评价后的文献知识用于帮助住院医生做出临床决策，产生了有别于传统临床决策模式的新模式，选用 "Evidence-based medicine" 一词描述其特点。该词首先于 1990 年出现在 McMaster 大学非正式的住院医师培训教材中，再于 1991 年

正式发表在《美国内科医生协会杂志俱乐部》上，并沿用至今，且很快拓展到临床各领域。1992年McMaster大学的Gordon Guyatt，Brian Haynes，David Sackett等人联合美国的一些医生成立了循证医学工作组，并在JAMA杂志上发表了标志循证医学正式诞生的宣言文章《循证医学：医学实践教学新模式》。

（五）信息技术的实用化

20世纪后期兴起的现代科技革命中电子计算机技术、信息通信技术、互联网技术及数据处理和统计学软件开发，使医学信息和证据的产生、使用和传播以前所未有的速度发展和更新，极大地提高了海量信息的发现、采集、筛选、挖掘和加工整合能力，为科学证据的生产、共享、使用和传播提供了有效的手段和良好的载体。

二、循证医学的发展

（一）相关学术组织和学科交叉融合

国际临床流行病学网（International Clinical Epidemiology Network，INCLEN）、Cochrane协作网（Cochrane Collaboration，CC）、国际卫生技术评估机构（Health Technology Assessment International，HTAi）和循证医学中心（Center for Evidence-Based Medicine，CEBM）等国际组织不断结合临床和医疗保健问题发挥各自优势，共同深入研究临床试验的方法和评价指标，共同产生和传播高质量证据，促进循证医学不断向深度和广度发展。

（二）证据分类分级的发展

1979年，加拿大定期体检工作组（Canadian Task Force on the Periodic Health Examination，CTFPHE）首次对研究证据进行系统分级并给出推荐意见。1986年David Sackett教授在该标准基础上撰文提出了证据的五分法（即老五级标准）。1992年，美国卫生保健政策研究所（Agency for Health Care Policy and Research，AHCPR，现更名Agency for Health Care Research and Quality，AHRQ）制定的临床实践指南，将随机对照试验的Meta分析作为干预措施有效性评价的最高级别证据，并向全国推广应用。1996年，英格兰北部循证指南制定项目（North of England Evidence-Based Guidelines Development Project，NEEBGDP）发布证据分级标准和推荐强度，将RCT、Meta分析和系统评价共同作为最高级别证据。2001年5月，针对当时检出的临床证据质量不高，分类不全，很难达到循证治疗的证据要求，英国牛津循证医学中心基于当时可得的

证据基础，调整了老五级标准，并首次整合了证据分类和分级的概念，将证据分为治疗、预防、病因、危害、预后、诊断、经济学分析7类，提高了证据分级标准的针对性和适用性（即新五级标准）。同年，美国纽约州立大学下州医学中心（downstate medical center）推出证据金字塔，首次将动物研究和体外研究纳入证据分级系统，拓展了证据的范畴，直观形象，并得到广泛传播。2004年，包括WHO在内的19个国家和国际组织的67名专家组成GRADE工作组，针对当时卫生保健中分级系统的不足，正式推出了国际统一的证据质量和推荐强度分级系统（grading of recommendations assessment，development，and evaluation. GRADE），并于2011年进行更新。

（三）从循证医学到循证科学

在不断探索和解决临床问题的过程中，循证医学的理念和方法已逐渐深入到所有医药卫生及其他领域，如循证公共卫生、循证药学、循证护理、循证口腔医学、循证实验医学、循证中医药学等，及后期发展的循证卫生决策管理、循证教育学、循证编辑学等。20年间循证医学实现了3步跨越：① 1992年前后发展起来的循证医学（evidence-based medicine，EBM），将最好的研究证据与临床医生技能、经验和病人的期望、价值观3者完美结合，强调医疗决策应尽量以客观研究结果为依据，主要关注临床治疗、预防、诊断、预后等临床医学领域的问题；② 1997年前后公共卫生领域里的循证卫生保健（evidence-based healthcare，EBHC）逐渐成熟，通过引进科学论证的原则，包括系统的应用资料和信息系统，恰当运用项目计划模型，制定和执行公共卫生的政策和项目，并评价其有效性。主要关注公共体系、公共产品、公共服务等公共卫生领域的问题；③ 2004年前后，循证理念在诸多非医学领域内流行，可以概括为循证科学（evidence-based science，EBS），主要关注决策的科学性和成本效果，重视第三方对决策质量和效果的循证权威评价。目前管理、教育、经济、法律和基础研究等领域都开始探索和引进以证据为基础的决策理念。

第二节 循证医学的定义与特点

一、循证医学的定义

循证医学因为需要而产生，在使用中发展，其定义也不断完善，迄今最广为接受的是David Sackett

在 1996 年的定义。即循证医学是"慎重、准确、明智地应用当前所能获得的最佳研究证据来确定患者的治疗措施"。循证医学是将最好的研究证据与临床医生的技能、经验和病人的期望、价值观三者完美结合，并在特定条件下付诸实践的实用性科学。其核心思想是：医疗决策应尽量以客观证据为依据。医生开具处方、制定医疗方案或实践指南、政府机构制定卫生政策或医疗卫生政策等，都应参考当前可得的最佳证据进行决策和管理。

二、循证医学的特点

（一）决策的三要素

1. "证据"及其质量是实践循证医学的决策依据 高质量的证据应该具有以下共同特征：

（1）科学和真实：科学和真实即证据的生产必须针对特定问题、经过科学设计、偏倚控制、严格实施和客观分析，并能溯源，接受时间和实践检验。

（2）系统和量化：系统指在严格科学的顶层设计下，全面、科学、分步骤的证据生产和使用。定量证据是决策的理想证据，但实际工作中证据并非总能量化，在教育、管理和社会科学领域尤其如此，因而只要是科学、真实的证据仍有用。

（3）动态和更新：基于一定时期、一定人群、一定条件下生产出来的证据，随着条件改变、人群更迭、实践模式和方法改变及新证据出现不断更新，才能科学地指导实践。

（4）共享与实用：证据作为解决问题的知识产品，消耗人类的各种资源生产出来，应该为人类所共享，接受公众监督，保证需要者能获取，并帮助他们利用证据解决实际问题。

（5）分类和分级：将证据按研究者和使用者关注的问题先进行分类，再在同类信息中按事先确定的标准经科学评价后严格分级，是快速筛选海量信息的重要手段和方法。

（6）肯定、否定和不确定：肯定、否定和不确定都可能是研究的合理结果，但都需要证据支持。

2. 专业技能和经验是实践循证医学的基础 循证医学提倡将医学实践经验（内部证据）与当前可得最佳证据（外部证据）结合，再综合考虑用户的意愿和价值观及当时当地的条件，作出最佳决策。若忽视经验即使得到了最好的证据也可能用错，因为最好的证据在用于每一个具体个体时，必须因人而异，根据其临床、病理特点、人种、人口特点、社会经济特点和试验措施应用的可行性灵活运用，切忌生搬硬套。

3. 充分考虑用户的期望或选择是实践循证医学的独特优势 循证医学提倡医生在重视疾病诊断、治疗的同时，力求从病人角度出发去了解病人患病的过程及感受。在卫生决策领域中，也需要充分考虑利益相关者的偏好。

（二）遵循四个原则

1. 基于问题的研究 从实际问题出发，将问题具体化为可以回答的科学问题，以防治性研究为例按 PICOS 要素可将问题拆分为：

P（population/ patients/ participants）：研究对象的类型、特征、所患疾病类型等；

I（intervention）：干预措施；

C（comparison）：对照措施；

O（outcomes）：结局指标；

S（study design）：研究设计方案。

值得注意的是 PICOS 要素在不同的研究问题（如观察性研究、公共卫生研究、卫生管理研究等）中含义有所差异，具体解释详见相关章节。

2. 遵循证据的决策 所做的决策一定是基于此前所有、当前可得的最佳证据，并关注最佳证据的科学性、适用性和可转化性。科学证据永远是科学决策的重要依据和手段，但证据本身并不等于决策。决策是一个复杂的过程，往往受证据本身、决策环境、资源、决策者和用户偏好等多因素影响。

3. 关注实践的结果 关注用当前最佳证据指导实践的结果，将解决的问题上升为证据，对未解决的问题继续探索。

4. 后效评价、止于至善 对于实践的结果应进行后效评价，去伪存真，去粗取精，追求成本效果最佳。

（三）实践循证医学的 5 个步骤

（1）提出明确的问题：包括临床问题、卫生政策问题等。

（2）系统检索相关文献，全面搜集证据：寻找可以回答上述问题的最好研究证据。

（3）严格评价，找出最佳证据：参考证据分级标准，从证据的真实性、可靠性、临床重要性、相关性及适用性严格评价收集到的证据。

（4）应用最佳证据，指导实践：经过严格评价文献，将从中获得的真实、可靠并有应用价值的最佳证据用于指导决策。

（5）后效评价循证实践的结果：通过上述四个步骤，后效评价应用当前最佳证据指导解决问题的效果如何。若成功可用于指导进一步实践；反之，应具体分析原因，找出问题，再针对问题进行新的循证研究和实践,以不断去伪存真,止于至善。

针对当前尚无最佳证据的问题,除查证外还应创证,借鉴 PICOS 原则拆分问题,设计、生产和传播高质量的研究证据,再通过循证实践进行后效评价。

第三节 循证医学的方法与工具

一、二次研究方法

(一)系统评价与 Meta 分析

系统评价(systematic review,SR)是新近发展起来并很快普及的一种文献综述形式,它与传统综述最大的区别在于:①系统检索,按照确定的流程尽可能找出此前所有相关文献;②严格评价,按照事先制定的标准和流程评价其质量。系统评价是从海量同类信息中筛选、整合最佳信息的方法与手段,不仅可用于临床研究,而且也可用于基础研究、经济学研究、政策理论等其他领域。

Cochrane 系统评价(Cochrane Systematic Reviews,CSR)主要针对医疗卫生领域的干预措施,旨在帮助人们循证做出临床决策。Cochrane 系统评价有统一的培训教材、严格的注册流程和制作程序,因其严格周密的质量保障和定期更新机制,被公认为最高级别的证据。

系统评价分为定性和定量评价两种,若系统评价纳入研究缺乏可用数据或异质性过大而无法进行 Meta 分析就只能进行定性描述。

Meta 分析是定量综合分析多个具有相同研究主题文献的过程。大多数初学者容易将系统评价等同于 Meta 分析,但系统评价并非必须进行 Meta 分析,主要取决于纳入研究的数量和同质性;而 Meta 分析也并非一定要做系统评价,因其本质只是一种统计学方法。

Meta 分析有很多种类,如常规 Meta 分析、单组比较的 Meta 分析、Meta 回归分析、累积 Meta 分析、间接比较的 Meta 分析、诊断性 Meta 分析、个体数据 Meta 分析和前瞻性 Meta 分析。

(二)系统评价再评价

系统评价再评价(overviews of reviews,overviews)是基于系统评价的综合研究,旨在:①对针对同一临床问题不同干预措施的相关系统评价进行再评价;②对某一干预措施相关的多个系统评价进行再评价;③针对相关系统评价中不同指标进行再评价和从更广的范围对某一领域的相关系统评价进行

概述。其研究方法与系统评价既有相似之处,又有区别。

二、原始研究方法

(一)病因及危险因素研究

病因或致病因素是作用于人体时在一定条件下能导致疾病的外界有害因素或人体心理和遗传缺陷。病因或致病因素研究目的是弄清楚疾病发生的原因,掌握其发病机制和转归,为正确诊断、估计危险程度、有效预防和治疗、控制疾病提供合理的决策依据。弄清不明原因的疾病后可采取有针对性、有效的医疗决策,使患者获得最佳治疗效果;或采取干预措施、降低发病率,减少社会负担。病因学研究常用的设计方案有病例对照研究、队列研究。

(二)诊断性试验研究

诊断性试验(diagnostic test)是诊断疾病的试验方法,包括实验室检查、病史、体检和各种影像诊断,如 X 线诊断、CT、磁共振(MRI)、超声波诊断等诊断方法。在临床工作中诊断性试验的应用范围很广,主要用于诊断疾病、筛查无症状患者、疾病随访、估计疾病临床过程及其预后等。

(三)治疗性试验研究

评价防治性措施疗效和安全性的研究称为治疗性研究(或防治性研究),治疗在循证医学中亦表述为"干预",故治疗性试验也称为干预性试验。干预性治疗研究是临床科研中最活跃的领域,论文几乎占医学期刊发表论文的 40%。干预性研究的设计方案包括:随机对照试验、非随机同期对照试验、自身前后对照研究、交叉试验等。临床流行病学对疾病干预性研究的设计及其方法学已形成国际规范化的研究模式,其精髓已被国际顶级杂志和刊物接受并作为研究质量和论文质量的评价标准。

(四)预后研究

预后(prognosis)是指疾病发生后,对将来发展为各种不同后果(痊愈、复发、恶化、伤残、并发症和死亡等)的预测或事前估计,通常以概率表示,如治愈率、复发率、5 年生存率等。预后研究就是关于疾病各种结局发生概率及其影响因素的研究。预后研究常用的设计方案包括描述性研究、病例对照研究、回顾性队列研究、前瞻性队列研究、随机对照试验等。

(五)不良反应研究

不良反应是指药物或其他医疗干预措施(如手术、器械等)导致的有害或不希望发生的反应,任

何一种干预措施，在正常用法用量的情况下都可能出现不良反应。不良反应研究证据种类较多，通常分为试验性和观察性，主要取决于研究方案。研究不良反应其实也是判断因果关系，即评价特定的治疗与观察到的不良事件之间因果关系的可能性，常用方法有标准化算法、专家判断法和贝叶斯法。

（六）患者生存质量研究

生存质量（quality of life）是指处于自己的生存环境与文化和价值体系之下的个体对生存的一种自我感受，与个人的生存目的、期望、标准及其关注有关，关注健康结局。目前对患者生存质量的测量已成为评价临床试验安全性与有效性的重要手段之一。对患者生存质量的测量要从健康出发，需要涉及疾病、生理、心理功能和社会功能等方面，这些与健康密切相关的部分被称为健康相关生存质量（health related quality of life，HRQL）。测量健康相关生存质量需要借助专门的工具，即量表（instrument/scale）。

（七）卫生经济学研究

卫生经济学（health economic）研究卫生保健中的经济规律及其应用，运用经济学的基本原理和方法研究有限卫生资源的最优分配问题，评价各项卫生措施，旨在使有限资源发挥尽可能大的社会效益，很有必要在临床科研和实践中开展卫生经济学的分析和评价。常用方法有最小成本分析、成本 - 效果分析、成本 - 效用分析、成本 - 效益分析、产业经济分析和预算影响分析。

三、转化研究方法

（一）临床实践指南

临床实践指南（clinical practice guidelines，CPGs）是针对特定临床问题，经系统研究后制定发布，用于帮助临床医生和患者做出恰当决策的指导性文件。临床实践指南不同于原始研究证据、系统评价或 Meta 分析，它是针对具体临床问题，综合分析评价最新研究证据后提出，用于指导临床医生医疗行为的推荐意见。临床实践指南可包括临床决策的各个方面，如可用于某疾病的诊断或筛查试验；为一、二级医院提供某种疾病需要转诊的情况说明；介绍一种新的技术操作规范或方案；介绍某种成本 - 效益高的干预措施；或制定临床监测标准。

（二）临床决策分析

决策分析可从患者角度，也可从社会角度考虑。临床决策（clinical decision-making）是医务人员在临床实践过程中，根据国内外医学科研的最新

进展，不断提出新方案，充分评价不同方案及其与传统方案间的风险和利益后选取最佳方案付诸实施，以最大限度地保障患者权益，减少临床实践及卫生决策失误，提高疾病诊疗水平的过程。其过程也是将高质量证据与个体患者具体情况相结合、使理论与实践统一的过程。

模型分析是决策分析的主要手段之一，可用于临床决策分析的模型有决策树模型、Markov 模型、生存分析模型、排队模型等。决策程序包括检索和评价证据、科研设计和抉择 3 个阶段。

（三）卫生技术评估

卫生技术评估（health technology assessment，HTA）是指系统全面评价卫生技术使用过程中对患者、操作者和环境的安全性、有效性（功效、效果和生存质量）、经济性（成本 - 效果、成本 - 效益和成本 - 效用）和社会适应性或社会影响（社会、伦理、道德与法律），为各层次决策者制定卫生技术相关政策提供决策依据，从而优化配置卫生资源、提高有限卫生资源的利用质量和效率。不同组织进行卫生技术评估的目的不尽相同，如监管部门要求提供技术销售 / 使用信息，付费方（卫生当局、保险机构）要求提供有关技术偿付的信息，临床医生和患者要求提供技术使用的比较有效性、安全性和费用信息。评估结果可帮助医疗机构管理人员决策，支援卫生技术部门对技术进行开发和营销等。

（四）卫生政策研究方法

1. 循证卫生决策研究　循证卫生决策研究主要由宏观层面的卫生系统研究和卫生政策研究构成，卫生系统研究主要关注卫生系统的各个方面，包括卫生服务、医疗产品和技术、卫生劳动力、卫生筹资、领导管理等。卫生政策研究旨在指导政策的制定、执行、评估，理清不同相关利益群体的影响及相互关系。

教育研究型卫生系统（academic health system，AHS）是新近提出的概念，强调以大学及其附属医院为核心，整合区域内所有与人类健康相关的机构和单位，建立综合性、广泛性的卫生服务网络系统。AHS 具备科学研究、医学教育和社会服务 3 大功能，除传统的基础科学研究外，更强调转化研究和应用研究，还覆盖卫生管理、卫生政策和系统科学（health policy and system science，HPSS）的研究。目前我国医学教育改革尚未跟上医药卫生体制改革的步伐，未能形成一个真正的教育研究型卫生体系，但国内已有机构开始探索。

因各国政治、社会、经济环境的差异，一个国

家的研究结果很难直接套用于另一个国家，这也是循证卫生决策研究开展速度缓慢的原因之一。开展高质量卫生决策研究方法的探索，提高决策者循证决策意识，集思广益、正确选择当前可得的最佳内部、外部证据，并因地、因事、因人制宜做出最科学的决策是开展该研究的关键。

2. **知证卫生决策工具**　为最优质高效地实现人人公平享有卫生保健，政策制定者需要获得强有力的证据以更好地决策。知证决策工具（support tools for evidence-informed health policymaking, STP）是一种制定政策的方法，旨在确保基于最佳可及的研究证据决策。其特点为：①将系统、透明地获取和评价证据的方法贯穿到知证决策的全过程；②帮助决策者了解查找、评价和合理使用相关证据的全过程。"知证"强调政策制定者的重点是

决策，知晓相关证据有助于决策，但知证只是其中一个环节，其他因素如制度、利益、观念及一些外部因素都会影响政策选择。

四、评价工具的开发

（一）不同研究证据的质量评价标准

医学文献中的研究证据分为三类：①原始研究证据（primary research evidence），包括试验性研究（experimental studies）和观察性研究（observational studies）；②二次研究证据（secondary research evidence），包括 Meta 分析、系统评价、系统评价再评价、综述、述评等；③转化研究证据（translational research evidence），包括实践指南、决策分析、经济学分析和卫生技术评估等。具体的质量评价工具见表1-1、表1-2、表1-3。

表1-1　原始研究证据常用方法学质量评价工具

原始研究证据	评价工具
随机对照试验（RCTs）	– Cochrane 风险偏倚评估工具 – Jadad 量表
非随机试验研究	– MINORS 条目（methodological index for non-randomized studies）：特别适用于外科非随机对照干预性研究 – Reisch 工具
诊断性试验	– QUADAS 工具（quality assessment of diagnostic accuracy studies） – Cochrane DTA 工作组标准（Cochrane diagnostic test accuracy working group）
观察性研究	– NOS 量表（the newcastle-ottawa scale）：队列研究（cohort study）和病例对照研究（case control study） – CASP 清单：队列研究和病例对照研究 – AHRQ 横断面研究评价标准（agency for healthcare research and quality）
动物实验	– STAIR 清单（the initial Stoke therapy academic indusry Roundtable）
经济学研究	– Drummond 标准 – QHES 评分系统（quality of health economic studies）

表1-2　二次研究证据常用方法学质量评价工具

二次研究证据	评价工具
系统评价/Meta 分析	– AMSTAR 工具（a mesurement tool for the "assessment of mutiple systematic reviews"） – OQAQ 量表（Oxman Guyatt overview quality assessment questionnaire） – SQAC 量表（sack's quality assessment checklist）
系统评价再评价	– OQAQ 工具（Oxman Guyatt overview quality assessment questionnaire） – AMSTAR 工具

表1-3　转化研究证据常用方法学质量评价工具

转化研究证据	评价工具
临床实践指南	– AGREE 工具（appraisal of guidelines research and evaluation）
卫生技术评估	– Checklist for HTA report
卫生政策研究	– 试验研究：Cochrane EPOC 评价方法（Cochrane effective practice and organization of care review group） – 观察或描述研究：尚无统一，目前常用的有美国希尔顿有效公共卫生政策项目开发的质量评价标准和 Ekman 设计的质量评价列表

（二）证据分级与推荐强度的方法

2000 年包括 WHO 在内的 19 个国家和国际组织共同创立"推荐分级的评价、制定与评估"（grading recommendations assessment, development and evaluation. GRADE）小组，于 2004 年正式推出国际统一的证据质量分级和推荐强度系统，并于 2011 年更新。GRADE2011 版的特点在于：①明确界定了证据质量和推荐强度；②清楚评价了不同治疗方案的重要结局；③对不同级别证据的升降级有明确、综合的标准；④从证据到推荐全过程透明；⑤明确承认价值观和意愿；⑥就推荐意见的强弱，分别从临床医生、患者、政策制定者角度作了明确适用的诠释；⑦适用于制作系统评价、指南和卫生技术评估。

GRADE 不仅是一种评级系统，还为卫生保健领域的系统评价和指南汇总证据，并呈现其结果及形成推荐意见的各个步骤，提供了一种透明的结构化方法和一套全过程的指导流程。

第四节　循证医学的前沿与挑战

一、卫生研究注册与伦理监管

（一）卫生研究注册

1. 临床试验注册　临床试验注册是指在公开的临床试验注册机构登记足以反映该试验进展的重要研究和管理信息，并向公众开放，以实现临床试验设计和实施的透明化。2004 年 WHO 牵头建立国际临床试验注册平台（International Clinical Trials Registry Platform，ICTRP），2006 年正式启动。2007 年 5 月，澳大利亚 - 新西兰、美国、英国临床试验注册机构成为第 1 批 ICTRP 一级注册机构，7 月，中国临床试验注册中心（Chinese Clinical Trial Registry，ChiCTR）和印度临床试验注册机构成为第 2 批 WHO ICTRP 认证的一级注册机构，到 2010 年 10 月，又相继认证了荷兰、斯里兰卡、德国、伊朗、日本等国的临床试验注册机构为一级注册机构。至此研究立项与设计、实施与出版不再各自为政，研究入口、过程和出口三个环节有序结合，保障研究立项、设计的科学价值和实践需要。

2. 系统评价注册

（1）Cochrane 系统评价的注册——Cochrane 图书馆：Mike Clarke 等人在充分研究各类型综述的基础上，制定了 Cochrane 系统评价的最初形式，1994 年根据各 Cochrane 协作组和评价者的反馈修订出版了第一版 Cochrane 系统评价指南，并据此格式设计了 Cochrane 系统评价专用的管理和分析软件 Review Manager。要参与 Cochrane 系统评价工作，需要先注册拟撰写的题目，与课题相关的协作网小组取得联系，确定注册题目是否重复，然后按照 Cochrane 统一工作手册制定的基本步骤完成研究方案和全文，并随时更新已完成的系统评价。

（2）非 Cochrane 系统评价注册平台：PROSPERO（international prospective register of systematic reviews）是卫生和社会保健领域的一个国际系统评价注册数据库，于 2011 年 2 月正式运行。在 PROSPERO 注册系统评价是指在开放的电子数据库中提交和发表制作系统评价和设计的主要信息。申请注册者只要求提供必要的信息，且系统评价主题范围符合要求，不要求质量评价和同行评审。

3. 卫生技术评估注册　Cochrane 图书馆有卫生技术评估的注册平台，包括全世界所有完成和正在进行的卫生技术评估，内容涉及医学、社会学、伦理学和卫生保健干预措施等。

（二）卫生研究注册与伦理监管

伦理监管包括完备的法律体系、明确的监管主体，标准化的操作流程，伦理审查的认证等建设。只有伦理审查方法规范、数据可及透明，伦理监管机构才可能对伦理审查机构的审查能力进行认证，对伦理审查质量进行评估。卫生研究注册平台可以为卫生研究的伦理审查的注册备案管理提供基础，因此应将卫生研究注册与伦理监管紧密结合，全程监督卫生研究过程。

二、撰写和发表规范

当今全球生物医学期刊种类繁多，年发表文献数量大，且不同期刊对同一研究的报告内容、撰写格式要求不同，使读者就同一主题使用来自不同期刊的文献时需要在不同报告内容与撰写格式间转换，浪费时间。如果文献本身质量不高，可以获取的信息有限，更是浪费时间。因此需要制定关于不同研究设计的报告规范。医学研究报告规范始于 20 世纪 80 年代，1993 年 SORT 工作组和 Asilomar 工作组发表首个 SORT（the standards of reporting trials，试验规范报告）声明，1996 年 CONSORT 工作组发表随机对照试验报告的统一规范（CONSORT 声明）并获得巨大成功，之后其他报告规范纷纷问世（表1-4）。

表 1-4 不同研究设计的报告规范

研究分类	亚类	报告规范
试验性研究	RCT	CONSORT（Consolidated Standards of Reporting Trials）
	行为和公共卫生干预的非随机研究	TREND（transparent reporting of evaluation with non-randomized design）
	干预性试验计划书	SPIRIT（standards protocol items: recommendations for interventional trials）
	针灸对照试验	STRICTA（standards for reporting interventions in clinical trials of acupuncture）
	行为医学的 RCT	WIDER（workgroup for intervention development and evolution research）
	顺势疗法	REDPOT（reporting data on homeopathic treatment）
诊断性试验		STARD（standards for reporting of diagnostic ccuracy）
观察性研究	流行病学中的观察性研究	STROBE（strengthening the reporting of observational studies in epidemiology）
	基因相关研究	STREGA（strengthening the reporting of genetic association studies）
	更年期/老年人观察性研究	STROMA（strengthening the reporting of menopause and aging）
	免疫基因学研究	STREIS（strengthening the reporting of immune genomics studies）
	院内感染暴发报告和干预研究	ORION（outbreak reports and intervention studies of nosocomial infection）
	肿瘤标志物预后研究	REMARK（reporting recommendations for tumor MARKer prognostic studies）
系统评价/Meta分析	所有	PRISMA（preferred reporting items for systematic reviews and meta-analysis）
	健康公平性	PRISMA-Equality
	流行病学中观察性研究的 Meta 分析	MOOSE（meta-analysis of observational studies in epidemiology）
	描述性 Meta 分析	RAMESES（realist and meta-narrative evidence syntheses: evolving standards）
	Cochrane 干预性研究	MECIR（standards for the reporting of Cochrane intervention reviews）
	网状 Meta 分析	ISPOR（international society for pharmacoeconomics and outcomes research）
动物研究		ARRIV 指南（animals in research: reporting in vivo experiments）
生物标本		BRISQ（biospecimen reporting for improved study quality）
经济学评价		CHEERS（consolidated health economic evaluation reporting standards）

三、理想条件与真实世界研究

临床研究在科学性提高、快速发展的同时却暴露出越来越多的问题：①临床研究从个案研究发展到群体研究改善研究结果的可重复性，却降低个体化诊疗的能力；②严格的纳入排除标准提高研究结果科学性，却限制了结果的普及推广；③很多高质量的临床研究以研究和回答科学问题为目的，不考虑临床工作需求和临床真实情况；④临床研究的最佳证据多为偏离临床实际情况的研究结果。

与传统理想疗效研究（efficacy trials）从医疗者角度评估医疗手段的效果，注重干预措施能否在理想、严格控制的环境下产生预期效果不同，实效研究（outcome research）是从患者角度评估医疗措施的效益，侧重评价干预措施在实际医疗环境下的治疗效果，重在外部有效性，更接近临床环境。疗效比较研究（comparative effectiveness research，CER）是实效研究的方法之一，其研究方法包括系统评价、决策模型、回顾性观察分析和前瞻性观察研究。

四、平均结果与个体化决策

对循证医学持批评态度的人认为 EBM 强调平均结果而忽视了个体患者的多样性，即使是真实性好，有重要临床适用价值的证据，生物变异的普遍性也可能使其结果难以用于个体患者，这是对循证医学的误解。事实上是循证医学在一开始就把病人价值观与意愿作为临床决策的三要素之一，以病人认为的重要结局指标作为疗效判断的重要指标，并以病人满意度作为考查医疗服务质量的终极目标之一，并在传统循证医学实践过程中强调了三个原则：①将研究证据用于个体患者；②亚组分析；③调整治疗方案顺应个体患者的价值观与意愿。

卫生决策中也强调决策必须充分考虑利益相关者价值观、偏好和决策环境。循证医学实际上是将群体和个体的最佳证据用于解决具体问题的实践，本质是高度个体化的循证决策。

五、国际标准的本土化证据生产、使用和评价

由于不同国家和地区的客观条件和经济发展水平、政治、文化背景的差异，部分研究结果尤其是政策证据很难直接在不同国家间推广。循证医学的特点在于能采用国际公认的标准方法和流程直接生产本土化的证据，并进行全程质控和动态评价。表1-5以基于乡镇卫生院主要疾病负担进行基本药物遴选和评价为例，展示如何生产本土化证据。

表1-5　生产本土化证据的举例

研究目的	借鉴 WHO 及 GRADE 有关循证评价遴选基本药物的标准、方法、流程，进行本土化改造，探索建立满足中国乡镇需求的循证评价和遴选基本药物的方法、标准和流程
研究方法	现场调查东中西部 3 种不同类型 9 家乡院近 3 年疾病负担（取前 15 位），采用 ICD-10 标化病名。 根据疾病负担确定目标疾病，从针对目标单病种的国内外最佳临床指南中提取指南推荐药物，评价指南推荐药物、治疗原则及证据质量，最后按照 PICOS 要素设计同类比较优选药物，评价其有效性、安全性、经济性、适用性和可转化性。 制定乡镇卫生院基本药物目录、用药原则和推荐意见。
技术要点	比较全球证据，结合本土具体情况

六、转化研究与绩效评估

如何将循证医学的最佳研究结果及时转化为决策和实践是循证医学面临的最大挑战之一，无论是循证临床决策还是循证卫生决策，研究者都应向决策主体提供当前可得的最佳结果，以利益相关者为中心，充分考虑其价值取向、偏好及环境（包括文化、政治、经济等环境）。近年循证医学在卫生各领域的发展也推动了转化研究的发展，其中包括推动知证决策工具的应用。

决策主体将当前可得的最佳研究结果转化成决策后并不一定会有理想结果，确定了决策方案后还需要建立长期的评估机制，监督评价决策执行的过程、质量和结局效果。由于卫生决策不像临床决策有标准的对照，很难客观评价执行结果，必须先明确定义决策是否成功的内涵，并制定判定标准和不成功的补救方案。

近 20 年，临床医学证据生产、转化的成功尝试促进了循证科学理念和系统评价方法渗透于其他领域。正是这些越来越带着不同领域特色的需求，促进了符合循证医学原理、借鉴循证医学方法，但服务于不同主题的新方法学的研究和实践。这对循证医学因为需要而产生，因为使用而发展，因为真实而不完善，因为不完善才有继续发展空间的特点做出最佳诠释：真理和谬误都在改革和发展中生存和摒弃，永存的是那些经得起实践检验的证据和真理。

（李幼平　喻佳洁）

参 考 文 献

1. Enhancing the Quality and Transparency of Health Reach http://www.equator-network-org/resource-centre/library-of-health-research-reporting.
2. Gray M，唐金陵. 循证医学——循证医疗卫生决策. 北京：北京大学出版社，2004.
3. Guyatt G，Oxman A D，Akl E，et al. GRADE 指南：导论——GRADE 证据概要表和结果总结表. 中国循证医学杂志，2011，11（4）：437-445.
4. Murray C J，Ezzati M，Flaxman A D，et al. GBD 2010: design，definitions，and metrics. *Lancet*，2012，380（9859）：2063-2066.
5. Oxman A D，Lavis J N，Lewin S，et al. 知证卫生决策工具之——什么是知证决策. 中国循证医学杂志，2010，10（3）：240-246.
6. 黄玉珊，曾林淼，李幼平，等. 我国农村卫生改革政策系统回顾及绩效评价研究. 中国循证医学杂志，2012，12（3）：293-304.
7. 李鸿浩，李幼平，王莉，等. 循证评价与遴选中国东中西部乡院基本药物系列之二：评价标准、方法与流程研究. 中国循证医学杂志，2012，12（3）：347-356.
8. 吴富起. 循证卫生政策研究概念与方法. 国外医学卫生经济分册，2009，26（2）：71-76.

9. 吴泰相,李幼平,刘关键,等.中国临床试验注册中心及中国循证医学中心提高我国临床试验质量的策略和措施.中国循证医学杂志,2010,10(11):1243-1248.

10. 余海.关于教育研究型卫生系统.中国循证医学杂志,2012,13(5):522-524.

第二章　在临床实践中提出问题

医师对患者的诊治过程是一个不断提出问题、寻找方法、解决问题的过程。无论是临床实践问题还是临床研究问题，最关键的是能否提出一个既科学合理又有重要意义的临床问题，并可转化构建为一个可以回答的科学问题，这是循证实践的第一步。

第一节　概　　述

一、发现和提出临床问题的重要性

临床医师主要以两种方式实践循证医学：①作为研究者（doer）进行研究，尽可能提供高质量证据为临床实践服务；②作为应用者（user），在医疗实践中尽可能使用高质量证据解决问题。能否提出一个好的问题，并能用准确可靠的方法来回答这个问题，是提高临床诊疗质量和临床研究水平的关键。临床医师应该以科学方法为指导，以解决患者的重要临床问题为核心，善于在临床实践中观察、发现和提出问题。

发现和提出一个构建很好的问题可帮助临床医师：①进一步强化证据的价值，将主要关注点放到证据的检索、评价和使用上；②进一步明确目的，使目标更清晰，内容更有针对性；③帮助形成在回答问题时可以采用的一种实用模式；④对临床诊治中的疑难、重要问题更容易抓住重点，易于医师间的讨论和交流；⑤教学时使学生更容易理解教学内容和要点，对临床问题的理解更清晰；⑥提高提出、分析和解决问题的能力，提高临床决策水平。

二、发现和提出临床问题应具备的基础条件

（一）对患者的高度责任心

只有对患者具有高度责任心，关心、同情患者的医师，才会以患者为中心去考虑问题，才会在与患者的交谈和观察中发现并提出更多的临床问题，才可能选择最优的治疗方案帮助患者获得最好的疗效。

（二）丰富的专业基础知识和扎实的临床技能

临床中遇到的问题多、涉及面广且复杂多样，因此提出适当临床问题的前提是医师具备系统扎实的医学专业知识和基础知识，同时具备诊治患者各环节的能力。只有详细了解病史，全面认真查体，正确判定重要的阳性和阴性体征，合理解释与疾病有关的实验室和辅助检查结果，才能提出科学合理、急切需要解决的问题。

（三）较强的临床综合分析、思维和判断能力

运用已掌握的医学理论知识和临床经验，结合患者临床资料进行综合分析、逻辑推理，从错综复杂的线索中去伪存真、去粗取精，找出主要矛盾，并加以解决的临床思维过程，是找准临床问题，做出决策的必备条件。

（四）相关的医学研究方法学及社会、心理学知识

随着医学研究方法学的不断发展与完善，越来越多的临床医师已经认识到许多疾病不仅与疾病的特征有关，而且与心理、精神因素也关系密切。只有具备相关的医学研究方法学和社会、心理学知识，临床医师才更有可能与各种患者顺利沟通，全面、及时发现患者在躯体及心理上存在的问题，并努力帮助解决，这样提出的问题才更具体和完善。

三、选择临床问题的基本标准

选择临床问题的基本标准可以概括为重要性、可行性、创新性和符合伦理道德标准。

（一）重要性

选题的重要性主要从研究需求的大小和来源、研究结果可能导致的变化或带来的效益等方面衡量。临床问题包括：①拟开展研究的疾病是否属于常见病和多发病，研究问题的解决是否可惠及较大的患病群体；②其结果是否可能在一定程度上改善临床实践；③结果是否可能增添新的知识并具有一定的科学和社会影响力；④结果能否推广或转化成具有自主知识产权的相关产品。

（二）可行性

可行性（feasibility）指是否具备完成拟开展研究项目所需要的条件。临床研究项目可行性评价主要包括：①技术可行性（technical feasibility）指研究项目需要的技术能力是否可以满足；②经费可行性（economic feasibility）根据研究者可能得到的经费支持强度判断选择的研究课题是否在经费上可行；③操作可行性（operational feasibility）主要考虑拟开展研究项目在具体实施阶段的各环节所需要的条件是否可能具备；④时间进程可行性（schedule feasibility）包括研究者本人和研究团队的时间安排，所申请研究基金对项目时间进程的要求和研究设计本身需要的时间是否符合等。

（三）创新性

创新性是指研究问题和采用的研究方法具有原创性、独特性和首创性。临床实践中提出的问题往往不一定是全新的问题，而有可能是已有人研究过的问题。如研究结果尚有争议的问题；对问题的研究采用新方案、新指标或明显增大了样本量等。

（四）符合伦理标准

对任何临床问题的研究过程都应符合医学伦理标准。医学研究的伦理评价应遵照普遍接受的标准，包括被国内外广泛接受的《赫尔辛基宣言》和 GCP 标准等。

第二节 临床问题的提出与构建

一、临床问题的类型

一般将临床问题分为两种类型，即一般性问题（背景问题）和特殊性问题（前景问题）。

（一）一般性问题

关于患者及所患疾病的一般性知识问题，可涉及患者所处地域、环境、职业、社会背景、经济状况及与人类健康和疾病相关的生理、心理及社会因素等。如患者的性别、年龄；既往病史；在什么地方、何种环境下发病；何时发病、如何发病；最初的症状、体征和临床表现是什么；所患疾病与地域、环境、职业、经济状况有什么联系等。

（二）特殊性问题

是临床医师在诊治患者的过程中从专业角度提出的问题，主要涉及疾病诊断、治疗、预后、病因和预防等各环节及与治疗有关的患者的生物、心理及社会因素等。诸如诊断与鉴别诊断，不同诊断设施的诊断价值，检查结果的解读，优质证据的选择

和利用，干预措施选择时的利弊权衡，影响疾病预后的因素研究证实，危险因素的暴露和干预，诊治过程中患者的心理状态、期望值、依从性、预后指标及结局判定等。

二、提出临床问题

要提出并构建一个既有意义又能回答的临床问题，首先必须充分了解患者的病史、全面细致的体格检查、充分的实验室及辅助检查资料及掌握患者的临床体征和临床表现，同时结合自己的专业知识、临床经验和技能，保证提出的各种临床问题准确、清晰、完整、有针对性。

1. 一般性问题 是有关患者及所患疾病一般知识的问题，包括：

（1）问题词根：（谁、什么、何处、何时、怎样、为何）加动词构成。这些问题一般在临床医师接诊时通过询问病史和体格检查就可得到。如呕血作为一个动词，就必须清楚谁呕血（患者的性别、年龄特征）；呕血的性质（颜色、量、次数）；何时、何地、何原因发生呕血；呕血时患者有无其他症状；呕血发生的主因和诱因是什么等。

（2）一种疾病或疾病的某一方面，如"头痛的原因是什么？""我的胃痛是不是胃溃疡？"等。

2. 特殊性问题 临床实践中临床医师会针对疾病的诊断、治疗、预后、预防、病因等各环节提出需要解决的各种临床问题。问题及诊治对象的不同，提出的问题也各不相同。

（1）诊断与鉴别诊断：提出的问题主要针对某项检查的准确性、可靠性、安全性、可接受性及费用等。如对一位呕血患者，为了确定出血部位和原因，是否应做急诊胃镜检查，就此可提出许多临床问题，如"急诊胃镜检查对上消化道出血的敏感度和特异度如何？""急诊胃镜检查对患者带来的风险有多大？""患者的病情和身体状况能否耐受急诊胃镜检查？""急诊胃镜检查的诊断结果是否会影响医师对治疗方案的选择？""急诊胃镜检查过程中能否行镜下治疗？""急诊胃镜检查对肝硬化患者和非肝硬化患者有何利弊？""有无其他可供选择的诊断措施"等。

（2）干预措施：提出的问题主要围绕治疗措施的有效性、安全性、临床经济学评价等方面。如对急性心肌梗死的治疗将提出，"如何选择利大于弊的干预措施？""是药物治疗还是选择冠状动脉介入术（PCI）？""两种疗法各自的有效性、安全性差别有多大？""对患者的生存质量有何影响？""从效果

和成本的角度分析哪种更合理?"。

（3）预后：提出的问题主要包括对疾病进程和结局的预测及影响预后的因素。如对一名较严重的老年性阿尔茨海默病患者，其家属可能会提出"病情会逐渐加重吗?""还能再活5年吗?""生活质量会逐渐下降吗?"等问题。针对不同预后内容和指标可提出不同的问题。

（4）病因：提出的问题主要包括怎样识别疾病的病因及发病的危险因素，发病机制是什么。如对一个高血压患者提出病因问题可能包括："有无家族遗传因素?""与哪些环境因素及生活习惯有关?""影响高血压发生的危险因素和保护因素有哪些?"等。

三、构建临床问题的要素

（一）PICO要素

构建一个具体临床问题时，可采用国际上常用的PICO要素。

P：特定的患病人群/临床问题（population/problem）；

I/E：干预措施/暴露因素（intervention/exposure）；

C：对照措施或另一种可用于比较的干预措施（comparison/control）；

O：结局（outcome）。

如问题"对老年高血压患者，血管紧张素转换酶抑制剂（ACEI）是否比β受体阻滞剂控制血压疗效更好?"，将该原始问题根据PICO要素构建为：

P：老年高血压患者；

I：ACEI；

C：指β受体阻滞剂；

O：血压降低。

（二）临床问题举例

见表2-1。

近年构建临床问题的研究中，一些研究者在PICO要素基础上又增加了一些内容，如"问题类型T（type of question being asked）"、"研究设计类型T（type of study design）"等，如在"老年患者，血管紧张素转换酶抑制剂（ACEI）是否会比β受体阻滞剂控制血压更有效?"这一问题中，研究者可增加T-研究类型，指的是RCT；T-问题类型，指的是治疗，这样的扩展使该模式的内容有所变化，更符合所要检索问题的目的。

表2-1　各类临床问题举例

类型	临床问题举例	P	I	C	O
病因问题	患者吴某，女，36岁，妊娠10周，初产妇；体重指数（BMI）=34.5；经询问，家庭经济条件差。该患者问医师："我有可能得妊娠期高血压吗?"	高龄初产妇	BMI值较高		妊娠期高血压
诊断问题	患者王某，女，68岁，血红蛋白值95g/L，平均红细胞容积80fL。外周血涂片示血红蛋白减少，余正常，未使用其他造血系统的药物。既往检查结果显示6月前其血红蛋白值为105g/L，未发现贫血。铁蛋白检测值为40mmol/L。患者希望了解铁蛋白检查结果能否诊断贫血，诊断价值多大?	老年女性小细胞低色素性贫血患者	低铁蛋白		缺铁性贫血
治疗问题	患者张某，男，19岁，因发热胸痛呼吸困难到某县级医院就诊；经检查，拟诊结核性胸膜炎；接诊医师按常规给予如下治疗：①利福平、异烟肼、链霉素、吡嗪酰胺；②抽胸水；③考虑患者自身情况，给予泼尼松治疗。患者问："用药后多长时间能退烧?"	年轻结核性胸膜炎患者	糖皮质激素类药物治疗	安慰剂	结核性胸膜炎症状，如发热等
预后问题	患者林某，女，32岁，左侧乳房肿块，到某三甲医院就诊。经检查，肿块质地较硬，比较固定；行左侧乳腺癌根治术；术后病理结果：浸润性导管癌，3cm×4cm，ER（-），PR（-），Her-2（+），左腋窝下淋巴结清扫20个，12个见转移。患者问："术后两年内复发的机会有多大?还能活多久?"	年轻女性，乳腺癌，TNM分期为Ⅱa期	行左侧乳腺癌根治术	未行乳腺癌根治术	复发时间/生存时间

（摘自：时景璞、董卫自编教材《临床医学研究方法——设计、测量与评价》，部分内容有调整）

除典型 PICO 要素外，为了更精确的检索，有人还提出了 PICOS（study/setting）等 5 要素。如：在常规治疗基础上，三甲医院急性心肌梗死的住院患者预防性使用利多卡因是否可降低高危患者死亡的风险？问题可构建为：

P：急性心肌梗死患者；

I：利多卡因治疗；

C：无利多卡因治疗；

O：死亡；

S：医院类别。

PICO 要素最早用于构建治疗性问题，随后扩展到医学问题的其他领域和学科。但有学者认为利用 PICO 要素对构建临床问题并不总是能获得满意结果，其更适用于治疗性问题，而不适用于所有诊断、病因和预后相关问题的构建。近年随着定性研究兴起，更有学者发现 PICO 要素亦不适用于主要通过现场观察、体验或访谈来收集资料的定性研究。因此，临床问题的构建要素将来可能还会有新的变化。

四、基于 PICO 要素的 askMedline 搜索引擎介绍

2005 年，美国国立医学图书馆设计了 askMedline 搜索引擎，是基于 PICO 要素的搜索引擎，能有效地帮助那些想实践循证医学却因工作太忙，或缺乏检索技巧的临床工作者实现相关文献的检索。该搜索引擎允许用户使用自由检索词检索，并通过自然语言查询。用户打开网页浏览问题，可获取相关 MEDLINE/PubMed 的文献。通过搜索结果可看到文献摘要，全文链接及相关文献。

如一名男性患者患红细胞增多症合并血栓，已知阿司匹林有溶栓作用，临床医师想知道阿司匹林对这种病是否有效？

首先将其临床问题转换为"低剂量阿司匹林能否安全有效地预防红细胞增多症患者的血栓并发症？"

（Is low dose aspirin safe and effective for the prevention of thrombotic complications in patients with polycythemia vera?）

进入其网站：http://askmedline.nlm.nih.gov/ask/ask.php，进入 askMedline 主页面，在对话框中输入完整的检索问题，点击 'submit' 进入问题检索结果页面，共有 49 个检索结果；点击页面中 'PICO' 进入 PICO 检索界面；根据 PICO 要素分别输入需检索问题：Patient/Problem 中输入 'male'；

Intervention 中输入 'low dose aspirin'；Outcome 中输入 'prevention of thrombotic complications'，点击 'submit'；进入 PICO 检索结果界面，此次共检出 7 篇文献。

依据检索结果可以看出，按 PICO 要素检索获得的文摘及全文质量更高，检索过程更方便、迅速，为繁忙的临床工作者提供了一个获取临床信息的便捷通道。

五、提出临床问题应注意的问题

（一）确定优先回答问题

临床医师在临床实践中面对的问题很多，包括诊断、治疗等各方面。首先要学习在发现临床问题后及时记录问题，再根据理论知识和自己的临床经验进行初步整理分析，选择那些疑难、重要、急需解决并需要优先回答的问题。对那些不需急于回答的问题也不要轻易放弃，要从中选择有价值的问题在适当时机研究回答。这样才能在临床实践中不断提出问题，解决问题，不断提高诊疗水平。

（二）关注患者关心的问题

提出临床问题还应关注患者所关注的问题，即从患者角度考虑，因为有些来自患者的问题与疾病的治疗效果和预后有明显关系。只有从医患双方考虑问题，才可能提高患者的依从性，使治疗措施的效果最大化，同时建立良好的医患关系。

（三）确定提出问题的范围

提出的临床问题一定要具体、有针对性和可操作性，否则会影响问题的顺利解决。确定问题范围时应重点考虑所具有的资源和条件、临床意义和研究质量等问题。提出问题的范围过于宽泛或过于局限对患者的处理都可能没有帮助。

（四）注重为临床研究发现和提出问题

医师每天都会面临许多关于疾病诊断、治疗、病因、预后等问题，有些问题经过证据查寻或结合临床经验就可回答，但还有不少问题必须经过研究才能解决。因此，临床实践过程其实也是临床科研选题的过程。

一个好的临床研究问题一定来源于临床实践。临床医师只有具备扎实的临床专业、基础知识和技能，同时勤于思考，善于总结和交流，学会从患者角度考虑问题，才能逐步提高构建临床问题的能力。在此基础上，利用临床流行病学和循证医学的知识查询证据，并根据证据是否存在及证据级别，选择原始研究或二次研究，以获得高质量的证据用以指导临床实践。

六、The SPIDER Tool 简介

PICO 要素在循证医学与系统评价领域的广泛应用，使研究者能在短时间内有效的确定检索词。因此，Cochrane 协作网将 PICO 要素认定为进行定量研究的最佳工具。近年随着定性研究的兴起，研究者们发现 PICO 要素用于定性研究时最主要的局限性体现在：P- 人群和 I- 干预。因定性研究主要通过现场观察，体验或访谈来收集资料，研究对象样本量普遍小于定量研究，且一般不给予干预措施，因此定性资料不适合采用 PICO 要素构建问题并检索，从而新建更适合于定性研究的 SPIDER 工具：

S（sample）：样本；

PI（phenomenon of interest）：欲研究的现象；

D（design）：设计；

E（evaluation）：评估；

R（research type）：研究类型。

其模式图如图 2-1 所示：

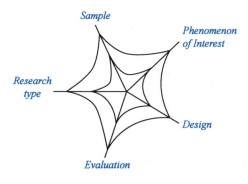

图 2-1 SPIDER 工具模式图

（摘自：Cooke A，Smith D，Booth A. Beyond PICO: the SPIDER tool for qualitative evidence synthesis, Qualitative health research. *Qual Health Res*，2012，22（10）：1435-1443.）

PICO 要素为定量研究和混合型研究提供了一个检索基础。SPIDER 工具则针对定性研究和混合型研究在利用 PICO 要素进行综合分析时所产生问题的基础上提出，是改进 PICO 要素中现有元素使其更适用于定性研究。其具体阐释如表 2-2 所示。

如针对"社区护理服务工作中，高血压患者社区护理服务的影响因素有哪些？"这一定性研究问题，首先可根据 SPIDER 工具来构建：

S：社区服务中心管理者、社区护士、社区高血压患者；

PI：在社区实施或接受过高血压服务的患者；

D：半结构式访谈；

E：服务需求方因素、服务提供方因素、外部支持服务方因素；

R：定性研究。

研究表明，SPIDER 工具是针对定性研究的有效检索工具，可缩短检索时间同时获得更大收益，将是未来用于定性研究及综合型研究的一个最优选择。

第三节 临床问题的来源

临床问题包括临床实践问题和临床研究问题，其来源主要包括以下 6 个方面的内容：

（一）与疾病诊断相关的问题

1. 明确不同诊断设施的价值 一些昂贵的大型高精尖医用诊疗设备已逐渐进入临床领域，如何确定应用条件成为临床诊断工作者首先要考虑的问题。如诊断肺癌时应考虑：哪些患者用 CT 或 MRI 检查就能够满足诊断要求？什么情况下应使用 PET-CT？当一种疾病同时有几种可用的诊断设施时，研究每种设施具体的诊断价值很必要，否则

表 2-2 SPIDER 工具的相关解释

PICO	SPIDER	调整的原因
P-population/problem	S-sample	定性研究的参与者比定量研究要少很多，因此"样本"比"人群"更适合于定性研究。
I-intervention/exposure	PI-phenomenon of interest	定性研究旨在了解某种行为，某个决定及某个人的经历和为什么发生这种经历。因此，干预 / 暴露都不适用于定性研究。
C-comparison	D-design	该项可用来限制定性研究的方法，该方法可用来加强定性研究检索的准确性。
O-outcomes	E-evaluation	定性研究与定量研究都需要结局变量作为研究的终点指标，与定量研究不同，定性研究更侧重于评价一些无法测量的主观指标，因此"评估"比"结局"更适用。
	R-research type	有 3 种研究类型可供检索：定性、定量及混合型研究。

会造成不必要的浪费或本可避免的漏诊或误诊。

2. 了解诊断标准的变化 临床疾病的诊断往往根据正常或异常，即有病或无病的界限划分。而诊断界限主要依据人群中某种生理、生化等指标的分布状况产生。这种界限划分更多地根据统计学结果确定，加之疾病的发展常为渐进过程，在正常和异常间常缺少可明确划分的绝对界限。特别是随时间变迁，有些指标的正常水平也在变化，如血红素、白蛋白、血尿酸等。因此，诊断标准不可能一成不变，也不乏存在需要研究解决的问题。

3. 正确把握误诊和漏诊现象 无论什么样的诊断标准，一定会出现正常和异常的交叠部分，导致疾病误诊和漏诊。此外，疾病诊断主要基于症状、体征和相关病史做出。许多疾病在不同个体的表现并非完全一致，很可能出现不典型的现象。医师很容易因不熟悉或不认识这些特定表现而发生误诊或漏诊。因此要求医师在临床实践中了解和掌握各类疾病在不同患者中的表现形式、特征变化，并不断提出和解决问题，这对发现和控制漏诊及误诊具有重要价值。

4. 研究疾病早期诊断方法 目前许多疾病完全依靠患者的典型临床症状和体征做出诊断，但有些疾病在常规诊断后采取的治疗可能使患者失去最佳治疗机会。如何在疾病早期就能准确诊断疾病已成为临床工作者的重要任务之一。但因许多疾病的暴露时间、易感时间、器官组织发生变化的时间均不易明确，因此很多疾病很难实现早期诊断。目前一些实验室的检验技术和影像学诊断方法如分子影像学，被快速用于临床诊治工作，极大地提升了医师诊断疾病的能力，为一些疾病的早期诊断带来了希望。因此，如何利用不断问世的先进技术和方法研究疾病的早期诊断应该成为诊断领域的长期任务。

5. 探索病因不明疾病和新发疾病 尽管随着医学和相关科学技术领域的不断发展，许多疾病包括传染病和非传染病已建立较完整的疾病诊断体系，但对有些原因不明疾病的诊断仍存在一定问题，如近年新的未知疾病不断出现，包括 SARS、禽流感等。研究病因不明确的疾病和新发疾病的诊断方法将是未来诊断领域研究问题的主要来源之一。

（二）与疾病治疗相关的问题

1. 研究和利用优质证据 治疗同一种疾病的方法和手段可能有多种，证据质量良莠不齐，对疾病的治疗结果影响很大。在临床实践中应尽力获取当前最佳的有效治疗措施（证据），结合患者的实际情况和具体的医疗环境，做出科学的循证治疗决策，力争取得最佳效果。如何选择与应用最新最佳证据指导患者的治疗决策及不断研究产生新的优质证据，将是广大医务工作者的一项长期任务。

2. 临床实践指南的制定与实施 当前的临床指南并非全部根据以往经验指导产生，循证指南是在利用、分析和评价最新最佳证据的基础上，针对某一临床问题所提出的具体推荐意见，用以指导医师的诊疗行为。现在针对不同疾病问题有大量新证据不断产生，由此促进了临床实践指南的发展。但有的疾病目前没有相关指南指导，有的指南质量不高，加之未来对指南的巨大需求，在临床实践中不断研究、更新指南是临床医师的重要工作之一。

3. 新治疗方法的评价 新疗法不断产生，包括新药、新仪器、器械装置等，对其应采用可靠的研究方法，如 RCT 评价其临床有效性和安全性，也可针对其某一方面的指标进行长期观察研究。这项工作具有长期性和挑战性。

4. 探索新的研究领域 近年药物疗效的研究方法不断拓展，在宏观水平出现了"真实世界研究"（Real World Research，RWR）和"疗效比较研究"（comparative effectiveness research，CER）等。真实世界研究不仅注重药物上市前的研究，而且也关注药物上市后的研究；不仅关注临床试验人群样本的结果，而且更关注人群中实际患者的效果。疗效比较研究可有效比较诊疗措施的临床效果，为医疗决策提供证据。在微观水平，药物遗传学、药物基因组学等方法的应用使药物的作用机制更加清晰，治疗更有针对性，如非小细胞肺癌的药物靶向治疗。这些新变化为临床疗效研究提供了新思路、新方法。

（三）与疾病预后相关的问题

1. 清晰了解疾病自然史和临床过程 目前并非对每种疾病的自然史都了如指掌，特别是对一些危害较重的疾病，如恶性肿瘤自然史的主要环节仍模糊不清。对一些新发现疾病的自然史和临床过程也缺乏足够认识，因此对其预后的预测往往不够准确。疾病自然史和临床过程的研究是一项长期而复杂的研究，需要临床工作者不断提出新的问题并努力解决，以指导对临床预后的判断。

2. 把握影响疾病预后的因素 疾病的预后受多种因素影响，改善预后的前提是了解每种预后因素及其对预后的影响程度。每种疾病影响预后的因素不同，即便是诊断相同的疾病往往也有明显不同的预后因素。因此，明确影响疾病预后因素的种类和各自的影响作用大小，对患者的预后判断尤为重要。

3．疾病预后的预测模型　根据患者临床特征和影响预后的主要因素，优选合适的数学原理和方法建立疾病预后的预测模型，可作为临床医师判断患者预后的工具。预测模型的建立过程较复杂，并随临床发展而变化。临床医师应时刻关注这方面的发展变化，不断将最新的方法用于临床实践，更应倡导探索研究新的疾病预测模型。

（四）与病因相关的问题

疾病病因不仅与疾病诊断有关，而且还直接关系到疾病的治疗和预防。临床医师所提出的问题大多存在于疾病自然进程的中后期。但影响疾病发生的病因因素可能在疾病自然史的早期就已经产生。因此临床医师学会从患者疾病的早期阶段提出问题，更有利于患者疾病的诊治。此外，临床医师在临床一线最容易收集病例进行病因研究，对稀有病例、某种疾病的家系收集等更独具优势。

（五）与药物不良反应相关的问题

通常任何一种治疗，无论是药物、手术还是放射治疗，都会引起不同程度的不良反应。在实施某种治疗措施前必须了解该项治疗方法是否存在不良反应、不良反应的强度、频率及处理方法。在临床实践中学会应用效益风险比来选择治疗措施，以保证患者在接受最有效治疗的同时所接受的风险最小。

（六）与疾病预防相关的问题

疾病的预防既包括传染病又包括非传染病。临床医师要在临床实践中学会提出疾病预防的问题。传染病的防治办法我国已有明确规定，如传染病的上报等，照章实施即可。但慢性非传染性疾病如心脑血管疾病、恶性肿瘤等已成为影响人群健康的主要疾病，给家庭和社会带来巨大负担。在慢性病控制的关键时期，临床医师如何提出预防控制慢性病的问题，如何提出将治疗和预防相结合的问题也是今后临床医师必须面对的一项重要任务。

总之，提出临床问题是开展临床实践活动和临床研究的基础。要提出一个有价值的临床问题，要求临床医师具有扎实的临床专业知识和技能，掌握一定的临床研究方法学，在临床实践中勤于思考，善于总结，积极开展讨论，才能不断发现和构建好的临床问题。再通过证据查询，寻找解决问题的最佳证据或最佳方法，用于临床实践或开展临床研究，不断地提高临床实践和科研水平。

（时景璞）

参 考 文 献

1. Cooke A，Smith D，Booth A. Beyond PICO：the SPIDER tool for qualitative evidence synthesis. *Qual Health Res*，2012，22（10）：1435-1443.

2. Schardt C，Adams M B，Owens T，et al. Utilization of the PICO framework to improve searching PubMed for clinical questions. *BMC Med Inform Decis Mak*，2007，7：16.

3. 江丽霞，钟双萍. 基于 PICO 的医学外文搜索引擎：askMedline. 九江医学，2009，24（2）：73-78.

4. 李立明. 临床流行病学（8 年制及 7 年制临床专业）.

北京：人民卫生出版社，2011.

5. 唐金陵. 循证医学基础. 北京：北京大学医学出版社，2010.

6. 王吉耀. 循证医学与临床实践. 第 3 版. 北京：科学出版社，2012.

7. 王家良. 循证医学. 第 2 版. 北京：人民卫生出版社，2011.

8. 詹思延. 循证医学和循证保健. 北京：北京医科大学出版社，2002.

第三章 证据的分类、分级与推荐

循证医学的核心是证据,但循证医学诞生至今,对证据尚无统一定义。明确国内外有关证据概念的认识和演进,了解其内涵和外延,不仅是掌握证据分类、分级和推荐的基石,而且对循证医学进一步的发展有重要的理论价值和现实意义。

第一节 证据的概念及其分类

一、证据及其相关概念

(一)证据的定义

"证据"二字在我国春秋战国时期就有使用。"证"在古汉语中的意思之一就是证据(《墨子·天志下》:"以此知其罚暴之证"),"据"在古汉语里也有证据的意思,(《后汉书·鲁恭传》:"难者必明其据,说者务立其义")。1600多年前东晋葛洪所著的《抱朴子·弭讼》称:"若有变悔而证据明者,女氏父母兄弟,皆加刑罪。"句中"证据"可理解为证明事实的根据。《现代汉语词典》中对证据的定义是:"能够证明某事物真实性的有关事实或材料"。

英语中"evidence"一词出现于公元14世纪,《简明牛津英语词典》对证据的解释包括:①证明意见或主张真实有效的信息或符号(information or signs indicating whether a belief or proposition is true or valid);②法律调查中或法庭上接纳证词时用来确证事实的信息(information used to establish facts in a legal investigation or admissible as testimony in a law court)。

法律中的证据有其特定含义,《中华人民共和国刑事诉讼法》第五章第四十二条规定:证据是据以证明案件真实情况的事实,包含以下7种:①物证、书证;②证人证言;③被害人陈述;④犯罪嫌疑人、被告人供述和辩解;⑤鉴定结论;⑥勘验、检查笔录;⑦视听资料。但法律中证据概念在统一性和精确性方面仍存在问题,已引起有关学者的关注。

卫生研究中的证据既有别于生活中的证据,也有异于法律中的证据。2000年,循证医学奠基人

David Sackett等人将临床证据定义为"以患者为研究对象的各种临床研究(包括防治措施、诊断、病因、预后、经济学研究与评价等)所得到的结果和结论",即证据是由研究得出的结论。而循证医学创始人Gordon Guyatt等人则将证据定义为"任何经验性的观察都可以构成潜在的证据,无论其是否被系统或不系统的收集"。2005年,加拿大卫生服务研究基金资助了1项研究,用系统评价的方法来定义证据,其结论为"证据是最接近事实本身的一种信息,其形式取决于具体情况,高质量、方法恰当的研究结果是最佳证据。由于研究常常不充分、自相矛盾或不可用,其他种类的信息就成为研究的必要补充或替代"。上述定义各有特点,但准确定义名词应遵循科学、系统、简明、反映事物本质的原则,以内涵定义为主,读者在应用时应该结合实际加以取舍。

(二)证据质量与推荐强度的定义

循证医学最鲜明的特点是对证据质量进行分级,并在此基础上作出推荐。2004年证据质量和推荐强度分级系统(grading recommendations assessment, development and evaluation, GRADE)首次定义证据质量和推荐强度。即证据质量指在多大程度上能够确信疗效评估的正确性;推荐强度指在多大程度上能够确信遵守推荐意见利大于弊。此处"利"包括降低发病率和病死率、提高生活质量、降低医疗负担(如减少必服药和不便的血常规检测)和减少资源消耗等,"弊"包括增加发病率和病死率、降低生活质量或增加资源消耗等。GRADE 2011版将证据质量分为高、中、低、极低4级,推荐强度分为强、弱2级,具体描述见表3-1。

(三)患者价值与偏好的定义

循证医学三要素中,除医生技能、最佳证据外,还需考虑患者价值和偏好。2012年,美国胸科医师协会循证临床实践指南制定小组在《第九版抗血栓治疗与血栓预防指南》中,明确对患者价值和偏好做出了定义:患者的价值和偏好含义宽泛,可涉及对健康和生命的信仰、期望与目标,包括患者

表 3-1　证据质量与推荐强度分级

具体描述	
证据质量分级	
高（A）	我们非常确信真实疗效接近估计疗效
中（B）	我们对估计疗效信心一般：真实疗效有可能接近估计疗效，但也有可能差别很大
低（C）	我们对疗效估计的信心有限：真实疗效可能与估计疗效有很大差别
极低（D）	我们对疗效的估计几乎没什么信心：真实疗效与估计疗效可能有很大差别
推荐强度分级	
强（1）	明确显示干预措施利大于弊或弊大于利
弱（2）	利弊不确定或无论质量高低的证据均显示利弊相当

面对不同诊断和治疗时对其利弊、成本和负担的权衡。如：抗血栓治疗中患者对降低栓塞风险和增加出血之间的权衡，部分患者更看重药物抗血栓的作用，而另一部分患者则更在意药物所致出血这一副作用，临床医生需从患者价值出发，充分征求患者偏好的基础上，进行决策。

二、证据的分类

不同人群对证据的需求不同，对同一证据的理解也不同。证据分类的主要目的是更好地推广和使用证据，分类的主要依据是各类证据应该互不交叠。有学者将证据分为两大部分，原始研究的证据，主要以随机对照试验和观察性研究为主；二次研究的证据，即按综合证据的方法来分类。由于当前尚无国内外公认、统一的分类方法，本节介绍以综合证据的方法分类和以使用证据的人群分类这

两种方法。

（一）按综合证据的方法分类

针对某一个或某一类具体问题，尽可能全面收集有关该问题的全部原始研究，进行严格评价、综合、分析、总结后所得出的综合结论，是对多个原始研究再加工后得到的证据。这种综合证据的方法可分为三类，即系统评价、卫生技术评估（health technology assessment，HTA）和指南（guideline）。三者共同点有：①均基于原始研究，对其进行系统检索、严格评价和综合分析；②均可使用 GRADE 进行分级；③均可作为决策的依据。三者不同点：卫生技术评估相对于系统评价，除有效性外，更注重对卫生相关技术的安全性、经济性和社会适用性的评价，纳入更宽，会基于评价结果做出推荐意见，多数可被卫生政策直接采纳。系统评价则更注重对文献的质量评价，有严格的纳入排除标准，只做质量分级，不做推荐。指南则是基于系统评价和卫生技术评估的结果，以推荐意见为主，并对临床实践具有指导和规范意义。

（二）按使用证据的对象分类

立足使用者角度，可将证据分为政策制定者、研究人员、卫生保健提供者与普通用户 4 种类型（表 3-2）。

第二节　证据的分级与推荐

一、证据分级与推荐的演进

（一）证据分级与推荐的诞生与基本原理

临床医生面对浩瀚的医学信息海洋，渴望得到真实而适用的证据帮助。但他们工作繁忙，不需花费大量时间和精力去检索和评价证据质量，只要理

表 3-2　从使用者角度的证据分类

项目	政策制定者	研究人员	卫生保健提供者	普通用户
代表人群	政府官员、机构负责人、团体领袖等	基础、临床、教学研究者等	临床医生、护士、医学技术人员等	普通民众，包括患病人群和健康人群
证据呈现形式	法律、法规、报告或数据库	文献或数据库	指南、摘要、手册或数据库	电视、广播、网络、报纸等大众媒体或数据库
证据特点	简明概括、条理清晰	详尽细致、全面系统	方便快捷、针对性强	形象生动、通俗易懂
证据目的	关注宏观层面，侧重国计民生，解决复杂重大问题	关注中观层面，侧重科学探索，解决研究问题	关注中观层面，侧重实际应用，解决专业问题	关注微观层面，侧重个人保健，解决自身问题
资源举例	Health Systems Evidence 数据库	Cochrane Library 数据库	DynaMed 数据库	PubMed Health 数据库

解证据的定义、分类分级和制作过程及判断标准，学会正确快速查找自己所需最佳证据，充分利用研究人员预先确立的证据分级标准和推荐意见使用各种高质量证据便可。因此，研究人员在创建和推广证据分级标准和推荐意见时，必须力求统一，避免偏倚，以减少误导和滥用。但研究证据质量良莠不齐，证据分级和推荐强度标准也大相径庭。1979年，加拿大定期体检特别工作组（Canadian task force on the periodic health examination，CTFPHE）的专家们首次基于试验设计，明确提出要对医学研究进行质量和推荐分级（表3-3），该分级为此后30年间50多个机构和组织的分级系统奠定了基础。

表 3-3　1979 年 CTFPHE 分级标准

	定义
证据级别	
I	至少一项设计良好的随机对照试验
II-1	设计良好的队列或病例对照研究，尤其来自多个中心或多个研究团队
II-2	在时间和地点上设置了对照的研究，不管是否有干预措施；或重大结果的非对照研究
III	基于临床研究、描述性研究或专家委员会的报告，或权威专家的意见
推荐级别	
A	定期体检中考虑该疾病的证据充分
B	定期体检中考虑该疾病的证据尚可
C	定期体检中支持考虑该疾病的证据缺乏
D	定期体检中不考虑该疾病的证据尚可
E	定期体检中不考虑该疾病的证据充分

（二）证据分级与推荐发展的不同阶段

证据质量与推荐强度分级的发展主要经历了3个阶段。第一阶段是以随机对照试验为最高质量证据，单纯考虑试验设计，最具代表性的是1979年CTFPHE标准，但其缺点在于分级过于简单，科学性不够；第二阶段是以系统评价/Meta分析作为最高级别的证据，代表有2001年美国纽约州立大学医学中心推出的"证据金字塔"（图3-1）和同年英国牛津大学循证医学中心推出的标准（表3-4）。尤其是牛津大学的标准在证据分级的基础上整合了分类概念，涉及治疗、预防、病因、危害、预后、诊断、经济学分析等7个方面，更具针对性和适应性，曾一度成为循证医学教学和循证临床实践中公认的经典标准，也是循证教科书和循证期刊最广泛使用的标准之一。但一方面过于复杂和繁琐，初次接

触循证医学的医生或医学生难于理解和掌握，另一方面仍然采用试验设计为分级依据，加之没有考虑研究的不一致性和间接性等因素，在实际应用中仍存诸多问题。

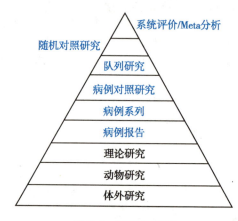

图 3-1　证据金字塔

表 3-4　2001 年牛津证据分级与推荐意见强度
（以治疗和病因部分为例）

推荐级别	证据水平	防治与病因
A	I a	同质 RCTs 的系统评价
	I b	可信区间小的 RCT
	I c	全或无效应
B	II a	同质队列研究的系统评价
	II b	单个的队列研究（包括低质量的RCT 如随访率 <80% 者）
	II c	"结局"性研究
	III a	同质病例 - 对照研究的系统评价
	III b	单个病例 - 对照研究
C	IV	病例系列报告、低质量队列研究及病例对照研究
D	V	专家意见（缺乏严格评价或仅依据生理学/基础研究/初始概念）

第三个阶段是在2004年，针对当时证据分级与推荐意见存在的不足，包括临床专家、循证医学专家、医学编辑、卫生政策专家在内的GRADE工作组正式推出了GRADE系统。该阶段的特点是：①首次从指导终端用户使用角度分级；②首次模糊证据分类概念，凝练出统一的证据分级标准；③将证据质量分级与临床使用的推荐强度联合；④开发了相应的分级软件。由于GRADE方法更加科学合理、过程透明、适用性强，目前已被包括WHO和Cochrane协作网在内的60多个国际组织、协会采纳，成为证据分级与推荐发展史上的里程碑事件。GRADE系统主要特点如下（框3-1）：

（三）证据分级与推荐未来的发展

1. 证据分级与推荐系统自身的持续改进 证据分级系统要被国际认可，不仅要求具有较高的科学性、可行性，且需要其制定者不断借鉴其他标准，取长补短，止于至善。尽管 GRADE 系统创建已超过 10 年，其标准被诸多权威组织采纳，但当前仍有众多不同种类的分级系统被其他机构沿用。未来证据分级与推荐系统的一个主要方向即是比较分析当前和今后出现的不同分级系统的优势和适用范围，GRADE 工作组也会继续关注以往或新近出现的其他分级系统，吸纳百家之长，提高和完善自身。

2. 对证据分级与推荐系统的普及推广和持续宣传 GRADE 工作组已在 *BMJ* 发表 6 篇系列论文和正在 *Journal of Clinical Epidemiology* 杂志发表 22 篇论文详细阐述 GRADE 系统，同时鼓励使用者，尤其是非英语国家和发展中国家的指南制定者、系统评价人员和卫生技术评估人员翻译、理解和应用。GRADE 工作组从 2011 年起，已先后在北美的加拿大、亚洲的中国和欧洲的西班牙、德国分别建立了 4 个中心，主要使命为推广 GRADE 方法，举办 GRADE 培训，进行 GRADE 研究。

3. 开发适用于除临床医学外其他不同研究领域的分级系统 这些领域原始研究的质量越来越高，系统评价的数量也越来越多。面对复杂的卫生问题和政策制定，决策者需要研究者在当前最好证据的基础上形成明确的推荐意见，并以最简洁明了的方式呈现。许多学者在公共卫生、卫生政策和卫生系统领域尝试引入 GRADE 系统，并已取得一定进展，本章第三节将举例详述。

二、GRADE 分级方法介绍

（一）证据质量的升降级因素

和早期证据分级系统一样，GRADE 分级方法始于研究设计。一般情况下，推荐不同治疗方案而非推荐预后或诊断试验准确性问题时，RCT 的证据级别优于观察性研究，设计严谨的观察性研究提供的证据级别高于无对照病例研究。GRADE 分级方法中，无严重缺陷的随机对照试验成为高质量证据；无突出优势的观察性研究属于低质量证据，但同时列出了其他影响证据质量的因素（框 3-2）。

（二）推荐强度的影响因素

推荐强度反映了对一项干预措施是否利大于弊的确定程度。GRADE 系统只有强弱两级推荐。影响推荐强度的因素和举例见表 3-5。

三、GRADE pro 软件介绍

（一）GRADE pro 软件概述

GRADE 分级软件（GRADE profiler, GRADE pro）是 GRADE 工作组为证据分级评估开发的工具，适用于包括 RCT、非随机对照试验和其他类型观察性研究的证据评估，主要针对干预性证据的证据分级，也可用于诊断性证据的分级，但不适用病因和预后证据。该软件可免费下载和安装（http://

表 3-5 影响推荐强度的因素

因素	强推荐的例子	弱推荐的例子
1. 证据质量（证据质量越高，越适合制定一个强推荐，反之亦然）	许多高质量随机试验证明吸入类固醇药物治疗哮喘的疗效确切	只有个别案例验证了胸膜剥脱术对气胸治疗的实用性
2. 利弊平衡（利弊间的差别越小，越适合制定一个强推荐，反之亦然）	阿司匹林可降低心肌梗死病死率，且毒性低、使用方便、成本低	华法林治疗心房纤颤低危患者同时轻度降低脑卒中几率，但增加出血风险，带来巨大不便
3. 价值观和意愿（患者间的价值观和意愿差异或不确定性越小，越适合制定一个强推荐，反之亦然）	绝大多数淋巴瘤年轻患者都更重视化疗延寿的作用而非其毒副作用，偏好的差异较小	淋巴瘤老年患者有可能更重视化疗的毒副作用，也有可能重视其延寿的作用，偏好的差异较大
4. 成本（一项干预措施花费越低，消耗资源越少，越适合制定一个强推荐，反之亦然）	预防短暂缺血性脑卒中患者脑卒中复发，阿司匹林成本低	预防短暂缺血性脑卒中患者脑卒中复发，氯吡格雷或潘生丁联合阿司匹林成本高

框 3-2 影响证据质量的因素

可能降低证据质量的因素及其解释	
偏倚风险	包括隐藏分组缺失、盲法缺失（特别是结局指标为主观性指标且对其评估极易受偏倚影响时）、失访过多、未进行意向性治疗分析、观察到疗效就过早终止试验、或未报道结果（通常是未观察到疗效的一些研究）。
不一致性	不同研究间大相径庭的疗效评估（异质性或结果的差异）意味着各种疗法的疗效确实存在差异。差异可能源于人群（如药物对重症人群的疗效可能相对显著）、干预措施（如较高药物剂量会使疗效更显著）或结局指标（如随时间推移疗效降低）。当结果存在异质性而研究者未能意识到并给出合理解释时，证据质量亦降低。
间接性	有 2 类：第 1 类如欲比较两种活性药物的疗效时，尽管可能没有两药直接比较的随机对照试验，但可能存在两药均与同一安慰剂比较的随机对照试验，这样的试验便可进行两药疗效的间接比较，但提供的证据质量比两药直接比较的随机对照试验要低。第 2 类间接证据包括人群、干预措施、对照措施、预期结局及相关研究中诸如此类的元素。
精确性	当研究纳入的患者和观察事件相对较少而致可信区间较宽时，将降低该研究的证据质量。
发表偏倚	若研究者未能发表研究（通常是阴性结果的研究）时，证据质量亦会减弱。典型情况是当公开的证据仅局限于少数试验而这些试验全部由企业赞助，此时不得不质疑存在发表偏倚。
可能增加证据质量的因素及其解释	
效应值很大	当方法学严谨的观察性研究显示疗效显著或非常显著且结果一致时，将提高其证据质量。
可能的混杂因素会降低疗效	如营利性医院患者死亡率高于非营利性医院。该结果在忽略营利性医院卫生资源更多，就诊患者社会经济状况普遍较好、病情较轻的情况下得出的。若存在潜在混杂因素时，更有利于营利性医院。若考虑到这类混杂因素，非营利性医院疗效更好的证据强度将提高。
剂量 - 效应关系	给药的药量和引起的效应大小之间有明显的关联。

ims.cochrane.org/revman/gradepro），主要用于创建结果总结表（summary of findings，SoF）和证据概要表（GRADE evidence profile）。用 GRADE pro 时，证据概要表要注意跟偏倚风险评估工具（risk of bias tables）区分，该工具帮助作者和读者评估研究的内部真实性，关注的是一个研究能否正确回答其假设的问题。而 GRADE pro 对证据进行分级时，会考虑 8 个影响证据质量的因素（如前所述），其中之一为偏倚风险，如偏倚风险较大，则可能会成为降级的原因。

下载安装好后，点击运行，出现如下页面（图 3-2），其中帮助（Help）功能十分有用，在使用该软件中遇到问题，都可尝试通过帮助功能找到相关解答。打开软件后会弹出一个选择窗口，在该窗口中可以新建文件、打开文件或打开最近常用的文件。菜单栏中 File、Add、View、Options 等功能都比较简单，只要稍加练习即可掌握。

（二）GRADE pro 软件操作流程与实例分析

GRADE 是基于系统评价进行证据分级和推荐，为让读者了解 GRADE pro 的操作，在此先假设要制作一个系统评价，其 PICO 分别为：

P：18～65 岁人群季节性流感；

I：干预组用 X 药物；

C：对照组用 Y 药物（control）；

O：病死率（mortality）和症状缓解时间（time to alleviation of symptoms）。

共纳入 ABCDE 5 个 RCT，其基本信息如表 3-6 所示。

表 3-6 纳入研究基本情况表

项目	纳入研究				
	A	B	C	D	E
研究时间（年）	1997	2000	2003	2008	2010
总例数（例）	60	80	100	400	1000
随机方法	随机数字表	随机数字表	抽签法随机	随机数字表	计算机随机
盲法	未描述	开放	开放	开放	开放
隐蔽分组	未描述	未描述	未描述	正确描述	正确描述

GRADEprofiler
File Add View Options Help
New Open Print Save Undo all changes Add profile group Add profile Add outcome Import from RevMan Preview SoF table
Profiles tree
Edit
Startup panel
GRADEprofiler
Recent profiles
emptyGradeFile.grd
New profile
Open existing profile
Open most recent file
Help
Exit GRADEpro
Do not show this dialog again

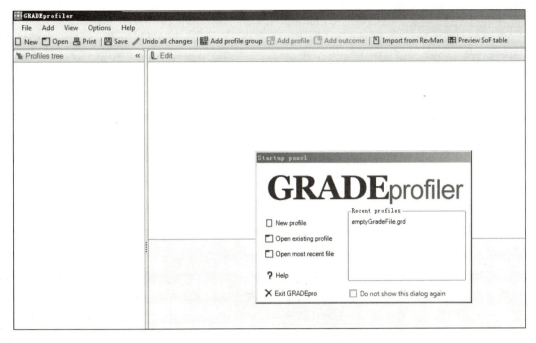

图 3-2 GRADE pro 开始界面

在 Revman 中输入数据后，导出的森林图见图 3-3、图 3-4。

应用 GRADE 分级软件，只需按照以下 5 步即可：

1. 导入 Revman 文件 在 Revman 中完成系统评价并保存结果文件后，打开 GRADE pro，在菜单栏中的 File 菜单中选 Import From→Review Manager File，选择 Revman 结果文件→打开（图 3-5）。

GRADEpro [emptyGradeFile.grd]
File Add View Options Help
New Ctrl+N
Open Ctrl+O
Open recent..
Save Ctrl+S
Save As.. Shift+Ctrl+S
Export As..
Import From..
Print Ctrl+P
Quit Ctrl+Q
Undo all changes
Edit
Review Manager file
GRADEPro backup file
Previous GRADEPro versions

图 3-5 导入 Revman 文件

2. 选择需要分级的主要结局并填写表单 GRADE pro 推荐从众多结局中选择最重要的 7 个结局进行分级。在窗口左侧建立某个结局后：①在右侧对其

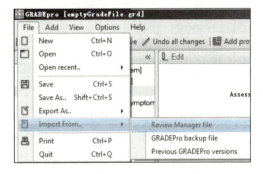

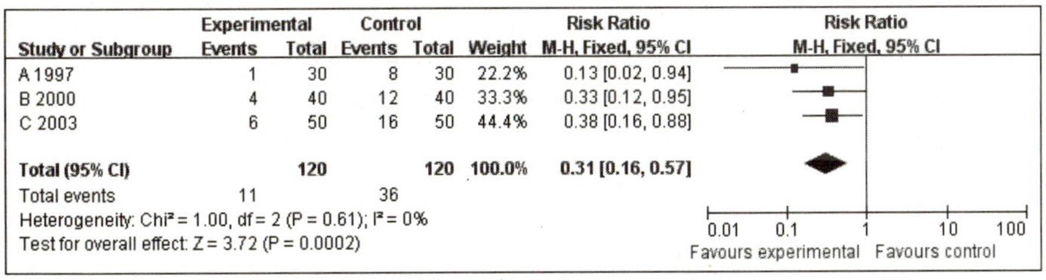

Study or Subgroup | Experimental Events Total | Control Events Total | Weight | Risk Ratio M-H, Fixed, 95% CI
A 1997 | 1 30 | 8 30 | 22.2% | 0.13 [0.02, 0.94]
B 2000 | 4 40 | 12 40 | 33.3% | 0.33 [0.12, 0.95]
C 2003 | 6 50 | 16 50 | 44.4% | 0.38 [0.16, 0.88]
Total (95% CI) | 120 | 120 | 100.0% | 0.31 [0.16, 0.57]
Total events 11 36
Heterogeneity: Chi² = 1.00, df = 2 (P = 0.61); I² = 0%
Test for overall effect: Z = 3.72 (P = 0.0002)
Risk Ratio M-H, Fixed, 95% CI
0.01 0.1 1 10 100
Favours experimental Favours control

图 3-3 病死率的森林图

Study or Subgroup | Experimental Mean SD Total | Control Mean SD Total | Weight | Mean Difference IV, Fixed, 95% CI
A 1997 | 28 14 30 | 48 22 30 | 11.5% | -20.00 [-29.33, -10.67]
D 2008 | 50 38 200 | 30 20 200 | 28.4% | 20.00 [14.05, 25.95]
E 2010 | 32 24 500 | 56 40 500 | 60.1% | -24.00 [-28.09, -19.91]
Total (95% CI) | 730 | 730 | 100.0% | -11.06 [-14.23, -7.89]
Heterogeneity: Chi² = 146.63, df = 2 (P < 0.00001); I² = 99%
Test for overall effect: Z = 6.84 (P < 0.00001)
Mean Difference IV, Fixed, 95% CI
-100 -50 0 50 100
Favours experimental Favours control

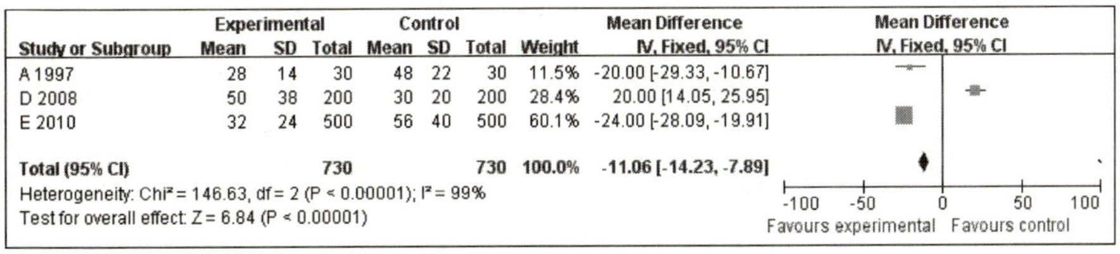

图 3-4 症状缓解时间的森林图

重要程度（importance）打 1～9 分（图 3-6），9 分代表至关重要结局，1 分代表一般结局，重要性依次降低。该例中我们选择病死率（9 分，我们认为该结局至关重要）和症状缓解时间（4 分，我们认为该结局重要）。②选择研究设计类型（Study design），若为 RCT 则重点考虑降级因素，因其最初证据质量默认为高；若为观察性研究则重点考虑升级因素，因其最初证据质量默认为低（图 3-6）。

3. 评价证据质量等级 根据 5 项降低 RCT 证据等级的因素和 3 项提高观察性研究证据等级的因素，在各因素对应的下拉菜单中选择"no"、"serious（−1）"和"very serious（−2）"，将证据分为高质量、中等质量、低质量和极低质量 4 个等级；当选择"serious"和"very serious"时，系统要求必须提供解释说明并将其键入 footnotes。这也是 GRADE 的特点之一——升级和降级必须透明，给出具体理由。本例我们一一判断这 2 个结局指标的证据质量，表 3-7 为具体的判断方法与原则：

对病死率的证据等级评价（结合图 3-3 和表 3-6）：①偏倚风险：随机方法正确，但盲法未描述或未采用，隐藏分组均未报告，理论上可以降 1～2 级，但该结局由于是客观指标，盲法是否采用对病死率几乎无影响，故在此降 1 级；②不一致性：3 个研究 I^2 为 0，P 值 <0.05。可信区间重叠程度高，故不降级；③间接性：如前述，PICO 都相同，不降级；④精确性：有 3 个研究样本量都很小，事件发生率低，降 1 级（如有读者认为此处应该降 2 级也可，解释说明即可）；⑤发表性偏倚：3 个小样本研究结果均为阳性，且假设均接受了药物公司的赞助，则尽管数量少，不能做漏斗图，我们仍认为有发表性偏倚，降 1 级。综上，该结局最后证据质量为极低。

同理，对症状缓解时间的证据等级评价（结合图 3-4 和表 3-6）：①偏倚风险：随机方法正确，隐蔽分组方法正确，但未实施盲法，且该结局指标较主观——症状缓解依赖于医生的主观判断和患者报告，可能影响到结局的测量，故降 1 级；②不一

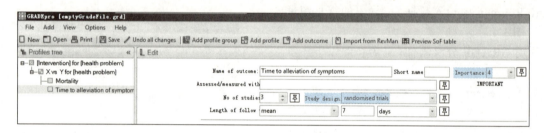

图 3-6 选择结局重要性评分与研究类型

表 3-7 证据分级方法与原则

研究设计	证据群的初始质量	如果符合以下条件，降级	如果符合以下条件，升级	证据群的质量等级
RCT	高→→→	偏倚风险	效应量大	高（4 个"+"）：++++
		−1 严重	+1 大	
		−2 非常严重	+2 非常大	
观察性研究	低→→→→	不一致性	剂量反应	中（3 个"+"）：+++○
		−1 严重	+1 梯度量效证据	
		−2 非常严重		
		间接性	所有可能的剩余混杂因素	低（2 个"+"）：++○○
		−1 严重	+1 降低所展示的效应	
		−2 非常严重	+1 如果未观察到效应意味着是一种假效应	极低（1 个"+"）：+○○○
		不精确		
		−1 严重		
		−2 非常严重		
		发表偏倚		
		−1 可能		
		−2 非常可能		

致性,I^2 为99%,2个大样本研究结论完全相反,故降1级;③间接性:如前述,PICO 都相同,不降级;④精确性,总样本量符合要求,不降级;⑤发表性偏倚:只有3个研究,结果有阴性也有阳性,假设无药厂赞助,不降级。综上,该结局最后证据质量为低。

4. **输出结果和保存**(图3-7)　可输出为证据概要表(GRADE evidence profile),见图3-8,也可输出为结果总结表(summary of findings, SoF),见图3-9。结果可保存为图片格式,也可直接导入到 Word 中。

综上所述,利用 GRADE pro 软件分级,需把握好表3-7中证据分级的方法与原则,对 RCT 重点考虑5个降级因素,对观察性研究重点考虑3个升级因素,无论升级降级都给出明确的理由,就可以迅速掌握、客观判断。注意:① GRADE 方法适

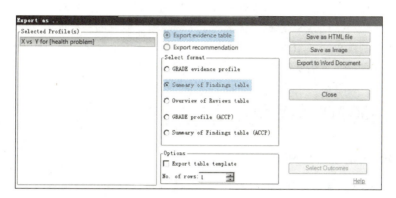

图 3-7　结果输出和保存

No of studies	Design	Risk of bias	Inconsistency	Indirectness	Imprecision	Other considerations	No of patients X	No of patients Y	Effect Relative (95% CI)	Effect Absolute	Quality	Importance
Mortality (follow-up mean 7 days)												
3	randomised trials	serious[1]	no serious inconsistency	no serious indirectness	serious[2]	reporting bias[3]	11/120 (9.2%)	36/120 (30%) 30%	RR 0.31 (0.16 to 0.57)	207 fewer per 1000 (from 129 fewer to 252 fewer) 207 fewer per 1000 (from 129 fewer to 252 fewer)	⊕◯◯◯ VERY LOW	CRITICAL
Time to alleviation of symptoms (follow-up mean 7 days; Better indicated by lower values)												
3	randomised trials	serious[4]	serious[5]	no serious indirectness	no serious imprecision	none	730	730	-	MD 11.06 lower (14.23 to 7.89 lower)	⊕⊕◯◯ LOW	IMPORTANT

[1] 三个研究均未描述隐蔽分组的情况。
[2] 样本量均较小,事件发生率少,可信区间宽。
[3] 三个研究改结局指标均为阳性结果,且这三个研究均受到药物公司赞助。
[4] 两个大样本的研究均采用盲法,可能会对主观结局的测量有影响。
[5] 研究间异质性较大,两个大样本的研究结论相反。

图 3-8　证据概要表

Outcomes	Illustrative comparative risks* (95% CI) Assumed risk Y	Illustrative comparative risks* (95% CI) Corresponding risk X	Relative effect (95% CI)	No of Participants (studies)	Quality of the evidence (GRADE)	Comments
Mortality Follow-up: mean 7 days	Study population 300 per 1000	93 per 1000 (48 to 171)	**RR 0.31** (0.16 to 0.57)	240 (3 studies)	⊕⊕⊕⊕ very low[1,2,3]	
	Moderate 300 per 1000	93 per 1000 (48 to 171)				
Time to alleviation of symptoms Follow-up: mean 7 days		The mean time to alleviation of symptoms in the intervention groups was 11.06 lower (14.23 to 7.89 lower)		1460 (3 studies)	⊕⊕⊕⊕ low[4,5]	

*The basis for the **assumed risk** (e.g. the median control group risk across studies) is provided in footnotes. The **corresponding risk** (and its 95% confidence interval) is based on the assumed risk in the comparison group and the **relative effect** of the intervention (and its 95% CI).

CI: Confidence interval; **RR:** Risk ratio;

GRADE Working Group grades of evidence
High quality: Further research is very unlikely to change our confidence in the estimate of effect.
Moderate quality: Further research is likely to have an important impact on our confidence in the estimate of effect and may change the estimate.
Low quality: Further research is very likely to have an important impact on our confidence in the estimate of effect and is likely to change the estimate.
Very low quality: We are very uncertain about the estimate.

[1] 三个研究均未描述隐蔽分组的情况。
[2] 样本量均较小,事件发生率少,可信区间宽。
[3] 三个研究改结局指标均为阳性结果,且这三个研究均受到药物公司赞助。
[4] 两个大样本的研究均采用盲法,可能会对主观结局的测量有影响。
[5] 研究间异质性较大,两个大样本的研究结论相反。

图 3-9　结果总结表

用于系统评价、卫生技术评估和指南制定，不对单个研究进行质量分级，除非系统评价只纳入一个研究。②GRADE 不是 AGREE，不要求所有人对同一证据分级结果完全一致。GRADE 的优势在于提供了一个结构化、清晰、透明的分级方法，但由于分级人员本身水平的差异及所评价系统评价的质量良莠不齐，对同一证据群（body of evidence）有可能得出不一样的分级结果，但重要的是在备注中清楚说明了升级降级的标准，有助于读者了解其过程，是否接受或同意分级者的观点可根据具体情况来定。③对系统评价制作者，GRADE 只做证据分级，不做推荐分级；指南制定才需要进行推荐。

第三节　GRADE 的应用

一、GRADE 在系统评价中的应用

（一）GRADE 在观察性系统评价中的应用举例

本章第二节我们举例说明了纳入 RCT 的干预性系统评价如何应用 GRADE，本部分主要举例说明如何针对纳入观察性研究的系统评价应用 GRADE。

1. **名称**　抗病毒药物治疗流感：观察性研究的系统评价 /Meta 分析。

2. **制作者**　加拿大麦克马斯特大学临床流行病学与生物医学统计学系、兰州大学循证医学中心、挪威卑尔根大学公共卫生与初级卫生保健学院、挪威卫生服务知识中心、美国疾病预防与控制中心、西班牙 Cochrane 中心共 5 个国家 6 个机构

18 名研究人员共同完成。

3. **时间**　2010 年 10 月至 2012 年 4 月。

4. **背景**　流感病毒感染造成全球范围内主要健康和疾病负担。现有关于抗病毒药物有效性和安全性的 RCT 系统评价证据质量极低，对患者重要结局指标的报告和评估不够，这种情况下，观察性研究相比当前可得的随机对照试验可能会提供额外的重要信息或更全面的证据。受 WHO 委托，"抗病毒药物治疗流感系统评价"课题组开展了针对观察性研究的系统评价。

5. **PICO 转化**　将该例的初始问题按 PICO 要素转化为：

P：流感患者或流感样疾病患者；

I：神经氨酸苷酶抑制剂（奥司他韦和扎那米韦）及 M2 离子通道阻滞药（金刚烷胺和金刚乙胺）；

C：其他抗病毒治疗或不治疗；

O：病死率、住院率、重症病房收住率、症状持续时间、严重不良反应等。

6. GRADE 证据概要表（以干预组为奥司他韦，对照组为不治疗为例，见表 3-8）。

（二）GRADE 在其他类型系统评价中的应用展望

当前 GRADE 最成熟的应用领域是干预性系统评价和治疗性临床实践指南，其升级和降级因素主要围绕该领域展开，GRADE pro 软件也是针对干预性研究开发。GRADE 工作组目前正在完善 GRADE 在诊断性系统评价中的应用。同时，国内外学者正积极探索 GRADE 在病因学研究、预

表 3-8　GRADE 奥司他韦 vs. 不进行抗病毒治疗的证据概要表

结局指标	质量评价		结果总结		
	受试者（研究数），n*	总的证据质量	研究的事件发生数，n/N（%）		相对效应（95% CI）
			不进行抗病毒治疗	奥司他韦	
病死率	681（3）	低†	59/242（24.4）	31/439（7.1）	调整 OR，0.23（0.13～0.43）
	1557（9）	极低（偏倚风险）†‡	61/320（19.1）	228/1237（18.4）	OR，0.51（0.23～1.14）§
住院率	150 710（4）	低‖	1238/100 585（1.2）	431/50 125（0.86）	调整 OR，0.75（0.66～0.89）
	242 762（6）	极低（偏倚风险）‡‖	1738/146 410（1.2）	1086/96 352（1.1）	OR，0.75（0.66～0.86）
ICU 收住，机械通气，呼吸衰竭	1032（6）¶	极低（不一致性和偏倚风险）†**	—	200/1032（19.4）13.0%（95% CI，11%～15%）	—

*随访时间最长 30 天。

†尽管没有因发表性偏倚降级，但不排除其存在。

‡对潜在的混杂因素未调整。

§甲流和季节性流感疗效差异有显著性。

‖纳入的大样本研究均由营利性机构赞助，所占权重很大，所以存在发表性偏倚。

¶没有独立的比较组。

**研究间异质性很大。

后研究和成本 - 效果研究领域的应用，这些领域GRADE 方法的应用将成为未来研究的热点。相关信息可参见 GRADE 工作组主页（http://www.gradeworkinggroup.org/）列出的论文。

二、GRADE 在指南中的应用

GRADE 系统在临床实践指南中应用与在系统评价中的应用有所不同，GRADE 在指南中的应用见图 3-10。系统评价是制定临床指南的重要基础，指南中使用 GRADE 则需结合证据质量考虑推荐的方向及强度。形成推荐意见时，要特别注意：

①一个推荐意见可能需要不止一个系统评价；单个系统评价可能需要不止一个结果总结表。②高质量证据不一定做出强推荐，低质量证据不一定做出弱推荐。③强弱推荐对不同的用户可能含义不同，具体见框 3-3。

（一）GRADE 在临床实践指南中的应用举例

1. 名称　足月儿缺氧缺血性脑病循证治疗指南。

2. 制定者　卫生部新生儿疾病重点实验室、复旦大学附属儿科医院、《中国循证儿科杂志》编辑部、GRADE 中国中心。

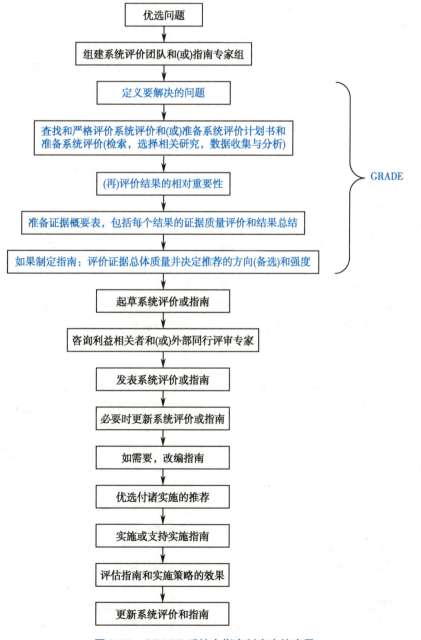

图 3-10　GRADE 系统在指南制定中的应用

框3-3 GRADE系统推荐强度的含义

强推荐的含义
对患者——在这种情况下，绝大多数患者会采纳推荐方案，只有少数不会；此时若未予推荐，则应说明。 对临床医生——多数患者应该接受该推荐方案。 对政策制定者——该推荐方案在大多数情况下会被采纳作为政策。

弱推荐的含义
对患者——在这种情况下，多数患者会采纳推荐方案，但仍有不少患者不采用。 对临床医生——应该认识到不同患者有各自适合的方案，帮助每个患者做出体现他（她）价值观和意愿的决定。 对政策制定者——制定政策需要实质性讨论，并需要众多利益相关者参与。

3. **发布时间** 2010年9月

4. **方法** 基于系统评价，应用GRADE分级。

5. **背景** 尽管目前在孕期和分娩过程中，对胎儿生理生化等指标的监测和新生儿窒息复苏方法均有很大进展，但围生期窒息和与其相关的足月儿缺氧缺血性脑病（HIE）仍然是导致足月儿获得性脑损伤的重要原因，新生儿HIE发生率为2‰～9‰，是目前发展中国家新生儿围生期死亡和严重伤残的主要原因。针对足月儿HIE的治疗，欧美等发达国家多仅推荐给予对症支持治疗，不主张过多的特殊神经保护治疗。而国内不同医院间足月儿HIE的治疗方法存在极大差异，一些医院与欧美等发达国家的观点一致；另一些医院除对症支持治疗外，同时给予过分积极的特殊神经保护治疗。

6. **问题** 如何循证治疗足月儿缺氧缺血性脑病。

7. **证据质量** 最终纳入5篇Meta分析（含58篇RCT），9篇RCT和1篇队列研究，证据质量从高到极低。由于本研究纳入文献较多，限于篇幅，此处略去结果总结表。

8. **推荐意见** 根据影响推荐强度的因素，基于证据质量的考虑，综合考虑利弊平衡、患者意愿和价值观及资源利用，最终做出推荐意见18条，含强推荐意见8条（6条使用，2条不使用）；弱推荐10条（均为不使用）。这些推荐意见中，基于高质量证据的1条，中等质量证据0条，低质量证据4条，极低质量证据13条。部分推荐意见如下：

高质量证据强推荐（1A）：相关Meta分析共纳入6个RCT，总体证据质量高，平衡利弊后，指南小组做出推荐使用亚低温治疗足月儿中、重度HIE；

低质量证据弱推荐（2C）：相关Meta分析共纳入3个RCT，总体证据质量低，平衡利弊后，指南小组做出不建议使用别嘌醇治疗足月儿HIE；

极低质量证据弱推荐（2D）：相关Meta分析没有纳入符合标准的研究，当前只有8篇病例报告，总体证据质量极低，平衡利弊后，指南小组做出不建议使用人神经干细胞移植治疗足月儿HIE。

9. **结论** 本例是国内首个由GRADE工作组成员参与，利用GRADE方法对指南纳入证据做出质量和推荐分级的指南。除准确定义临床问题、系统检索相关文献外，考虑到中国实际情况，既有基于高质量证据做出的强推荐，也有大量基于低或极低质量证据做出的强推荐，并在形成推荐意见的过程中充分考虑了临床专家、方法学家的观点，且全过程清晰透明，对临床决策具有较大指导意义。

（二）GRADE在卫生政策与系统指南中的应用举例

1. **名称** 通过改进挽留提高边远和农村地区卫生工作者的可及性：全球政策推荐（Iincreasing access to health workers in remote and rural areas through improved retention: global policy recommendations）。

2. **制定者** 世界卫生组织（World Health Organization, WHO）。

3. **时间** 2010年7月

4. **方法** 基于系统评价，应用GRADE分级。

5. **背景** 据统计，世界人口的1/2生活在农村地区，而服务于农村地区的护理人员仅为其总数的38%，医生则不到其总数的1/4。农村或边远地区缺乏合格的卫生服务人员，难以满足当地居民的医疗卫生需求。各国决策者正致力于实现公民间的卫生公平性，满足其人口特别是弱势群体的卫生需求。确保农村或偏远地区居民获得有效的卫生服务是实现上述目标最复杂的挑战之一，而足够数量技术娴熟且态度积极的卫生工作者对提供有效的卫生服务，改善健康结果至关重要。大量数据与研究表明，政治许可与政策干预对卫生人力资源的分配起到核心作用，是解决这一系列问题的关键。许多国家纷纷实施管理、激励、教育等干预措施，以求实现挽留农村或偏远地区的卫生工作者。

6. **问题** 如何为偏远和农村地区培养下得去和留得住的卫生人员。

7. **证据质量** 针对上述研究问题，指南制定组组织全面收集符合标准的各国农村或偏远地区卫生人力资源研究证据，通过手工检索与计算机检索相结合，收集发达国家和发展中国家1995年至

2008年9月发表的涉及所有类型卫生工作者的研究文献，共纳入4篇系统评价，证据质量从中等到极低。

8. 推荐意见　本指南在形成推荐意见时，根据卫生政策的特点，制定了推荐意见影响因素表（见表3-9）。

通过以上对证据质量的分级及考虑到影响推荐的因素，本指南最终从教育、制度、经济激励、个人和职业支持4个方面提出16条政策建议（见表3-10）。

9. 结论　这部指南是世界各国关于农村或偏远地区卫生人力保留研究的结晶，GRADE方法学在其制定过程中发挥了关键作用。8条强推荐意见中有7条基于低或极低证据，但却为全球卫生政策制定者和决策者提供了非常清晰的方向，即尽管这些证据质量不高，但指南制定者认为，其潜在的实施效果总体利大于弊，值得在实际中推广应用。随着证据分级理念的广泛传播，GRADE方法在卫生决策领域的应用将更加科学和严谨，进一步促进卫生决策者知证和用证。

表3-9　推荐意见影响因素

因素	判断	解释
证据质量	高；中；低；极低	• 证据质量越高，越有利于做出强推荐 • 当证据质量"低"或"极低"时，仔细考虑以下因素，再决定推荐的强度
价值观与意愿	无显著差异；有显著差异	• 指卫生工作者、政策制定者、患者和其他利益相关者对某干预措施预期结果的看法 • 如果价值观和意愿在各利益相关者之间有很大差异，则此建议不太可能被强推荐
作用的绝对效应量	长期大效应；短期小效应	• 指干预措施对增加农村或偏远地区卫生工作者可及性的潜在影响力。这种效应通过结合其他干预措施可以被增强。要考虑增强干预效果的可能关联因素（或"捆绑因素"）是什么 • 干预措施潜在效应越大，干预持续时间越长，越有可能被强推荐
利弊平衡	利显著大于弊；利弊均等；弊明显大于利	• 利应该考虑到在农村或偏远地区卫生工作者绝对短缺的情况下干预措施可取得的预期效果 • 弊应考虑到干预措施潜在的负面影响以及意想不到的影响 • 干预措施潜在的负面影响越少，越有可能被强推荐
资源利用	更少资源密集型；更多资源密集型	• 实施建议所需的资源，可能包括财政、人力、基础设施或设备。理想状态下，有益的干预措施应该建立在合理、可承担和可持续的成本之上。应该考虑成本，如基础设施的发展，即使最初成本很高，却可能产生长远利益 • 在其他情况相同的条件下，干预措施增量成本或定期成本越高，就越不太可能被强推荐
可行性	是，全球范围；是，根据情况	• 所有干预措施的实施以政治承诺和利益相关者的广泛参与为先决条件。这包括人力资源规划和信息系统、人事管理系统、监管框架及监测和评估过程 • 策略可行性的元素在不同国家或环境变化很大，但假如这些元素在不同环境下均有作用，则此干预更可能被强推荐

表3-10　吸引、招聘和挽留农村和偏远地区卫生工作者的干预措施

干预措施分类		证据质量	推荐强度
A. 教育建议	A1 采用有针对性的招生政策，录取具有农村背景的学生	中	强
	A2 卫生专业学校和住院实习安排在大城市之外	低	根据情况*
	A3 使各类医学生有农村地区临床实习的经历	极低	根据情况*
	A4 将农村卫生问题纳入医学教程	低	强
	A5 发展针对于农村卫生人员的继续医学教育	低	根据情况*
B. 制度建议	B1 扩大农村卫生工作者的行医范围	极低	根据情况*
	B2 引进不同类型的卫生工作者	低	根据情况*
	B3 强制性服务	低	根据情况*
	B4 以提供奖学金、资助金或其他教育补贴交换条件	低	根据情况*

续表

	干预措施分类	证据质量	推荐强度
C. 经济激励	C1 财政上可持久的各种经济奖励措施	低	强（短期）；根据情况*（长期）
D. 个人和职业支持	D1 改善卫生工作者及其家人的生活条件并投资于基础设施和服务	极低	强
	D2 提供良好和安全的工作环境	极低	强
	D3 实施适当的外延活动和远程支持	低	根据情况*
	D4 制定和支持职业发展规划	极低	强
	D5 支持发展专业网络、农村卫生专业协会、农村卫生杂志等	低	强
	D6 采用公开表彰措施，提高公众认可度	低	强

*根据情况推荐：同 GRADE 系统推荐意见的"弱推荐"，GRADE 系统将推荐意见分为"强"、"弱"两级

（杨克虎　陈耀龙）

参 考 文 献

1. Hsu J，Santesso N，Mustafa R，et al. Antivirals for treatment of influenza: Systematic review and meta-analysis of observational studies. *Annals of Internal Medicine*. 2012, 156(7): 512-24.

2. Sackett L，Richardson S，Rosenberg W，et al. Evidence-based Medicine—How to practice and teach EBM. 2nd ed. London: Churchill Livingstone，2000.

3. WHO. Increasing access to health workers in remote and rural areas through improved retention: Global policy recommendations. Switzerland: WHO Press, 2010.

4. 陈耀龙，李幼平，杜亮，等. 医学研究中证据分级和推荐强度的演进. 中国循证医学杂志，2008. 8(2): 127-133.

5. 陈耀龙，王梦书，李晓，等. 卫生研究中证据的定义与循证规范. 中国循证医学杂志，2008，8(12): 1034-1038.

6. 陈耀龙，杨克虎，姚亮，等. GRADE 系统方法学进展. 中国循证儿科杂志，2013，8(1): 64-65.

7. 卫生部新生儿疾病重点实验室. 足月儿缺氧缺血性脑病循证治疗指南. 中国循证儿科杂志，2011，6(5): 327-335.

8. 杨克虎. 系统评价指导手册. 北京: 人民卫生出版社，2010.

9. 杨克虎. 循证医学. 北京: 人民卫生出版社，2007.

第四章 证据来源与检索

研究生最重要的任务之一是搞科研,如将科研归纳为"始于问题终于问题"的简单循环(图4-1),文献在其中无疑扮演了重要角色。从实际工作中产生问题,通过系统全面的文献检索解决一部分问题,确认存在另一部分问题,成为新的创意(idea)。将这个从问题产生到系统搜集文献、分析解决问题的过程进行整理分析并记录下来,总结已有进展,指出新的研究方向的过程,即为文献综述(review)。针对新的研究方向,参照已有研究文献,设计研究方法,调动人力物力进行研究的过程,称为科学研究(research)。报告科学研究的结果又形成新的文献。在新文献的运用交流过程中,又产生新的问题,如此循环。可见文献存在于科研的检索、阅读、评价、分析各环节,是科研的重要前提。

将这个科研过程放到医学中来正是循证医学的实践模式——有证查证用证,无证创证用证。所以循证医学既是临床也是科研,循证实践中的文献检索也可因此分为临床用证检索和科研创证检索。本章简要回顾本科循证医学临床用证检索,重点介绍以制作系统评价为主的创证过程中文献数据库的选择、检索方法及常见问题和对策。

第一节 临床证据资源与检索

一、证据资源发展简史

20世纪80年代以前,医师查证广泛采用翻阅专业书籍、订阅期刊、使用检索工具书及咨询专家等,这种查证的最大缺点是费时且易漏掉很多有价值的文献。80年代后出现了通过计算机检索的医学数据库,将发表在各种期刊上的散乱文献进行索引,使医师可一次性检索到各种类型的证据,如专家意见、病案报告、临床对照试验、随机对照试验等。但这些证据的质量和可信度却大相径庭。

90年代后,随着循证医学的诞生和发展,出现了临床证据分级的概念(详见本书第三章)。强调应优先参考等级更高的证据。但很快发现,即使高质量的证据间也存在结果相矛盾的地方,并因此将系统评价的方法引入循证医学用于解决此类问题。1993年Cochrane协作网成立,致力于生产高质量系统评价并保证不断更新。1996年Cochrane图书馆上线,收集已有系统评价和临床试验建立索引,

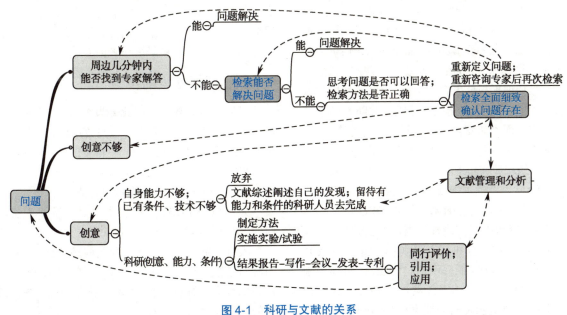

图4-1 科研与文献的关系

方便查找，此后循证医学进入高速发展期。但随着临床证据数量的急速增加，临床医师查证时间不够、检索知识和技能不足、所在机构资源订购不足等问题严重阻碍了医疗工作者的循证热情。

20世纪末，为应对临床医师不能查和不想查证的问题，陆续出现了 ACP PIER、BestPractice、DynaMed 和 UpToDate 等以临床主题形式整合证据的知识库。这类资源既有像教科书一样的背景知识介绍，又有相关的最新证据总结，还结合专家经验针对不同临床主题和患者人群给出相应的推荐意见、推荐强度和证据级别。研究显示，这类整合型的证据知识库比 PubMed、Google 等能更快更可靠地解决临床医师日常医疗中遇到的问题。这类资源的出现和完善，将传统"问题、检索、整合和评价"的零散循证模式转化为"问题 - 检索 - 答案 / 推荐方案"的整合循证模式。使临床医师不需要花大量时间从 PubMed 等原始文献数据库中去检索、获取全文、评价和总结临床研究证据，使越来越多的临床医师实践循证医学成为可能。这些具有高质量证据和相对权威推荐意见的知识库已在欧美国家成为重要的床旁循证临床实践工具，是现在最主流的临床证据来源之一。但其最大的问题是：除了独立于医院信息系统（如电子病历系统 Electronic Medical Record，EMR，电子健康档案系统 Electronic Health Record，EHR 及电子医嘱系统 Computerized Physician Order Entry，CPOE 等）以外，医师必须要主动去查询才能实践循证医学，否则仍然面临时间、技能和意愿的障碍。

从近年趋势看，理想的证据资源应是基于高质量证据的知识库，与医院信息系统高度整合，能提供循证决策支持和个性化患者服务的计算机辅助决策系统（computerized decision support system，CDSS）。这套系统应能：①从患者入院起，就能基于当前最佳证据根据患者的主诉，给医师相应的重点问诊、查体和实验室检查的提示，并随着信息的进一步收集而不断变化。对医师录入的检查清单，能自动识别是否有重复和不需检查的项目（具有类似功能的系统如 AgileMD）。②信息收集完整后，能按概率给出患者的可能鉴别诊断及鉴别要点供医师参考（具有类似功能的系统如 GIDEON）。③诊断确立后，能根据当前最佳证据，给出最佳的推荐处理方案、推荐强度和证据级别（如 UpToDate）。④医师录入医嘱时，能提示药物用法，能自动识别是否存在药物交互作用，能给出药物过敏或其他禁忌证等重要提示及相应证据（如 MicroMedex）。

⑤能自动提示最好的护理方案及相应证据。这类系统能规范医疗流程，督促医师使用基于当前最佳证据的最安全有效的处理方案，减少重复检查的可能，减少人为因素的医疗差错，提高医疗质量。

这类理想的计算机辅助决策系统目前还很少见。ZynxCare（整合 ZynxEvidence 的证据）和 ProvationMedical（整合了 UpToDate 的证据）在这方面做了很好的尝试。DynaMed 也能与一些主流公司的 EMR 系统整合（如 Allscripts、Cerner、Epic、Eclipsys、GE、McKesson、MEDITECH 等）。

国内目前还没有真正意义的循证医学知识库，使用国外已有资源，国内医师将面临语言、医疗环境差异和费用高等难题。因此，国内要想真正实现循证临床实践，引进国外较好的循证医学知识库并翻译修改使之适合国情，或开发类似的中文电子资源库势在必行。

二、常见证据资源分类、简介

Brain Haynes 等人分别于 2001 年、2007 年和 2009 年提出了证据资源的"4S"、"5S"和"6S"金字塔模型，每个"S"代表一种资源类型（图 4-2）。表 4-1 列出了这六类资源的简要介绍。

三、循证解决临床问题的思路

临床医师用于查找证据的时间有限，如何快速并确保找到答案，思路很重要。图 4-3 为循证解决临床问题的思路图，分成 3 个层面（虚横线）。随着循证医学和循证资源的不断发展，大多数临床医师将在层面 1（应用）解决问题，层面 2（桥梁）起承上启下的作用，既是对以往成果的检阅，也是寻找新研究方向的契机，层面 3（研究）则是少数有余力和条件的临床医师和科研工作者的专利。

四、证据检索的步骤

证据检索步骤也可因此分为 5 步：①明确临床问题及问题类型；②选择合适的数据库；③根据选定的数据库制定相应检索策略和关键词；④评估检索结果，调整检索策略；⑤证据应用和管理。

（一）明确临床问题及问题类型

如何按照 PICO 原则提出明确可解答的临床问题，请参见本教材的第二章。

根据问题性质，可分为背景问题和前景问题。明确问题性质有助于优先选择合适的数据库，以更快找到答案。背景问题（如治疗急性期儿童尿路感染的药物有哪些？）的答案常见于教材、百科、参考、

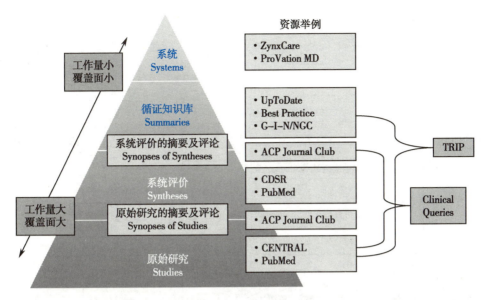

图 4-2 证据资源的 6S 模型

注：TRIP 属多元搜索引擎，可同时搜索图示括号中的证据资源；Clinical Queries 是 PubMed 专为临床医师制作的搜索工具，方便临床医师快速找到最相关的临床证据

表 4-1 循证医学资源分类

分类	特点	易用性和局限性	举例（以下资源的网址均可通过谷歌或百度搜索到，其介绍文字和视频可通过查看官方网站的 About US 获得）
计算机辅助决策系统 Systems	将医院信息系统与循证知识库整合，主动向医师提供循证的诊断、治疗、护理、药物及其他与患者安全相关的重要信息	高度整合，主动推送信息；但目前还不完善	Provation MD、ZynxCare
循证知识库、循证临床指南 Summaries	针对临床问题，直接给出相关背景知识、专家推荐意见、推荐强度和证据级别	快捷易用，随时更新；但覆盖面小 / 主题面窄（需逐渐完善），费用高	ACP PIER、BestPractice、DynaMed、Essential Evidence Plus、First Consult、GIDEON、UpToDate 国际指南协作网 G-I-N、美国国家指南数据库 NGC
证据摘要 Synopses	对系统评价和原始研究证据的简要总结，及专家对证据质量和证据结论的简要点评和推荐意见，通常表现形式是期刊、临床实践指南等	较易用；但分布零散不够系统；且更新机制不佳	ACP Journal Club、EBM 系列期刊
系统评价 Syntheses	原始研究的系统评价	易用性不佳；数量较多；报告冗长；质量参差不齐，需使用者自己判断其质量；更新难以保障	Cochrane Library-CDSR、发表在各种期刊上的系统评价等
原始研究 Studies	原始单个研究	易用性差，数量庞大，质量无保障，须严格评价	PubMed、Embase.com、Cochrane Library-CENTRAL 等

指南等证据类型，对应的证据来源如普通纸版教材、百度百科、丁香园用药助手、BestPractice、UpToDate 等。而前景问题（如对急性尿路感染女性患儿，磺胺类抗生素和三代头孢哪个效果更好？）的答案通常存在于原始研究、系统评价、临床指南、循证知识库等证据类型中，对应的证据源如 PubMed、Cochrane Library、Best Practice、UpToDate 等。

根据问题来源，可分为诊断、治疗、预后、病

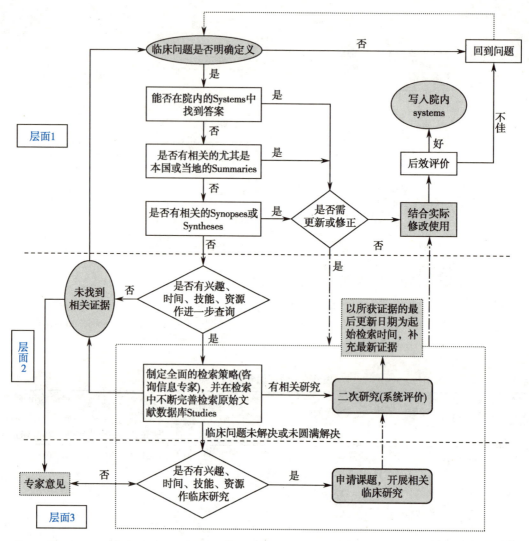

图4-3 循证解决临床问题的思路图

说明：①临床问题是否确实存在且有价值，须明确定义（PICO）；②证据查寻只是手段，解决临床问题才是目的。应遵循省时省力高效的原则，先从6S模型中的Systems开始，依次下来，最后考虑Studies。一旦在某一步获得可靠证据，则可停止查证，回到临床；③若所获证据年限较远，还应从原始文献数据库补充最新证据。若新证据与已有证据有矛盾，应比较二者级别和质量，采纳高者。若相当，则等待进一步研究（科研契机）；④证据仅供参考，应结合医师经验和患者意愿做出最后决策；⑤应整理经后效评价后效果较好的循证实践，写入院内的计算机辅助决策系统（若有），不断积累，节约资源；⑥若走完流程，问题仍未（圆满）解决，可咨询专家或考虑做原始研究（科研契机）

因、预防、不良反应及成本和经济学问题等。每类问题都有其相应的最佳证据和证据分级（表4-2）（详见本书第三章）。明确问题来源，有助于在检索原始研究数据库时，选择合适的过滤器缩小检索结果范围以查准，比如 PubMed 的 Clinical Queries 即提供诊断、治疗、预后、病因和预防5种临床研究过滤器，方便读者快速针对相应问题，找到最适合解决该类问题的最佳临床研究证据。

（二）选择合适的数据库

选择数据库，按照图4-2所示的6S模型和图4-3所示的循证解决问题的思路，理论选择方法应为：①优先选择 System 类数据库；②所在单位没有 Systems 或不能解决你的问题时，再依次逐级选择 Summaries、Synopses、Syntheses 和 Studies；③一旦在某一步解决问题，就不再需要继续搜索下一级别的数据库。

但实际检索中6S模型太复杂。Systems 极少，当前也不够完善，故我们的检索通常都在其他5S中进行。从检索角度讲，5S中真正的分水岭在于 Summaries 和其他4S的区别。因为 Summaries 中的数据库都是高度整合的知识库，需单独检索。之后的4S包含的内容通常零散发表在期刊杂志

表 4-2 不同问题类型对应的最佳研究设计

问题类型	简单举例	最佳研究设计
治疗性问题	治疗方法 A 是否比 B 更有效？	RCT > 队列研究 > 病例对照 > 病案报告
诊断性问题	这种诊断方法准确率有多少？	盲法、与金标准对照的前瞻性队列研究
预后性问题	这类患者能活多久？	队列研究 > 病例对照 > 病案报告
病因 / 危害性问题	这是什么原因造成的？	RCT > 队列研究 > 病例对照 > 病案报告
预防性问题	如何降低该病发生的风险	RCT > 队列研究 > 病例对照 > 病案报告
成本 / 经济学问题	措施 A 和 B，哪个性价比更好	经济学分析

注：表中"＞"表示优于

上，包括 Synopses 中的 ACP Journal Club、EBM 系列期刊；Syntheses 中的 Cochrane Library-CDSR 及 Studies，均可通过 PubMed、EMBASE 等一次性检索。基于此，选择数据库时可简单划分为 Summaries 和非 Summaries。Summaries 类数据库不解决问题时，再直接检索 PubMed 等索引数据库（多元搜索引擎如 TRIP database 等也可选择）。

Summaries 类数据库也很多，Brain Haynes 等从内容覆盖面、质量、更新周期 3 方面比较 10 种常用循证医学知识库（表 4-3），其结果可供读者在选择 Summaries 类数据库时参考。

表 4-3 10 种常用循证医学知识库的比较排序

知识库	更新周期	内容覆盖面	质量
DynaMed	1	3	2
UpToDate	5	1	2
MicroMedex	2	8	2
Best Practice	3	4	2
Essential Evidence Plus	7	7	2
First Consult	9	5	2
Medscape Reference	6	2	9
Clinical Evidence	8	10	1
ACP PIER	4	9	7
PEPID	N/A	6	10

从表中可以看出 DynaMed、UpToDate、Micro-Medex 及 Best Practice 等综合评价较高。

（三）制定相应的检索策略和关键词

对循证医学知识库（summaries）的查询，因信息高度浓缩和内容结构化，检索越来越趋于"傻瓜化"和"人性化"，只需输入简单关键词即可获得答案及相应的证据。

若通过 Summaries 类数据库不能解决问题（如没有相关主题或更新时间较久远等情况），需要按

照前述原则检索索引数据库时，就需要考虑策略和关键词组合。使用 PICOS 要素结构化临床问题，有助于理清关键词的组合方式（详见本书第二章）。临床证据检索的目的是快速获得针对问题的答案或最相关的高质量证据，应采用查准的策略。以下介绍几种常用的快速定位临床证据的查准策略：

1. Clinical Queries 过滤器（filter）是一组特定的检索式，通过与用户输入的检索式进行 AND 组合，实现过滤用户检索结果的目的。Clinical Queries 是一种特殊的过滤器，它将一组预置用于查找系统评价和临床试验的检索式与用户输入的检索式进行 AND 连接。其提供的诊断、治疗、预后、病因和预防 5 种临床研究过滤器能帮助用户快速找到最适合自己临床问题的研究证据。PubMed 和 OVIDSP 可使用此功能。

PubMed 可通过 http://www.ncbi.nlm.nih.gov/pubmed/clinical 使用此功能。

OVIDSP 在查询 MEDLINE 和 EMBASE 等数据库时，可在 Basic Search 或 Advanced Search 界面点击 Edit Limits 按钮使用此功能。

2. 其他过滤器

（1）通过注册并登录 My NCBI 账号，用户可以使用"Manage Filters"功能管理过滤器。PubMed 提供大量预置过滤器，不仅完全包含 Clinical Queries 的功能，还支持用户自定义过滤器。如欲了解硫酸葡糖胺（glucosamine sulphate/sulfate）对骨关节炎（osteoarthritis）的疗效，可在 PubMed 中作如下检索：Osteoarthritis AND Glucosamine AND（sulphate OR sulfate），再用 My NCBI filters 快速筛选文献。如图 4-4，单纯的检索式检索结果为 377 条，利用笔者自定义的 13 个过滤器，可按照证据分级，快速筛选出 377 条结果中的系统评价 38 条、Meta 分析 5 条、临床指南 1 条、多中心试验 17 条、随机对照试验 72 条、临床试验 79 条等。也可按证据分类，使用 Diagnosis/Narrow、Therapy/Narrow、Etiology/

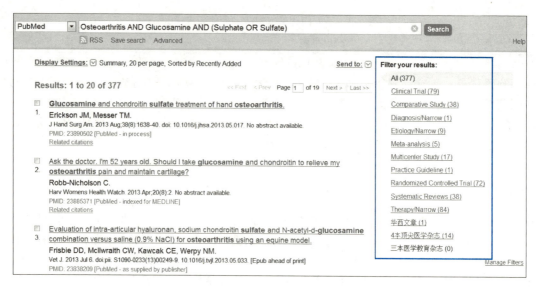

图4-4 PubMed My NCBI Filter 功能

Narrow 筛选出相应文献（这几项与 Clinical Queries 中对应功能一样）。图中所示的英文过滤器均为 PubMed 自带的过滤器，登录 My NCBI 后选择添加即可。图中的 3 个中文过滤器，如其中的"4 本顶尖医学杂志"，为笔者通过 My NCBI 的"Create Custom Filter"功能自己创建的过滤器，其检索式为："JAMA"[Journal] OR "BMJ"[Journal] OR "N Engl J Med"[Journal] OR "LANCET"[Journal]。通过该过滤器可以筛选出检索结果中发表在这 4 本杂志上的文章，如本例中为 14 条。

（2）通过 OVIDSP 或 Embase.com 平台查询 MEDLINE 和 EMBASE，可通过这两个平台自带的 Limits 实现类似功能。

（3）不同数据库有不同的检索方式和语法，即使检索同一个东西（如随机对照试验），其检索式也不能通用。不少学者因此针对不同主题制定了适用于不同数据库／检索入口的类似过滤器。被广泛使用较有代表性的过滤器有：①加拿大 Mcmaster 大学开发的 Hedges（http://hiru.mcmaster.ca/hiru/HIRU_Hedges_home.aspx）（图 4-5）；②英国临床指南制作机构 NICE 的信息专家团队维护的 ISSG Search Filter Resource（www.york.ac.uk/inst/crd/intertasc/）（图 4-6）（大陆读者限于网络原因可能无法访问 ISSG Search Filter Resource）；③ Cochrane 协作网提供的过滤器（http://handbook.cochrane.org/）。

Hedges 提供了 MEDLINE（通过 PubMed 和 OVID 检索）、EMBASE（通过 OVID 检索）和 PsycINFO（通过 OVID 检索）3 个数据库中检索诊断性研究、预后研究、系统评价、临床预防指南（clinical prediction guides）、定性研究（qualitative）、病因研究、成本（costs）和经济学研究（economics）的过滤器，每种过滤器都提供最高敏感性（敏感性越高，查得越全，但可能产生大量不相关文献）、最高特异性（特异性越高，查得越准，但可能漏检）和最佳平衡 3 种策略，临床医师查找证据时，优先选择最高特异性的策略为宜。

ISSG 将过滤器分为 18 类：不良事件（adverse events）、诊断学研究（diagnostic studies）、经济学评价（economic evaluations）、流行病学研究（epidemiological studies）、病因研究（etiology）、临床指南（guidelines）、卫生服务研究（health services research）、非随机临床试验（non-randomized studies）、观察性研究（observational studies）、结局性研究（outcome studies）、预后研究（prognosis）、公众视野（public views）、定性研究（qualitative research）、生存质量（quality of life）、随机对照试验及其他临床试验（RCTs and other trials）、系统评价（systematic reviews）、治疗性研究（therapy studies）、其他（other filters），分别收集每一类在各种数据库中的检索式。

Hedges 过滤器是成品，可以直接使用，其"最佳特异性"策略尤其适用于临床医师，其缺点是过滤器数量偏少。ISSG 则系统收集当前已发表的相关过滤器及针对过滤器使用效果的研究文献（如针对经济学研究的过滤器：http://www.cadth.ca/en/products/health-technology-assessment/publication/934，针对该过滤器使用效果的研究：http://www.ncbi.nlm.nih.gov/pubmed/19845982），以列表形式提供给读者，其数量庞大，即使通过同一个检索入口检索同

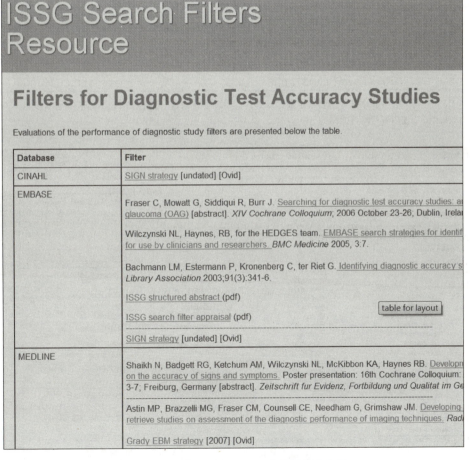

图4-5　Hedges 过滤器——以 MEDLINE 为例

图4-6　ISSG 过滤器——以诊断性研究为例

一数据库中的同一类研究，也可能有好几个过滤器。这更像原材料提供商，读者拿到后还要经过阅读和判断再加工才能使用。所以 ISSG 提供的过滤器更适合在制作系统评价时参考。Cochrane 系统评价手册 6.4.11 提供的用于检索 RCT 的过滤器也适用于制作系统评价。

（4）尽管 ISSG 已较系统地收集了各种类型的过滤器，但如前所述，大陆读者限于网络原因可能无法访问。故此处提供一些简单的便于读者自己收集过滤器的方法（表4-4）。

3. 主题词 / 主要主题词 / 副主题词（也是字段限定的一种）、字段限定（如 [tw]、[tiab] 等）、逻辑组合 AND、精确匹配（如双引号""）等 如查找儿童尿路感染的药物治疗，即可采用主题词 + 副主题词 + 主要主题词的方法，如图4-7，主题词为 Urinary Tract Infections，副主题词为 drug therapy，勾选 "Restrict to MeSH Major Topic" 采用主要主题词检索。

使用纯主题词检索不能查到最新尚未标引主题词的文献。为了查新，应补充对最新文献的自由词检索。可采用自由词 [tw] 或 [tiab] 等（[tw] 范围更大，包含 [tiab]，可根据查准查全的需求和结果反馈决定选择哪个），并将检索时间限定到最近一年或采用自由词 [tw] NOT medline[sb] 的方式。如此例中可使用（"Urinary Tract Infections/drug therapy"[MAJR] OR（"urinary tract infection"[tw] NOT medline[sb]））AND（"child"[MeSH Terms] OR（child[tw] OR children[tw] OR childhood[tw] NOT medline[sb]））或（"Urinary Tract Infections/drug therapy"[MAJR] OR（"urinary tract infection"[tw] AND（"2012"[Date - Entrez]："2013"[Date - Entrez])））AND（"child"[MeSH Terms] OR（child[tw] OR children[tw] OR childhood[tw] AND（"2012"[Date - Entrez]："2013"[Date - Entrez])））的方式补充最新文献。此法结合 My NCBI Filters 可进一步精简结果。

在 OVIDSP 和 Embase.com 中，前者通过 "Search Tools"，后者通过 "Emtree" 可实现主题词检索功能。

表4-4 搜索已发表检索过滤器的简单方法

数据库	检索式
Google/Google Scholar	MEDLINE|PUBMED|EMBASE|OVID|OVIDsp|EBSCO|CINAHL|PsycINFO|AMED AND intitle: "search filters"|intitle: "search filter"
PubMed	"search filter"[ti] OR "search filters"[ti]
Embase.com	'search filter': ti OR 'search filters': ti
OVIDSP	（search adj1 filter$）. ti.

说明：Google 中符号 | 相当于 OR，如想查特定数据库是否已发表了过滤器，可根据情况修改；部分相关文章不一定在标题中包含词组 "search filter(s)"，使用本策略可能漏检

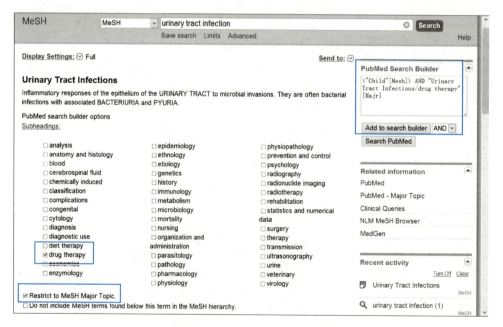

图4-7 使用主题词、副主题词、主要主题词查准

（四）判断检索结果

得到检索结果后，首先应该判断该结果能否回答之前提出的临床问题，对源于低级别证据源（如studies）的检索结果，还需进行严格的质量评价。

当发现检索结果不能满足需求时，则需要思考本次检索不能解决问题的原因是什么。若因为数据库本身没有包含答案，则需要重新选择数据库。若数据库包含的答案基于的证据过于陈旧，则应依次往下选择低级别数据库查找最新证据。若是关键词和检索策略的问题，则需要分析检索结果，调整策略和关键词重新检索。如此反复，直到得到需要的答案或证明该问题暂时没有答案。相对而言，Systems 级别的数据库比 Studies 这类数据库，需要反复的次数少得多甚至不需要反复，因为前者证据充分、信息高度浓缩和结构化；而后者包含的信息量庞大，证据参差不齐，干扰信息很多。

案例：小明的岳父患有骨关节炎，他听说硫酸葡萄糖胺 Glucosamine Sulfate 对老年人骨关节炎 Osteoarthritis 效果很好，但国内的药物含量不够，一定要从国外带。于是他托人从国外千里迢迢带回 2 瓶。但他岳父服用半年后，症状没有任何改变，他想知道这种保健品真的有效吗？长期服用安全吗？

小明托中国循证医学中心的朋友查询了 Summaries 类知识库 Best Practice（http://bestpractice.bmj.com），其给出的结论是硫酸葡萄糖胺的效果目前尚有争议，其依据是一条 2008 年美国 NIH 的临床试验证据。

因此结论基于较陈旧的证据，小明的朋友选择了继续查询非 Summaries 数据库，在使用图 4-4 中的方法查询后，得到的临床指南和系统评价结果让小明大吃一惊。有的系统评价结论认为硫酸葡萄糖胺有效，有的却认为无效，还有的认为服用半年或 3 年以上有效，短期无效。有的国家临床指南推荐使用，有的不推荐。但所有结论都一致认为这种保健品对人体无害。基于此，小明最后决定让岳父继续服用这种保健品。

（五）证据应用和管理

不论是原始研究证据还是循证的推荐意见，最终将证据用到临床实践时还必须要结合医师的临床经验和患者的价值观。丁香园论坛的一个例子能很好说明这一点：对闭合性胫骨干骨折，有充分证据证明髓内钉内固定是业内公认的金标准治疗方法。若 A 医师既擅长髓内钉，又擅长钢板时，则髓内钉应是最明智的选择。但若 A 医师所在单位很少做髓内钉，技术很不熟练，但对钢板内固定非常在行，此时虽现有最佳证据表明髓内钉更好，但 A 医师选择钢板固定显然更合理，更明智。当然，若条件允许，转诊给擅长髓内钉的医师可能是最佳选择。

若仅单纯查证用证而不进行有序管理，对查到的证据不加以整理和总结，则将难有突破和创新。作为研究生，掌握创证，尤其是制作系统评价的方法，非常必要。

第二节　系统评价中的文献检索

系统评价强调全面收集符合纳入标准的已发表、在研甚至灰色文献证据，以尽可能减少选择性偏倚，对临床专业知识和检索技能的要求非常高，一般需要临床医师和专业图书馆信息专家一起完成。临床医师掌握一定的检索技能有助于和信息专家进行更好的沟通，尽可能查得更全。本节从文献检索基本原理与步骤、常用文献数据库及选择、系统评价文献检索举例 3 部分作简要介绍。限于篇幅，不能做到面面俱到，建议读者在制作系统评价前，阅读 Cochrane 系统评价手册第二部分第六章 Seaching for studies（http://handbook.cochrane.org/）。

一、文献检索基本原理

无论哪种检索，有效进行检索的前提都需要文献存储的有序化，即将大量无序的文献集中，经过整理、分类、标引等处理，形成有序的数据集合，这就是数据库（database）。为方便查询数据库中的内容，应按一定规则制定检索入口，称为检索工具、检索系统或检索平台（search user interface）。如同样是 MEDLINE 数据库，既可通过 Pubmed 免费检索，也可通过收费的 ISI、OVID、EBSCO、Embase.com、Sciencedirect、Scopus 及光盘等平台和工具进行检索。而 Cochrane 图书馆，既可通过 www.thecochranelibrary 免费检索，也可通过 OVID 等收费平台检索。每个平台或工具都有其独有的检索规则，但其检索原理和检索技术大同小异。

检索文献就像去超市买东西，超市就是数据库，你要买的东西就是文献。有的东西几个超市都有，有的东西只有某家超市才有。每个超市东西的摆放都不相同，但不论去哪个超市，你总能顺利地找到需要的东西。因为不论每个超市的摆放规则有何不同，他们都会对商品进行分类索引（有的超市还提供索引查询终端），每个商品都会打上标签，标签上标有商品的名称、产地、价格、生产日期等,你通过这些信息就能很方便地筛选到自己需要的东西。在这里商品分类就像检索系统里面文献的主题词(subject headings),标签上商品的属性就是文献的字段(fields)。在商场寻找商品,是商品存储和个人需求的匹配,文献检索就是文献存储和个人需求的匹配,这就是文献检索的原理。所以要想高效快捷地找到文献,就需要非常了解文献的存储,即数据库的结构。

(一)文献数据库的结构

图4-8是一个简单数据库的结构,图中第3-5行,每一行都代表一条文献记录(Record)。而每一列,则代表每条文献的一系列属性,即字段(field)。

不要将这个数据库想象成复杂的医学数据库,如果只将它当作简单的EXCEL表格,你会怎么查找需要的资料呢?你会使用CTRL+F来输入关键词进行查询,如输入random,并点击查找,你就能定位到包含random的记录,即图中的第1、2条记录(类似于自由词检索)。如果想查找文献类型为随机对照试验(randomized controlled trial, RCT)的文章,可以先选中文献类型那一列,然后输入random来查找(这就类似于限定字段检索)。但如果你想查找文献类型(PT)为RCT,且主题词(MH)中包含Adolescent的文献或其他更复杂的查询条件,CTRL+F这种简单方法就不能实现了,这就需要用到复杂的组合方式和数据查询技术,这在文献检索里称为文献检索技术。

(二)文献检索基本技术

布尔逻辑检索技术是文献检索中最常用的检索技术。简言之就是AND、OR、NOT 3个逻辑运算符,详见表4-5。

当一个检索式包含多个运算符时,通常逻辑组合执行顺序是NOT > AND > OR,但并不绝对。如在PubMed中就是按从左到右的顺序执行组合。但不管怎么,使用( )总是能优先执行,故进行复杂逻辑组合时,一定使用括号来保证正确的逻辑顺序,如Diabetes NOT(animal NOT human)中的括号即是为达到此目的。

其他常用检索技术还包括截词检索(truncation search)、邻近检索(proximity search)、字段限定检索(Limit search)、自动匹配检索(automatic term mapping)等,这些都是本科生医学文献检索的教学内容,此处点到为止。这些技术在不同数据库中可能有不同的使用规则,在实际操作中极易出错,建

记录号	状态	发表日期	标题	摘要	文献类型	主题词	地址	作者	语言
PMID	STAT	DP	TI	AB	PT	MH	AD	AU	LA
1	MEDLINE	2010 Jan	**A randomized controlled trial** of Internet-based self-help training for recurrent	Two different self-help	Randomized Controlled Trial	Adolescent Migraine Disorders/ps	Departme nt of Clinical	Trautmann E	ENG
2	In Process	2011 Dec	Stochastic resonance whole body vibration reduces musculoskeletal pain: **A randomized controlled trial.**	AIM: To examined the	JOURNAL ARTICLE		Achim Elfering, Jan	Elfering A	ENG
3	Publisher	2012 Jun	**A Systematic Review** of Complications and Failures Associated With Medial	BACKG ROUND:	JOURNAL ARTICLE		Departme nt of	Shah JN	ENG

图4-8 简单的数据库结构

表4-5 布尔逻辑运算

逻辑运算	说明	举例
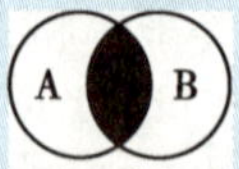 A and B	逻辑"与"/"并且",查找既包含A,又包含B的记录。其作用是缩小检索范围,提高查准率。	查找"胰岛素治疗糖尿病"的文献 Insulin AND diabetes
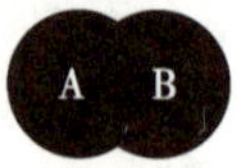 A or B	逻辑"或"/"或者",查找包含A或包含B的记录。其作用是扩大检索范围,提高查全率。	查找"肿瘤"有关的文献 Cancer OR tumor OR carcinoma OR neoplasm
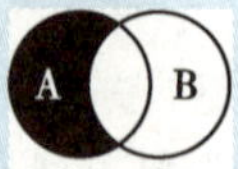 A not B	逻辑"非"/"不包含",查找包含A,但不包含B的记录。其作用是缩小检索范围。此运算的不正确使用容易排除可能有用的文献,所以应慎用。	查找"人糖尿病(不要动物)"相关的文献 Diabetes NOT(animal NOT human)▲

▲使用NOT时应谨慎,如此例,若直接使用Diabetes NOT animal,则会排除既包含human又包含animal的记录。在仔细阅读文献前,我们无法确定既包含human,又包含animal的文献是否是我们需要的,故应持谨慎态度,保留这部分文献,进行人工筛查。故此处应首先使用animal NOT human得到只包含animal的文献,再使用Diabetes NOT(animal NOT human)排除掉只包含animal的文献。

议在不熟悉的情况下,尽量通过阅读数据库的在线帮助(help)适当了解后再检索。

（三）文献检索途径与策略

1. 最常用文献检索途径包括主题词检索和自由词检索 由于作者及期刊编辑的文化习惯和喜好差异,文献中描述同一个东西也可能出现好几种甚至几十种词汇,这对阅读不会产生太大的问题,但对检索就是灾难。主题词的目的即是为了消除这种差异。医学主题词是用于描述医学概念的标准词汇,主题词表就是这些标准词汇及其同义词、近义词和相关词的集合,主题词表可用于对医学文献进行索引、分类和检索。最常见的主题词表是美国国立医学图书馆(NLM)编制的 MeSH(主要用于 MEDLINE 标引)和荷兰爱思维尔集团制作的 EMtree(主要用于 EMBASE 标引)。以 MEDLINE 为例,一篇文献进入 MEDLINE 前,都有 NLM 工作人员使用 MeSH 主题词表中最能反映该文献内容的主题词对其标引。由于每篇文章都可能涉及多方面论点及主要论点,所以每篇文章都可能包含多个主题词,而其主要论点则标记为主要主题词。

如一篇关于肝移植后早期使用前列腺素的 RCT 文献就可按图 4-9 中的主题词表,被划分到"外科手术"—"移植"—"器官移植"—"肝移植"。这种树状结构的好处是,不仅能清晰明确表示各级主题词的关系,而且还能通过扩展检索上级主题词,又同时检索该主题词下级所有的主题词,如扩展检索图 4 中的"器官移植",即可同时检索从"骨移植"到"胰腺移植"7 个主题词所标引的所有文献,即使这些文献并未提到"器官移植"这个词。这篇文献同时也属于一些其他主题,如人类 Human、成人 Adults、前列腺素 Prostaglandins、移植物失功 Primary Graft Dysfunction、血小板抑制剂 Platelet Aggregation Inhibitors。通过输入这些主题词或可匹配到这些主题词的自由词进行检索,都能检索到这篇文献。但其主要主题词可能只有 2 个肝移植 Liver Transplantation 和前列腺素 Prostaglandins。若使用其他主题词并限定到主要主题词检索,则不能检索到这篇文献,如 Primary Graft Dysfunction[Majr]。

但主题词是人工标引,故一些最新的文献还来不及标引主题词,使用主题词检索就会漏检,如 PubMed 中一些状态为 In Process 的文献(图 4-8 中的第 2 条记录)。所以还应结合自由词检索(主题词与自由词检索结果用 OR 连接)。自由词是由用户自己根据需求选择的单词或词组。输入自由词检索,必须要求文献的字段内容中有与自由词匹配的词才能得到检索结果。所以使用自由词检索时,常需考虑与自由词相关的近义词、同义词等,以避免因不同作者用词习惯不一而导致漏检。如在 PubMed 中检索癌症相关文献,若只用 cancer 自由词检索,则对那些只使用 carcinoma、tumor、neoplasm 等词的文献,已经被标引的部分(状态为 PubMEd-indexed for MEDLINE)可以通过主题词匹配检出;而对一些最新还未标引的部分(如状态为 PubMed-in Process 或 PubMed - as supplied by publisher])则会漏检。

2. 制定检索策略的一般步骤如下:

(1)分析课题,明确检索要求:

1)最能反映课题核心内容的概念有哪些(可参考 PICO)?

2)需要什么样的文献类型(S)?

3)需要哪个时间范围内的文献?

4)需要查新、查全还是查准?

(2)选择数据库,确定检索途径:

1)哪些数据库可能包含我需要的文献?

2)这些数据库提供哪些检索途径,应该怎样组合?

(3)构建检索表达式:与你课题 / 问题直接相关的词(尤其是特征词)及其同义词、近义词、别称、简称 / 缩写有哪些? 它们的逻辑关系是什么? (AND / OR)

(4)调整检索策略,提高检索效率:

1)扩大检索(查全)的措施包括:选择更多的数据库和时间范围、选择更多的检索方式(比如增加手检)、选择更多的检索途径(比如主题词 / 扩展主题词 / 上位主题词 + 自由词)、近义词 / 同义词、截词检索、减少 AND 组合中的非核心词、模糊检

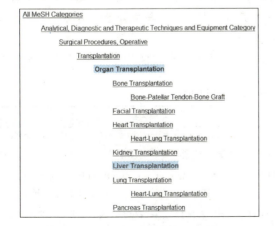

图 4-9　MeSH 词表的树状结构

索、相关信息检索。

2）缩小检索（查准）的措施包括：减少数据库数量、选择最快捷准确的检索方式、选择最准的检索途径（如 PubMed 中的主要主题词）、增加 AND 组合，减少 OR 组合、使用精确检索（如双引号）、使用字段限定检索、使用一些检索系统提供的过滤功能（如 PubMed 提供的 filter）。

（5）整理检索结果，获取原始文献：将结果导入文献管理工具，通过阅读标题摘要等信息，根据文献相关性、来源、作者背景、发表日期、参考文献（证据）、被引情况（认可度）、他人评论等因素，初步判断结果是否满足需求。若对结果不满意，再次回顾检索过程，重新调整策略。若结果满足需求，则可开始获取原始文献，进入下一步分析研究。

二、常用文献数据库及数据库的选择

（一）常用数据库简介

文献数据库：按收录内容及功能不同，可简单将医学文献数据库划分为书目索引数据库（bibliography database）、全文数据库（fulltext database）及事实性数据库（fact database），详见表 4-6。表 4-7 列出了一些常见书目和全文数据库及其期刊收录量，从表 4-7 可以看出，全文数据库非常多，但期刊数通常都不全，虽也有综合性的全文数据库，但多数是出版商自己的数据库，通常收录他们自家出版的期刊，期刊质量良莠不齐。索引数据库较少，都是权威机构按照严格的质量标准从各个出版商的期刊中挑选收录，其检出文献质量更有保障。如制作系统评价时为了查全，去挨个检索全文数据库将非常耗时，这就是为什么我们需要书目索引数据库的原因。

（二）制作系统评价时数据库的选择

1. 中文数据库的选择 常用中文文献数据库有 4 个，CBM、CNKI、VIP、WANFANG。有学者收集 2012 年以前所有国内循证医学类期刊发表的系统评价文献进行研究，发现约 30% 的文献仅检索了上述 4 个数据库中的 1 个数据库，检索了 2 个和 3 个数据库的分别约占 25% 和 30%，4 个数据库均检索的仅占 15%。

这 4 个中文数据库究竟应如何选择呢？表 4-8 比较了几种期刊被几大中文数据库收录的情况。其结果说明不同的数据库收录的期刊和文献交叉重合，没有任何一种数据库能完全包含另外一种数据库的内容。进行系统评价文献检索时，为保证检索全面，通常情况下 4 个数据库均需检索，使用文献管理工具对重复文献去重。但重复检索弊端明显，若有的读者感兴趣，可筛选出自己所在专科领域的综合性期刊和专业期刊，再如表 4-8 同样的方法比较分析，筛选出适合自己专科领域的数据库组合。

关于手检：

很多关于系统评价的书籍和培训都强调要做手工检索，但不少人不理解为什么有了方便的电子检索，还需要手工检索。所以在一些已经完成的系统评价中，作者为了完成"标准流程"，象征性的提到自己手检了很多杂志，如有的文章提到"我们手检了××科×种主要杂志从创刊以来到 2012 年的随机对照试验"，从创刊到现在逐一手检，工作量之大不言而喻，这种描述很可能是因为他们并没有手检，也不了解为什么要手检。

那为什么要手检呢？表 4-8 能很好地回答这个问题，除《中国循证医学杂志》和《中华全科医学》外的其他几本杂志，电子版更新都落后于印刷版（此情况国内多见，而发达国家的期刊通常电子版领先于印刷版）。所以这部分不能通过电子检索的期次（包括因本身没有电子版或因年限久远没有电子版的期刊期次），就需要手工检索。相应的，你在系统评价报告的方法学部分，报告检索策略时，措辞就会是"我们手检了×× 杂志×××年第×期到第×期"，这样别人一看就知道你确实进行了手工检索。

此外，①即使期刊被电子数据库收录，也不代

表 4-6 文献数据库分类——按收录内容和功能分

	描述	举例
书目索引数据库	主要指提供索引和文摘的二次文献数据库，文献收录较全，无全文。	如美国医学文摘（MEDLINE），荷兰医学文摘（EMBASE），《中国生物医学文献数据库》（CBM）等。
全文数据库	提供期刊文献全文的数据库。文献收录通常较片面。	如 EBSCO EJS/ASP, IngentaConnect, OVID Journals, ScienceDirect, CNKI, VIP, WANFANG 等中英文期刊全文库。
事实性数据库	提供事实性信息和数据的数据库，比如统计信息，参考工具书等。	如 CNKI 中的国家科技成果数据库、ACCESSMEDICINE 中的 Textbooks 数据库、循证医学知识库如 UpToDate 等。

表 4-7 常见书目和全文数据库及其包含的医药卫生期刊数

数据库	含医药卫生期刊数	数据来源
书目索引数据库		
CBM	1800	http://sinomed.imicams.ac.cn/help/
MEDLINE/PubMed	5695/25 764△	http://www.ncbi.nlm.nih.gov/nlmcatalog?term=currentlyindexed[All]
		http://www.ncbi.nlm.nih.gov/nlmcatalog/?term=nlmcatalog+pubmed[sb]
EMBASE/Embase.com	5728/8307△	http://www.elsevier.com/online-tools/embase/about
Cochrane Library-CENTRAL	704 747*	http://www.thecochranelibrary.com/view/0/WebsiteUpdates.html
Cochrane Library-DARE	24 546*	http://www.thecochranelibrary.com/view/0/WebsiteUpdates.html
Cochrane Library-NEED	14 420*	http://www.thecochranelibrary.com/view/0/WebsiteUpdates.html
ISI-WoS-SCIe（引文索引数据库）	3467	http://science.thomsonreuters.com/cgi-bin/jrnlst/jlsubcatg.cgi?PC=D
Scopus	12 270	http://www.info.sciverse.com/scopus/scopus-in-detail/facts/
全文数据库		
Cochrane Library-CDSR	5631*	http://www.thecochranelibrary.com/view/0/WebsiteUpdates.html
CNKI- 期刊	1218	http://acad.cnki.net/Kns55/oldnavi/n_Navi.aspx?NaviID=1
VIP- 期刊	2078	http://www.cqvip.com/journal/1.shtml
WanFang- 期刊	1187	http://c.wanfangdata.com.cn/PeriodicalSubject.aspx?NodeId=R
EBSCO-EJS	5235	http://ejournals.ebsco.com/info/ejsSubjects.asp
EBSCO-ASP	2339	http://www.ebscohost.com/academic/academic-search-premier
IngentaConnect	2276	http://www.ingentaconnect.com/content?type=subjects
OVIDsp Journals	1396	http://www.ovid.com/webapp/wcs/stores/servlet/content_landing_Journals_13051_-1_13151
EBSCO-CINAHL Plus	1182	http://www.ebscohost.com/academic/cinahl-plus-with-full-text
Proquest-HMC	1660	http://www.proquest.asia/zh-CN/catalogs/databases/detail/pq_health_med_comp.shtml
ProQuest-NAHS	890	http://www.proquest.asia/zh-CN/catalogs/databases/detail/pq_nursing_journals.shtml
Sciencedirect	967	http://www.sciencedirect.com/science/journals/sub/18/220/22/532/66/all/fulltext
Springerlink	830	http://link.springer.com/search?facet-discipline="Medicine"&facet-content-type="Journal"
Wiley Online	662	http://olabout.wiley.com/WileyCDA/Section/id-404513.html

数据采集时间：2013 年 8 月。

△：PubMed 除包含 MEDLINE 数据库外，还包含一些尚未被 MEDLINE 索引的文献，比如状态为 Ahead of Print（正式出版前以电子版形式收入的文献）、In Process（即将被 MEDLINE 收录 / 正在标引 MeSH 主题词的文献）、Supplied by Publisher（出版商直接提供的电子版）、PMC（为 Pubmed Central 提供全文但未被 MEDLINE 收录）、Citations to Articles Out-of-Scope（一些期刊被 MEDLINE 收录，但期刊中一些未被 MEDLINE 收录的非生命科学文章）及一些古老的未标引 MeSH 主题词的 MEDLINE 收录文献。具体可阅读 http://www.nlm.nih.gov/pubs/factsheets/dif_med_pub.html；Embase.com 则包含 MEDLINE 和 EMBASE 两个数据库的内容；

*：此为 Cochrane 图书馆中收录的相应记录条数，非期刊数。其中 CENTRAL 为临床试验数据库、DARE 为非 Cochrane 系统评价数据库、NEED 为 NHS 经济学评价文献数据库、CDSR 为 Cochrane 系统评价。

表该期刊上所有文章都被电子数据库收录，如增刊；②即使被数据库收录，也可能因各种问题而不能被检索到，如无摘要、主题词标引有误等。

所以，①应对可能包含有大量相关研究的本领域重点期刊或其他数据来源；②对重要文献的参考文献手工筛查。

2. 外文数据库的选择 外文文献数据库种类数量繁多，很难像中文数据库一样搜索书目数据库和全文数据库。从表 4-7 所列医药卫生期刊数看，如能同时检索 MEDLINE、EMBASE、CENTRAL、ISI-WoS 及 SCOPUS 最理想。但因 ISI-WoS 和 SCOPUS 是综合性数据库，还包含很多非医学类期

表 4-8　中文数据库的选择

期刊名	刊期	印刷版	电子数据库 / 含医药卫生期刊数			
			CNKI 1218 种	VIP 2078 种	WANFANG 1187 种	CBM 1800 种
中华医学教育探索杂志	月刊	2012.4	2010.12	2011.12	2011.12	2011.1
中华医学教育杂志	双月刊	2012.2	2007.6	2011.5	2011.6	2011.4
中国循证医学杂志	月刊	2012.4	2012.4	2012.1	2012.2	2011.7
中华全科医师杂志	月刊	2012.4	2007.12	2011.12	2012.3	2011.7
中华全科医学	月刊	2012.4	2012.4	2011.12	2012.2	2011.7
中国全科医学	旬刊	2012.13	2012.7	2012.5	2012.12	2011.31
全科医学临床与教育	双月刊	2012.2	2012.1	2012.1	2012.2	2011.4

注：数据采集时间为 2012 年 5 月，表中数据代表在数据采集时，各数据库中收录该期刊的最新期次。

CBM 是书目数据库，对文献进行了主题词标引，检索更规范，期刊数也较多，但文献收录通常滞后 6～12 月；VIP 的期刊数最多，但普遍滞后 3～6 个月；CNKI 更新相对较快，但 CNKI 已被停止收录中华医学会系列杂志；WANFANG 期刊数最少，但它是中华医学会系列杂志唯一官方合作数据库，所以他的中华医学会系列杂志在几大数据库中更新最及时（但与印刷版相比，仍然滞后 1～6 个月）。注：表中《中华全科医学》为中华预防医学会杂志，不属于中华医学会系列杂志。

刊文献。所以一般认为，制作系统评价需检索的最重要的 3 个外文数据库是 CENTRAL、MEDLINE 和 EMBASE，这 3 个库的关系如图 4-10 所示。

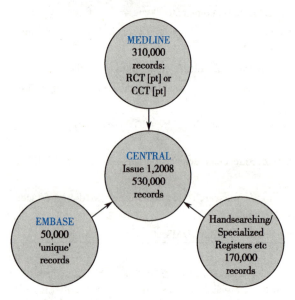

图 4-10　MEDLINE、EMBASE 及 CENTRAL 关系图
（以 Cochrane 图书馆 2008 年第 1 期为例）

图 4-8 显示了 Cochrane 图书馆 2008 年第 1 期中 CENTRAL 数据库的构成情况。当时 CENTRAL 有临床试验记录 53 万条左右，其中 31 万条来自 MEDLINE 和 EMBASE（其中 5 万条为 EMBASE 独有），17 万条来自 Cochrane 协作网各小组成员录入的来自手工检索及区域性数据库（表 4-9）、专题数据库（表 4-10）以及其他来源的临床研究文献。

很多人会有疑问，既然 CENTRAL 的数据是来源于 MEDLINE、EMBASE 及其他数据库的临床试验记录，那么在制作系统评价时，是否只需检索 CENTRAL 就可以了呢？

答案是否定的。因为：① MEDLINE 和 EMBASE 的数据是每日更新，而 CENTRAL 一年只更新 4 次；② CENTRAL 的数据提取策略是通过限定文献类型对 MEDLINE 和 EMBASE 进行粗略机检 + Cochrane 协作网成员的手工检索进行补充，难免存在漏检；③ MEDLINE 和 EMBASE 各有约 2000 种期刊是对方没有包含的。

故制作系统评价时至少应检索 CENTRAL、MEDLINE 和 EMBASE，同时检索 3 者得到的结果实在太多，且不易使用其他限制策略缩小检索范围的情况下，可采用 CENTRAL + PUBMED/EMBASE（限定时间到近期，具体视检索时 CENTRAL 的更新时间而定）的策略。

若研究者时间充裕，条件允许，为了得到更全面的证据以最大可能减少选择性偏倚，除可补检 ISI-WoS 和 SCOPUS 外，还可考虑以下几种数据库：

（1）区域性书目索引数据库（表 4-9）：限于 MEDLINE、EMBASE 等索引数据库严格的收录评审制度及语言因素，并非全球所有的医学期刊都能被其收录，如中国仅有 111 种医药期刊被 MEDLINE 收录，而被中国医疗工作者广泛认同的中华医学会编辑出版的期刊就有 128 种，而中国生物医药期刊索引数据库（CBM）收录的医药期刊高达 1800 种。这些未被收录的医学期刊并非一无是处，相反，这些用当地语言发表的文献，对当地的医务工作者仍有很大帮助。所以建立一个国家或

表 4-9　常见区域性医学文献库

数据库名称	数据库所属区域	数据库入口（链接更新时间：2013 年 8 月）
African Index Medicus	非洲	indexmedicus.afro.who.int/
Chinese Biomedical Literature Database（CBM）（in Chinese）	中国	http://sinomed.imicams.ac.cn/
Index Medicus for the Eastern Mediterranean Region	地中海东部	http://www.emro.who.int/information-resources/imemr-database/
PASCAL	欧洲	http://www.inist.fr/spip.php?article11（可通过 Dialog、STN、DataStar、OVID、EBSCO 等检索平台检索）
IndMED	印度	indmed.nic.in/
KoreaMed	韩国	www.koreamed.org/SearchBasic.php
CiNii	日本	http://ci.nii.ac.jp/
医中志	日本	http://www.jamas.or.jp/
JST 系列数据库	日本	J-GLOBAL：http://jglobal.jst.go.jp J-STAGE：HTTP：//www.jstage.jst.go.jp
LILACS	拉丁美洲和加勒比地区	http://lilacs.bvsalud.org/en/
IMSEAR	东南亚	http://imsear.hellis.org/
Panteleimon	乌克兰和俄罗斯	www.panteleimon.org/maine.php3
WPRIM	西太平洋	http://www.wprim.org/
IBECS	西班牙	http://ibecs.isciii.es
SciELO	巴西、南美 / 葡萄牙 / 西班牙语系	http://www.scielo.org

数据主要来源于 Cochrane 系统评价手册 http://handbook.cochrane.org/chapter_6/box_6_2_a_examples_of_regional_electronic_bibliographic.htm，本表更新了其中过时的链接，删除了其中澳洲的 AMI（已从 2009 年停止更新），并增加了几个数据库。

一个区域内的文献索引数据库非常必要。研究者在选择这类数据库时，限于语言因素，一般都带有地域色彩，如中国研究者通常选择 CBM；韩国研究者通常选择 KoreaMed；日本研究者则选择 CiNii等。极端情况下，追求极致全面文献检索的研究者，可借助翻译工具（如 Google Translate）或吸收外籍研究者加入研究团队，检索所有有条件检索的区域性数据库。

（2）专题数据库：根据具体的系统评价主题，还有一些专题数据库可供选择（表 4-10），与药学相关的主题，可参考表 4-11 所列的数据库。

（3）灰色文献库：灰色文献很难定义，此处我们定义为：未正式以全文形式发表在学术期刊上的文献；一些未正式见刊的研究报告、会议论文、硕博士论文、内刊、电子出版物、官方文档等都可归入此类。研究显示：公开发表的临床研究总体干预效果明显好于灰色文献报告的效果。提示纳入与不纳入灰色文献，完全可能改变系统评价的结论。但统计显示：仅有 <10% 的 Cochrane 系统评价检索了灰色文献数据库。原因一是灰色文献本身较难收集，二是即使收集到了，也很难获得较翔实的

数据。总之，一篇高质量的系统评价应尽可能全的收集数据，尽最大可能避免偏倚。此处列出一些常见灰色文献数据源：

1）会议论文：研究显示，约 50% 的会议论文最终未被发表，而公开发表的那一半文献的结论，明显异于未发表的那一半。

① SCOPUS：http://www.scopus.com；

② ISI Proceedings：http://thomsonreuters.com/conference-proceedings-citation-index/；

③ Proquest-Conference Papers Index：http://www.proquest.com/en-US/catalogs/databases/detail/cpi-set-c.shtml。

2）硕博士论文：很多硕博士论文最终也未能以文章的形式发表，一些已发表的，其发表在期刊上的数据与其硕博士论文中数据不符的现象也屡见不鲜。

① ProQuest Dissertation & Theses Database（PQDT）：http://www.proquest.asia/zh-CN/catalogs/databases/detail/pqdt.shtml；

② Index to Theses in Great Britain and Ireland：http://www.theses.com/；

表 4-10 专题数据库

主题	数据库

社会、社区、健康促进	• 健康促进系列数据库：http://eppi.ioe.ac.uk/cms/Default.aspx?tabid=185
	• 计划生育 POPLINE：http://www.popline.org
	• 老年医学 EBSCO-AgeLine：http://www.ebscohost.com/academic/ageline
	• 儿童数据：英国 http://www.childdata.org.uk/；美国 http://www.childhealthdata.org/
	• 全球卫生 Global Health：www.ovid.com/site/catalog/DataBase/1748.jsp
	• 社区卫生 CommunityWISE：http://www.oxmill.com/communitywise/
	• 社区预防指南 Community Guide：http://www.thecommunityguide.org
	• 社会问题类：
	  ■ Campbell Collaboration Library：http://www.campbellcollaboration.org/lib/
	  ■ Social Care Online：http://www.scie-socialcareonline.org.uk/
	  ■ Social Services Abstracts：http://www.csa.com/factsheets/ssa-set-c.php
	  ■ Social Policy and Practice：www.ovid.com/site/catalog/DataBase/1859.jsp
	  ■ Sociological Abstracts

护理、补充和替代医学	• CINAHL：www.ebscohost.com/cinahl • AMED：www.ovid.com/site/catalog/DataBase/12.jsp • British Nursing Index：www.proquest.com/go/bni • EMCare：http://www.elsevier.com/bibliographic-databases/emcare • MANTIS：http://www.healthindex.com/ • Otseeker：http://www.otseeker.com/ • PEDro：http://www.pedro.org.au/ • Informit - Health Collection：http://www.informit.com.au/health.html
教育、心理和精神医学	教育类 Education Resources Information Center（ERIC）：http://eric.ed.gov 心理和精神类 PsycINFO：http://www.apa.org/pubs/databases/

数据主要来源于 Cochrane 系统评价手册：http://handbook.cochrane.org/chapter_6/box_6_2_b_examples_of_subject_specific_electronic.htm，更新了其中过时的链接。

表 4-11 生物和药学专题数据库及其内容范围

数据库	生物技术	临床前研究	临床研究	不良反应/毒性	法规/政策	市场	药学实践	生药学	物理属性
CA	□	■	□	■				■	■
Biological Abstracts / BIOSIS Previews	■	■	■	■				■	
International Pharmaceutical Abstracts（IPA）	□	■	■	■	□	□	■	■	
Derwent Drug File	■	■	■	■				□	
NLM-TOXNET 系列	□	■	■	■			■		
Pharmaprojects	■	■	■			■			
IMS R&D Drug Focus	■	□	■	■		■			
Springer-ADIS Insight 系列	■	■	■	■	■	■			
IDIS Drug Database				■	□				
RTECS		□	□	■	□				

■：主要内容，数量多；□：次要内容，数量少

③ German Dissertations Online：http://www.dissonline.de/；

④中国知网硕博论文：http://epub.cnki.net/kns/brief/result.aspx?dbPrefix=CDMD。

3）灰色文献综合数据库

① OpenGrey：http://www.opengrey.eu/；

② PsycEXTRA：http://www.apa.org/pubs/databases/psycextra/index.aspx；

③ NTIS: http://www.ntis.gov/;

④ HMIC: www.ovid.com/site/catalog/DataBase/99.jsp。

4）在研临床研究：收集在研临床研究通常有两个好处：①制作系统评价时间较长，跟踪在研临床试验有助于及时纳入最新的临床研究结果；②一些已完成的临床试验，其结果却从未被公开发表，可能因结果不理想，也可能因作者自身原因，收集并纳入这部分临床试验结果有助于减少偏倚。目前在研临床试验最理想的数据库是 WHO 国际临床试验注册平台（International Clinical Trials Registry Platform，ICTRP，http://www.who.int/ictrp/），检索入口：http://apps.who.int/trialsearch/。使用此入口可一站式检索 15 个国家和地区临床试验注册中心数据（详细列表：http://www.who.int/ictrp/search/data_providers/en/index.html）。但该一站式检索入口的缺点是，其数据均由各成员中心上载，存在更新滞后的问题。可适当访问各国临床试验注册中心补充最新的临床试验注册记录。

5）其他：除以上介绍的数据库外，还可通过以下途径收集资料：

①网页搜索：Google/Google Scholar/Baidu 等；

②书籍搜索：Google Books 等；

③重点筛查已发表系统评价、临床指南或其他相关综述类文献的参考文献；

④由于数据库众多且层出不穷，本章难以一一列举。读者可经常浏览知名医学数据库提供商的网站、世界知名大学或医疗机构及自己所在机构图书馆的网站，发现更多更新的适合自己专业领域的数据库。

三、系统评价检索步骤及举例

以"磺脲类药物治疗 2 型糖尿病发生心血管不良事件的网状 META 分析"为例。

1. 前期调研，确定问题存在，且有临床意义。可通过检索系统（如 Cochrane Library 或 Pubmed 等）确定是否已有相关系统评价发表。

2. 分析课题，明确检索需求

（1）根据 PICO，本课题的核心概念是：

P：2 型糖尿病；

I：磺脲类药物；

C：安慰剂、其他对照；

O：心血管不良事件。

（2）研究类型（S）：随机对照试验、队列研究、病例对照试验。纳入相应在研试验。

（3）研究地点和时间：不限。

（4）课题为系统评价，尽量查全。

3. 选择数据库，明确检索途径　根据前述原则，中文数据库选择 CBM/CNKI/VIP//WANFANG，英文数据库选择 CENTRAL（通过 thecochranelibrary.com）/MEDLINE（通过 pubmed.gov）/EMBASE（通过 embase.com）/ 及 WHO-ICTRP。根据实际情况，还可选择表 4-10 中的区域性文献数据库和表 4-11 中包含不良反应数据的数据库。

检索途径，在 CBM、CENTRAL、MEDLINE 和 EMBASE 中采用主题词 + 自由词的方式，在 CNKI/VIP//WANFANG 三个全文数据库及其他选中数据库中，根据数据库特点制定检索方式。

4. 收集关键词，制定检索式　不同数据库有不同检索方式，故关键词的选择和检索式的制定一定要符合相应数据库的规则。因为随着技术升级和用户反馈，多数数据库会不断更新和完善自己的检索系统。所以，掌握一个数据库使用最好的办法，是浏览数据库自己提供的帮助（help）、搜索技巧（search tips）或教学资料（tutorial/demonstration）。某个数据库的检索技术和方式不要轻易套用到其他数据库，否则容易犯错误。

限于篇幅，难以一一举例。此处仅以免费的 PubMed 为例介绍关键词的收集和执行检索的过程。

（1）首先考虑选择 PICO 中的 P 与 I/C 或二者之一作关键词，通常情况下，初次检索不考虑使用 O 做关键词。通过团队成员的专业知识或查阅汉英词典，初步得到各概念的英文（表 4-12）：

（2）通过 MeSH 确定这些关键词的主题词，并

表 4-12　使用 PICOS 理清概念

P	I	C	O	S
2 型糖尿病	磺脲类药物	安慰剂、其他对照	心血管不良事件	随机对照试验、队列研究、病例对照试验
diabetes mellitus，type 2	Sulfonylurea			randomized controlled trial、cohort study、case-control study

注意：此处仅为举例。制作系统评价的专家团队对专业词汇应很了解，他们初次能够想到的关键词会比表中列出的多。

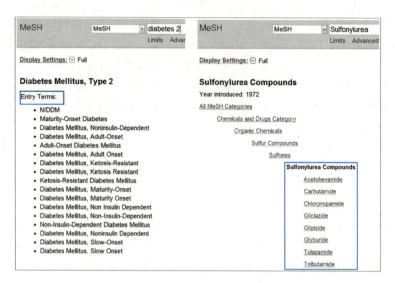

图 4-11　通过 Mesh 词表找到更多同义 / 近义词

通过 Entry Terms、Previous Indexing、上下位主题词等可发现更多同义词（图 4-11）。

（3）使用药典、药物数据库查找药物的商品名及其他近义词，以马丁代尔药典为例（图 4-12）。

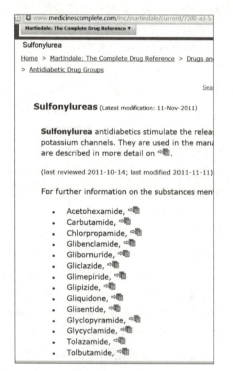

图 4-12　使用马丁代尔药典查找磺脲类药物的商品名及其他表达

（4）查找核心文献：通过主要主题词 Major Mesh（也可通过 ISI 引文索引查找核心文献）查找最符合自己要求的文献及参考文献。阅读后发现更多关键词，如图 4-13 中的 sulphonylureas。

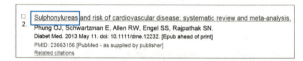

图 4-13　阅读核心文献发现更多关键词

5. 正确组合关键词执行检索，并根据检索结果调整关键词组合　研究显示：仅 30% 系统评价最终采用的检索策略与其研究方案时的检索策略相当，其余 70% 均经过了一定程度的调整。通常最终的检索策略都要经过反复尝试，根据检索结果来不断调整。

（1）首先理清概念间的逻辑关系：（2 型糖尿病 OR（糖尿病 AND 2 型））AND（磺脲类）。

（2）按照主题词 + 自由词的方式填入上一步收集到的关键词：

1）2 型糖尿病（将此组合命名为 **P1**）："Diabetes Mellitus，Type 2"[Mesh] OR niddm*[tw] OR mody*[tw] OR DMT2[tw] OR T2DM[tw] OR stable diabet*[tw]

逻辑关系：2 型糖尿病主题词 OR 2 型糖尿病自由词。

2）糖尿病 AND 2 型（命名为 **P2**）：(diabet*[tw] OR diebet*[tw] OR mellit*[tw] OR DM[tw] OR "Diabetes Mellitus"[mh]) AND ((non insulin[tw] OR noninsulin[tw] AND dependent*[tw]) OR (ketosis*[tw] AND resistant*[tw]) OR (maturit*[tw] OR adult*[tw] OR slow[tw] AND onset*[tw]) OR (2[tw] QR II[tw] AND type[tw]) OR type2[tw] OR typeII[tw])。

逻辑关系：（糖尿病自由词 **OR** 糖尿病主题词）**AND**（（2 型自由词组合 1—非胰岛素依赖）OR（2

型自由词组合2—抗酮症性）**OR**（2型自由词组合3—成人/缓慢起病）OR（2型自由词组合4—2型）。

注意：使用"2型糖尿病"主题词检索，可能漏检未提及糖尿病分型的潜在相关文献，如：http://www.ncbi.nlm.nih.gov/pubmed/19121251。可用糖尿病主题词替换上述检索式中的2型糖尿病主题词，再用NOT比较检索结果，看是否会漏检重要相关文献，从而决定如何选择。同理，若发现使用2型糖尿病主题词漏检较多，则说明自由词检索也可能存在类似情况，最好补充最近1年使用糖尿病作自由词的检索结果：(diabet*[tw] OR diebet*[tw] OR mellit*[tw]) NOT medline[sb] AND ("2012"[Date - Entrez] : "2013"[Date - Entrez])。

3）磺脲类（命名为I）：**"Sulfonylurea Compounds" [Mesh] OR Sulfonylur*[tw] OR Sulphonylur*[tw] OR Acetohexamid*[tw] OR Carbutamid*[tw] OR Gliclazid*[tw] OR Glipizid*[tw] OR Glyburid*[tw] OR Tolazamid*[tw] OR Tolbutamid*[tw] OR Chlorpropamid*[tw] OR gliquidon*[tw] OR glimepirid*[tw]** OR Diabines*[tw] OR Dymelor[tw] OR DImelor[tw] OR Sulfaninylbutylur*[tw] OR Glybutamid*[tw] OR Aminophenurobutan*[tw] OR Diabetal*[tw] OR Butylcarbamid*[tw] OR Glucidoral*[tw] OR Bucarban*[tw] OR Bukarban*[tw] OR oranil*[tw] OR oranyl*[tw] OR Clorpropamid*[tw] OR Insogen*[tw] OR Glucamid*[tw] OR Meldian*[tw] OR Glyclazid*[tw] OR Gliklazid*[tw] OR Diamicron*[tw] OR Diaglyk*[tw] OR Glyad*[tw] OR Diaikron*[tw] OR Diabrezid*[tw] OR Glypidizin*[tw] OR Glidiazinamid*[tw] OR Glydiazinamid*[tw] OR Glupitel*[tw] OR Minidiab*[tw] OR Mindiab*[tw] OR Minodiab*[tw] OR Melizid*[tw] OR Glucotrol*[tw] OR Ozidia*[tw] OR Glybenclamid*[tw] OR Glibenclamid*[tw] OR Diabeta*[tw] OR Euglucon*[tw] OR Neogluconin*[tw] OR Maninil*[tw] OR Micronas*[tw] OR Daonil*[tw] OR Tolinas*[tw] OR Artosin*[tw] OR Tolbutamid*[tw] OR Diaval*[tw] OR Dolipol*[tw] OR Rastinon*[tw] OR Orabet*[tw] OR Orinas*[tw] OR Diabetol*[tw] OR glycvidon*[tw] OR glikvidon*[tw] OR Beglyn*[tw] OR Glurenor*[tw] OR glymepirid*[tw] OR ronam*[tw] OR amaryl*[tw] OR Amarel*[tw]

逻辑关系：磺脲类主题词OR磺脲类自由词。

以上未加粗部分均为以上常用名的商品名，近义词，同义词等，如结果偏多，可考虑删除未加粗部分。

（3）执行检索（P1 OR P2）AND I，得到6631条，结果偏多。

（4）因结果偏多，调整检索策略，考虑加入PICO中的"S"，此处可根据之前提出对"S"的需求，采用前文提到的PubMed Clinical Queries或My NCBI提供的过滤器、Hedges过滤器或ISSG提供的过滤器。也可自定义关键词组合用于缩小检索结果。此处由于对"S"的要求较宽泛，故采用自定义组合如下（命名为S）："Clinical Trial" [Publication Type] OR "Clinical Trials as Topic"[Mesh] OR "Random Allocation"[Mesh] OR "Case-Control Studies"[Mesh] OR "Cohort Studies"[Mesh] OR "Comparative Study" [Publication Type] OR "Comparative Effectiveness Research"[Mesh] OR random*[tw] OR placebo[tw] OR groups[tw] OR trial[tw] OR cohort*[tw] OR follow up*[tw] OR case control*[tw] OR compar*[tw] OR "comparative study"[filter] OR "clinical trial"[filter] OR "multicenter study"[filter]

说明：此组合前半部分为主题词或研究类型字段限定，后半部分为用于检索相应临床研究类型的自由词或PubMed预置过滤器。其中有random*，可假设该文可能存在随机分配；"安慰剂placebo"，可假设该文为对照试验；有groups一词，可以假设该文有这类描述"× patients × into × groups"，groups必须是复数。有"Comparative Study" [Publication Type] OR "Comparative Effectiveness Research"[Mesh]及compar*[tw] OR "comparative study"[Filter]，可以认为检出文献为比较研究。但此组合尤其是词compar*可能严重扩大检索结果，应慎用。

使用（P1 OR P2）AND I AND S再次检索，得到结果4176条。去掉"S"中的compar*再次检索，结果为3631。对一大类药物的网状META分析，这个结果其实并不算多。此时可根据研究团队的情况来决定下一步走向，如研究团队人员充足，此时即可结束该数据库检索。若团队人力不足，可考虑再次增加"O"缩小检索结果。

（5）因为没有"心血管不良事件"的主题词，故将心血管不良事件分解为心血管和不良事件2个概念：

O1- 心血管事件："Cardiovascular Diseases" [Mesh] OR "Cardiovascular System"[Mesh] OR

"Cardiology"[Mesh] OR cardiov*[tw] OR cardiac*[tw] OR myocardia*[tw] OR vascular*[tw] OR heart*[tw] OR coronary[tw] OR microvascular*[tw]。

O2- 不良事件（此处为较宽泛的自定义组合，也可考虑使用 ISSG 提供的不良反应过滤器）："Risk"[Mesh] OR "Risk Assessment"[Mesh] OR "Risk Factors"[Mesh] OR "Accident Prevention"[Mesh] OR "Morbidity"[Mesh] OR "Mortality"[Mesh] OR "Death"[Mesh] OR "Proportional Hazards Models"[Mesh] OR "Prognosis"[Mesh] OR risk*[tw] OR safe*[tw] OR advers*[tw] OR Acciden*[tw] OR inciden*[tw] OR prognos*[tw] OR "adverse effects"[Subheading]。

注：不良反应有一些专门的数据库，如图 4-10 所示，此处如有必要还可以调整增加数据库。

逻辑关系：既可使用 O1 AND O2，也可使用 O1 OR O2。

尽管本研究中"O"是非常重要的概念，但使用"O"完全可能因此漏检全文包含不良反应数据，但标题、摘要、主题词中都没有提到不良反应的文章。尤其是使用 O1 AND O2 很可能导致大量漏检，因为多一个 AND，就多一个条件，就和现实生活中做任何事情，要求越多，越不容易做到是一个道理。

此时，可使用以下组合再次检索（P=P1 OR P2）：

#1　P AND I = 6631 条；

#2　P AND I AND S = 3631 条；

#3　P AND I AND S AND（O1 OR O2）= 2405 条；

#4　P AND I AND S AND O1 AND O2 = 822 条（适合用于临床医师初筛核心文献，但不推荐用于系统评价）；

#5　P AND I AND（O1 OR O2）= 3902 条；

#6　P AND I AND O1 AND O2 = 1284 条。

此时应如何确定最终的检索组合没有固定规律，理论上 #1，#2，#3，#5 都可用，可以巧用 NOT 来比较结果间的差异文献，阅读分析后最终确定检索式。如使用 #2 NOT #3，得到 1226 篇文献，大概浏览这些文献，看符合纳入标准的文献多不多。若较多，说明采用 #2 更好；若很少，可考虑使用 #3。

6. 检索其他数据库，导入文献管理软件去重后，通过阅读标题摘要初筛文献，对初筛符合纳入标准的文献获取全文后，检索部分即告结束，进入系统评价的下一阶段。

四、检索过程中的常见问题

通过几个问题来回答一些文献检索中常见的

容易犯错的地方：

1. 在 PubMed 中分别输入 common cold 和 cold common 进行检索，结果不一致，但在 Embase.com 中分别输入 common cold 和 cold common 检索，结果却一致，为什么？

答：因为 PubMed 能自动进行"短语匹配"，即将 common cold 识别为一个短语，并进行正确的匹配，而 cold common 不是词组，只能对两个单词分别进行匹配检索，再用 AND 连接，加上 PubMed 错误的将 cold 匹配为 COPD，更导致结果不一致。提示 PubMed 的自动匹配不完全可靠，cold 被匹配到了 COPD。故检索 PubMed 时尽量通过"Search Details"关注真实的检索执行情况，发现不符合预期的情况可手动修改。EMBASE.com 没有这种短语匹配机制，故二者结果一致。这个例子提示不同的检索平台要分别针对检索系统特点制定不同的检索式。

2. 在 PubMed 中分别输入 common AND cold 和 cold AND common 进行检索，结果一致，为什么？

答：因为在两个词中间加入 AND 后，就不再有自动的"短语匹配"，而是对单个单词进行检索，再用 AND 连接，故两个单词顺序的调换对结果无影响。

3. 在 PubMed 中分别检索

A. Cancer

B. "neoplasms"[MeSH Terms] OR "neoplasms"[All Fields] OR "cancer"[All Fields]

两个检索式差别很大，为何结果一样？

答：因为 PubMed 中能对用户输入的关键词进行自动"主题词匹配"。B 其实是 A 的实际执行检索式（可通过 Search details 查看到）。

4. PubMed 中，以下检索组合 A、B、C 结果一致，D 不一致，为什么？

A.（cigarette or smoking）and asthma

B.（cigarette OR smoking）AND asthma

C. cigarette OR smoking AND asthma

D. cigarette or smoking and asthma

答案：此题是关于逻辑运算符执行顺序的问题。本例 4 个选项的不同之处在于 and/or 的大小写及是否使用括号。在 PubMed 中，本例括号具有最高优先级，使用大写逻辑运算符时，检索式的执行顺序是从左到右；使用小写逻辑运算符时，顺序是传统的 AND 优先级大于 OR。此例提示我们，构建检索式时应尽量使用大写的运算符，尽量使用括号来保证检索顺序的正确执行。

5. 在 PubMed 中检索：

A. high blood pressure

B. high blood pressure*

截词检索是为了扩大检索范围，保证查全率，但 B 使用截词检索，结果反而比 A 少，为什么？

答：因为截词会打断自动匹配。A 会自动匹配到高血压 hypertension，进行自动的主题词 + 自由词组合检索，而 B 则是单纯的自由词检索。另外，Pubmed 只能对前 600 个单词变形进行 OR 运算。如在 Pubmed 中检索 cell 或 cells 或 celluar……，有人理所当然的认为使用 cell* 即可代表以上所有，甚至更全。但实际结果却并非如此。单独搜索 cells 的结果（4 142 056 条）远多于 cell*（3 260 914 条）（检索时间 2013 年 8 月）。出现这种结果的原因如下：① Pubmed 有主题词自动匹配功能，单独搜索 cells，实际执行情况是 "cells"[MeSH Terms] OR "cells"[All Fields]，即主题为 cells（即使除 MeSH 主题词之外任何字段都不包含 cells）或任意字段有 cells 的文献记录均符合要求。② cell*，因使用了截词符，就打断了主题词匹配，只根据词尾变化自动将 cell 开头的单词的进行自由词 OR 运算，这个步骤本身没有问题。但此例中 cell* 的词尾变化太多，Pubmed 只能对前 600 个单词变形进行 OR 运算，从而导致漏检。本来目的是用于避免漏检，提高查全率的截词检索，在这里起到反作用，且这种错误在医学科研文献检索中屡见不鲜。在其他数据库如 Embase.com 中无此问题。

6. "普通感冒的治疗进展"，以查新查准为目的，以下哪项相对更好呢？

A. "Common Cold/therapy"[Mesh]（主题词 + 副主题词）

B. "common cold"[majr]（主要主题词）

C. ("Common Cold"[Majr] OR ("common cold"[tiab] AND ("2012"[Date - Entrez] : "2013"[Date - Entrez]))) AND "therapeutic use" [Subheading]

D. "Common Cold/therapy"[Majr] OR ("common cold"[tiab] AND ("2012"[Date - Entrez] : "2013" [Date - Entrez]))

答：D 最好。因为 A 和 B 是纯主题词检索，主题词标引有滞后，不能查到最新文献。C 虽然使用主要主题词结合了自由词限定时间查新，但却又使用 AND 与主题词进行了合并，所以仍然不能查到最新文献。

综上所述，本章内容可总结如下：

1. 临床工作中的文献检索　临床工作中在面临常识问题、诊断和鉴别诊断问题、处理方案决策问题、预防 / 患者教育等问题时，从文献检索角度可首先考虑循证医学数据库，如 UpToDate、BestPractice、DynaMed。这类数据库结构合理，检索便捷，常常在 1 分钟内即可获得问题的答案，可作为床旁查找证据的首选。但这类数据库的语言均为英语，不少中国医师面临语言障碍。另外，包含大量电子教材和医学参考工具的数据库（如 AccessMedicine、MDConsult、Statref 等），国内外各大医学会、专业协会制定的临床指南（如国际指南协作网 www.g-i-n.net，美国国家指南中心 guideline.gov，中国临床指南文库 cgc.bjmu.edu.cn：820 等），都是很好的资源。

临床医师更新知识，除可使用以上数据库外，还可通过 RSS 或 EMAIL Alert 订阅数据库、期刊、论坛的更新，通过以查准为目的的文献检索来跟踪前沿进展，达到更新知识的目的。

2. 科研各阶段的文献检索

（1）选题阶段：

1）了解研究领域和研究方向：可通过 ISI Web of Knowledge、SCOPUS、中国引文索引等引文数据库来了解某研究领域的进展和方向，可用 HisCite、CiteSpace、RefViz、Omniviz 等软件分析大量文献，理清研究脉络，找出可能的研究方向。

2）全面收集文献：针对常规研究，使用 PubMed、EMbase、CBM 等索引数据库，采用查全策略，全面收集文献。针对系统评价制作，使用 Cochrane Library 中的 CDSR/DARE 或 OVID EBM Reviews 数据库、PubMed Clinical Queries、EMbase Evidence-based Medicine、CBM/CNKI/VIP/WANFANG、循证医学杂志等数据库查找是否已有相关系统评价发表；使用 Cochrane Library 中的 CENTRAL、WHO ICTRP 及各国临床试验注册中心（如 clinical trials, ChiCTR 等）查找临床试验，并限定时间搜索 Pubmed/EMbase/CBM/CNKI/VIP/WANFANG 等原始文献数据库补充最新临床试验。

3）整理文献：各数据库的检索结果重复不可避免，可导入文献管理工具（如 ENDNOTE）去重、筛选、归类，使用图书馆资源在全文数据库中获取全文。

（2）研究阶段：通过 RSS 或 EMAIL Alert 订阅文献搜集阶段的检索式及本领域重要期刊，来追踪最新研究进展。

（3）成果发表：

1）选择期刊：通过 ISI JCR 了解 SCI 收录杂志影响因子，了解 MEDLINE/EMBASE/EI 收录杂志目录，了解中国科技核心期刊目录和北大期刊方阵目录。

2）写作投稿：写作投稿阶段，使用文献管理工具（如 ENDNOTE）管理文献，自动生成参考文献。通过全文检索寻找目标期刊或其他期刊中他人的相似文章，了解编辑规范和编辑习惯，模仿写作手法。

（4）成果推广和应用：

1）专利检索：申请专利前，再次使用专利检索工具查新，了解是否已有相关专利获批。

2）文章跟踪：使用引文索引数据库跟踪发表文章的被引情况。

（姚　巡）

参 考 文 献

1. Ahmadi F，Faghankhani M，Javanbakht A，et al. A comparison of answer retrieval through four evidence-based textbooks（ACP PIER，Essential Evidence Plus，First Consult，and UpToDate）：a randomized controlled trial. *Med Teach*，2011，33（9）：724-730.

2. Alper S，White S，Ge B. Physicians answer more clinical questions and change clinical decisions more often with synthesized evidence: a randomized trial in primary care. *Ann Fam Med*，2005，3（6）：507-513.

3. Anderson A，Willson P. Clinical decision support systems in nursing: synthesis of the science for evidence-based practice. *Comput Inform Nurs*，2008，26（3）：151-158.

4. Banzi R，Liberati A，Moschetti I，et al. A review of online evidence-based practice point-of-care information summary providers. *J Med Internet Res*，2010，12（3）：e26.

5. Barghouti F，Halaseh L，Said T，et al. Evidence-based medicine among Jordanian family physicians: Awareness，attitude，and knowledge. *Can Fam Physician*，2009，55（7）：e6-13.

6. Campbell R，Ash J. An evaluation of five bedside information products using a user-centered，task-oriented approach. *J Med Libr Assoc*. 2006，94（4）：435-441.

7. Davies K，Harrison J. The information-seeking behaviour of doctors: a review of the evidence. *Health Info Libr J*，2007，24（2）：78-94.

8. DiCenso A，Bayley L，Haynes B. ACP Journal Club. Editorial: Accessing preappraised evidence: fine-tuning the 5S model into a 6S model. *Ann Intern Med*，2009，151（6）：JC3-2，JC3-3.

9. Golder S，Loke K. Sources of information on adverse effects: a systematic review. *Health Info Libr J*，2010，27（3）：176-190.

10. Golder S，Loke K. The contribution of different information sources for adverse effects data. *International journal of technology assessment in health care*. 2012，28（2）：133-137.

11. Greenhalgh T，Peacock R. Effectiveness and efficiency of search methods in systematic reviews of complex evidence: audit of primary sources. *BMJ*，2005，331（7524）：1064-1065.

12. Guyatt G，Rennie D，Meade O，et al. Users' Guides to the Medical Literature: A Manual for Evidence-Based Clinical Practice. In: Guyatt G，ed. 2nd edition. NewYork: The McGraw-Hill Companies. Inc，2008.

13. Haynes B. Of studies，syntheses，synopses，and systems: the "4S" evolution of services for finding current best evidence. *ACP J Club*，2001，134（2）：A11-13.

14. Haynes B. Of studies，syntheses，synopses，summaries，and systems: the "5S" evolution of information services for evidence-based health care decisions. *ACP J Club*，2006，11（6）：162-164.

15. Hoogendam A，Stalenhoef F，Robbé F，et al. Answers to questions posed during daily patient care are more likely to be answered by UpToDate than PubMed. *J Med Internet Res*，2008，10（4）：e29.

16. Keahey D，Goldgar C. Evidence-based medicine databases: changing needs along the path from physician assistant student to clinician. *J Physician Assist Educ*，2011，22（1）：48-52.

17. Ketchum M，Saleh A，Jeong K. Type of evidence behind point-of-care clinical information products: a bibliometric analysis. *J Med Internet Res*，2011，13（1）：e21.

18. McGowan J，Hogg W，Campbell C，et al. Just-in-Time Information Improved Decision-Making in Primary Care: A Randomized Controlled Trial. *PLoS One*，2008，3（11）：e3785.

19. McKibbon A, Fridsma B. Effectiveness of Clinician-selected Electronic Information Resources for Answering Primary Care Physicians' Information Needs. *J Am Med Inform Assoc*, 2006, 13 (6): 653- 659.

20. McKibbon A, Wilczynski L, Haynes R B, et al. Retrieving randomized controlled trials from medline: a comparison of 38 published search filters. *Health Info Libr J*, 2009, 26 (3): 187-202.

21. Prorok C, Iserman C, Wilczynski L, et al. The quality, breadth, and timeliness of content updating vary substantially for 10 online medical texts: an analytic survey. *J Clin Epidemiol*, 2012, 65 (12): 1289-1295.

22. Sayyah Ensan L, Faghankhani M, Javanbakht A, et al. To compare PubMed Clinical Queries and UpToDate in teaching information mastery to clinical residents: a crossover randomized controlled trial. *PloS one*, 2011, 6 (8): e23487.

23. Thiele H, Poiro C, Scalzo C, et al. Speed, accuracy, and confidence in Google, Ovid, PubMed, and UpToDate: results of a randomised trial. *Postgrad Med J*, 2010, 86 (1018): 459-465.

24. UpToDate. About Us[OL]. [2013-7-14]. http://www.uptodate.com/home/about-us

25. Weng, Kuo, Yang, et al. Information-searching behaviors of main and allied health professionals: a nationwide survey in Taiwan. *J Eval Clin Pract*, 2012, 3.

26. Workman E, Fiszman M, Hurdle F. Text summarization as a decision support aid. *BMC Med Inform Decis Mak*, 2012, 12: 41.

27. 葛龙, 安妮, 曾巧铃, 等. 我国干预类系统评价/Meta分析文献检索新挑战. 中华医学图书情报杂志, 2013, 22 (5): 2-8.

28. 梁莉, 葛龙, 周为文, 等. 我国诊断性试验系统评价/Meta分析的检索情况调查分析. 中华医学图书情报杂志, 2013, 22 (5): 9-16.

第五章　病因证据的评价与应用

循证医学强调评价证据的真实性、重要性和适用性，从而更有针对性地应用证据指导医疗实践，解决患者的实际问题，提高医疗质量。对不明原因的疾病进行病因学研究是为了：①弄清病因、确定危险因素，以进一步通过诊断估计危害程度；②针对病因和危险因素进行干预（包括预防和治疗）以控制疾病。因此，病因和危险因素分析与评价是进行循证诊治的前提。

第一节　病因证据概述

一、致病因素

病因或致病因素（etiological factor）是指作用于人体后在一定条件下可导致疾病发生的外界客观存在的生物、物理、化学和社会等有害因素，或人体本身的不良心理状态及遗传缺陷等因素。病因学（etiology）是研究致病因素作用于人体，在内外环境综合影响下导致人体发病及其发病机制的科学。

二、危险因素

危险因素（risk factor）是指与疾病发生及其消长具有一定因 - 果关系的因素，但尚无充分依据能阐明其明确的致病效应。但这些因素存在时其相关疾病（事件）发生率会相应增高；而当其被消除后，该病（事件）发生率随之下降。如吸烟、高血压、高胆固醇血症等为缺血性心脏病的危险因素。

三、病因的致病效应

病因的致病效应非常复杂，有 1 种病因引起 1 种疾病，如结核分枝杆菌致结核病等传染性疾病；也有 1 种病因引起多种疾病，如乙型溶血性链球菌感染，既可以引起猩红热，又与急性风湿热、肾小球肾炎发病有关；还有多个病因引起 1 种疾病，如高胆固醇血症、高血压、糖尿病、吸烟、肥胖及遗传与缺血性心脏病的关系。

四、病因研究的重要性

医学研究的最终目的是治愈疾病，改善人类的生存质量和延长寿命。疾病发生后研究如何治疗固然重要，在其发生前改善和治疗可能的病因从而阻止疾病发生更重要。两千多年前的《黄帝内经》中就提出"上医治未病，中医治欲病，下医治已病"，即医术最高明的医师不是擅长治病，而是能预防疾病。病因研究对发现疾病的致病因素并进行预防和控制极为重要。同时，患者患病后除关注如何治疗外，常常问及"我为什么会得这个病？有什么因素导致我得这个病？为什么别人不得这个病而我得了这个病？"这些问题不仅和医师的临床决策相关，而且有助于医师和患者及其家属进行有效沟通和交流。为了回答这些问题，虽可以此立题开展临床研究，但繁忙的临床医师不可能自己研究患者的每个问题。常用的方法是在文献中寻找相关科学研究证据，通过他人的研究结果来回答提出的问题，即进行"循证临床实践"。

第二节　提出问题

一、临床病案

55 岁男性常规体检发现糖化血红蛋白（glycated hemoglobin subscript 1c，HbA1c）为 6.3%，不吸烟、不饮酒，无糖尿病、心脏病史。患者前来咨询：他的糖化血红蛋白水平似乎偏高，将来有无可能发展为糖尿病？

二、初始临床问题

目前国际上已经将糖化血红蛋白水平高于 6.5% 作为糖尿病的诊断指标。那么如果糖化血红蛋白在 6.5% 以下时，较高的糖化血红蛋白水平（如 6.0%~6.5%）是否会导致未来发展为糖尿病的可能性增大？（或①是否增加他未来发生糖尿病的风险？②是否和未来发生糖尿病有关联？③是否为糖尿病的危险因素？）提得好的临床问题既要避免过于笼统导致不能解决；也要避免过于狭窄和局限而不能获得足够信息来解决。

三、转换成可回答的临床问题

（一）转化问题的重要性

当临床医师自己提出临床问题或面对患者提出的临床问题时，并非立即着手于检索证据而是在开始检索证据前，先结合自己的临床知识，把问题转化为一个可以回答的临床问题，关键词就会自然凸现，方便我们检索；也让我们能进一步明确临床问题的性质：是病因、预后、诊断或防治？这有助于我们针对临床问题选择检索的最佳数据库。若为预后或病因问题，首选数据库就不是主要发表防治性研究系统评价的Cochrane图书馆。

（二）将初始临床问题转化为可回答的临床问题

通常转化原始问题时使用PICO要素，但病因学关注的重点是暴露而非干预，故将I换为E（exposure），将原始问题构建如下：

P：未达糖尿病诊断标准的成年人；

E：糖化血红蛋白为6.0%～6.5%；

C：糖化血红蛋白低于6.0%；

O：糖尿病发生率。

由此将患者提出的问题转化为可以回答的临床问题：糖化血红蛋白低于但接近6.5%时，其水平是否与糖尿病的发生率呈正相关关系？

第三节 检索相关研究证据

一、选择数据库

最佳数据库的选择与多种因素有关：如临床问题类型、可获得性、时间等（详见第四章）。

（一）首选循证知识库

循证解决临床问题，查证用证首选循证知识库（即Summaries类数据库，如UptoDate、Clinical Evidence等），但循证知识库均需收费，且证据的覆盖面相对较小。

（二）次选非Summaries类数据库

当所在单位没有订购循证知识库或在循证知识库中未检获相关证据时，免费或证据范围更全面的非Summaries数据库（如PubMed等）是次佳选择。

二、确定检索词

根据构成本例问题PECO要素提炼出检索词包括：nondiabetic adult、glycated hemoglobin、A1c、diabetes、cardiovascular risk等。

三、检索相关数据库

（一）检索循证知识库

首先以检索式"glycated hemoglobin AND diabetes"检索UpToDate，检索结果专题列表中的第一个专题是"Screening for diabetes mellitus（糖尿病的筛检）"，其右侧的专题大纲中有标题"Risk factors（危险因素）"。

循证知识库中的专题文章篇幅通常较长，应注意同义词和简称的替换查找，并善用Ctrl+F（查找功能）查找关键词才能快速定位所需证据。最后定位到"TYPE 2 DIABETES（2型糖尿病）"-"Screening tests（筛检）"-"Hemoglobin A1C（糖化血红蛋白）"，该小节指出A1C在6.0%～6.4%时发展成2型糖尿病的可能性很高，且美国糖尿病协会认为A1C在5.7%～6.4%时其水平与2型糖尿病的发生风险呈正相关关系。至此本例问题检索到相关证据。

（二）检索非Summaries类数据库

当无法检索循证知识库时，还可检索PubMed等非Summaries类数据库。在此以PubMed中的Clinical Queries工具为例介绍检索过程。

采用检索式"nondiabetic adults AND glycated hemoglobin AND diabetes AND cardiovascular risk"进行检索，左侧"Clinical Study Categories"中的"Category"选择"Etiology"，"Scope"可根据搜索结果的数量选择。若结果过少则选择"Board"以扩大检索范围，若结果过多可选择"Narrow"缩小检索范围，本例选择"Narrow"，共检出21篇原始研究论文及2篇系统评价。再依次阅读这些文献的题目、摘要和全文，可进一步缩小检索范围。最后找到1篇原始研究与本例问题密切相关："Selvin E, Steffes W, Zhu H, et al. Glycated hemoglobin, diabetes, and cardiovascular risk in nondiabetic adults. *N Engl J Med*, 2010, 362：800-811."，该研究结果显示A1C水平≥5.0%时，糖尿病的发病风险与A1C水平呈正相关。但该结果（即在非Summaries数据库中检出的原始文献或系统评价）不能作为证据直接用于临床实践，还需评价其证据质量。

第四节 评 价 证 据

循证知识库中检出的证据已经过专家筛选和评价，但在使用这些证据时仍需查看作者的资质、文章编辑时间、其结论基于的证据质量和证据更新时间，综合判断其证据质量，在此不作详述。本节主要以上述 PubMed 检索结果中 Selvin E 的研究为例展示原始研究的病因证据质量评价过程。

一、证据的真实性

评价病因研究证据真实性的原则见表 5-1。

表 5-1 评价病因研究证据真实性的原则

病因研究证据真实性评价：
1. 病因证据是否采用了论证强度高的研究设计方法？
2. 试验组和对照组的暴露因素、结局测量方法是否一致？
3. 随访时间是否足够长？
4. 病因证据因果效应的先后顺序是否合理？
5. 病因与疾病之间有否剂量 - 效应关系？
6. 病因证据结果是否符合流行病学规律？
7. 病因致病的因果关系是否在不同的研究中反映一致？
8. 病因致病效应的生物学依据是否充分？

（一）病因证据是否采用了论证强度高的研究设计方法

有 1 项研究讨论住院对死亡率的影响。研究者通过比较同一社区住院患者与年龄、性别相似的非住院患者的病死率，得出结论支持住院患者病死率高，住院和病死率相关。但此结果并不真实，原因是住院患者病情往往比非住院患者更严重，故住院患者有更大的死亡风险。即因两组间患病情况不平衡导致暴露因素（住院）与结果（死亡）之间的虚假联系。

显然，评价某一研究结果的真实性应首先考虑暴露组与非暴露组间基线是否可比，即除暴露因素不同外，其他可能影响研究结果的重要特征在两组间是否相似可比。而基线是否可比，与研究是否采用了论证强度高的研究设计方法直接相关。

病因研究方法按其论证强度高低排序依次分为多个 RCT 的系统评价、单个 RCT、队列研究、病例 - 对照研究、描述性研究。

1. 随机对照试验 RCT 的受试对象被随机分配到试验组或对照组，使可能影响结局的因素（包括已知和未知因素）在两组间均衡分布，从而消除

未知混杂因素的影响。加之研究者能主动控制暴露因素或治疗措施，这是其论证强度高的原因之一。RCT 最常用于确定某干预措施的疗效，也可用于研究某暴露因素或措施的致病效应，在讨论因－果关系时论证强度最高。

但两方面原因限制了采用 RCT 研究某暴露因素的致病效应：①当我们认为某暴露因素可能有害时，将受试对象随机分配入暴露组和非暴露组，强制研究对象接受可能有害的因素存在伦理问题。如研究吸烟与肺癌的关系，将受试对象随机分配入吸烟组和不吸烟组显然不可行。②在研究某些暴露因素的致病效应时，常常需要很大的样本量和很长的观察期，可行性较差。如吸烟导致肺癌的发生常常需要 10 年或更长时间，若设计 RCT 来观察，随访 10 年几乎不可能。一般若某结局事件或疾病效应的发生率 <1%，采用 RCT 研究的难度极大，需大量受试对象和巨额经费。因此，基于上述伦理问题和可行性差，RCT 在病因学研究中极为少见。仅仅在病因学研究的特殊类型——不良反应研究中可以见到 RCT 的身影。也正因为病因学研究中原始 RCT 很少，也就很难形成论证强度更高的 RCT 系统评价。

2. 队列研究 队列研究作为 RCT 不可行时的最优替代方案，在确定因－果关系时论证强度较佳且可行性较好，但其确定因－果关系的论证强度弱于 RCT。

以第二节的临床问题为例设计 1 项队列研究应为：1 组糖化血红蛋白为 6.4% 的成年人和 1 组糖化血红蛋白 <6.4% 的成年人，入组时两组研究对象均无糖尿病、心血管疾病和脑卒中病史，随访一段时间后，分别确定两组糖尿病的发生率及其差异。上述根据糖化血红蛋白水平将受试者分为 2 个队列是自然形成，而不由研究者干预和决定。

队列研究与 RCT 的区别在于：被观察人群的暴露与否不是随机分配形成，而是由被观察人群或医师自行决定或自然形成。因此不像 RCT 存在伦理问题，不需主动控制，随访的人力物力较少，可行性较好。

前瞻性队列研究在自然状态下对人群进行观察，暴露因素自然存在于人群中，研究者无法主动控制，暴露人群的某种与结局有关的重要特征可能与对照人群不同，因而影响结果的真实性，即队列研究容易受混杂因素影响。研究者必须测量和报告两个队列的基线特征，并评价其可比性，或用统计学方法校正已知混杂因素的影响。即便如

此, 一些研究者不知道或没有记录的重要影响因素仍可能在两组间不平衡, 从而导致结果差异。因此, 队列研究的真实性和论证强度次于 RCT, 基于多个队列研究的系统评价的真实性优于单个队列研究。

3. 病例 - 对照研究 若结局需要观察很长时间才能发生, 前瞻性大型队列研究可行性差, 需要选择其他类型的研究, 如病例 - 对照研究。

病例 - 对照研究是一种回顾性研究方法, 是对出现某种结局的病例和未出现的对照, 回顾性调查其过去或最近有无暴露某些危险因素, 再比较两组的暴露情况。适用于罕见病和潜伏期较长或致病效应发生需要较长时间疾病的病因研究, 其时间短, 省钱省力, 对患者无害, 可较容易地同时探索多种暴露因素和研究结局间的可能关系, 被广泛用于病因学研究。

注意: 病例 - 对照研究比队列研究更易受混杂因素的潜在影响。当从医院选择病人时, 有暴露经历的病人比没有暴露经历的病人入院率更高, 可能扭曲结局和暴露间的关系。对照组选择不当会导致虚假关联。因此对可疑的危险因素, 对照组应该与病例组有相同暴露机会。

4. 横断面研究和描述性研究 寻找病因问题答案时最常见横断面研究文章。但这类研究比病例 - 对照研究更易出现偏倚。如研究者可同时观察 2 组老年男性, 1 组糖化血红蛋白为 6.4%, 另 1 组糖化血红蛋白 <6.4%, 调查两组受试者糖尿病的患病情况。该研究因暴露与结局同时存在, 所面临的最大问题是难以确定先有暴露还是先有结局, 显然无法得出恰当的因 - 果时相关系结论。和队列研究及病例 - 对照研究一样, 横断面研究也需要调整混杂因素的影响。

若结局事件极罕见或由罕见原因引起, 描述性病例报告或病例系列也可作为参考。但因此类研究缺少对照组, 通常只能用于产生病因学假设, 还

需要进一步开展其他研究以验证因果关系。关于研究类型和对象选择等方法学信息通常可在文章摘要和方法学部分找到, 纳入对象的特征通常在结果部分描述。各种病因学研究的论证强度总结见表 5-2。

在上文提到的例子中, 最后我们找到的证据是 1 篇队列研究文章, 其论证强度高于普通病例 - 对照研究。

(二)试验组和对照组的暴露因素、结局测量方法是否一致(是否客观或采用了盲法)

若 1 个研究对不同组间暴露因素和临床结局的测量方式一致, 则该研究的结果可信。病例 - 对照研究是在明确受试者处于病例组和对照组后回顾性调查其是否曾有暴露, 因此应特别注意病例组和对照组间对暴露因素的测量方法是否相同。对 RCT 或前瞻性队列研究, 暴露组和非暴露组已事先确定, 因此应特别注意测量暴露组与非暴露组临床结局指标的方法是否一致。此时, 采用盲法特别重要。若研究采用了盲法, 即前瞻性研究中测量结局的人不知道暴露情况, 或回顾性病例 - 对照研究中调查暴露情况的人或被调查者不知道研究假设和目的, 研究结果的可信度更高。

例如: 若以队列研究讨论糖化血红蛋白水平和糖尿病的发生情况, 研究者对糖化血红蛋白相对高者容易更仔细和更早期的筛查糖尿病, 从而导致结果偏倚。实际上, 结局测量者知道暴露情况时, 他们关心暴露组是否会发生相关结局, 确实可能检查得更仔细, 使一些原本可能忽略的结局或早期结局被检查出来, 导致暴露队列的结局发生增加的结果, 这就是监测偏倚(surveillance bias)。现假设有 1 个病例 - 对照研究也是研究糖化血红蛋白和糖尿病的关系, 若调查者知道研究假设和目的, 则他们询问糖尿病患者之前的糖化血红蛋白水平可能会更仔细(调查者偏倚, interviewer bias)。同样, 糖尿病病人在回忆自己的糖化血红蛋白水平也

表 5-2 各种常用病因学研究的论证强度

设计	开始点	结果评价	优势	缺点	论证强度
随机对照试验	暴露状态	结局事件	可比性好	可行性差	++++
队列研究	暴露状态	结局事件	多为前瞻性, 设有同期对照	影响内部真实性	+++
病例 - 对照研究	结局事件	暴露状态	克服研究时间延迟, 样本需要较少	影响内部真实性	++
横断面研究	暴露状态 / 结局事件	结局事件 / 暴露状态	方法简单易行	影响内部真实性	+
病例系列 / 报告	结局事件	暴露状态	方法简单易行	影响内部真实性	+

会更仔细,对可能的暴露更敏感,更可能回忆起自己的暴露情况(回忆偏倚,recall bias),从而导致结果偏倚。

有关暴露和结局测量方法的信息通常可以从文章的方法和结果部分获取。

上文我们检索到的文章中,关于暴露组和非暴露组其糖化血红蛋白水平测定方法和是否患有糖尿病的评定方法在2组间一致。因2组糖化血红蛋白水平的测定是在实验室用同样方法测定,相对客观。文中虽未提及是否采用盲法评定2组糖尿病发生情况,但糖尿病的评定是基于血糖水平,比较客观。

(三)随访时间是否足够长,是否随访了所有纳入研究对象

随访时间是否合适是影响研究结果真实性的重要因素之一。随访时间太短易得到假阴性结果,从而影响研究结果的真实性。随访时间太长,研究的可行性较差,容易受到混杂因素的影响。随访时间的确定与暴露因素导致结局发生的自然病程相关。

以"吸烟是否增加患肺癌的风险"为例,若仅随访几周或几月,结果会发现吸烟和肺癌间无关联。这种情况下我们不能确定是吸烟不会引起肺癌,还是观察时间太短,吸烟的致病作用尚未表现出来。观察期的长短应根据疾病发生的自然史确定。

理想的研究状态是所有研究对象都完成随访,无失访。有的失访对象在某些重要研究特征方面与随访到的病例差别很大,也可能发生我们所关注的结局从而影响研究结论,即随访偏倚(attrition bias)。失访多少直接影响研究结果的真实性?病例对照研究不涉及失访;前瞻性队列研究或RCT要考虑失访病例数对结局指标的影响。一般要求随访途中丢失的病例≯总观察例数的10%;一旦>20%,结果很可能失去真实性。

上文我们检出的队列研究,纳入时间为1990～1992年,平均随访14年,参与者80%完成了随访,通过专业知识分析是合理的。

(四)病因证据因果效应的先后顺序是否合理

研究危险因素时,若能明确暴露因素(即可疑的危险因素)的出现早于不良结局的发生,则研究结果的真实性高。但若暴露因素和结局同时被调查,谁因谁果必须慎重。

因果效应顺序的确定主要有赖于队列研究、病例-对照研究、描述性研究等,描述性研究对因果效应时相顺序的确定论证强度低。

上文我们检出的文章是队列研究。文中表明:研究对象在进入队列观察时已确诊的糖尿病患者被预先排除。研究对象被纳入之初就已经采集了血液样本,此后用该样本测定糖化血红蛋白,研究者根据糖化血红蛋白的水平将队列分为不同组别,再在队列随访过程中观察糖尿病的发生情况。因此该研究中糖化血红蛋白水平和糖尿病发生前因后果的时相关系尚属确定。

(五)病因与疾病之间有否剂量-效应关系

暴露因素(即可疑的危险因素)与不良结局间是否有剂量-效应关系指致病效应与暴露剂量或暴露时间是否具有显著相关性。当暴露因素和不良结局呈现剂量-效应关系时,结果的真实性较高。

上文我们找到的文章提及随着糖化血红蛋白升高,发生糖尿病的危险增高,提示可能存在剂量-效应关系。

(六)病因证据结果是否符合流行病学规律

病因学研究中符合流行病学规律的表现为:改善和终止可疑的危险因素伴随着不良结局事件的发生下降或消失;危险因素重新出现时,不良结局再次出现。或在危险因素高发的地区或时间段里,可能与之相关的不良结局事件也高发。而在危险因素低发的地区,其相关不良结局事件的发生也较低,则可称为有一定流行病学规律。

我们检出的队列研究未提供这方面信息,临床医师可进一步查询其他相关证据。

(七)病因致病的因果关系是否在不同的研究中反映一致

对某暴露因素(即可疑的危险因素)与某种不良结局的研究,若不同地区和时间、不同研究者和不同设计方案的研究都获得一致结论,则这种病因学的因果效应较为可信。

我们的检索发现:来自不同国家及不同研究者的多个研究都提示相似的研究结果,但没有更高质量的队列研究提示相似的结果。

(八)病因致病效应的生物学依据是否充分

如果病因学研究揭示的因果关系有生物学合理性(如存在可靠的病理生理学机制等),则可增加因果联系的证据,结果的真实性高。

上文我们检索到的文章提及了糖化血红蛋白的临床价值,和糖尿病的相关性有生物学合理性。

总结:评价病因学研究证据真实性的指标中前三条最重要。若文献不能满足前三条,说明结果的真实性较差,不能作为指导临床医疗实践的证据,应继续寻找其他文献。

二、证据的重要性

所评价文献满足了真实性评价原则后，需要进一步明确暴露与结局的因果关系是否有足够强度和精确度（表5-3为评价病因研究证据重要性原则）。

表5-3　评价病因研究证据重要性的原则

病因研究证据的重要性评价
1. 病因与疾病之间的因果相关强度有多大？
2. 因果相关强度的精确性如何？

（一）暴露因素与不良结局间的关联强度如何？

如前所述，一个病因问题可通过几种不同的研究设计来回答。不同研究设计估计暴露和结局间联系强度的方法不同。在RCT和前瞻性队列研究中，关联强度用暴露组相对非暴露组发生不良结局的危险性来确定，即相对危险度（relative risk，RR）。计算方法是：$[a/(a+b)]/[c/(c+d)]$。

以"糖化血红蛋白升高是否会导致糖尿病发生率增高"为例：

若采用前瞻性研究来讨论糖化血红蛋白和糖尿病发生的关系，其研究结果的四格表见表5-4。

若采用回顾性研究来讨论糖化血红蛋白和糖尿病发生的关系，其研究结果的四格表见表5-5。

表5-4　糖化血红蛋白和糖尿病发生（前瞻性研究）

组别	有害结局——糖尿病		合计
	发生	不发生	
糖化血红蛋白水平高组	a	b	$a+b$
糖化血红蛋白水平低组	c	d	$c+d$

表5-5　糖化血红蛋白和糖尿病发生（回顾性研究）

		糖尿病组	对照组
糖化血红蛋白	高水平组	a	b
	低水平组	c	d

若在1000名有某种暴露因素的人群中，其中20人出现某种不良结局：$a=20$，$a/(a+b)=2\%$；若1000名没有这种暴露因素的人群中2人出现该不良结局：$c=2$，$c/(c+d)=0.2\%$。则相对危险度（RR）为：$2\%/0.2\%=10$。即有暴露因素的人发生这种不良结局的危险性是无暴露因素的10倍。

病例对照研究中，调查者是按患病或不患病选择研究对象（而不是暴露与否），所以不能计算"发病率"，只能用比值比（odds ratio，OR）来间接估计关联强度。计算方法是：$OR=(a/c)/(b/d)=ad/bc$。

若纳入100个有不良结局的病人为病例组，其中90人有暴露史，则$a=90$，$c=10$；同时收集100个无不良结局者为对照，发现其中45人有暴露史，则$b=45$，$d=55$。则$OR=ad/bc=(90\times55)/(45\times10)=11$。即有暴露史的患者发生该不良结局的可能性是没有暴露史者的11倍。

RR或OR>1说明有暴露史的人发生所研究不良结局的危险性增加。若RR或OR=1，则有暴露史的人发生不良结局的危险性和没有暴露史的人无差别。反之，若RR或OR<1，则暴露于可疑因素的人发生不良结局的危险性小于无暴露史的人，RR/OR离1越远则关联越强。注意：评估因果关联强度时，需要同时考虑研究设计的论证强度。如：一个高质量的RCT比队列研究和病例对照研究产生偏倚的机会小，因此，RCT即使关联强度比队列研究和病例对照研究稍小，其因果联系也能确定。

不良结局或疾病的严重程度也影响因果关联强度的评估。对某种轻微有害的不良结局或疾病来说，若1个病例对照研究的OR值<4，可能不会引起重视。但当不良结局或疾病的严重程度增加时，可能需要引起重视的OR值会相应降低。与病例-对照研究相比，队列研究出现偏倚的可能性稍小，所以对较严重不良结局或疾病而言，如果RR≥3就需要引起重视。

RR或OR虽可描述关联强度的大小，但有时需把关联强度指标转换为病人和医师更易理解和使用的度量指标。"多发生1例不良结局所需要暴露的患者数（number needed to harm，NNH）"，指暴露于某因素的人群，与对照组相比多发生1例不良结局所需暴露的人数。

RCT和队列研究可以直接计算NNH，NNH为暴露组与非暴露组不良结局发生率之差的倒数，即绝对危险度增加率（absolute risk increase，ARI）的倒数。以前面提到的例子计算：前瞻性研究中，若有1000名患者接受了某种暴露，其中20人出现某种不良结局：$a=20$，$a/(a+b)=2\%$；如果1000名未接受这种暴露的患者中2人出现这种不良结局：$c=2$，$c/(c+d)=0.2\%$；$NNH=1/(2\%-0.2\%)=55.6$。即每暴露56位患者，就会多出现一例不良结局。

病例对照研究NNH的计算要复杂一些。①当OR<1时，NNH的计算公式为：$1-[PEER(1-OR)]/PEER(1-PEER)(1-OR)$；②当OR>1时，NNH的计算公式为：$1+[PEER(OR-1)]/PEER(1-PEER)(OR-1)$。这里，PEER（patient expected event rate）

是病人的预期事件发生率（即，不暴露于可疑危险因素时研究对象的不良结局发生率）。OR 相同的条件下，PEER 不同，得到的 NNH 值差别很大，所以计算 NNH 时，尽量准确地估计病人预期事件发生率很重要。

RR 或 OR 不能说明不良结局出现的频率，只能说明暴露组与非暴露组相比更多或更少出现不良事件的结果，故 NNH 给临床医师和病人的印象更直观。注意：RR 相同若不良结局发生率不同，得出的 NNH 也不相同。这时评估因果关系的强度需要综合考虑≥2 种指标。

上文我们检出的研究使用的统计学指标是风险比（hazard ratio, HR）。一般认为 HR 和 RR 意义一样，HR 常用于流行病学的队列观察性研究。其结果是糖化血红蛋白水平升高与糖尿病的发生风险增高相关，调整混杂因素后的 HR 分别为：①糖化血红蛋白在 5.5%～6.0% 之间，HR=1.77，95% CI：1.41～2.22；②糖化血红蛋白在 6.0%～6.5% 之间，HR=5.08，95% CI：3.93～6.56；③糖化血红蛋白>6.5%，HR=14.53，95% CI：10.53～20.04。本文提供了：①糖化血红蛋白在 5%～5.5% 之间时，糖尿病的发生率为 12%；②糖化血红蛋白在 6.0%～6.5% 之间时，糖尿病的发生率为 44%；由此计算得 NNH 为 3，即每 3 位糖化血红蛋白处于 6.0%～6.5% 之间的患者，就会比糖化血红蛋白处于 5%～5.5% 之间的患者多出现 1 例糖尿病。

（二）暴露因素与不良结局之间因果关联强度的精确度如何

除采用 RR 和 OR 值判断因-果关系强度外，还需用可信区间评价相关强度的精确度。常用方法是计算 RR 或 OR 的 95% 可信区间（confidence interval, CI），95% CI 范围越窄则其精确度越高。95% CI 不包含 1.0 时有统计学意义。

上文检出的研究中，糖化血红蛋白水平升高与糖尿病的发生风险增高相关，调整混杂因素后的 HR 分别为：①糖化血红蛋白在 5.5%～6.0% 之间，HR=1.77，95% CI：1.41～2.22；②糖化血红蛋白在 6.0%～6.5% 之间，HR=5.08，95% CI：3.93～6.56；③糖化血红蛋白>6.5%，HR=14.53，95% CI：10.53～20.04。由此可见可信区间均没有包含 1.0，有统计学意义。

三、证据的适用性

即考虑该证据能否用于当前病人，评价病因证据适用性的基本原则见表 5-6。

表 5-6　评价病因证据适用性的基本原则

病因证据的适用性评价：
1. 当前患者是否与病因证据研究对象特征类似？
2. 终止接触危险因素对你的患者利弊权衡如何？
3. 当前患者的价值观和期望值如何？

（一）当前患者是否与病因证据研究对象特征类似

需要从可能影响结局发生的多个方面来评估研究中的对象和当前患者是否相似，包括：人口学特征（年龄、性别构成、种族等）；病理生理学特征（不良结局产生的危险程度、对暴露因素的反应等）；社会学特征（社会地位、经济收入等）和观察机构是否相似等。尤其需要关注当前患者接触到的暴露因素和研究中的暴露因素是否有重要不同。若证据中的暴露因素在暴露剂量和持续时间等重要方面都与该患者不符，则证据不适用。可以从研究的纳入标准和排除标准判断该患者与研究中研究对象的相似性。也要关注对暴露因素的剂量和持续时间等的描述。

上文我们检出的研究在美国 4 个社区进行，研究对象中有黑种人和白种人，平均年龄 57 岁，女性占 58%。排除标准是：有糖尿病或心血管疾病病史。想一想：该患者和研究中的研究对象是否相似？可否使用该结果？

（二）终止接触危险因素对当前患者利弊权衡如何

主要从以下三个方面讨论当因果联系存在时，终止可疑的暴露因素给该患者带来的利弊：

①因果关系推论的强度（涉及研究的真实程度，研究设计质量，因果关系的强度在上文均有提及）；

②若继续接触暴露因素，患者发生不良结局的风险有多大；

③若脱离暴露因素，是否也会给患者带来不良后果；

若暴露因素的危险明确且巨大，决策也相对明确，即立即脱离暴露因素。

（三）该患者的价值观和期望值如何

对同一种暴露因素可能产生的不良后果，不同人、不同患者有不同看法和选择，因为他们对生命及其疾病价值观和期望值不同。如吸烟和肺癌的发生明确相关，但确实有相当多的人享受吸烟并愿意接受吸烟带来的不良反应；另一些人却认为为了减少肺癌发生，必须停止吸烟。临床决策过程中将患者本人特别的期望和偏好考虑在内很关键，可以请患者自己评估潜在的不良结局和暴露因素在他心目中的重要性，这需要结合该患者的价值观共同决定。

第五节　临床决策与后效评价

一、决策三要素

医学决策的基本要素是要正确确定病因及危险因素，但并非仅仅依靠文献资料中所提供的病因和不良结局的因果关系就能够产生医学决策。一个完整丰富且合理的医学决策必须包括：医师的临床经验和对患者的临床判断，当前可获得的最佳外部证据及患者的价值观，以上三要素缺一不可。

（一）医师的临床经验与判断（内部证据）

通过问诊、查体和实验室及辅助检查等综合分析，正确判断患者目前的主要问题是进行循证临床决策的前提。临床医师经常面临的问题是同一种疾病不同患者的临床情况千差万别。很多时候，诊断相同病情却相去甚远，稍有不慎，则可能在诊治过程中差之毫厘，失之千里。这既是医学的魅力所在，也是医学的挑战所在。医师依靠临床经验对具体患者深入了解其具体病情，通过认真问诊、查体和实验室辅助检查搜集足够资料，做出正确诊断，方能做出正确的临床决策。循证临床实践将医师的临床经验作为临床决策的三要素之一，通过循证临床实践，让更多医师获得了更多更好更广阔的获取知识和成长的机会。

（二）当前可获得的最佳外部证据

循证临床实践遵循的是证据。虽然期望针对每个临床问题都能找到高质量的研究证据，但科学研究有自身的发展规律和自限性，常常不一定能提供理论上质量最佳的证据。所以强调当前可获得的最佳证据就是我们临床决策的基础。针对一个病因问题，没有 RCT 不能说就没有证据。相关的队列研究或病例 - 对照研究也可是当前可得最佳证据。

（三）患者的价值观

医疗活动的主体除了医师，还有患者。患者有自己的想法和喜恶。不同国家和地区、不同宗教文化信仰的患者对同一问题的看法或价值取向可能相差甚远。如临床实践中常遇到有些糖尿病患者严格控制饮食，拒绝所有甜食，担心药物副作用，尽可能不服或少服降糖药物。另一些糖尿病患者则很看重生活质量，为了能吃自己喜欢的食物（如高糖饮料），宁愿增加降糖药物剂量。临床医师若不考虑患者的价值取向，即使根据患者病情、医师临床经验及当前可获得的最佳证据，做出从医师角度来看完全合理的临床决策，患者不一定满意，甚至出现医患关系不和谐。所以，临床医师在进行临床决策时，必须考虑并尊重患者的价值观。

二、对当前患者的最终临床决策

针对该病案，患者的具体病情相对简单，是一个代谢危险因素相对较少，仅有糖化血红蛋白偏高的中年男性。根据我们的临床经验，他未来发展为糖尿病的可能性确实高于糖化血红蛋白更低者。当前我们针对该临床问题所获得的最佳证据来自 1 个高质量队列研究，其结果同样显示患者的糖尿病风险增高。患者也明确地表示他对未来可能发生糖尿病的担心（这就是其价值观）。所以我们告知患者：他的担心正确，他未来发生糖尿病的风险确实高于糖化血红蛋白更低者，可以采取相应措施降低他的糖化血红蛋白水平。

三、后效评价

（一）临床决策实施后的效果

在查询证据，评价证据，并应用证据后，循证临床实践还不算完成。我们在实施临床决策后，还需要定期观察决策实施后的效果并做出相应评价。根据实施后的效果来检验我们的临床决策是否正确，不断改善和丰富我们未来的临床决策，从而不断提高和更新临床医师的专业知识和临床技能，更好地服务于患者。

（二）对临床实践的影响

每一次循证临床实践完成时都应想想：这次临床实践中我们遇到了什么问题？我们是怎样解决的？对我们今后的临床实践有何影响或改变？下一次如何能让我们的循证临床实践做得更好？这样才能不断改进我们循证临床实践的方法，提高临床决策的正确性和合理性。以本章所述病案为例，通过提出问题、查询证据、评价证据及应用证据，我们知道了针对无糖尿病的中年人，糖化血红蛋白在正常高值与将来发生糖尿病密切相关。临床工作中就应主动筛查这类糖尿病高危人群，并积极给予早期预防，才可能实现临床医师梦寐以求的"上医治未病"的理想。

谈到此，可能有医师或患者又将提出新的临床问题：还有哪些因素与糖尿病的发生有关？如何早期预防糖尿病……请充分发挥和运用你们已经掌握的"5As"循证临床实践技能：即提出问题（ask clinical question）、查询证据（acquire the best evidence）、评价证据（appraise the evidence）、应用证据（apply the evidence）和后效评价（after assessment），思考如何循证回答以上问题。

四、对未来科学研究的启迪

循证临床实践不仅是为当前临床问题寻找证据，帮助解决具体的临床问题，而且能在循证临床实践过程中得到很多对未来科学研究的启迪。

（一）该领域研究的现状

循证临床实践需要查阅和浏览大量文献资料，在此过程中常可对该临床问题所涉及研究领域的现状有大致了解。如针对本文中所涉及的临床问题，我们检索证据时就可了解到糖化血红蛋白和糖尿病等相关领域的研究现状。若继续进行该领域的研究视野更开阔，起点就更高，可避免对别人已明确回答的临床问题进行重复研究。

（二）尚未解决的关键临床问题

了解研究现状的目的之一是发现在该领域中还有哪些尚未解决的关键临床问题，为今后可能的科学研究提出方向。如通过本次循证查询证据，我们了解到美国已建立国家糖化血红蛋白标准化程序（national glycohemoglobin standardization program, NGSP），但即使通过了 NGSP 认证的不同糖化血红蛋白检测方法仍存变异，且可能影响糖化血红蛋白测定结果的准确性。我国目前尚未建立国家层面的糖化血红蛋白标准化程序，还不能将糖化血红蛋白水平作为诊断糖尿病的指标之一。且影响糖尿病发生的因素很多，哪些因素是糖尿病发生的独立危险因素也是目前尚未解决的临床问题。

（三）今后可能研究的方向

医师既是临床问题解决者、循证证据使用者，也参与临床研究，作为循证证据提供者。循证临床实践不仅提高了我们使用证据的技巧，还丰富了我们对于未来研究方向的认识。正如上述，建立中国糖化血红蛋白标准化程序就是该领域可能的研究方向之一；哪些因素是发生糖尿病的独立危险因素，也是目前有待进一步研究的课题。可见，循证临床实践非常有助于我们进行科学研究的选题。正如爱因斯坦所言："在科学面前，提出问题往往比解决问题更重要。"提出问题是解决问题的第一步，选准了研究题目，就等于完成科学研究写作的一半，题目选得好，可以起到事半功倍的作用。

在人类战胜疾病，追求健康的漫长征途中，如果只是关注出现疾病后如何医治，人类则将只能跟随在疾病的后面而疲于奔命。因此，发现疾病的原因是战胜疾病首要之重，因其可以采取针对性的预防措施，从而行之有效地达到最终战胜疾病的目的。我们希望有更多病因研究证据的涌现，也希望在对病因证据进行评价和应用的过程中，能促进质量更好的病因证据的出现，为人类征服疾病铺平道路。

（吴红梅　李　峻）

参 考 文 献

1. Guyatt H, Rennie D, Meade O, et al. Users' guides to the medical literature: a manual for evidence-based clinical practice. 2nd Edition. New York: McGraw-HilEducation, 2008.

2. Selvin E, Steffes W, Zhu H, et al. Glycated hemoglobin, diabetes, and cardiovascular risk in nondiabetic adults. *N Engl J Med*, 2010, 362: 800-811.

3. Smith A. Higher "normal" glycated hemoglobin levels were associated with increased risk for diabetes, CVD, stroke, and mortality in adults. *Ann Intern Med*, 2010, v153（1）: JC1-13.

4. Straus E, Glasziou P, Richardson S, et al. Evidence-based Medicine: how to practice and teach EBM. 4th Edition. Churchill Livingstone: Edinburgh, 2011.

第六章 诊断证据的评价与应用

疾病的诊断是一个复杂且不确定的过程，是直觉和推理的结合。有经验的临床医生在诊断时会采用两种方法：①将患者情况和以前见过的类似患者比较，很快发现二者情况相同，称为模式识别法或非分析法；②总结患者的病史特点并回顾和利用已有的知识来分析、演绎患者的诊断，称为分析推理法。优秀的临床医生会同时应用两种诊断方法，先采用快速的非分析方法进行诊断，若不能解决问题则采用较慢的分析推理方法。本章介绍的概率方法就是重要的分析推理法。

第一节 诊断性研究概述

诊断性研究主要用于诊断疾病，还用于筛查无症状患者、疾病随访、判断疾病的严重性、估计疾病临床过程及其预后、估计对治疗的反应等。诊断性研究的最终目的是改善患者的结局。

疾病诊断过程可分为以下步骤：①根据患者情况提出诊断假说及鉴别诊断，如"怀疑这个患者是否患病，可能患哪几种病"；②通过排除一些疾病缩小诊断范围，如"在提出的3个可能的诊断中已排除第1、2种，那么是否为第3种病"呢？③进行检查以确定诊断。

一、诊断性试验定义

诊断性试验（diagnostic test）是诊断疾病的试验方法，诊断性试验的"试验"是指从患者获取有关疾病更多信息的方法，包括实验室检查、病史采集、体检结果和影像学检查等。

二、诊断性研究方法

评估诊断性试验的优劣，必须和金标准进行对照。

（一）诊断性研究的设计方案

医师诊断疾病时要根据患者情况确定患者是否满足疾病的诊断标准。诊断疾病最理想的方法是采用金标准（gold standard）或标准诊断方法。金标准指当前公认的诊断疾病的方法。由于许多疾病的标准诊断方法比较复杂、可能给患者造成创伤、需要复杂的实验室设备等，临床医生在诊断疾病时往往不用金标准，而用诊断性试验替代。因此，必须了解诊断性试验的特性，才能理解其诊断价值。临床医生可自己进行诊断性研究或学习他人的诊断性研究结果来确定诊断性试验的价值。诊断性研究的目的是了解该试验的准确性，能正确反映诊断性试验准确性的指标包括敏感度、特异度、似然比等。与防治性研究不同，诊断性试验一般不采用干预性研究设计方案。评估诊断性试验诊断疾病的准确性时，基本设计方案为横断面研究，但若从研究对象纳入方式划分，又可分为诊断性队列研究方案及诊断性病例对照研究方案，而评估诊断性试验作为一种干预措施对使用或不使用该诊断试验患者结局的影响时，则采用RCT方案。

1. 诊断性队列研究方案（diagnostic cohort）
将怀疑患目标疾病的研究对象连续纳入研究，同时进行诊断性试验及金标准检查，根据金标准检查结果确定研究对象是否患病，同时比较诊断性试验和金标准结果。诊断性队列研究方案是诊断性试验最佳设计方案。

2. 诊断性病例对照研究方案（diagnostic case-control） 选择已确诊患者作为病例组，选择已确定无目标疾病的其他患者或正常人作为对照组，分别对2组研究对象进行诊断性试验，计算诊断性试验的敏感度、特异度等。由于诊断性研究的特殊性，采用前瞻性队列研究方案有一定困难，很多诊断性研究采用病例对照设计方案。但诊断性病例对照设计方案有较多缺陷，如不能连续纳入研究对象，病例组可能以晚期患者为主，而对照组选择困难等，可能产生多种偏倚，往往会夸大诊断性试验的敏感度和特异度。

3. 随机对照研究方案 将患者随机分为两组，一组进行诊断性试验并根据试验结果对患者进行相应处理，另一组患者不进行诊断性试验，按常规方法治疗，最后比较两组患者的结局是否有差别。

由于随即对照研究方案无法评估诊断性试验的敏感度、特异度和验后概率等，诊断性研究一般不采用该方案。然而，改善患者结局是诊断性试验的最终目的。随着循证医学理念的推广和深入，面对越来越多的实验室检查手段及不断增加的检查费用，人们不禁质疑诊断性试验能否改善患者的最终结局，即能否提高患者的生存率或减少不良事件的发生，或改善患者的生存质量。采用随机对照研究（RCT）方案可以评估诊断性试验能否改善患者的结局，对患者是否真正有用。如通过 RCT 证明在急诊科进行床旁肌钙蛋白检测，能大大缩短结果报告时间，缩短治疗前的等待时间等，目前许多医院急诊科已对急性胸痛患者常规进行肌钙蛋白床旁检测。但床旁检测和实验室检测相比，费用往往较高，由于非专业人员进行操作，检测质量难以保证，且目前还不能证明床旁检测肌钙蛋白能降低患者死亡风险或缩短住院时间。因此，还需要更多的随机对照试验证明床旁检测肌钙蛋白的价值。

（二）诊断性研究方法

1. 确定金标准 金标准（gold standard）又称为标准诊断方法或参考标准（reference standard），是医学界目前公认诊断疾病的最可靠、最有效、最佳方法，符合金标准者均患该病，不符合者不患该病。金标准通常包括活检、手术发现、病原体分离培养、尸检、特殊检查和影像诊断、长期随访结果等。此外，还包括由临床医学专家共同制定的各种诊断标准，如诊断急性风湿热的 Jones 标准等。诊断性研究根据金标准确定研究对象是否患病，若金标准选择不当会造成疾病分类错误，即疾病分类偏倚（disease classification bias），影响诊断性试验的真实性。因此，正确选择金标准十分重要。

2. 研究对象的选择 根据诊断性试验的不同设计方案，研究对象选择方法有所不同。诊断性队列研究方案纳入研究期间所有怀疑患目标疾病的患者作为研究对象，如研究肌酸激酶（CK）对急性心肌梗死的诊断价值，应纳入怀疑急性心肌梗死的患者，如急性胸痛患者作为研究对象，采用急性心肌梗死的标准诊断方法确定研究对象是否患急性心肌梗死，同时检测 CK。

如采用诊断性病例对照研究方案，则选择已确诊患者作为病例组，选择已确定不患目标疾病的其他患者或正常人作为对照组。采用病例对照研究要特别注意病例组的代表性，即应包括典型和非典型患者、轻型和重型患者、无并发症和有并发症的患者及病程早、中、晚期患者。对照组应包括容易

与目标疾病混淆的其他疾病患者。病例组选择不当会影响诊断性试验的敏感度，而对照组选择不当往往夸大诊断性试验的特异度。

诊断性研究纳入的研究对象决定了其适用范围。临床上不需要用诊断性试验来区分正常人与重型患者。但临床上不能确诊、难以和其他疾病进行鉴别或无法确定疾病严重程度时，需要进行诊断性试验。因此，诊断性试验所选择的研究对象应与临床实际情况相似，纳入所有可能与目标疾病混淆的研究对象及疾病的各种类型和不同时期，选择这样的研究对象不仅有广泛的代表性，有利于轻、中、重各型疾病的诊断，而且有利于鉴别诊断。因此，诊断性试验不宜纳入完全无病的正常人。

3. 盲法、独立和同步比较诊断性试验和金标准结果 进行诊断性研究时应盲法对比诊断性试验结果和金标准诊断结果，即诊断性试验的实施、结果判断不能受金标准影响，反之亦然。此外，诊断性试验和金标准检验最好同步进行，其间隔时间不能太长，以免病情变化影响结果的准确性。

4. 列出四格表 比较诊断性试验结果与金标准诊断结果，列出四格表（见表 6-1）。

表 6-1 诊断性试验四格表

诊断试验	金标准		合计
	有病	无病	
阳性	a 真阳性（TP）	b 假阳性（FP）	a+b
阴性	c 假阴性（FN）	d 真阴性（TN）	c+d
合计	a+c	b+d	N

表 6-1 中，经过金标准诊断有病者为 a+c，其中 a 为诊断性试验阳性者，即真阳性数（true positive, TP），c 为诊断性试验阴性者，即假阴性数（false negative, FN），假阴性相当于临床上漏诊；经金标准诊断为无病的研究对象为 b+d，其中 b 为诊断性试验阳性，即假阳性数（false positive, FP），相当于临床上误诊，d 为诊断性试验阴性，即真阴性（true negative, TN）。

（1）敏感度（sensitivity, SEN）或真阳性率（true positive rate, TPR）：有病者诊断性试验阳性的比例，计算公式为：

$$SEN(TPR) = \frac{a}{a+c} \qquad （公式 6-1）$$

1-SEN 称为假阴性率（false negative rate, FNR），即有病者诊断性试验阴性的比例。

（2）特异度（specificity, SPE）或真阴性率（true

negative rate，TNR）：无病者诊断性试验阴性的比例，计算公式为：

$$SPE = \frac{d}{b+d} \qquad （公式6-2）$$

1-SPE 称为假阳性率（false positive rate，FPR），即无病者诊断性试验阳性的比例。

（3）准确度（accuracy，ACC）：诊断性试验正确诊断的比例，计算公式为：

$$ACC = \frac{a+d}{a+b+c+d} \qquad （公式6-3）$$

（4）阳性预测值（positive predictive value，+PV）：诊断性试验阳性者中患病者的比例，即若患者诊断性试验阳性，其患病的可能性。阳性预测值等于阳性结果的验后概率。计算公式为：

$$SEN = \frac{a}{a+b} \qquad （公式6-4）$$

（5）阴性预测值（negative predictive value，-PV）：诊断性试验阴性者中不患病者的比例。即诊断性试验结果阴性时，不患病的可能性。-PV = 1 - 阴性结果的验后概率，计算公式为：

$$-PV = \frac{d}{c+d} \qquad （公式6-5）$$

（6）阳性似然比（positive likelihood ratio，+LR）：有病者诊断性试验阳性的概率和无病者诊断性试验阳性的概率之比，或真阳性率和假阳性率之比。阳性似然比反映了诊断性试验阳性时患病的可能性大小，阳性似然比越大，试验结果阳性者患病的可能性越大。阳性似然比的计算公式为：

$$+LR = \frac{TPR}{FPR} = \frac{a}{a+c} / \frac{b}{b+d} = \frac{SEN}{1-SPE}$$
$$（公式6-6）$$

（7）阴性似然比（negative likelihood ratio，-LR）：有病者诊断性试验阴性的概率与无病者诊断性试验阴性的概率之比，或假阴性率和真阴性率之比。阴性似然比反映了诊断性试验结果为阴性时患病可能性大小。阴性似然比的计算公式为：

$$-LR = \frac{FNR}{TNR} = \frac{a}{a+c} / \frac{d}{b+d} = \frac{1-SEN}{SPE}$$
$$（公式6-7）$$

（8）多水平似然比（multi-level likelihood ratio）：如果诊断性试验结果是连续性资料，如身高、体重、转氨酶等，可将试验结果划为不同的范围或水平段（level），计算各水平段似然比。多水平似然比

可以更好的利用诊断信息。多水平似然比计算公式为：

$$\text{多水平}\atop\text{似然比} = \frac{\text{有病者诊断性试验结果在某范围的比例}}{\text{无病者诊断性试验结果在该范围的比例}}$$
$$（公式6-8）$$

（9）患病率（prevalence，PREV）：患病率指纳入诊断性试验的全部研究对象中有病者所占的比例。患病率影响阳性或阴性预测值。患病率计算公式为：

$$PREV = \frac{a+c}{a+b+c+d} \qquad （公式6-9）$$

（10）ROC 曲线：ROC 曲线（receiver operating characteristic curve）又称为受试者工作特征曲线，是比较不同诊断性试验的方法，也是临床上用于确定参考值临界点（cutoff point）的方法。若试验结果为计量资料，即连续变量，可采用不同值作为临界点（至少要计算5个临界点的指标才能做ROC曲线），计算各点的敏感度、特异度，以敏感度即真阳性率为Y坐标、1-特异度即假阳性率为X坐标，做出曲线，即为ROC曲线。例如对360例怀疑急性心肌梗死的患者检测血清肌酸磷酸激酶（CPK），分别以1、40、80、280、400作为临界点计算各点的敏感度、特异度，结果如表6-2。

表6-2　血清CPK不同临界点诊断急性
心肌梗死的敏感度、特异度

	>400	≥280	≥80	≥40	≥1
SEN	13.8%	42%	93%	99%	100%
SPE	100%	99%	88%	68%	0%

以敏感度为Y坐标、1-特异度为X坐标，绘制ROC曲线，如图6-1：

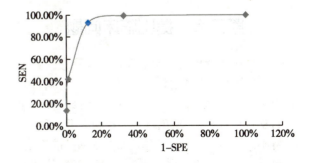

图6-1　CPK诊断急性心肌梗死的ROC曲线

ROC 曲线可反映诊断性试验的特性。从ROC曲线可以看出，敏感度增加，特异度减小，反之亦然。曲线越靠近左上，曲线下面积越大，诊断性

试验的性能越好。ROC 曲线上最靠近左上的临界点，诊断准确性最大。比较不同试验的 ROC 曲线，可以了解哪个试验更好。ROC 曲线上经过各点的切线斜率，即为该点的阳性似然比。ROC 曲线越靠近 45 度对角线，则试验的诊断性能越差，如果曲线与 45 度对角线重合，则似然比为 1，该试验毫无价值。

三、诊断性研究证据分级

和其他研究一样，由于研究设计、研究对象选择、金标准确定、结果评估等方面的差异，诊断性研究结果的真实性也存在差别。为此，2001 年英国牛津循证医学中心将证据分级与推荐级别相结合，提出了一套证据分级方法，可用于预防、诊断、治疗、预后和危险因素等领域的研究证据。牛津循证医学中心于 2011 年对证据分级方法进行了修订，修订版取消了推荐级别（表 6-3），修订后的证据分级更简单、更符合实际情况、便于应用。

表 6-3 诊断性研究证据的分级
（牛津循证医学中心，2011）

证据分级	诊断性研究
1 级	采用相同金标准及盲法的横断面研究的系统评价
2 级	采用相同金标准及盲法的单个横断面研究
3 级	非连续纳入受试者的研究，或金标准不一致的研究
4 级	病例对照研究，或研究采用的金标准较差，或非独立金标准
5 级	基于机制的推理

作者注：1 级、2 级证据中的横断面研究指诊断性队列研究设计方案

第二节　提出临床问题

临床医生诊断时常常需要借助各种诊断技术和方法明确患者是否患病及患何种疾病，患病可能性有多大等。面对越来越多的实验室诊断技术如何科学快速选择，为避免盲目选择和应用，医生需了解不同诊断技术和方法诊断某种疾病的准确性、安全性、适用性和经济性。如血清抗 -PPD 抗体对结核的诊断价值；肿瘤标志物对肿瘤的诊断价值；血清铁蛋白诊断缺铁性贫血的价值等。临床工作中常常通过查询他人的研究结果来解决这些临床问题。

临床病案

文献报道，有些自身免疫性疾病可能与幽门螺杆菌感染有关，清除幽门螺杆菌对病情可能有帮助。现有一位门诊原发性血小板减少性紫癜（idiopathic thrombocytopenic purpura, ITP）患者，医生想了解该患者是否合并幽门螺杆菌感染。考虑到患者不能做胃镜检查诊断幽门螺杆菌感染，医生 A 提出了做 ^{13}C 呼气试验，医生 B 提到抗幽门螺杆菌抗体血清学检测更方便且更便宜。那么，能否采用相对无创的血清学试验检查该患者是否合并幽门螺杆菌感染呢？

一、提出临床问题

幽门螺杆菌感染除和消化性溃疡发病有关外，近年还发现和一些自身免疫性疾病如 ITP 等发病有关，清除幽门螺杆菌治疗可能对一些患者有效。筛查幽门螺杆菌常用方法有 ^{13}C 呼气试验、粪便幽门螺杆菌抗原、内镜活检、脲酶快速试验、胃黏膜组织幽门螺杆菌培养、血清抗幽门螺杆菌抗体检测等。^{13}C 呼气试验需要患者提前预约，空腹准备；内镜活检、脲酶试验、幽门螺杆菌培养需要胃镜取黏膜组织检查；粪便检查取标本不方便。而血清学检查相对简单，不需特殊准备，随时能采集标本，患者无痛苦。但血清学检测是否准确呢？

临床问题：

怀疑合并幽门螺杆菌感染的患者，血清抗幽门螺杆菌抗体（抗 -Hp）检测准确性如何？

二、构建临床问题

为便于检索，诊断性试验的问题也推荐采用 PICO 要素，如下：

P（patient）：怀疑合并幽门螺杆菌感染者；

I（intervention）：血清抗 -Hp 检测；

C（comparison）：内镜活检，脲酶检测，培养；

O（outcome）：诊断幽门螺杆菌感染。

第三节　检索相关研究证据

一、选择数据库

目前尚无专门针对诊断性研究证据的数据库，只能通过综合性数据库检索诊断性试验证据。证据检索原则为首先检索循证知识库（Summaries 类数据库），若所在单位未购买循证知识库或循证知识库

中未检出相关证据,再选择 PubMed 等非 Summaries 类数据库。

二、确定检索词

根据构成临床问题的 PICO 4 要素,本例可选择的检索词包括:helicobacter pylori、Hp infection、noninvasive diagnostic tests、serologic test、sensitivity、specificity、accuracy 等。

三、检索相关数据库

(一)检索循证知识库

首先检索 Summaries 类数据库 UptoDate,直接输入"helicobacter pylori infection"检索幽门螺杆菌相关专题,检索结果中的第二个专题"Indications and diagnostic tests for Helicobacter pylori infection"即为与本例问题相关的专题。

在该专题大纲中找到"NONINVASIVE TES-TING"-"Serology",其中对血清学检测的准确性描述为:"大量研究表明:幽门螺杆菌的血清学检测灵敏度较高(90%~100%),而特异度差异大(76%~96%),其准确性为(83%~98%);幽门螺杆菌的血清学检测在地区级别中的使用得到认可,但有指南建议在低流行区不宜使用血清学检测(由于其准确性低)。"至此本例问题检索到相关证据。

(二)检索非 Summaries 类数据库

再以 PubMed 中 Clinical Queries 工具的为例介绍本例问题的非 Summaries 类数据库检索过程,输入"noninvasive diagnostic tests AND helicobacter pylori AND serologic",在"category"下选择"diagnosis",在"scope"下选择"narrow",共检出相关原始文献15 篇,未检出系统评价。仔细阅读题目和摘要,有 1 篇与本患者较相关:Peng NJ, Lai KH, Lo GH, et al. Comparison of Noninvasive Diagnostic Tests for Helicobacter pylori Infection. *Med Princ Pract*, 2009, 18: 57-61.'。

第四节 诊断性研究证据的评价和应用

通过检索发现了可能有用的资料,必须考虑研究证据是否真实、可靠,还要评估该结果能否用于当前患者。为此需要评价研究结果的真实性、临床重要性和结果的适用性。为展示诊断性研究证据评价的全过程,本节以第三节 PubMed 检索结果中Peng NJ 的研究为例进行介绍。

一、评价证据的真实性

证据的真实性指研究结果是否反映了客观情况,是否可信。研究结果的真实性取决于研究设计和实施。应从研究对象的代表性、是否经过金标准检验、诊断性试验是否与金标准进行了独立、盲法比较等方面进行评价。此外,如果是关于临床预测规则(clinical prediction guides)的多个试验,这些试验是否经过另外一组患者的验证?表 6-4 是诊断性研究证据真实性的评价原则。

表 6-4 诊断性研究真实性评价标准

诊断性研究证据是否真实?
1. 研究对象代表性如何?即是否包括适当的疾病谱、与临床实际情况相似?
2. 是否所有研究对象都经过金标准诊断?
3. 诊断性试验是否与金标准进行了独立、盲法对照?

(一)研究对象的代表性

研究对象的代表性指是否包括适当的患者,患者情况和我们平时所见的患者是否相似?研究对象应包括具有与目标疾病相似症状的患者,如诊断急性心肌梗死应纳入所有疑诊患者,如急性胸痛患者;还应包括容易和目标疾病混淆的其他疾病患者。若纳入的研究对象是病情很明显的患者及正常人,研究结果只能用于初步评价诊断性试验,因为临床上不需要我们用诊断性试验来区分明显患病者和正常人。此外,这种设计方案也夸大了诊断性试验的准确性。

如早期研究发现癌胚抗原(CEA)对诊断结肠癌有很高的敏感度和特异度,但随后的临床应用发现早期结肠癌患者 CEA 并不高,而某些疾病患者如溃疡性结肠炎等大肠疾病,甚至无疾病的吸烟者 CEA 水平也明显升高。分析早期研究发现,纳入的研究对象多为晚期结肠癌患者,过高估计了CEA 对诊断结肠癌的敏感度,而纳入正常人及与肠道疾病无关的其他患者作为对照,会夸大 CEA 的特异度。早期研究对象为晚期结肠癌患者及正常人,研究结果只能说明癌胚抗原(CEA)可以区别晚期结肠癌患者与正常人,而不一定能用于诊断早期患者。事实上,很多随后的研究发现:选择较早期结肠癌或直肠癌患者、其他癌症患者或有胃肠疾病者为研究对象,CEA 的鉴别诊断能力就会明显降低。临床上只有在病情不典型、诊断困难时才需要进行诊断性试验。只有诊断性试验纳入研究对象与临床实际情况相似,其结果才有适用性,诊断试验结果才有意义。

若采用诊断性病例对照研究方案,诊断性试验纳入的研究对象应包括病情轻、中、重不同类型,早、中、晚不同时期,治疗过和未治疗过、有并发症及无并发症患者,对照组应包括容易和目标疾病混淆的其他患者。注意:①病例对照研究方案选择的患者是已确诊、病情明显、一般是中晚期患者,很少包括早期患者,此时会发生选择性偏倚,影响结果的真实性;②在诊断性研究中若病例组以晚期或病情严重者为主,会夸大诊断性试验的敏感度;③对照组是正常人或与目标疾病完全无关的其他患者,会夸大诊断性试验的特异度;④病例对照设计方案中的对照组往往未经过金标准诊断;⑤病例对照研设计方案不能连续纳入研究对象。如采用前瞻性的诊断性队列研究方案,连续纳入所有怀疑直肠结肠癌患者,同时进行 CEA 检测及金标准检测的设计方案可避免选择偏倚,研究结果更接近真实情况。

Peng NJ 的研究:

研究地点:中国台湾省,高雄荣民总医院,是当地最大的公立医学中心。

研究对象:因各种原因需要做胃镜且同意参加研究的患者。共纳入 100 例研究对象。

排除标准:接受过抗幽门螺杆菌治疗、或胃镜检查前 1 月内服用过质子泵抑制剂或抗菌素者、有严重内科疾病者。

据作者叙述情况,该研究应为连续纳入患者,应包括了感染程度不同的患者。

(二)是否所有研究对象都经金标准确诊

理想的诊断性试验应同时对所有研究对象进行金标准检测及诊断性试验,但临床实际工作中,金标准往往是有创的,如手术、活检甚至尸检,其实施有一定困难或风险。如冠状动脉造影是诊断缺血性心脏病最好的方法,但其有创、有一定风险、操作复杂且费用昂贵,医生和患者不一定首选冠脉造影诊断缺血性心脏病,而可能用其他方法如心电图运动试验替代。如评价心电图运动试验对冠心病的诊断价值时,试验阳性者可能会进行冠脉造影,而阴性者不做冠脉造影,造成部分核实偏倚(partial verification bias)。有时,对诊断性试验阳性者和阴性者会采用不同的金标准,如诊断阑尾炎时,对诊断性试验阳性者进行手术,而试验阴性者则进行临床观察,造成差异核实偏倚(differential verification bias)。

如金标准检查风险较大,为避免对患病可能性较小的研究对象造成伤害,许多研究者对试验阴性者进行随访,若其在随访中既未接受治疗,又未发生目标疾病的并发症,可认为他们未患病。如对临床怀疑深静脉血栓的患者,若其在随访中未接受任何抗血栓治疗,也未发生深静脉血栓的任何并发症,可以排除深静脉血栓。

Peng NJ 的研究:

金标准:病理学检查、脲酶试验、幽门螺杆菌培养阳性 3 项中任 2 项阳性。

诊断性试验:常规 ^{13}C 呼气试验、胶囊 ^{13}C 呼气试验、血清抗 -Hp 抗体检测共 3 种不同的诊断性试验。

所有患者都接受了 5 种检查,即每例患者都进行了金标准检查和诊断性试验。

(三)诊断性试验是否与金标准进行了独立、盲法对照

诊断性研究中首先要选择正确的金标准,应结合所诊断疾病的具体情况选择诊断该疾病的公认标准方法,避免疾病分类错误。即使正确选择了金标准,由于研究者水平的差异,在金标准检查实施中也可能出现较大误差。例如病理活检是公认的金标准,但事实上不同病理医生可能给出不同的答案。有研究者发现,病理医生在阅读乳腺、皮肤、肝脏活检切片时,除去巧合因素外,其一致性不到 50%。其次应盲法评估诊断性试验与金标准结果,特别是判断主观结果时采用盲法可避免测量偏倚。盲法要求判断诊断性试验结果者不能预先知道研究对象是否患病,而按照金标准判断研究对象是否有病者不能知道诊断性试验的结果,否则可能发生评估偏倚(review bias),即当试验结果为阳性时,可能更仔细的解释金标准结果(over-interpreted);而诊断试验结果为阴性时,则相反(under-interpreted);或已知研究对象有病时,容易将诊断性试验结果判断为阳性,已知研究对象无病时,易将试验结果判断为阴性。例如知道了超声心动图结果后,原来未听到的心脏瓣膜杂音很容易就听到了;知道了 CT 扫描结果,则原来胸片上未发现的肺部肿块也很容易被发现。

不同的循证医学研究者对"独立"的解释不同,有些作者认为"独立"即采用盲法;另一些作者认为"独立"指诊断性试验的完成和金标准结果无关,即无论诊断性试验结果如何,研究对象均应接受相同的金标准检查;还有作者指出"独立"指金标准中不包括诊断性试验,若诊断性试验是金标准的一部分,会发生掺和偏倚(incorporation bias),夸大诊

断性试验和金标准的一致性。

Peng NJ 的研究：

常规 ^{13}C 呼气试验、胶囊 ^{13}C 呼气试验在同一实验室进行。

脲酶试验、组织病理学检查、幽门螺杆菌培养、血清抗 -Hp 检测分别在 4 家不同实验室进行，所有检测人员不知道患者情况。

脲酶试验、组织病理学检查、幽门螺杆菌培养、血清学检测在胃镜检查同一天进行，呼气试验在胃镜检查后 1 周内完成。

Peng NJ 等的研究，采用胃镜活检病理学检查、幽门螺杆菌培养、脲酶试验 3 项中任 2 项阳性作为金标准，将 3 种诊断性试验即常规 ^{13}C 呼气试验、胶囊 ^{13}C 呼气试验、血清抗 -Hp 抗体检测，分别与金标准进行了比较。作者也提到，诊断幽门螺杆菌感染没有很好的金标准。查阅文献，传统的幽门螺杆菌诊断方法多为有创病理学检查、细菌培养、脲酶试验，有些文献将其中任 1 种阳性作为金标准，也有文献将其中任两种结果阳性作为金标准。可以认为作者所选择的金标准较为合理。该研究的各项检查包括呼气试验、病理学检查、幽门螺杆菌培养、脲酶试验由不同实验室的医生及技术人员完成，这些人完全不知道患者的情况。研究连续纳入怀疑幽门螺杆菌感染的患者，纳入时不知患者是否感染，所有研究对象均经过诊断性试验及金标准检查，诊断性试验和金标准采用盲法对照。因此，该研究具有真实性。

二、评价证据的临床重要性

诊断性试验的目的是希望试验结果能确诊或排除诊断，诊断性试验结果是否重要，主要看其能否准确区分患者与非患者，敏感度、特异度、特别是似然比能反映诊断性试验区分患者和非患者的能力。表 6-5 是评价诊断性试验临床重要性的原则。

表6-5 诊断性试验临床重要性的评价原则

诊断性试验能否准确区分患者和非患者?
1. 敏感度、特异度、似然比如何?
2. 试验有用吗?
3. 试验能否确诊或排除诊断

（一）敏感度、特异度、似然比

诊断性试验的敏感度越高，则假阳性 c 越小，c 在临床上相当于漏诊，当敏感度接近 100% 时，c 趋近 0，即不会漏诊。同时，c 越小，阴性预测值 $d/(c+d)$ 越大，阴性结果的价值越大。因此，高敏

感度的试验在临床上用于：①阴性结果排除诊断；②当漏诊会造成严重后果时，如烈性传染病的筛查、献血员经血传播疾病的筛查等；③无症状患者的早期筛查，如肿瘤的早期筛查等。

诊断性试验的特异度越高，则假阴性 b 越小，b 在临床上相当于误诊，特异度越高，误诊越少。随着 b 减小，阳性预测值 $a/(a+b)$ 增加，阳性结果价值增大。因此，高特异度的试验在临床上用于：①疾病确诊；②疾病预后严重，假阳性结果会造成严重精神负担，或疾病的治疗措施会对患者造成严重伤害时，如恶性肿瘤的诊断。

诊断性试验不能只看敏感度或只看特异度，有些诊断试验敏感度很高，但特异度很低，应用价值不大。似然比可看做是反应敏感度、特异度的综合指标，反映验后概率和验前概率的差别。一般认为：①LR＞10 或＜0.1 能使验后概率发生较大改变，往往能确诊疾病或排除疾病；②LR 在 5～10 或 0.1～0.2 之间，验后概率较验前概率有中等程度改变，很可能能够确诊或排除疾病；③LR 在 2～5 或 0.2～0.5 之间，验后概率较验前概率有一定改变；④LR 在 1～2 或 0.5～1 之间，验后概率近似于验前概率，试验价值很小；⑤若 LR＝1，则验后概率等于验前概率，试验完全无价值。

（二）该试验有用吗

诊断性试验敏感度、特异度、似然比越大，其价值越大、越有用。如果诊断性试验的敏感度、特异度之和为 1，即 Youden 指数（敏感度＋特异度－1）为 0，则验后概率等于验前概率，诊断性试验无价值。Youden 指数至少＞0.5，诊断性试验才可能有价值。

从 ROC 曲线也可以判断试验的重要性，若曲线下面积较大，则试验较理想；ROC 曲线越靠近45 度对角线，则曲线上各临界点的似然比越小，试验的价值也越小。

（三）该试验能否确诊或排除诊断

若诊断性试验的敏感度或特异度极高，即使相应的特异度或敏感度有限，该试验也可能有用。若试验的敏感度很高，如颅内压增高时视网膜静脉搏动消失，若患者有视网膜静脉搏动，即阴性结果，可排除颅内压增高诊断。高敏感度试验的阴性结果可排除诊断，简称为 SnNout。同样，若诊断性试验的特异度很高，如唐氏综合征患儿的典型面容，出现这种面容即阳性结果，可以确诊。高特异度试验的阳性结果可以确诊，又称为 SpPin。但临床实践中很少有敏感度或特异度极高的试验，大多数试

表6-6 体格检查诊断疾病的准确性

症状或体征	疾病	敏感度	特异度	+LR	−LR
变换体位脉搏增加>30次/min	大量失血	0.98	0.99	98	50
肱-桡脉搏延迟	严重主动脉狭窄	0.97	0.62	2.5	0.04
心脏叩浊离正中线>10.5 cm	心胸比>0.5	0.97	0.61	2.5	0.05
舒张压<50mmHg	中到重度主动脉狭窄	0.3~0.5	0.98	20	0.6
Lachman征	前十字韧带撕裂	0.48~0.96	0.9~0.99	17	0.2
脉搏>90次/min	甲亢	0.8	0.82	4.4	0.24

验既不是 SnNout,也不是 SpPin,可用似然比评估。在诊断性研究中有时会用到诊断比值比(diagnostic odds ratio),诊断比值比为阳性似然比和阴性似然比的比值,若该值为1,则 Youden 指数为0,试验无价值。表6-6为一些临床检查在疾病诊断中的敏感度、特异度和似然比,其中第1项敏感度、特异度都极高;第2、3项敏感度极高,阴性结果排除诊断(SnNout);第4、5项是高特异度试验,阳性结果可确诊(SpPin);第6项既非 SnNout 也非 SpPin,但却是临床上最常见的诊断性试验结果,这种诊断性试验仍能提供重要的临床信息。

回到 Peng NJ 等的研究,作者比较了血清学检测、常规 ¹³C 呼气试验、胶囊 ¹³C 呼气试验的敏感度、特异度、似然比(见表6-7)。

表6-7 血清学检测、¹³C 呼气试验诊断
幽门螺杆菌的准确性

	血清学	常规¹³C呼气试验	胶囊¹³C呼气试验
敏感度	90.6	100.0	100.0
特异度	85.1	85.1	95.7
+PV	87.2	88.3	96.4
−PV	88.9	100.0	100.0
准确度	88.0	93.0	98.0

从表6-7看,抗-Hp 抗体血清学检测敏感度、特异度、准确度均低于 ¹³C 呼气试验,但考虑到检测很方便,血清学检测的准确性可接受。

三、评价证据的适用性

经过证据评价,确定其真实、有用,但该证据能用于当前的患者吗?如何将证据用于当前的患者呢?评价证据的适用性,应从当地医疗条件能否开展试验、准确性如何、患者的验前概率、诊断性试验能否解决患者的问题几个方面考虑。表6-8为诊断性研究证据适用性评价标准。

表6-8 诊断性试验适用性评价

诊断性研究证据能否用于当前患者?

1. 诊断性试验在本地能否开展?准确性如何?患者能否支付?
2. 能否准确估计当前患者的验前概率?
3. 验后概率是否对患者有所帮助?

(一)本地能否开展诊断性试验

若诊断性试验在本地能开展,应确认该试验的方法和文献报道是否相似、准确性、重复性如何?各医院检测同一项目的方法不一定相同,其正常值或参考范围也不同,给结果的解释造成困难。此外,诊断性试验在不同情况的患者中表现也不同,晚期患者中似然比较高,而早期患者中似然比较低。有些诊断性试验,特别是基于症状和体征的试验,会随着患者向上级医院转诊而诊断能力降低,因为基层医院的医生将症状或体征阳性的患者转往上级医院,其中包括很多假阳性患者,在三级医院,重新检查患者的症状或体征就会发现其诊断特异性下降。

(二)能否准确估计患者的验前概率

准确估计患者的验前概率(pretest probability)才能利用诊断性试验的结果推测验后概率。验前概率指进行诊断性试验前,医生根据患者情况、临床经验等推测的患病概率。可以从临床经验、地区或国家患病率统计数据、实践数据库、已检索到的诊断性试验准确性的原始研究、专门针对验前概率的研究5种途径估计验前概率。

1. 可通过回忆之前见过的类似患者,从患者的最终诊断反推其验前概率。这种方法依赖印象和回忆,而回忆往往会被最后一次见到的患者或最严重的患者所扭曲。因此,用临床经验估计验前概率要谨慎,特别是没有经验的医生。

2. 可查询地区或国家有关患病率的统计资料,这些资料往往是人群的总患病率,虽有一定参考价值,但并未提供某个特定人群(如具有某些症状的

人）的患病率。

3. 可查询地区或国家实践数据库估计的验前概率，这种数据库会收集具有某些症状的患者信息并分析其最终诊断，但这类数据库目前极少。

4. 也可参考我们自己为评估诊断性试验所检索的原始研究文献，若文献真正纳入了具有某个临床问题的全部患者，而且其研究地点和当前患者所在医疗机构相似，其验前概率可供参考。

5. 还可参考专门研究验前概率的文献，这些文献研究各种临床表现的相关疾病及患病概率，若当前患者临床表现与文献描述相似，即可采用文献中的患病率作为验前概率。表 6-9 为一些疾病的验前概率。

表 6-9　一些疾病的验前概率

临床表现	疾病	患病率（%）
急性腹痛	小肠梗阻	4
踝关节损伤	踝关节骨折	10～14
咳嗽、发烧	肺炎	15～35
急性小腿肚疼痛或肿胀	近端深静脉血栓	13～43
胸痛、呼吸困难或咯血	肺栓塞	9～43
糖尿病足溃疡	骨髓炎	52～68

有关特定临床症状、体征和疾病的关系及相关疾病的患病率已有较多临床研究，甚至已有专著。但临床医师必须根据具体情况进行适当调整。如在急诊科进行的大规模研究报道咳嗽、发烧的患者患肺炎的概率为 15%～35%。但若在社区诊所看到同样临床表现的患者，其患肺炎的概率就会低得多。肿瘤患者或 HIV 感染者若出现咳嗽、发烧，其患肺炎的概率又高得多。评估患病概率，必须结合临床具体情况，患者的基础疾病、危险因素、各种临床表现等都可能增加或减少目标疾病的可能性。因此，循证医学绝不是"菜单医学"。

（三）验后概率能否改变患者的处理并对患者有所帮助

医学是一门不确定性的科学，是概率的艺术。在医学实践中，无论是对患者的诊断还是治疗效果的预测都非绝对，而是可能性或概率大小。若患病的可能性极小，则不考虑诊断性试验。若患病的可能性很大，则可以开始治疗，不需要更多的诊断性试验。这两种情况，分别称为试验阈值（test threshold）和治疗阈值（treatment threshold），见图 6-2。若疾病的验前概率 > 试验阈值而 < 治疗阈值，则应进行诊断性试验，其目的是希望将验后概率提高到 > 治疗阈值或降低到 < 试验阈值。

1. 验后概率（post-test probability）　指进行诊断性试验后，根据试验结果估计的患病概率。前面提到阳性结果验后概率等于阳性预测值，但当前患者的验前概率并不等于四格表的患病率，因此，应该用当前患者的验前概率对验后概率进行修正。验后概率可通过公式计算：

$$验后概率 = \frac{验后比}{1 + 验后比} \qquad （公式 6\text{-}10）$$

$$验后比 = 验前比 × 似然比 \qquad （公式 6\text{-}11）$$

$$验前比 = \frac{验前概率}{1 - 验前概率} \qquad （公式 6\text{-}12）$$

验前概率不能直接转化为验后概率，必须先转化为验前比，公式中的"比"（odds）又称为机遇值或比值比，即发生的可能性和不发生的可能性之比，"比"和概率的意义相似，只是表达方式不同。例如某球队比赛，人们一般说该队赢的可能性为 3∶2，而不说是 60%。

除试验本身的特性即敏感度、特异度、似然比外，验前概率对验后概率也有很大影响，如验前概率为 90%，即使试验的敏感度、特异度均为 90%，阴性结果的验后概率也仍有 50%，并不能排除诊断（当然，若验前概率已高达 90%，似乎不需要进行诊

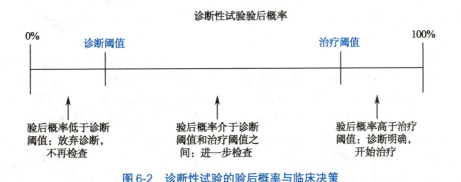

诊断性试验验后概率

0%　　诊断阈值　　　　　　　　　　　　　　　治疗阈值　　100%

验后概率低于诊断阈值：放弃诊断，不再检查

验后概率介于诊断阈值和治疗阈值之间：进一步检查

验后概率高于治疗阈值：诊断明确，开始治疗

图 6-2　诊断性试验的验后概率与临床决策

断性试验了)。相反,若验前概率很低,如 1%,即使试验的 LR 为 10,验后概率也只有 9%,不能确诊。

如:一 55 岁贫血女性患者,考虑其患缺铁性贫血的可能性为 50%,如铁蛋白检测结果为 15μg/L,该患者患缺铁性贫血的可能性为多大?

血清铁蛋白对缺铁性贫血的诊断价值,可参考 Guyatt 等人的研究,如"血清铁蛋白诊断老年性缺铁性贫血"一文。若以 45μg/L 为分界点,研究结果如表 6-10。

表 6-10 血清铁蛋白诊断老年性缺铁性贫血

血清铁蛋白水平	骨髓穿刺		合计
	有缺铁	无缺铁	
≤45μg/L	70	15	85
>45μg/L	15	115	130
合计	85	130	215

敏感度 = 70/85 = 82.4%;
特异度 = 115/130 = 88.5%;
阳性似然比 = (70/85)/(15/130) = 7.14;
阴性似然比 = (15/85)/(115/130) = 0.20。

按照四格表,上述患者铁蛋白检测结果 <45,因本例验前比 = 1,故验后比 = 似然比,计算其患缺铁性贫血的验后概率为 7.14/(1 + 7.14) = 87.7%。我们也注意到,若将铁蛋白划分为二分类变量,当铁蛋白水平为 45μg/L 和 10μg/L 时,阳性似然比均为 7.14,但根据临床经验,铁蛋白越低,患缺铁性贫血的可能性越大。因此,将连续变量简单的转化为二分类变量阳性、阴性,会损失很多诊断信息。

为充分利用诊断性试验信息,可将连续变量划分为不同水平段(level),计算每个水平段的似然比。如将血清铁蛋白划分为 4 个水平段,分别计算各水平段的似然比,称为多水平似然比(multi-level likelihood ratio)(表 6-11)。从表 6-11 可知,当血清铁蛋白水平为 45μg/L 时,似然比为 3.12,即缺铁性贫血患者出现血清铁蛋白水平为 45μg/L 的机会是非缺铁性贫血患者的 3.12 倍;而血清铁蛋白水平 <18μg/L 时,似然比为 41.47,即缺铁性贫血患者出现血清铁蛋白水平 <18μg/L 的机会是非缺铁性贫血患者的 41.47 倍。

根据表 6-11,血清铁蛋白为 15μg/L 时,似然比为 41.47,验后比 = 1×41.47,故上述贫血患者患缺铁性贫血的验后概率为 41.47/(1 + 41.47) = 97.6%。

除应用公式计算验后概率外,还可用似然比运算图直接获得验后概率。在左侧标尺上找到验前概率(50%),中间标尺上找到似然比(41),直线连

表 6-11 不同水平血清铁蛋白诊断缺铁性贫血的似然比

血清铁蛋白水平 (μg/L)	患者数		似然比
	缺铁性贫血患者 (n=85)	非缺铁性贫血患者 (n=150)	
>100	8	108	0.13
46~100	7	27	0.46
19~45	23	13	3.12
<18	47	2	41.47
合计	85	150	

接两点并将线延伸与右侧标尺相交,相交点刻度即为验后概率,如图 6-3。

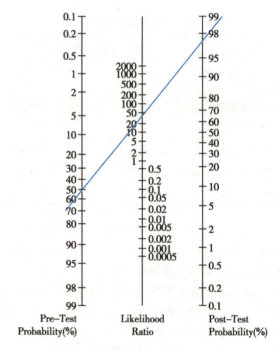

图 6-3 似然比运算图

2. 多个试验的验后概率 有些疾病的诊断可用多个试验或一系列试验,总验后比为验前比乘以每个阳性试验的似然比。如一位 45 岁男性门诊患者,其患冠状动脉狭窄的验前概率为 6%,若他有不典型胸痛史,则似然比为 13;若他的运动心电图出现 2.2mm 的 ST 段非倾斜下移,则似然比为 11;该患者验后比为 (0.06/0.94)×13×11 = 9.13,验后概率为 9.13/10.13 = 90%。注意:多个试验必须相互独立,其似然比才能直接相乘。联合多个试验或一系列试验诊断某种疾病,计算其总似然比,若这些系列试验的准确性在另一群患者中得到验证,则称这种系列试验为临床预测规则(clinical prediction guides,CPG),如 Well 深静脉血栓规则,

黑色素瘤 ABCD 规则等。

诊断性试验结果对患者是否有帮助，要看验后概率能否跨过治疗阈值或诊断阈值。①当验后概率＞治疗阈值时，诊断成立，开始治疗；②当验后概率＜诊断阈值时，放弃先前的初步诊断，不再进行检查，重新考虑新的诊断；③当验后概率介于试验阈值和诊断阈值之间时，则根据先前的初步诊断，选择其他方法进一步检查以确定疾病存在与否。诊断阈值和治疗阈值高低的选择取决于治疗风险和不治疗危险性。若治疗措施可能产生严重不良反应，如肿瘤的放疗、化疗，肺栓塞的抗凝治疗等，因治疗可能带来严重不良后果或需要长期治疗、监测，则要求治疗阈值高一些；若漏诊带来严重后果，如肺栓塞漏诊可能带来严重后果，则要求诊断阈值低一些。

第五节　临床决策与后效评价

一、临床决策

在循证医学实践中，针对患者的具体情况，通过提出问题、检索证据、评价证据之后，可将经过评价并且是高质量的证据应用于临床实践。回到之前怀疑幽门螺杆菌感染的 ITP 患者：①已了解到本医院检验科已开展抗 -Hp 检测 2 年，参加室间质评（准确性评估）成绩优秀，室内质控（重复性评估）在控，说明该实验准确、重复性好；②估计当前患者合并幽门螺杆菌感染的验前概率。因 Peng NJ 等的研究连续纳入 100 例需要做胃镜的患者，可参考该研究的患病率（该研究中幽门螺杆菌感染率为 53%），如当前患者血清学试验阳性，则其验后概率为 87.2%，可给予抗幽门螺杆菌治疗；如试验阴性，则验后概率为 11.1%，可不治疗，也不再进行其他有关幽门螺杆菌的检查。

本例患者无消化性溃疡史，未进行过抗幽门螺杆菌治疗，可进行抗 -Hp 抗体检测，检测结果对该患者的下一步处理有帮助。

二、后效评估

循证诊断的后效评估，应评价诊断性研究证据的应用能否改善患者的结局，如提高生存率、减少残疾、提高生活质量等。

结合本例患者，检出幽门螺杆菌不等于感染，有些患者可能只是细菌定植而非感染。已证明幽门螺杆菌感染可引起消化性溃疡等疾病，因此，清除幽门螺杆菌已成为溃疡病的标准治疗方法。但对无消化道症状的 ITP 患者，检出幽门螺杆菌是否意味着此菌与 ITP 有关呢？目前的资料还不能证实。因此，循证医学实践到这一步还没有结束，下一步应该进行随机临床对照研究，将 ITP 或其他怀疑幽门螺杆菌感染的患者随机分为两组，一组进行抗 -Hp 抗体筛查并给予阳性者抗幽门螺杆菌治疗，另一组不进行抗 -Hp 抗体筛查，只接受 ITP 常规治疗，最后看 2 组患者的结局是否有差别。通过这样的试验，才能最终证明幽门螺杆菌血清学试验在 ITP 患者诊断、治疗中的作用。

综上，诊断性研究的证据质量应从真实性、重要性、适用性三个方面进行评价。真实性指研究是否反映客观情况、结果是否可信，主要受研究的设计和实施影响。重要性指诊断性试验能否准确区分患者和非患者，取决于诊断性试验的敏感度、特异度和似然比。适用性指试验能否用于当前患者，取决于当地是否有条件开展试验，患者能否支付，验后概率能否改变对患者的下一步决策。满足上述条件的诊断性试验，才能使患者获益。最后应进行后效评估，即评价诊断性试验能否改善患者的结局，如确能改善患者的最终结局，则该诊断性试验有其实用价值。

（秦　莉　李　贝　李　静）

参 考 文 献

1. Guyatt H, Patterson C, Ali M, et al. Diagnosis of iron-deficiency anemia in the elderly. *Am J Med*, 1990, 88 (3): 205-209.

2. Guyatt H, Rennie D. Users' Guides To The Medical Literature: A Manual for Evidence-Based Clinical Practice. Chicago: AMA Press, 2002.

3. Kazemi S, Tavakkoli H, Habizadeh R, et al. Diagnostic values of Helicobacter pylori diagnostic tests: stool antigen test, urea breath test, rapid urease test, serology and histology. *J Res Med Sci*, 2011. 16(9): 1097-1104.

4. McGee S. Evidence-Based Physical Diagnosis. 3rd Edition. Philadelphia: Elsevier Saunders, 2012.

5. Peng J, Lai H, Lo H, et al. Comparison of noninvasive diagnostic tests for helicobacter pylori infection. *Med Princ Pract*, 2009, 18（1）: 57-61.

6. Pilotto A, Franceschi M, Leandro G, et al. Noninvasive diagnosis of Helicobacter pylori infection in older subjects: comparison of the 13C-Urea breath test with serology. *J Gerontol A Biol Sci Med Sci*, 2000, 55（3）: M163-7

7. Sackett L, Straus E, Richardson S, et al. Evidence-based Medicine: how to practice and teach EBM. 3rd Edition. Edinburgh: Churchill Livingstone, 2005.

8. Whiting P, Rutjes S, Reitsma B, et al. Sources of variation and bias in studies of diagnostic accuracy: a systemetic review. *Ann Intern Med*, 2004, 140（3）: 189-202.

第七章　治疗证据的评价与应用

当前在疾病治疗中，临床医生越来越重视循证医学证据，同时越来越多的循证医学证据也成为制定临床决策指南的依据。循证医学证据有效地应用直接影响着医学的发展。

循证医学中的证据强调当前可获得最佳证据，最佳证据通常来自于设计和实施良好，以患者为中心的临床研究。临床实践中对患者的治疗措施可有多个选择，文献报道的不同治疗措施疗效不同；即使相同的治疗措施，不同研究所报道的疗效差异也很大，甚至相反；新的治疗措施不断出现，能否将这些证据用于我们的患者等。如何获得符合循证医学要求的证据，即如何合理使用证据解决临床问题，需要临床医师学会评价与应用文献的技能。

第一节　概　　述

一、概念

经典循证医学强调医生对患者的诊断和治疗应认真、明智、审慎地应用现有的最新、最好的科学研究证据，同时结合医生的个人专业技能和临床经验，考虑患者的愿望，来诊治个体患者。它有三个要素，①最新最好的临床证据（内部和外部证据）；②医生自己的临床技能和经验；③患者的选择和意愿。三者结合，医生和患者达成共识，使患者获得最佳的治疗效果。其中证据及其质量是循证医学的核心。医学研究者应尽量提供高质量证据，临床医生应尽可能使用现有最佳证据。这也是区分经验医学和循证医学的关键。

二、特点

治疗证据是循证医学中最常用的证据。它要求时效性，即"最新的"、可及性，即"可获得的"、高质量，即"最佳的"的特点。最佳证据通常来自于设计和实施良好，以患者为中心的临床研究。这样既可保证研究结论的内部有效性，又保证这些结论

的临床"导向性"。根据研究质量的高低，被不同分级系统分为多个级别，常用的有 GRADE 分级系统和牛津循证医学中心提出的分级系统等。

三、作用

治疗证据对临床实践具有决定性的作用。它是制定临床指南的依据。通过衡量治疗的风险与获益以及该治疗基于何种证据等级来指导医疗行为的医患沟通。如良好的科学证据提示某个治疗措施带来的获益大于其潜在风险，这时临床医生应当明确告知适用的患者该治疗措施；或某个治疗措施缺乏科学证据，或证据质量低下，或相互冲突，这时治疗风险与获益无法衡量和评估，临床医生应当帮助患者理解该治疗措施存在的不确定性。

四、常见设计方法简介

从治疗证据分级系统中可以看出，不同分级系统对研究设计方法的核心要求是相同的。若要明确某种治疗措施对该病的确切疗效和安全性，必须进行严格的科研设计，控制和减少偏倚、混杂因素的影响。证据级别的高低基本是按证据来自试验性研究，观察性研究，和描述性研究的次序。下面就治疗证据常用设计方法的重点内容进行简单介绍。

1. **试验性研究（ experimental study ）** 临床试验是一种采用前瞻性和试验性研究方法评价治疗措施的效果和安全性。通过比较治疗组和对照组的结果而得出结论。临床试验可以有不同的形式，但最经典的是 RCT，它被公认为评价治疗证据的金标准。近年来为广大的临床研究者所推崇，广泛应用于疗效评价的临床研究。它有 4 个基本原则，即随机、对照、重复、均衡。

随机的原理是将研究对象以相同的概率分配进入不同的研究组（干预组和对照组），使其组间的基线特征基本平衡，从而达到组间的可比性。在随机对照研究实施中，为防止选择性偏倚，对产生的随机分配方案还要进行分配隐藏（allocation concealment）。最好能做到盲法（blinding）以避免研究实施过程中来自受试对象的偏倚，和结果测量时来自研究者的偏倚。

2. 分析性研究（analytical study） 在回顾性地评价一个治疗措施时，常用到分析性研究，包括队列研究（cohort study）和病例对照研究（case-control study）。这两种方法更多地用于病因研究，但同样可以用于治疗证据。

（1）队列研究：根据研究对象是否接受某种治疗措施分为暴露组和非暴露组，经过一段时间的随访后，比较和分析各组中疗效与治疗之间的关系。在队列研究中，由于接受治疗措施由患者病情或医务人员决定，很难保证研究对象基线水平可比。因此，对于已知或可测量的影响疗效的混杂因素，常采用配对、限制纳入标准等方法来达到基线的可比性，或采用分层分析、标准化法和多因素分析等统计方法来校正。队列研究在确定疗效证据的强度弱于随机对照试验。

（2）病例-对照研究：病例-对照研究通过比较疗效好的病例组和疗效差的对照组，回顾性地分析某种治疗措施与疗效好差是否存在关系及强度。由于病例-对照研究需要回忆过去的治疗情况，加上病例组的来源和对照的选择受许多因素影响，容易产生偏倚，导致其疗效证据的真实性相对随机对照研究差，但设计良好的病例-对照研究证据，可以迅速获得疗效的初步证据，在循证医学实践中仍有重要价值。

3. 描述性研究（descriptive study） 用于临床现象的描述，是对一组研究对象接受某种治疗措施后，评价其疗效。它是对治疗效果评价的初级阶段。根据病例数目是否少于 10 例分为病例报告（case report）或病例系列（case series）。该类研究由于缺乏对照，结论有局限性。

第二节　提出临床问题

临床病例

男性患者，45 岁。诉有慢性乙型肝炎病史 18 年，5 年前诊断为肝硬化。不规则就医，平时肝功能常规检查包括总胆红素，转氨酶（ALT、AST）均在正常范围内，白蛋白在 37g～40g/L 之间，球蛋白 32～38g/L 之间。乙肝病毒抗原抗体为 HBsAg（+）、HBeAg（+）、HBcAb（+）。有肝癌家族史，两个舅舅均死于肝癌。本次因乏力，肝区胀痛，下肢水肿 1

周来院就诊，体检见慢性肝病容，无蜘蛛痣，有肝掌，腹部平软，肝肋下二指，尚光滑，质稍硬，有轻微压痛，脾肋下刚及，移动性浊音（-），踝部水肿（+）。血常规结果 PLT 8.2×10^9/L，余正常。肝功能 TB 35mmol/L，CB 14mmol/L，白蛋白 35g/L，球蛋白 38g/L，ALT 52IU/L，AST 64IU/L，γ-GT 158IU/L，凝血酶原时间 15s（正常 13s）。甲胎蛋白 3400μg/L，CA199 23IU/L，CEA 2.3μg/ml。彩超发现肝右叶占位性病变，伴少量腹水；CT、磁共振检查结果：肝右叶 8.5cm×7.6cm 直径占位性病变，动态增强扫描有典型的"快进快出"血供表现，门静脉右支见充盈缺损，诊断为肝癌伴门脉癌栓，肝硬化。

我们每天都会接触各种各样的患者，每个患者需要解决的问题都不一样，解决患者问题的过程就是临床思维过程。医生首先要根据患者情况，发现并提出临床需要解决的问题，这是循证临床实践的第一步。

首先需要针对这个患者发现临床问题，转化成一个可以回答的科学问题。根据患者有慢性乙型肝炎病史，HBVM+，有肝硬化背景，肝功能正常，甲胎蛋白高浓度异常，CT、磁共振增强扫描后有典型的"快进快出"血供表现，符合原发性肝癌（肝细胞癌）的诊断。乙型肝炎肝硬化。患者为肝癌伴门静脉癌栓形成，肝功能代偿（Child-PughA 级），BCLC 分期为 C 期。当前的问题是选择合适的治疗方法，以期患者获得较长的生存期。由于该患者的肝癌已经侵犯门静脉，无法达到根治性切除，所以通常不会考虑外科手术切除。临床指南建议内科治疗，而肝动脉化疗栓塞对有门静脉侵犯的肝癌（BCLC C 期）患者无效，不适合这个患者。那么是否采用分子靶向治疗？该措施对患者的利弊如何？

典型治疗性临床问题的 PICOS 要素转化应包括：患者对象（patient），干预措施（intervention）、用来比较的措施（comparison）、关注的结果（outcome）和研究设计（study design）。对上述病例，我们关注分子靶向治疗药物索拉非尼能否延长该患者的生存时间。转换结果如下：

P：BCLC C 期肝癌患者，合并肝功能代偿 Child-Pugh A 肝硬化；

I：应用索拉非尼；

C：不用索拉非尼；

O：患者生存期；

S：RCT。

第三节 检 索 证 据

一、选择数据库

对干预效果证据的检索首选循证知识库（Summaries 类数据库），如 UptoDate 和 Best Evidence；次选非 Summaries 类数据库，如 PubMed 等。

二、确定检索词

根据上述 PICOS 要素提取出本例检索时所需检索词包括：hepatoma、、liver cancer、hepatocellular carcinoma、liver neoplasm、BCLC C、advanced stage、sorafenib、Nexavar、overall surival、progress free survival 等。

三、检索相关数据库

（一）检索循证知识库

首先检索循证知识库 UptoDate，直接输入"sorafenib"检索相关专题，结果在 UptoDate 中最相关的专题"Systemic treatment for advanced hepatocellular carcinoma"中虽提到索拉非尼对比安慰剂能显著提升 Child-Pugh A 患者的中位生存期（10.7 vs 7.9 个月），副作用亦较低，但未找到 sorafenib 用于 BCLC C 期患者的疗效相关证据。因此本例问题的证据应检索非 Summaries 类数据库来获得更多证据。

（二）检索非 Summaries 类数据库

以（hepatoma[tiab] OR "liver cancer"[tiab] OR "hepatocellularcarcinoma"）AND（BCLC[tiab] OR advanced[tiab]）AND（sorafenib[tiab] OR Nexavar[tiab]）为检索式在 Pubmed 中检索，通过浏览检出文献和对上述问题的初步认识，确定关于 sorafenib 治疗 BCLC C 期肝细胞癌的文献，结果发现近期有两篇文献专门进行了这方面的研究，一篇为"Llovet M, Ricci S, Mazzaferro V, et al. Sorafenib in advanced hepatocellular carcinoma.*N Engl J Med*, 2008, 359（4）: 378-390."，另一篇为"Cheng AL, Kang YK, Chen Z, et al. Efficacy and safety of sorafenib in patients in the Asia-Pacific region with advanced hepatocellular carcinoma. *Lancet Oncol*, 2009, 10（1）: 25-34."。两篇都是国际多中心随机双盲安慰剂对照的临床试验，对象为证实为晚期的肝细胞癌患者，无法外科手术切除，患者被随机分为索拉非尼治疗组和对照组（安慰剂组），评价索拉非尼治疗对无法手术切除的晚期肝细胞癌的生存

时间影响。我们需要进一步评价文献的科学性，确定是否有助于解决该患者的问题。两个研究设计类似，结论也基本相同，本章将以 Llovet 等研究作为例子阐述治疗证据的评价与应用。

第四节 评 价 证 据

与其他评价证据类似，循证医学临床实践中研究证据的评价有三个维度，即研究证据的真实性、临床重要性和适用性（表 7-1）。

表 7-1 评价治疗证据的基本原则

真实性评价：
一、研究开始时，研究组和对照组的受试者是否具有相同的预后？
1. 受试者是否随机分配？
2. 随机分配方案是否隐藏？
3. 试验前组间基线情况是否一致？
4. 是否根据随机分组的情况对所有受试者进行结果分析（是否采用意向治疗分析）？
二、研究开始后，研究组和对照组的受试者是否具有相同的预后？
1. 五类重要研究者（患者、医护人员、数据收集者、结果评判员和数据分析员）是否知道试验组和对照组的分组情况？
2. 除干预措施外，所有受试者是否接受了相同的处理？
3. 随访是否完全？

重要性评价：
1. 治疗措施的效果有多大？
2. 治疗措施效应值的精确性如何？

适用性评价：
1. 你的患者是否与研究证据中的受试者差异较大，导致结果不能应用于你的患者？
2. 是否考虑了所有病患的重要结果？
3. 获得治疗措施效果的医疗条件如何？
4. 治疗措施对患者的利与弊如何？
5. 患者及亲属对欲用治疗措施的价值取向和意愿如何？

修改自：王吉耀. 循证医学与临床实践. 第 3 版. 北京：科学出版社，2012，159-174

一、如何评价治疗证据的真实性

治疗证据的真实性，其实质是讨论研究值与实际值相符合的程度。评价治疗证据的真实性的最好研究设计类型是 RCT。这种设计是将受试者随机分配到治疗组和对照组，各组同时进行观察，比较两组间的结果差异，得出疗效结论。随机分组从理论上保证了除治疗措施不同外，两组间可比，其结果的差异只能归因于治疗措施的不同。该设计

对临床疗效有很高的论证强度，能真实反映治疗措施的临床疗效。缺点是这种设计为了保证其完美性，限制很多，影响了研究结论的外推性；二是伦理学要求高，实际工作中较难实现。临床上很多疗效评价由于各种原因无法实施 RCT，而采用其他研究方法，如病例分析、非随机对照研究、比较效果研究等。无论哪种设计，都必须保证其研究结果的真实性。

（一）研究开始时，研究组和对照组的受试者是否具有相同的预后

1. 受试者是否随机分配　患者对治疗的反应不仅受治疗措施影响，还与其他因素如年龄、性别、疾病的严重程度和合并的其他临床问题有关，以及一些未知但可能影响结果的因素。为得到真实的研究结果，治疗组和对照组中除研究的治疗因素外，受试者临床特征、预后和其他因素的分布应该均衡，有可比性。

随机化分组就是将受试者随机分配到治疗组和对照组，使每一对象都有同等机会被分配到各组，可避免由于研究者主观原因使一个处理仅用于某些特征的患者，从而避免偏倚。临床干预研究中研究者会有意无意地安排某些患者到一个特定处理组，这样会影响疗效的正确评价。有时，研究者会有意平衡部分已知的结果影响因素，以达到两组可比，这种非随机的做法有一个潜在风险，忽视了那些未知的影响因素。也有研究组为了得到一个阳性结果，有倾向性地将病情较轻的受试者列入治疗组。这会影响疗效的正确判断，更严重的是由于没有遵循随机化原则，组间差异分析不符合概率论和统计学原理，使统计分析结果无法得出正确的判断。

该研究为一项国际多中心、安慰剂对照、随机双盲临床研究，602 例不能切除的晚期肝癌患者被随机分为两组：索拉非尼治疗组（299 例）和安慰剂对照组（302 例）。应用计算机进行中央随机法，按地区、ECOG PS 评分和是否有侵犯血管或肝外转移分层，研究对象按 1:1 随机分组。

2. 随机分配方案是否隐藏　随机分配方案的隐藏可以避免选择性偏倚。负责实施分配受试者入组的研究人员事先不知道随机分配方案，就无法改变事先设定的分配顺序，从而保证组间基线的可比性。若无法做到随机分配方案的隐藏，则无法保证研究人员遵循随机分配方案进行操作，无法保证在后面的实施阶段中保持公正，这样会夸大或缩小治疗作用。随机分配方案隐藏的问题近年逐渐

受到重视，特别是中心随机化很好地解决了这个问题。

由于研究采用了计算机辅助的中央随机法，研究人员无法了解随机分配方案，也无法改变随机过程，从而保证了事先设定的分配顺序。结果分析时比较组间基线可比性也反过来证实随机分配方案隐藏也完成得比较成功。

3. 是否将受试者纳入最初随机分配的小组进行分析　受试者因各种原因未能按照试验方案中规定的治疗措施进行治疗为不依从治疗者，如因药物剂量不依从，疗程不依从，交叉采用了对照组或其他的治疗等。由于不依从治疗者可能因主观原因造成，如治疗太复杂，疗程过长等；也可因客观原因造成，如疗效不佳，疾病进展，副作用过大等。不依从者的临床结局（通常较差结果）和依从者结局（通常较好结果）往往不同。若分析时不纳入那些不依从的受试者，必然破坏原来的随机化原则和基线的可比性，影响结果的真实性。

为保持随机化原则和组间基线可比性，纳入随机分组的对象，无论其是否完成分配给他的治疗方案，最终均应纳入统计分析疗效，称为意向治疗分析（intent-to-treat analysis，ITT）。在评价 RCT 文献时，也要注意其是否真正遵循了意向性分析原则分析结果。ITT 分析可防止预后较差的患者在最后分析中被排除，可保留随机化分配的优点，即两组可比性，使结论更可靠。相对 ITT 分析，按方案分析（per protocol，PP）是纳入那些完全遵循方案完成研究的对象，进行疗效的统计分析，需剔除失访者的资料。临床试验中，常因疗效不佳或药物不良反应而造成不依从，PP 分析时剔除了那部分人群，不但破坏了研究前设置的组间可比性，还会过高地估计治疗结果。ITT 分析结果通常需要与 PP 分析结果结合解读。

该研究随机分组后，试验组（索拉非尼组）有 2 名研究对象未接受治疗，安慰剂组中也有 1 名研究对象未接受治疗，期间也有研究对象由于不良反应严重而退出研究，但结果分析时作者遵循了 ITT 原则，仍按最初随机的 299 名治疗组与 302 名安慰剂组进行比较。

4. 试验前组间基线情况是否一致　随机化的一个重要目的是为了保证研究开始时所有影响结果的因素在各组间可比，即基线平衡。但当样本量较小时，可能会发生随机化后某些基线因素组间并不平衡，甚至基线指标在组间存在统计学差异，这是机遇造成，不代表随机化做得不好。但分析时要

判断这个因素对结果是否有重要影响。若该因素与结果关系较大，应采用统计方法进行校正，以保证结果的真实性。好的研究在设计阶段就考虑了对重要影响因素的平衡。

该研究设计时充分考虑肿瘤临床试验复杂性，应用分层技术，对地区、ECOG PS 评分和是否有侵犯血管或肝外转移进行了分层，从而保证了两组的基本特征，如年龄、性别、地区、病因、肝功能状况、之前的治疗史、BCLC 分期、ECOG PS 评分和是否有侵犯血管或肝外转移等因素具有可比性。

（二）研究开始后，研究组和对照组的受试者是否具有相同的预后

1. 五类重要研究参与者（患者、医护人员、数据收集者、结果评判员和数据分析员）是否知道试验组和对照组的分组情况　研究过程中研究分组信息应对重要研究参与者保密，做到盲法（blinding）。即不让受试者和研究者知道哪个受试者接受了哪种治疗措施。临床研究中的盲法针对受试者（即通常意义上的患者）和研究者（包括实施治疗的医生、护理人员、数据收集者、结果评定者和数据分析员）。严格意义上说，随机化试验中如果这 5 类重要研究参与者知道患者治疗情况（尤其是用药），可能会影响试验各组结果的可比性。

若受试者 / 患者知道自己接受了新的治疗，可能会产生心理上得到"好处"的暗示；而接受标准治疗 / 安慰剂的患者，则会产生相反的情绪而影响病情，也可能影响到对研究的依从和他对问题的回答。若实施治疗的医师知道患者接受的治疗措施，可能会影响到他的临床实践，如对剂量调整，检查频度及其他辅助治疗等。若实施治疗的医生知道患者接受新的治疗，可能对患者更关心、观察更密切，或会暗示患者的反应。若治疗的反应评定者事先知道每个患者接受了何种治疗，则可能对接受新疗法的患者记录更好的反应，特别是结果为主观评价的指标时（如乏力、头痛等各种主诉）记录会有倾向性。因为大多数研究者都会主观地希望新疗法更有效。

受试者（患者）、治疗医师和结果评定者都不知道治疗安排，通常仍称为双盲（double-blind），因为医师和反应评定者通常是同一人。有时双盲试验并不可行，只能用单盲或开放（非盲）试验。如外科临床试验有时无法对患者和医生实施盲法，应尽可能对反应评定者实施盲法，或采用客观指标。在评价治疗证据真实性时，要注意研究中如何实现盲法，而不只是文献中是否提及"盲法"，以判断其结果判定的无偏性。

该研究是以安慰剂对照的双盲研究，并成立了独立的数据管理委员会，理论上保证对参与研究各方设盲。在参与研究的五类人，患者、医护人员、数据收集者、结果评判员和数据分析员应该是不知道具体的分组情况。但实际操作中，由于索拉非尼具有较大的不良反应，如皮疹，腹泻和体重减轻，不少患者和医护人员在后期会了解实际分组情况。

2. 除干预措施外，所有受试者是否接受了相同的处理　治疗性研究中，若受试者除接受规定的治疗方案外，还会关注是否采用了其他有效治疗措施。如评价某抗高血压药物疗效时，受试者有时会根据自己血压情况临时加用平时服用的抗高血压药，这样就会掩盖该评价药物的真实疗效。常见的偏倚有两类：①沾染（contamination），即对照组患者意外地接受了试验组的治疗措施，人为地夸大了对照组的疗效，降低了试验组和对照组之间的疗效差异；②干扰（co-intervention），指除干预措施外，试验组或对照组的研究对象额外接受了类似试验措施的其他处理，从而人为地影响试验措施的疗效，改变了组间疗效的差异。这在非盲对照试验中容易出现，临床研究中要准确记录合并治疗的情况。

该研究严格规定除试验药物外，不得应用其他抗癌药物，从而保证结果的差异是由索拉非尼的作用造成。当然所有研究可以进行对症处理和保肝治疗，但这些不会对结果造成影响。

3. 随访是否完全　治疗措施应有足够长的作用时间而发生效果，若随访时间过短，疗效不能充分显现，难以获得有临床意义的结果。如抗高血压药物治疗高血压的疗效通常要几周后才稳定，若仅治疗和随访 2 周，降压效果未达最佳，更无法观察到终点指标如心脑血管事件的发生。

临床研究设计时应考虑足够治疗时间和随访时间。要求所有纳入研究的受试者均应完成治疗和随访。但实际上任何临床研究都难免有退出和失访，特别是那些治疗时间和随访时间较长的研究。退出和失访会影响疗效评价的真实性，通常认为失访≥20%，结果值得怀疑。产生退出和失访的原因很多，有些与结果相关联，如疗效差的受试者容易退出和失访。对缺失数据的处理，虽有相应统计分析技巧，但也只能在一定假设条件下估计最后结果。也可以简单地应用 worst-case scenario 分析方法，将两组失访的结果以最不利判断治疗组间疗效差异来假设，如将新药组的失访者都假定为无效，而对照组的失访假定为有效，再比较组间差

异,这时若新药组的疗效仍好于对照组,则仍然能认定新药的疗效。

该研究得到了良好的组织和实施,所有602名研究对象均得到了密切的随访,至研究结束,没有失访。

二、正确理解治疗证据的临床重要性

(一)干预措施的效果有多大? 相对危险度降低是什么? 绝对危险度降低是什么

若研究证据基本满足真实性评价原则,即认为其结果是真实的,下一步就需要考虑研究结果是否有临床价值。包括治疗措施的效应值大小和精确性,后者涉及研究样本量问题。

1. 治疗措施的效应值大小如何 为了便于理解,根据 Llovet 等的研究模拟一个临床试验例子(表7-2),并用简单法计算1年死亡率(事件发生率),更合理的方法是应用生存分析。评价索拉非尼治疗晚期肝细胞癌的疗效和安全性。602例晚期肝细胞癌患者随机分入索拉非尼组(299例)和安慰剂组(303例),治疗1年后,治疗组1年死亡率56.0%,称为试验组事件发生率(EER);对照组67.0%发生死亡,称为对照组事件发生率(CER),两组差异有统计学意义,但如何采用疗效指标表述其临床意义呢? 对 RCT 或 RCT 系统评价/Meta分析,主要采用3种指标表述干预措施的疗效大小。

(1)相对危险度降低率(RRR):RRR 为对照组与试验组事件发生率的绝对差值,与对照组事件发生率的比值,即 RRR = |CER − EER| / CER,表示某事件发生率下降的相对水平。在上例试验中,索拉非尼治疗肝细胞癌后患者1年死亡风险降低了16.4%,也称为相对效益增加率(RBI)。若试验组增加不良事件的发生率,可采用同样公式计算出相对危险度增加率(RRI)。

相对危险度降低率是常用的疗效指标,RRR 表示相对水平的改变,不能反映治疗组的危险度实际值,常会引起误导。以表7-2中的模拟试验为例,当试验组和对照组的事件发生率降低10倍时,RRR 仍然保持不变。但这时 ARR 变小,NNT 变大。因此,不能单纯根据相对危险度降低率的大小判定干预措施的疗效大小。

(2)绝对危险度降低率(ARR):绝对危险度降低率(absolute risk reduction,ARR;也称危险度差值,risk difference,RD)为对照组事件发生率与试验组事件发生率的绝对差值,即 ARR = |CER − EER|,用 % 表示,值越大,疗效越大,也称为绝对效益增加率(ABI)。它克服了 RRR 的缺点,使结果更加直观。在上例模拟试验1中,ARR 为 11.0%,在模拟试验2中,当不治疗事件发生率降低10倍时(6.0%),ARR 也随之降低(1.1%),反映了基础危险度的影响,因此 ARR 较 RRR 更能真实反映疗效大小。如果试验组增加不良事件的发生率,可采用同样公式计算出绝对危险度增加率(ARI)。

(3)多减少1例不利结果需要治疗的患者数(number needed to treat,NNT):需要治疗人数表示与对照组相比,需要应用试验组措施治疗多少例此类患者,才能多预防1例事件的发生,它解释了某种干预措施的特异性治疗效果,可作为对患者具体处理时的决策工具。NNT 为绝对危险度降低率的倒数,即 NNT = 1/ARR。NNT 越小,疗效越显著。在上例模拟试验1中,NNT 为9,表示应用索拉非尼每治疗9例肝细胞癌患者,即可比对照组多减少1例患者死亡;在模拟试验2中,则需要治疗90例肝细胞癌患者才能多减少1例患者死亡。

NNT 适用于治疗病情相同,并有相同结果的各种治疗方法间比较。可以根据 NNT 对这些疗法进行等级评定,这将有利于提高治疗效果的评估。用 NNT 表示治疗措施疗效时,需注意治疗和随访时间长短与 NNT 的关系。①不同治疗、随访时间,NNT 可能不同。用 NNT 比较不同治疗措施或相同治疗措施治疗不同类型患者的疗效大小时,若治疗、随访时间不同,直接比较 NNT 意义就不大。②若假定治疗措施在整个治疗过程中疗效保持恒定,可用时间作为参数对 NTT 进行调整后比较。如采用索拉非尼减少肝癌死亡,在普通预后肝癌患者中,治疗维持时间1年,每治疗9例患者可比对照组多减少1例肝细胞癌死亡(NNT_1 = 9)。而另一

表7-2 索拉非尼治疗晚期肝细胞癌的疗效和安全性

	1年死亡率		绝对危险度降低率(ARR)	相对危险度降低率(RRR)	多减少1例不利结果需要治疗的患者数(NNT)
	安慰剂组(CER)	干扰素组(EER)			
模拟试验结果1	67.0%	56.0%	11.0%	16.4%	9
模拟试验结果2	6.7%	5.6%	1.1%	16.4%	90

组预后良好的肝细胞癌患者用索拉非尼，治疗 6 个月，则需要治疗 40 例患者才可比对照组多减少 1 例肝癌死亡（$NNT_2 = 40$）。注意：①评价索拉非尼治疗肝细胞癌，减少死亡疗效需要明确什么状况下的 NNT 值，若条件不同不能直接比较；②哪一种类型的肝癌患者更有效，因随访时间不同，不能直接比较 NNT，需要进行调整。我们将普通预后组 1 年治疗肝癌的 NNT 调整为 6 个月的 NNT，方法如下：

$$NNT_{(6个月)} = NNT_{(12个月)} \times (普通组治疗时间 / 低危组治疗时间)$$
$$= 9 \times (12/6) = 18$$

应用索拉非尼治疗肝细胞癌普通预后组的疗效明显优于预后良好组。同样方法可将良好预后组的 NNT 调整为 1 年的 NNT，结论相同。

（二）干预措施效应值的精确度如何？是否描述了置信区间或 *P* 值

现实中无法获得总体的真实值，但可通过样本统计量来估计总体参数。为了用样本的统计量去准确估计总体参数，首先要求样本有代表性，即理解为从总体中随机抽取的一个样本。从随机样本中获得的估计值称为点估计值（point estimate）。若从总体中抽取多个随机样本，就有多个统计量，不同样本的统计量各不相同。这些统计量都是总体参数的点估计值，但都不是总体参数的准确值。根据统计量，我们能按一定的概率或可信度 $100(1-\alpha)\%$ 来估计总体参数所在的范围，称为置信区间（CI）。通常采用 95% CI，表示真正的治疗作用 95% 可能均在此范围内。

置信区间可提供比点估计值更多的信息。①与假设检验等价：95% 置信区间与 α 为 0.05 的假设检验等价，99% 的 CI 与 α 为 0.01 的假设检验等价。②精确性（precision）：置信区间可提供研究结果的精确性，置信区间越窄，研究结果的精确性越好。置信区间的宽窄与样本量有关，一般样本量越小，置信区间越宽，反之，越窄。③解释研究结果的疗效大小和临床意义：不管置信区间宽窄如何，根据置信区间的上下限可判断研究结果能够达到的疗效大小和是否有临床价值。对阳性结果的研究，根据置信区间的下限判断；阴性研究结果，根据上限判断。如当 RRR 的 95% CI 下限 > 0 说明治疗组明显优于对照组，若 RRR 的 95% CI 上限 < 0 说明治疗组的措施实际上是有害的。

在评估研究结果即疗效大小时，应考虑其临床意义和统计学意义。有时虽有统计学意义，但结合

临床分析并无临床意义。如高血压药物的研究，当样本量足够大时，治疗组比对照组多下降 1mmHg，其差异有统计学意义，但是血压下降 1mmHg 对患者来说并无多大临床意义。

NNT 有效地表达了治疗效应，但也存在一定的局限性。

①它本身也只是一个点估计值，在临床应用时应了解其 95% 置信区间。用于临床决策的敏感度分析。

② NNT 不能用于不同疾病之间比较。如应用阿司匹林预防深静脉栓塞治疗的 NNT 为 30，而预防心血管事件的 NNT 也可以是 30，但两者意义明显不同。NNT 只是一个频数，而不是效应指标。它表示的是疾病和干预结果，只有在疾病和结果相同时，才可直接比较不同干预措施的 NNT。

③ NNT 由特定情境下的研究结果得出。不同研究情境下的 NNT 可有变化，特别是 NNT 与疾病基线危险度相关。由于不同患者的基线危险度不同，应用文献提供的 NNT 时，需要根据自己患者的基线危险度加以调整。

该研究的主要结果为总体生存率和至症状发展时间，分析的方法是应用生存分析。作者分析了试验站和对照组的中位生存时间及 95% 可信区间，分别为 10.7 个月（95% CI：9.5，13.4）和 7.9 个月（95% CI：6.8，9.0），风险比为 0.69（95% CI：0.55，0.87）。应用多因素 Cox 风险比模型，校正其他预后因素后，计算出索拉非尼对总体生存的风险比（hazard ratio，HR）为 0.73（95% CI：0.58，0.92），P = 0.004。同样，作者也分析了另一个主要结果至症状发展时间，估计了平均水平，并计算了其精度。对各个次要结果，作者也进行了逐个分析。

三、治疗证据的临床应用性

（一）患者的情况是否与治疗研究证据的患者群体相似

考虑研究证据的适用性时，首先要比较你的患者与研究证据中的受试者是否相似，比较因素应根据临床上与结果相关的因素，可以包括性别、年龄、病因、病程、疾病严重程度、合并症、具体治疗措施、依从性等。通常可以从研究的入选标准和排除标准中去看。如果那些影响结局的因素存在差异，研究证据就不能直接用于解决你患者的问题，医生需要寻找理由证明该研究结果不适用于自己患者。如果找不出，此结果仍可用于自己的患者，但需要谨慎。如欧美、日本等国家主要是丙型肝炎

病毒相关的肝细胞癌,而我国和其他东南亚国家主要是乙型肝炎病毒相关的肝细胞癌。这两种类型疾病对某些治疗措施的疗效有一定差异,欧美国家治疗肝细胞癌的证据不一定符合我国国情,应用时需要谨慎。

当具体用于解决某个患者的问题时,需根据研究证据提供的信息,估计你的患者对此治疗的效果。可以在文献中寻找与你的患者特征比较一致的亚组,参照该亚组的 NNT。但这种情况下一定要慎重。因为亚组的样本量常常较少,受机遇影响较大,特别是研究设计时并没有考虑亚组分析的情境下,这时亚组结果所提供的证据可能会引起误导。另一种方法是,首先估计你的患者与研究证据中对照组相比可能的疗效,用分值 f 表示。再用研究证据的 NNT 值除以 f 值,获得该患者的疗效 NNT。如降低肝细胞癌死亡的研究中 NNT=9,若我的患者存在着高危因素,估计死亡率率高于平均水平 3 倍(即 $f=3$),这个治疗措施对我的患者的 NNT=9/3=3。

(二)是否考虑了所有病患的重要结果

临床研究中研究者除观察主要结果因素外,还会观察其他次要结果因素。主要结果因素与次要结果因素之间本身常常没有哪个更重要之分,取决于研究者当时想回答哪个临床问题。而临床实践中患者的情况错综复杂,医生必须综合考虑,全面判断。如上述例子中,医生关注的是患者肝癌术后复发问题,证据也回答了这个问题,但其实真正要考虑的是患者的总体生存率和生存质量的问题。通常我们假设肝癌术后复发是导致肝癌患者死亡的重要因素,减少复发,理论上可以提高患者生存率。但临床上有时也会发现,治疗可以使肿瘤缩小,但无法延长患者生存率。

(三)获得治疗措施效果的医疗条件如何

确定该治疗措施有效后,还得确认这个措施能否在自己的医院实施。有些治疗措施涉及医疗技术问题,就要看医院有无设备,有无开展该项治疗资质。若出现并发症,有无相应科室保证患者安全,有无能力进行监察和随访,这点对操作性治疗措施尤为重要。如对 <3cm 肝癌进行射频消融治疗,对某些表浅位置,术中容易发生肿瘤破裂出血,则需要外科或介入科的协助来保证患者的安全。若有些医院没有这个条件,就不能对这些患者进行射频消融治疗。

(四)治疗措施对患者的利与弊如何

临床决策时医患双方都会考虑该治疗措施的

利与弊。如上面例子中应用干扰素预防肝癌术后复发,其利是降低肝癌患者的术后复发率,以期提高生存率。因为复发是肝癌导致患者死亡的最重要原因。但同时存在潜在的弊,因≥90% 的肝癌合并肝硬化,干扰素本身也有不良反应,如发热,肝功能损害和白细胞降低等,对肝硬化患者有潜在风险。

考虑治疗措施利和弊时,要引入一个类似 NNT 的概念,即多发生 1 例不良反应需要治疗的患者数(number needed to harm,NNH),表示需要用试验组措施治疗多少例此类患者就可能比对照组多产生 1 例不良反应。它解释了某种干预措施的安全性,也是临床决策的衡量指标。临床决策时应全面考虑 NNT、NNH 和经济文化等各方面因素。若治疗措施费用较低,安全性大,使用方便,容易被患者接受;而不用该项措施又会造成严重后果,这种情况下,较大的 NNT 也可以接受。

(五)患者对治疗措施的价值取向和意愿如何

循证医学要求任何医疗决策都要考虑患者的价值观。患者在了解干预措施可能带来的利弊后,应充分表达他们的期望、价值观和选择,双方共同制订医疗决策。不同患者因其不同文化、经济、社会背景,对自身疾病的关心程度、对疗效的重视程度,对不良反应的耐受性和恐惧心理等不同,最终的临床决策会有差别。临床实践中很多晚期肿瘤患者对化疗非常抵触,有时化疗在带来极有限的生存期延长的同时也带来极明显的不良反应,加上费用昂贵,很多患者拒绝化疗。

临床决策时常会用到治疗措施获益与危险似然比(likelihood of being helped vs. harmed,LHH),该指标反映治疗措施给受试者带来的获益与危害比。其计算公式为:

$$LHH = \frac{1/NNT}{1/NNH} = \frac{NNH}{NNT} \qquad (公式 7-1)$$

当 LHH>1 时,利大于弊。当 LHH<1 时,弊大于利。

如某治疗措施的 NNT 为 5,NNH 为 10,则 LHH=10/5=2

即此治疗措施给受试者带来的获益是危害的 2 倍。

若从患者角度出发,估计某个具体患者的 LHH 时,应用下式进行计算:

$$LHH = \frac{(1/NNT) \times f_t}{(1/NNH) \times f_h} = \frac{NNH \times f_t}{NNT \times f_h}$$

式中的 f_t 为对患者不采取治疗措施时，将会有多大的风险发展成为像对照组患者一样的不良结局。f_h 为对患者采取治疗措施所出现的副作用的危险性是对照组的多少倍。如对患者不予处理时，他将有 2 倍的危险出现对照组患者发生的主不良结局，即 $f_t=2$。

如：某治疗措施的 NNT 为 5，其 NNH 为 10。患者若不采取治疗措施，将会有 3 倍的危险发生与对照组患者一样的不良结局（$f_t=3$），而采取治疗措施所出现的副作用的危险性与不采取治疗措施的患者相同（$f_h=1$），则

$$LHH = \frac{NNT \times f_t}{NNT \times f_h} = \frac{10 \times 3}{5 \times 1} = 6$$

此患者接受此治疗措施时，其受益是受危害的 6 倍。应特别注意 LHH 的计算校正，患者无法自己估计其受益及受害的值，也无法确定 2 者的严重性，因而无法对 LHH 进行校正。若对个体病例进行 LHH 校正，先要对治疗措施危险进行临床评价，再进行校正。

上面只是计算了治疗措施受益与危险似然比，假定了利的价值与弊的价值等同，没有结合患者对利和弊的价值观，不符合实际。所以在循证医学实践中，还要进一步考虑患者的价值观。如上面的例子索拉非尼带来的利是减少肝细胞癌患者的死亡（其实是延长患者的生存期），而弊是不良反应，如皮疹、腹泻、体重下降等，权重上肯定有所不同。

本案例中的患者为中年男性，无法手术的晚期肝细胞癌患者，有门静脉侵犯属于 BCLC C 期，肝功能代偿（child-pugh A 级），ECOG PS 评分 1 分，与研究中的对象情况相似。有门静脉侵犯，不适合做肝动脉化疗介入，若经济条件许可，可接受索拉非尼治疗。这个治疗将会使患者 1 年的生存率达到 44%，死亡风险比不接受该治疗下降 31%。

第五节 临床决策与后效评价

一、临床决策

综上所述，应用索拉非尼治疗肝细胞癌可降低死亡风险，RRR 值为 16.4%（95% CI：−0.02～0.32），NNT＝9，发生不良反应的 NNH＝10，但相对于导致死亡而言，应用索拉非尼过程中会产生一定的不良反应，这些反应大多情况下不会造成严重的后果。因此，应考虑使用索拉非尼治疗晚期肝细胞癌。当然索拉非尼价格昂贵，临床决策时也应同时考虑，这里不展开讨论。

二、后效评价

循证医学临床实践中不但要重视临床证据，在应用证据的时候要结合医生的经验和技能，充分考虑患者的特点、患者病情的变化等，同时要尊重患者的价值观。另外，证据通常只是群体中的平均表现，对患者个体，可能会出现结果与期望不相一致。所以在循证医学实践中，后效评价患者对治疗的反应，发现差异和问题，进行不断完善和调整，既能提高患者的疗效，也能提高对证据的认识和提高疗效具有重要意义。

在循证医学临床实践中，在强调治疗证据的真实性的同时，还要探索证据的全面性。要结合 PICOS 模式，探索治疗证据的不足，这些不足点往往是临床治疗研究的新课题。如上例中证据表明索拉非尼可用于晚期肝细胞癌的治疗。但在实际中，索拉非尼对所有肝细胞癌患者都有效，还是对部分患者有效，若是部分有效，能否明确哪些人群？Llovet 等的研究也试图去探索这个问题，但远远未找到答案。索拉非尼的作用时间又是多少，对长期用药者会不会耐药等等问题也需要通过新的课题去探索。

（张博恒）

参 考 文 献

1. Llovet M, Ricci S, Mazzaferro V, et al. Sorafenib in advanced hepatocellular carcinoma. *N Engl J Med*, 2008, 359(4): 378-390.

2. Cheng AL, Kang YK, Chen Z, et al. Efficacy and safety of sorafenib in patients in the Asia-Pacific region with advanced hepatocellular carcinoma: A phase III randomized, double blind, placebo controlled trial. *Lancet Oncol*. 2009, 10(1): 25-34.

3. https://mclibrary.duke.edu/sites/mclibrary.duke.edu/files/public/guides/therapy-worksheet.pdf

第八章　不良反应证据的评价与应用

临床实践中任何医疗干预措施在给患者带来获益的同时也可能带来一定危害。为了向患者提供安全的治疗措施，临床医生需要严格评价医疗干预措施可能导致的不良反应，并常常借助已有的医学研究文献，结合自己的临床技能，评判医疗干预措施用于患者是否安全。因此临床医生必须清楚了解：

1. 不良反应的研究证据有哪些？
2. 应该选用哪些证据评价不良反应？
3. 如何寻找这些不良反应证据？
4. 如何评价不良反应证据？
5. 如何将这些证据用到个体患者？

本章将针对以上问题，介绍不良反应证据的选择、评价及在临床中实际运用的方法和步骤。

第一节　概　　述

一、不良反应相关的定义和特征

不良反应（adverse reaction）是指药物或其他医疗干预措施（如手术、器械等）导致的有害或不希望发生的反应。任何干预措施都可能引起严重程度不等的不良反应，其中以药物不良反应（adverse drug reaction，ADR）最为人熟知。WHO 国际药物监测合作中心定义：药物不良反应是正常剂量的药物用于预防、诊断、治疗疾病或调节生理功能时出现的有害和不希望发生的反应。注意：该定义排除故意或意外过量用药及用药不当引起的反应。

除不良反应外，其他用于描述药物或医疗干预措施产生的危害的术语还有药物不良事件（adverse drug event，ADE）和用药差错（medication error）等。药物不良事件是指药物治疗过程中出现的不良临床事件，不一定与该药有因果关系。用药差错是指未正确使用药物引起的不良后果。药物不良反应、药物不良事件和用药差错的区别与联系见表 8-1。本章主要关注由药物和其他医疗干预措施本身特性导致的不良反应。

对不良反应临床医生通常最关心三个问题：①医疗干预是否导致相关不良反应；②发生率多高；③有多严重。一般而言，大多数医疗干预措施的不良反应发生率通常较低，严重不良反应的发生率更低。越严重的不良反应在患者中的发生率越低；轻微不良反应发生率可能相对较高。

二、不良反应的证据类型和特征

评价不良反应的研究证据种类较多，通常可分为试验性和观察性研究及对所有相关证据进行系统全面合成的系统评价。

（一）试验性研究

试验性研究证据通常以 RCT 为主。不良反应在 RCT 中一般作为次要目的进行研究。由于发生率低、观察时间较短，单个 RCT 对不良反应事件的分析效能通常较低。因其通过随机尽量避免了混杂因素的影响，更可能得到真实的结果；但 RCT 中研究对象挑选通常比较严格，药物不良反应的暴露和实际人群可能有差异。因此，单个 RCT 多数

表 8-1　药物不良反应与药物不良事件、用药差错的区别与联系

分类	药物不良反应	
	区别	联系
药物不良事件	药物不良反应与所用药物存在确定的因果关系；药物不良事件不一定与所用药物存在因果关系	当一种药物不良事件经评价，有理由与所研究的药物有关，则称为药物不良反应
用药差错	药物不良反应是在正常使用药物的情况下因药物本身特性导致的不良后果；用药差错是指未正确使用药物引起的不良后果	无

情况下常作为不良反应评价的辅助证据。如本章第二节的临床病案中，单个 RCT 很难提供有关磺脲类药物是否增加心血管事件风险的确定性证据。单个 RCT 仅在极少情况下（很大样本量和很长观察时间）可能作为评价低发生率不良反应的主要依据，但这对绝大多数医疗干预可行性低，且可能受伦理限制。

非随机对照试验（non-randomized controlled trial）是另一种较常见的试验性研究，它与 RCT 的区别主要在于：①未对受试者进行随机化分组；②最终研究结果可能在一定程度上受混杂因素影响。用非随机对照试验评价不良反应时不仅具有 RCT 的局限，还会因为未实施随机，进一步增加混杂因素的影响。通过分析（如标准化分析）有可能减少混杂因素的影响，但无法调整未知混杂因素。

（二）观察性研究

观察性研究多数情况下是评价药物和其他医疗干预措施不良反应最主要和最可行的研究方法，尤其对长期、发生率较低的不良反应；还可为评价实际情况下药物和医疗干预的不良反应提供证据。

1. 队列研究（cohort study） 前瞻性队列研究是评价药物和医疗干预长期不良反应较好的研究证据。因其可完整、准确、全面的收集患者基线、干预措施使用和随访信息，为评价医疗干预的长期不良反应提供了可能。尤其是大样本前瞻性队列研究可为评价发生率较低的长期不良反应提供重要证据。如前瞻性队列研究可能是评价磺脲类药物是否增加心血管事件风险较好的研究证据。但因其不能像 RCT 那样随机分配医疗干预措施的使用，也无法对医疗服务提供者和患者实施盲法，导致混杂产生，影响结果的真实性。如何控制和调整混杂因素的影响是前瞻性队列研究评价不良反应的重要考虑。

利用已有临床实践的患者数据库建立回顾性的患者队列，形成回顾性队列评价不良反应是另一种常用的研究方法。优点是能快速、高效获取患者数据，分析不良反应，使快速得出结果成为可能；也可为分析低发生率的长期不良反应提供重要证据。但这些研究通常因数据不完整、发生的事件无法确认、混杂因素收集和处理困难，影响研究结果的真实性。

2. 病例 - 对照研究（case-control study） 病例 - 对照研究是一种回顾性研究，研究时间短，节省研究资源，可较易同时探索多种暴露因素（包括医疗干预措施）和不良反应结局间可能的关系，是评价不良反应的重要证据，尤对评价罕见或潜伏期很长的不良反应优势明显，可能是评价胰高血糖素样肽 -1（GLP-1）类药物是否增加急性胰腺炎（发生率非常低）风险的较好研究证据。

但病例 - 对照研究评价不良反应时也有局限。如对人群中使用率很低的药物可能不适用。"对照"（即未发生不良反应人群）选择不合理可导致更多混杂因素；在获取既往信息（如药物使用量、使用时间等）时，因无法准确回忆这些重要信息，可能导致评价结果偏倚。此外，病例 - 对照研究的分析和数据处理相对复杂，对混杂因素的调整可能有限。

3. 其他观察性研究 其他可用于不良反应评价的研究包括横断面研究（cross-sectional study）、病例系列（case series）和病例报告（case report）。这类研究本身也存在局限性，但可为发现不良反应、建立研究假设提供线索，尤其对极严重、罕见的不良反应，病例系列和病例报告也可提供有价值的证据，如沙利度胺（反应停）导致新生儿海豹肢畸形。但因病例系列和病例报告缺乏对照，多为回顾性研究，在结果测量与评价中都不能控制偏倚和混杂因素对结果的影响，临床实践中通常不会用这类研究作为评价不良反应的主要证据，一般只能提供有价值的线索。

（三）针对不良反应的系统评价

系统评价为全面获取、严格评价不良反应提供了手段，是评价不良反应最全面的研究。检索不良反应研究证据时若能找到合乎标准的系统评价无疑是最好的选择，尤对发生率较低的不良反应有用。因其可纳入尽可能多的研究数量，形成足够大的样本量。系统评价结果受纳入原始研究质量的影响，若纳入研究质量差，但制作规范的系统评价仍是高质量证据，只是证据强度较低。注意：不良反应的特殊性决定其系统评价通常不仅纳入 RCT，还要纳入队列研究、病例 - 对照研究等观察性研究。

三、不良反应证据的选择

医疗干预措施的不良反应通常存在多种类型研究证据。由繁忙的医师收集所有研究证据，再逐一评价并非最佳方案。选择最合适的证据用于临床实践是更明智的循证实践方法。

影响不良反应证据选择的主要因素包括不良反应发生率、现有医疗干预在临床使用和研究中的成熟度、证据的真实性、结果精确程度等。不良事件发生率的高低会影响不同研究设计证据的适用性：①若不良反应发生率较高，则 RCT、队列研究均可观察到该不良反应；②若不良反应发生率较低（如 <5%），RCT 因样本量小、观察时间短，很难有效观察到该不良反应，宜选择队列研究证据；若该不良反应为罕见事件（如发生率 <0.1%），则应选择病例 - 对照研究证据。若 1 项干预措施在临床中使用比较广泛，相关临床研究也较成熟，则其不良反应的高质量证据很可能也较多，如高质量系统评价、大样本 RCT、队列研究等。反之，临床成熟度不高的干预措施其不良反应证据很可能较少、质量不高。

RCT 中不良反应一般是次要观察指标；同时受 RCT 观察时间和样本量限制，单个 RCT 很难成为评价不良反应的证据。但 RCT 可在以下情况作为重要的不良反应证据：以相关不良反应作为主要评价指标，且样本量大、观察时间足够（如目前在研的评价 DPP-4 抑制剂用于 2 型糖尿病是否降低心血管事件的跨国 RCT）。

第二节　提 出 问 题

在临床实践过程中，临床医护人员常遇到各种用药安全问题，举例如下：

临床病案

65 岁男性患者，身高 1.70 米，体重 75 公斤。空腹血糖 7.7mmol/L，糖化血红蛋白（HbA1c）7.6%，BMI 26kg/m²，血压 150/90mmHg，HDL-C 1.21mmol/L，甘油三酯 1.82mmol/L。无糖尿病家族史，无心血管疾病史。

确诊为 2 型糖尿病，需用降糖药物。考虑患者情况，可选用二甲双胍或磺脲类药物作为一线药物。但有证据显示，降糖药物有可能增加主要心血管事件风险，甚至是死亡风险。

针对这一临床病案，我们首先提出临床问题：对于 2 型糖尿病患者，二甲双胍和磺脲类药物的主要心血管事件和死亡风险如何，哪个更低？

为了便于快速检索到与临床问题密切相关的证据，需根据 PICO 原则分解临床问题：

P：2 型糖尿病；

I：使用二甲双胍；

C：使用二代或三代磺脲类药物（一代药物已逐渐被淘汰）；

O：主要心血管事件、总死亡和心血管源性死亡。

第三节　不良反应研究证据的获取

一、选择数据库

首选循证知识库，药物不良反应的循证知识库首选 UptoDate，次选非 Summaries 类数据库。

二、确定关键词

根据上述 PICO 要素转化后的问题确定关键词包括：2 型糖尿病（type 2 diabetes mellitus）、二甲双胍（metformin）、磺脲类药物（sulfonylureas）、心血管事件（cardiovascular event）、死亡率（mortality）等，检索时注意同义词的替换使用。

三、检索相关数据库

（一）检索循证知识库

在 UptoDate 中输入关键词"sulfonylureas metformin"，发现无对比这 2 类药物不良反应的专题。将检索思路转为单独搜索"sulfonylureas"或"metformin"，发现有这两种药物单独的专题。在"sulfonylureas"搜索结果中第 1 个专题"Sulfonylureas and meglitinides in the treatment of diabetes mellitus"中，用 Ctrl + F 查找关键词"cardiovascular"，在"SULFONYLUREAS"-"Association with coronary disease outcomes"小节中找到了相关证据：①对 5795 名加拿大糖尿病患者的回顾性研究发现，在平均 4.8 年的随访期内每 1000 人年的死亡率服用格列本脲（第二代磺脲类药物）高于服用二甲双胍者（61.4 人 vs. 39.6 人）。且服用磺脲类药物的患者中死亡率和发生严重局部缺血事件的风险高剂量组高于低剂量组，以服用甲苯磺丁脲和氯磺丙脲风险最高。②一项对 253 690 名美国退伍军人糖尿病患者的回顾性队列研究发现：发生急性心肌梗死、卒中或死亡的风险服用磺脲类药物患者高于服用二甲双胍的患者（死亡率为 18.2 vs. 10.4 每 1000 人年，HR = 1.21，95% CI = 1.13～1.30）。综合以上结果可以认为：服用磺脲类药物可能增加发生心血管事件的风险，而二甲双胍类药物相对较安全，至此本例问题检出相关证据。

（二）检索非 Summaries 类数据库

再以 PubMed 的检索为例：针对上述临床病案中的问题制定检索式为"type 2 diabetes mellitus AND metformin AND sulfonylureas AND cardiovascular AND mortality"，共检出 79 篇文献。经过阅读摘要

和全文,发现以下 2 个相关研究,队列研究和病例 - 对照研究各 1 个:

1. Roumie L, Hung M, Greevy A, et al. Comparative effectiveness of sulfonylurea and metformin monotherapy on cardiovascular events in type 2 diabetes mellitus: a cohort study. *Ann Intern Med*, 2012, 157(9): 601-610.

该研究即上述循证知识库检索结果中的第②个证据,在此展示一下该研究进一步的细节:共纳入 253 690 例首次治疗患者(磺脲类药物治疗 98 665 例,二甲双胍治疗 155 025 例),磺脲类药物患者的心血管事件和死亡发生率为 18.2/1000 人年,二甲双胍使用者为 10.4/1000 人年,校正的发生率率差(RD)为 2.2/1000 人年(95% CI, 1.4~3.0)。研究显示,与糖尿病患者初始治疗使用二甲双胍相比,磺脲类药物可能增加心血管事件或死亡风险。

2. Azoulay L, Schneider Lindner V, Dell'aniello S, et al. Combination therapy with sulfonylureas and metformin and the prevention of death in type 2 diabetes: a nested case-control study. *Pharmacoepidemiol Drug Saf*, 2010, 19(4): 335-342.

该巢式病例 - 对照研究比较了磺脲类药物和二甲双胍单用和联用是否增加 2 型糖尿病患者的死亡风险。研究共纳入病例 14 996 例,对照 145 366 例,与单用磺脲类药物相比,单用二甲双胍具有较低的死亡风险(校正的 RR=0.70, 95% CI 0.64~0.75)。研究表明,磺脲类药物可能增加 2 型糖尿病患者的死亡风险。

第四节　不良反应研究证据的评价和应用

对上述检出的不良反应研究证据还应评价以下方面:

1. 不良反应研究结果是否真实?

2. 使用医疗干预在多大程度上增加不良反应的风险?

3. 这些不良反应研究结果是否适用于特定患者?

最佳证据是专门针对不良反应的系统评价,但真正满足此条件的系统评价很少。多数情况下,纳入的主要研究证据是单独报告不良反应的队列研究和病例 - 对照研究。此外必须对队列研究和病例 - 对照研究有清楚的了解,才能正确理解不良反应系统评价。本节将主要介绍这两种设计的评价

和运用,供临床工作者借鉴,以用于不良反应的系统评价中。

一、不良反应证据的真实性评价

不良反应研究的结果是否真实通常是指研究是否准确地评价了药物和其他医疗干预可能导致的不良反应,即研究的估计值是否与真实值一致。虽然队列研究和病例 - 对照研究设计是评价不良反应的主要证据,但这些观察性研究存在重要局限,有可能导致研究结果与真实值不一致。因此,临床工作者首先需要评价研究结果的真实性。

(一)队列研究

对队列研究主要考虑除关注的暴露因素(此处通常为医疗干预措施)不同外,暴露组和非暴露组在研究开始和结束时发生结局事件的风险是否相同。理想情况下,除暴露因素不同外,暴露组和非暴露组应具有相似的预后因素、相同的结局测量方法、足够长的随访时间。

1. 暴露组和非暴露组患者是否具有与结局相关的相似已知预后因素(或经统计学调整使这些预后因素在两组间分布均衡)　队列研究若暴露组患者和非暴露组患者的基线特征不一致,影响预后的其他因素可能不同;若统计分析也不能充分调整这些混杂因素,则研究结果将很可能产生偏倚。研究者应记录暴露组和非暴露组患者的基线特征,判断其可比性或使用统计学方法调整差异使其在组间均衡分布。绝大多数情况下,观察性研究的暴露组和非暴露组组间预后通常不一致,需要通过配对或调整的方式解决预后差异问题。

有效的调整分析通常需要精确测量相关预后因素。对前瞻性队列研究,研究者尤其需要注意严格测量预后信息;对回顾性队列研究,研究者只能利用已有信息,但问题在于以往信息是否包含了研究者关注的结果。尽管研究者记录了暴露组和非暴露组一些已知混杂变量的可比性,或用统计学方法调整了这些差异,未知或未测量的重要预后因素也可能导致结局的差异,这就是残余混杂(residual confounding)。

针对本章的临床病案,我们在第三节检出 1 个回顾性队列研究证据。该研究收集了可能影响 2 型糖尿病患者预后的年龄、性别、种族、HbA1c、低密度脂蛋白、BMI、合并症等基线信息,采用倾向评分匹配(propensity score matching)法分析后,发现暴露组和非暴露基线比较相似,且其随访完整的协变量两组基线也无明显差异。可认为暴露组和

非暴露组患者的已知预后因素相似。

2. 暴露的状态是否确认 队列研究在确认暴露状态时可能出现信息偏倚(information bias),又称测量偏倚(measurement bias)、观察偏倚(observation bias)和错误分类偏倚(misclassification bias),是在获取暴露信息时由于测量的问题,使获取的资料存在系统误差。产生信息偏倚的原因主要是诊断或结果判断不明确、既往资料不准确或遗漏、对各比较组的暴露测量方法不一致等,以致获得错误信息影响了结果的真实性。

若暴露状态的错误分类同研究分组无关,即在各比较组间不存在差异,称为无差异性错误分类(nondifferential misclassification)。大多数情况下暴露状态的错误分类会模糊研究组间的差异,导致研究效应的估计值偏低(趋近于无效值或无关联)。若暴露状态的错误分类同研究分组有关,即在各比较组间存在差异,称为差异性错误分类(differential misclassification)。错误分类组间存在差异的偏向可能不同,可能造成高估或低估研究效应值。差异性偏倚的两种常见类型包括回忆偏倚(recall bias)和调查者偏倚(interviewer bias)。回忆偏倚产生于研究对象在回忆过去暴露状态的能力差异,最终得病的病例可能会努力回忆暴露状态来分析为何得病;而未患疾病的人可能无法清楚回忆起暴露状态。调查者偏倚产生于调查者对研究对象有差异或错误地收集暴露信息,如调查者可能因诊断错误漏诊了糖尿病患者中的心肌梗死患者,从而影响了心血管事件结局的真实性。

上述回顾性队列研究数据来自美国退伍军人健康管理决策支持服务数据集,主要通过药房记录来确定暴露的状态(单用二甲双胍和磺脲类药物),因此暴露状态的确定相对可靠。

3. 暴露组与非暴露组的结局测量方法是否一致 若一个队列研究的暴露组和非暴露组对结局的测量方法一致,则该研究结果更可信。不同研究对同一结局指标的测量方法可能不同,这时就需要判断哪种结局测量方法真实性更好。

上述回顾性队列研究采用 ICD-9-CM 编码定义心血管事件结局指标,采用数据库信息来确定死亡结局指标,可认为暴露组与非暴露组的结局测量方法一致。

4. 随访是否完整 失访会直接影响研究结果的真实性。理想的研究状态是所有研究对象都完成随访。但实际情况是,有的失访对象在某些重要研究特征上与随访到的对象有较大差别,并可能发

生相关结局,这种情况将影响研究结果的真实性。尤其当暴露组和非暴露组随访的完整情况有差异时,会进一步影响结果的真实性。前瞻性队列研究需考虑失访对结果的影响。因此,严格、长期的随访可得出真实的不良反应结论。

上述回顾性队列研究二甲双胍组的平均随访时间为 0.78 年,磺脲类药物组为 0.61 年,因中止或改变治疗药物的删失数据较多,尤其是随访第 1 年缺失数据更多,该研究未报告具体的失访率,但两组缺失数据比较相似。

(二)病例-对照研究

对病例-对照研究主要考虑病例组和对照组在过去是否具有相同的暴露风险(机会)。理想情况下,过去一定时间内病例组和对照组应具有相同的暴露风险或接受相同干预措施的机会。

1. 在可能导致暴露的相关特征方面病例和对照是否相似 相对于队列研究,病例-对照研究更可能因混杂因素未被测量到而受影响。这种情况在暴露随时间变化时更明显。如用病例-对照研究评价 GLP-1 类药物是否增加糖尿病患者的急性胰腺炎风险,使用一线降糖药物无法有效控制血糖而服用 GLP-1 类药物的患者可能病情更重且随时间变化,服药剂量也随时间变化不断增加,则仅考虑是否服用 GLP-1 类药物可能无法完全解释 GLP-1 类药物与急性胰腺炎之间的关联。患急性胰腺炎的糖尿病患者与未患胰腺炎的患者相比往往有不健康的生活方式,这也可以解释 GLP-1 类药物与急性胰腺炎之间的关联。

针对本章的临床病案,我们在第三节也找到了一个巢式病例-对照研究证据。巢式病例-对照研究是将病例-对照研究与队列研究相结合的一种双向研究方法。首先按研究设计确定某特定人群作为研究队列,收集队列中所有成员的信息,并对该队列成员随访一段事先确定好的时间;由随访期内发生的全部病例组成病例组,从同一队列中选取一定数量的研究对象作为对照组,再按病例-对照研究的分析方法统计分析资料。其论证强度高于普通病例-对照研究。第三节找到的巢式病例-对照研究为每例病例随机选取年龄、进入队列时间、随访时间相匹配的 10 例对照。在基线特征方面,病例组有更多的现吸烟者、酗酒者和并发症患者,但该研究采用 Logistic 回归对性别、BMI、吸烟、酗酒、急性冠脉综合征等因素进行了校正,可消除已知的基线不均衡对结果的影响。

2. 在确定暴露的特征和方法方面病例组和对

照组是否相似　病例 - 对照研究中确定暴露是一个重要问题。应注意病例组和对照组对暴露因素的测量方法是否一致。若病例组患者对暴露的记忆比对照组清楚，结果将会产生虚假关联。如患急性胰腺炎的糖尿病患者可能更清楚地记得是否服用 GLP-1 类药物、服用时间、剂量等，而未患急性胰腺炎的糖尿病患者对是否服用药物的记忆可能不如病例组清楚。因此，在病例 - 对照研究中，研究者可能会将对照组中的暴露患者错误地归为非暴露患者，从而导致信息偏倚，这种差异性错误分类会高估观测效应值。

上述巢式病例 - 对照研究数据来自英国全科医疗研究数据库（general practice research database），主要从该数据库的电子医疗记录中获取所有病例和对照的降糖药物处方。因此，可认为该暴露因素的测量相对可靠（不排除部分患者开药之后未服用，这会影响研究结果的真实性）。

二、不良反应的重要性评价

不良反应证据的重要性是指暴露与不良反应之间的关联强度（magnitude of association）和精确度（precision of estimates）。

1. 暴露 / 干预措施和结局之间的关联强度如何　不同类型的研究设计需采用不同的统计指标来估计关联强度。对前瞻性对照研究，通常可采用相对危险度（relative risk，RR）、绝对危险度增加率（absolute risk increase，ARI）、相对危险度增加率（relative risk increase，RRI）及多发生 1 例不良反应需要治疗的患者数（number needed to harm，NNH）等指标表示。而病例 - 对照证据通常用 OR 表示。RR 或 OR 值越大，不良反应与暴露的相关性越强。当不良反应在研究人群中发生率较低时（< 1%），OR 与 RR 比较接近，病例 - 对照研究的 OR 也可代表整个抽样人群的 RR。各指标究竟多少才有意义和重要价值应结合专业和疾病的具体情况而定。

但在方法学严谨的观察性研究中，RR 或 OR > 2 时，通常认为关联较强；RR 或 OR > 5 时认为关联很强。

上述回顾性队列研究采用 Cox 风险比例模型计算了风险比（hazard ratio，HR），相对于单用二甲双胍，单用磺脲类药物发生心血管事件或死亡的校正 HR 为 1.21（95% CI，1.13～1.30）。该 HR 表明服用磺脲类药物发生心血管事件或死亡的风险是二甲双胍的 1.21 倍。

上述巢式病例 - 对照研究采用 Logistic 回归计算了 RR，相对于单用磺脲类药物，单用二甲双胍发生死亡的校正 RR 为 0.70（95% CI，0.64～0.75）。研究表明，二甲双胍发生死亡风险是磺脲类药物的 0.70 倍。

2. 风险估计 / 效应量的精确度如何　除采用 RR 和 OR 判断暴露因素 / 干预措施与不良反应之间的关联强度外，还需要用 CI 来评价相关强度的精确度，通常是采用 95% CI 评价效应量的精确度，95% CI 范围越窄，其精确度越高，CI 不包含 1.0 时有统计学意义。

上述回顾性队列研究中磺脲类药物 vs. 二甲双胍发生心血管事件和死亡的校正 HR 为 1.21（95% CI，1.13～1.30）；巢式病例 - 对照研究中二甲双胍 vs. 磺脲类药物发生死亡的校正 OR 为 0.70（95% CI，0.64～0.75）。两个研究的结果精确度都相对较高，但效应量均相对较小。考虑到心血管事件发生率较低，同时两个研究的结果较一致，可以初步判断二甲双胍相对磺脲类药物的心血管事件和死亡风险更低。

三、不良反应证据的适用性评价

若研究证据真实性、重要性均较好，接着就需要考虑该证据是否适用于个体患者。临床医生需根据患者的具体临床情况，将当前可得的最佳证据与临床经验相结合，并尊重患者的意愿做出临床决策。通常可以从以下五个方面评价不良反应证据的适用性：

1. 患者与研究中的研究对象是否相似　需要从可影响不良反应发生的各方面来评估研究中的对象和自己的患者是否相似，包括人口学特性（如种族、性别、年龄等）、疾病特征等。一般情况下，个体患者的临床特征极少与研究人群完全相同，总会存在或多或少的差异，需重点考虑某些重要临床特征二者是否相似。

本临床病案中的患者 65 岁，无特殊合并症；上述回顾性队列研究纳入的是 ≥18 岁的 2 型糖尿患者，二甲双胍和磺脲类药物组患者男性比例分别为 95% vs. 97%，中位年龄为 62 岁 vs. 67 岁，白人比例为 74% vs. 75%，HbA1c 中位数为 7.0% vs. 7.3%，BMI 为 31.9 vs. 30.2。除年龄、性别外，其他特征有差异。但临床病案中的患者与巢式病例 - 对照研究中患者的平均年龄、性别、BMI 均相似。综合考虑 2 个研究（尤其是研究结果相对一致），这些差异可能不会在很大程度上影响结果。因此，在无其他研究证据的情况下，考虑现有研究证据大体上可用于本章的临床病例。

2. 随访时间是否足够长 随访时间太短不足以发现不良反应，易得到假阴性结果。随访时间足够长，才能确保不良反应在此期间发生。若一些研究结果比较真实但随访时间不够长，也会限制其应用。亦即：这些研究可以提供暴露因素的短期效应估计，但我们关心的是长期不良结局，这些研究结果就不适用我们的患者。

上述回顾性队列研究二甲双胍组的中位随访时间为 0.78 年（四分位数间距 IQR，0.25～1.71），磺脲类药物组为 0.61 年（IQR，0.25～1.50）；巢式病例 - 对照研究队列的平均随访时间为 3.5 年（IQR，1.5～6.2）。心血管事件和死亡需要足够长的随访时间才能观察到，因此判断巢式病例 - 对照研究的随访时间更能真正观察到结局事件。

3. 患者可能接触到的暴露和研究中的暴露是否相似 若证据中的暴露因素在暴露剂量和持续时间等重要方面都与现有患者不同，则证据可能不能使用。通常情况下需要视差异的大小而定。

检出的 2 个研究均比较单用二甲双胍和单用磺脲类药物的效果，而二甲双胍和磺脲类药物是针对本章临床病例考虑使用的药物。研究中的剂量和使用时间和临床基本病例一致。

4. 风险大小是多少 RR 和 OR 不能说明不良反应出现的频率，只能说明与非暴露组相比，暴露组发生更多或更少不良反应结果。这时我们就需要用 NNH 来评价不良反应的临床重要性。NNH 指患者接受某种干预措施，与对照相相比多防止 1 例不良反应需要治疗的人数。来自队列研究的数据可以直接计算 NNH；在病例 - 对照研究中可用 OR 计算 NNH，但计算公式较复杂。具体计算公式详见相关章节。

由于 2 个研究中的数据均报道不全，无法衡量 NNH 的大小。此时，临床医生可根据队列研究中非暴露组的事件发生率判断基线风险；同时利用 RR 或 HR，换算出暴露组的事件发生率，计算出 NNH。

5. 是否有任何获益可抵消暴露相关的风险 干预措施有哪些获益？不良反应发生率有多高？是否严重？有无可替代的干预方法？若干预有可能产生严重不良反应，且发生率较高，应尽量少用或不用，而采用其他替代疗法。除非别无选择，应权衡利弊并让患者知情同意后使用。

心血管事件和死亡均是发生率低但极其严重的不良事件，两种降糖药物均可有效降低血糖，但磺脲类药物有可能增加 2 型糖尿病患者的心血管事件和死亡风险。

第五节 临床决策与后效评价

临床决策过程中不仅要考虑证据本身的特性，还需要结合医生自身的临床经验和患者的意愿。将证据应用到个体患者后还应后效评价患者应用证据后的效果，并持续改进。

针对本章临床病案，医生需告知患者磺脲类药物与二甲双胍的心血管事件和死亡发生率总体都很低，但二甲双胍比磺脲类药物更低。考虑两种药物的降糖效果接近，且磺脲类药物更容易导致低血糖等问题，建议患者先采用二甲双胍治疗。患者经考虑后同意接受二甲双胍治疗。患者服用二甲双胍 2 周后血糖逐渐下降，并无不适；再服药 2 周后血糖降到正常，也无不良反应发生；嘱其继续服药并定期监测血糖。

综上所述，不良反应评价的证据来源广泛，大样本、长周期、以不良反应为主要目的的 RCT 可提供有价值的不良反应信息，但通常以队列研究和病例 - 对照研究为主。纳入以上研究的系统评价可提供最全面的不良反应评价证据。不良反应评价需考虑证据的真实性（即多大程度与真实值一致）和重要性（包括结果的精确性和关联强度），同时分析研究中患者与实际患者的特征是否一致以及风险 - 获益比，最终决定如何将证据应用到个体患者。

（孙　鑫　李　玲）

参 考 文 献

WHO. Technical Report Series No 498，International Drug Monitoring. Geneva: The Role of National Centres，1972.

第九章 预后证据的评价与应用

临床实践中，医师除诊断、治疗疾病外，还要预测疾病的结局，提供可以干预结局的方案。临床医师随时都会遇到对疾病预后的评价，最常见的是：患者病情是否严重？能否痊愈或引起残疾？病程将持续多久？生存时间有多长等医师、患者及亲属都很关心的预后问题。医学研究的不断进展和对疾病认识的逐渐深入，要求临床医师对疾病预后的判断除传统医学要求的详细了解患者的疾病特征（病史、查体、病情经过和诊治情况等），掌握扎实的专业知识外，还需要针对患者需求检索相关的预后研究文献，确定最佳预后证据，进行综合分析和估计，才能使疾病的预测结果尽可能接近患者的真实结局。

第一节 概 述

一、预后基本概念及常见的预后问题

预后（prognosis）是指疾病发生后，对疾病未来病程和结局（痊愈、复发、恶化、伤残、并发症和死亡等）的预测或估计。预后研究是疾病自然病程研究的一部分，是研究疾病确诊后的临床过程，通过比较人口学特征和不同预后因素来获得更准确的答案。临床常见的预后问题包括：①定性结果，如该疾病会有什么样的结果发生；②定量结果，如这些结果发生的可能性有多大？治愈率、复发率、5年生存率、病死率等；③时间性结果，即回答何时会发生不良结局？通常用生存曲线表示。

二、疾病预后研究的设计类型

最经典的预后研究方法是前瞻性队列研究。因影响预后研究的因素往往涉及伦理学问题不可能按研究者的意愿进行随机分配，预后研究极少采用RCT。按照提供证据的强度水平依次为队列研究、巢式病例-对照研究或病例-对照研究、纵向描述性研究、病例分析、专家意见和个案报道（表9-1）。

表9-1 预后研究证据论证的强度

级别	研究设计
I	队列研究
Ia	前瞻性队列研究
Ib	历史性队列研究
II	病例-对照研究
III	纵向描述性研究
IV	病例分析
VI	专家意见，个案报道

三、证据在疾病预后判断中的重要性

医学发展日新月异，医师不可能对所有疾病都非常熟悉。因此判断医疗实践中的预后问题，医师不能凭空想象，也不能单凭个人经验得出。即使有经验的医师，也需要查询证据，并与自己的经验结合，才能给出一个客观公正的答案。通过准确判断疾病的预后，医师可以个体化制定最适合患者的治疗目标和方案，提高医疗质量。有时预后证据也可帮助医师解释一些筛查结果；对预后差的晚期患者，医师应明确告知患者及家属该疾病的预后，不建议使用有创、毒性、增加患者痛苦的治疗方案。医师也可有意识地与患者及家属讨论疾病的病程和结局，采取姑息治疗或临终关怀，减轻患者痛苦，让患者安排好生前事务，家属做好思想准备，做到有效与患者沟通，避免发生医疗纠纷。

第二节 提 出 问 题

一、临床病案

女性，83岁。因反复晕厥3月入院。入院诊断：冠状动脉粥样硬化性心脏病，病态窦房结综合征，心功2级；2型糖尿病；骨质疏松。入院后等待安置心脏起搏器，住院期间突发心跳停止，经紧急心肺复苏后心跳恢复，立即安置心脏起搏器。患者家

属问医师：我母亲能出院吗？回家后会不会再次出现这种情况？会不会因为在家里无法抢救而死亡？

二、提出问题

提出临床问题的具体细节请参考第二章。需要强调的是，医师应根据问诊和查体全面评估患者，与患者及家属讨论他们关心的问题。提问题要有重点，避免太广泛不具体的问题。本案例中患者关心的问题是：患者突然出现心跳停止，经心肺复苏好转后能否出院？若就这个初始问题直接检索很可能找不到答案，因为这个问题太宽泛。进一步分析发现：患者家属关心的其实是：①这次心跳停止对患者影响大吗？②患者出院后是否还会再次出现类似情况再次入院甚至导致死亡？这是一个典型的预后问题。

三、转换问题

确定初始问题后，按 PICO 要素将问题转化成可回答的更具体的问题，以便提取关键词，快速检索到证据。注意：①与防治性研究不同，预后研究的问题不涉及干预，观察就是其"干预"；②预后问题也没有对照，而是观察这组患者一段时间内发生相关结局的情况。若这组患者涉及是否暴露于某危险因素时，可能有暴露组和非暴露组。

因此，本例的原始问题可经 PICO 要素转换如下：

P：心脏停搏复苏成功的老年患者（asystole）；

I：长期随访（follow up）；

C：无；

O：病死率（mortality）、再入院率（readmission）。

第三节　检索证据

一、选择数据库

对预后证据的检索首选循证知识库（Summaries 类数据库），如 UptoDate 和 Best Evidence；次选非 Summaries 类数据库，如 PubMed 等。

二、确定检索词

根据上述 PICO 要素提取出本例检索时所需检索词包括：asystole、sudden cardiac arrest、mortality、readmission、recurrence 等。

三、检索相关数据库

（一）检索循证知识库

首先检索循证知识库 UptoDate 和 Best Evidence，直接输入"asystole"检索相关专题，结果在 UptoDate 中最相关的两个专题"Outcome of sudden cardiac arrest"和"Advanced cardiac life support（ACLS）in adults"及 Best Evidence 最相关的专题"Cardiac arrest"中虽提到心脏骤停的复苏率和治愈出院率很低，但均未找到有关心脏骤停复苏成功后复发率和再入院率的相关证据。因此本例问题的证据只能检索非 Summaries 类数据库来获得。

（二）检索非 Summaries 类数据库

进入 PubMed 中 Clinical Queries 工具，以检索式"elderly survivors AND asystole AND readmission"进行检索，检索结果左侧 Clinical Study Categories 中"Category"选择"Prognosis"、"Scope"选择"Broad"。在预后研究里，采用严格限制"Narrow"，会显示含有"incidence"或"mortality"等关键词的文献，但也可能丢失掉一些不含此类关键词的文献，故采用"Broad"的不严格限制检索方法（表 9-2）。最后共检出 3 篇原始文献，未检出系统评价。

筛选文献的原则是看这些文献是否与你的临床问题相关。①筛选文献类型，按照证据的强弱级别优先选择证据级别高的文献；②通过摘要看文献中的人群是否适合你的患者，是否提到了你感兴趣的暴露因素？文献结果是否涵盖了感兴趣的临床问题结果？注意：筛选证据的过程与评价证据的适用性有相似之处，但目的不同。筛选文献首先确定该文献能否用于我的患者，是评价证据之前的必需步骤。若不经筛选，等待评价证据结束后才发现根本不适合我的患者，就会浪费大量时间。通过筛选，3 篇原始文献中仅有 1 篇与本例问

表 9-2　预后研究中"broad"和"narrow"检索策略的区别

检索方案	敏感度/特异度	检索策略
sensitive/broad	90%/80%	（incidence[MeSH: noexp] OR mortality[MeSH Terms] OR follow up studies[MeSH: noexp] OR prognos*[Text Word] OR predict*[Text Word] OR course*[Text Word]）
specific/narrow	52%/94%	（prognos*[Title/Abstract] OR（first[Title/Abstract] AND episode[Title/Abstract]）OR cohort[Title/Abstract]）

题高度相关: Chan PS, Nallamothu K, Krumholz M, et al. Long-term outcomes in elderly survivors of in-hospital cardiac arrest. *N Engl J Med*, 2013, 368(11): 1019-1026. 其余 2 篇均为心脏骤停患者出院后治疗方案相关的论文, 与本例问题关系不大(表 9-3)。

表 9-3 筛选文献表

筛选问题	条件	本文
研究类型	队列研究 > 病例对照 > 描述性研究	前瞻性队列研究
人群是否适合于你的患者?	年龄、性别、种族	适合, >65 岁老年人
是否提到了你的暴露因素?	是 / 否?	是, 心脏停搏后复苏出院
结果是否涵盖了你的临床问题的结果?	死亡? 再入院?	是, 1 年病死率和再入院率

第四节 评 价 证 据

上述检索得到的预后研究证据, 还应评价其证据质量, 包括真实性、重要性和适用性三个方面。本节以第三节 PubMed 检索结果中 Chan PS 的研究为例介绍预后研究原始研究证据评价的全过程。

一、预后研究证据的真实性评价

证据评价的第一步是真实性评价, 详情见表 9-4。

(一) 人群的代表性

研究样本的选择性偏倚会造成试验结果与真实结果不符。若纳入研究人群与实际患者人群差别明显, 就可能造成过高或过低估计整群患者的预后, 即预后研究的样本不具有代表性。评价证据时应检查文献的资料与方法部分中研究地点和单位, 入选和排除标准, 入选患者的疾病分期, 并通过以下三个方面评价人群是否具有代表性:

1. 是否准确详细地描述了研究对象 首先需了解研究者是否准确详细地描述了研究对象的人口学、社会学特征、病情分级和分期及是否存在并发症等。未明确描述研究对象的人群特征, 如不知道研究对象的年龄分布、不知道疾病的具体病情轻重和分期情况、不知道并发疾病的情况, 就不能说明研究对象是否真正代表了实际人群。

2. 是否明确了研究对象的纳入和排除标准 研究者是否明确描述了观察对象的筛选标准, 包括疾病的诊断标准、观察对象的纳入和排除标准。明确诊断标准可以帮我们了解研究纳入或排除了哪些人群, 从而判断该研究人群是否具有代表性。

表 9-4 预后证据真实性评价表

真实性评价		
1. 代表性(检查文献的材料和方法部分: 研究地点和单位, 入选标准和排除标准, 疾病分期)		
是否准确描述了研究对象?	□是 □不清楚 □否	
是否明确了研究对象的纳入和排除标准	□是 □不清楚 □否	
是否说明了研究对象的来源?	□是 □不清楚 □否	
2. 同质性(检查文献的方法部分和结果部分, 是否进行校正, 校正的方法是否正确)		
纳入人群人口社会学特征是否相同?	□是 □不清楚 □否	
疾病分期、分型、合并症及其他混杂因素是否相似?	□是 □不清楚 □否	
是否对有差异的因素进行亚组分析或多因素分析?	□是 □不清楚 □否	
3. 完整性(检查方法部分与结果部分: 作者对随访方法的交代, 失访率及失访的处理)		
随访时间是否足够长?	□是 □不清楚 □否	
随访是否完整? 是否说明失访原因?	□是: <5%, 且说明了失访原因 □ 5%~20% 之间, 说明了失访原因 □否: >25%, 或未说明失访原因	
是否比较了失访人群和未失访人群的社会人口学特征和临床特征?	□是 □不清楚 □否	
4. 客观性		
检查文献的方法学部分: 结果及结果的测量方法, 结果评定的盲法原则		
是否采用客观指标判断结局?	□是 □不清楚 □否	
是否采用盲法判断结局?	□是 □不清楚 □否	
总评价:( )是		

3. 是否说明了研究对象的来源 研究对象的来源十分重要。同种疾病的病情轻重不同，预后也存在差异。故研究者应详细描述进行研究的地区或医疗机构，以便读者了解病例的代表性和局限性，这对其他临床医师使用该证据有重要参考价值。如一般基层医院根据其医疗条件，往往将重症、难治患者转至上级医院诊治，致使上级医院的重危患者较多，病死率和病残率显著高于基层医院。各级医院患者来源、病情、病程和诊治条件都不一样，三级医疗机构预后研究的结论不能直接套用于基层医院，因为存在转诊偏倚。

本病案：

本文献纳入研究对象 6972 例，来自 2000 年 1 月 1 日到 2008 年 12 月 31 日期间，所有发生心搏骤停心搏骤停后经心肺复苏后好转出院的患者。所有患者均 >65 岁，住院期间曾发生过心搏骤停，经规范的复苏方法抢救复苏，最终成功出院。作者在基线资料里详细报告了纳入人群的平均年龄（75.8 岁）、性别（男性占 55.5%），人种、心脏停跳前的心律失常及合并的基础疾病。研究者严格规范了纳入标准和排除标准，心搏骤停定义为大动脉搏动消失，呼吸停止，呼之不应。因此，本文献中的人群具有一定的代表性。注意：研究者详细报告了研究对象的来源，该研究在美国一个心血管研究所进行。该所从 2001 年起制订了标准化诊疗指南指导医务人员提高心肺复苏水平。经过标准化训练后，该所医疗设备更加完善，医护人员专门知识与技能有所提高，因此该研究的患者预后很可能比普通医疗单位更好，该研究存在一定的医疗条件偏倚。

（二）样本的同质性

样本同质性要求纳入患者应具有非常近似的预后或危险因素。通常需要根据我们对疾病认识的专业知识、临床经验和生物学知识来判断样本的同质性，若同质性好，则该研究结果的真实性就好。样本的同质性具体表现为：

1. 纳入人群是否有相同的人口社会学特征 我们要求研究的人群应具有基本类似的人口社会学特征，如年龄、种族、饮食习惯、宗教信仰、受教育程度等。因为这些因素不同很可能会干扰结果。

2. 疾病分期、分型、合并症及其他混杂因素是否相似 研究者应详细描述疾病所处的病程（早、中、晚期），因为不同病程的患者预后差异悬殊。只有保证研究对象纳入时处于大致相同的病程，其预后结果才具有可比性。因此，纳入全部患者的病程

应相似，处在相同病程期。如都处于病情早期更有助于了解疾病全过程，但临床实践中往往很难做到，所以不一定强求非要在疾病早期，但须要求患者处于疾病的同一病程。如研究肺癌患者复发的预后因素，研究纳入的患者最好是初诊确定的肺癌，万一不能做到纳入初诊患者，至少应纳入相同分期分级的肺癌患者。

除疾病分期可影响预后结果外，还有很多其他因素会影响疾病预后。如在癫痫预后研究中，读者发现纳入的癫痫样本包括有和无脑外伤的患者，而研究者没打算研究这一因素。该因素在观察人群中的不均衡分布就是一个混杂因素，可影响到癫痫患者的预后，如不进行调整，会影响预后研究结果的真实性。

3. 是否对有差异的因素进行亚组分析或多因素分析 研究纳入的样本完全相似是一种理想状态，现实中往往存在这样那样的差异，此时应考虑做亚组分析或多因素分析校正。以著名的 Framingham 心脏研究为例，Framingham 1 项脑卒中危险因素研究的初步结果显示：风心病合并房颤患者的脑卒中发生率为 41/1000 人年，与非风心病房颤患者组相似；风心病患者偏年轻。这种情况下，研究者必须要分别考虑年轻风心病患者与非风心病患者的脑卒中发生率，及老年风心病患者与非风心病患者的脑卒中发生率。经过年龄校正后发现：风心病房颤者合并脑栓塞的危险性是非风心病房颤者的 6 倍。因此，疾病某种后果或结局的发生可能受多种预后因素的影响，在预后研究中要考虑可能影响预后的混杂因素，并分析校正。常用的校正方法为分层（亚组）分析、多因素分析或 Cox 模型。

本病案：

该文献纳入患者均为 ≥65 岁老年人，以白人为主，生活在美国，都合并有心衰、心肌梗死、低血压、肾功能不全和呼吸衰竭等多种基础疾病，人群特征很近似，同质性较好。研究者对不同年龄段（65～75 岁，75～85 岁，>85 岁）、性别、人种、心律失常的类型及复苏后的意识状态进行了分层分析，并使用多因素分析校正了年龄、性别、人种、合并疾病、抢救时间（工作日，夜间，周末）等混杂因素，排除了混杂因素的影响。

（三）随访的完整性

1. 随访时间是否足够长 任何疾病都需要经过一段时间才发生最后的结局，随访时间的长短直接影响研究结局。若随访时间太短，仅有部分患者产生有关结局，在回答这类患者的预后问题时，就

缺乏足够证据。但随访时间若太长，等到全部研究对象均出现相关结局为止，就存在失访问题。一般时间越长，病例失访越多，将危及研究结果的真实性。因此，随访时间需要借鉴专业知识，根据具体疾病的自然史确定。

2. 随访是否完整，失访原因是否说明 理论上我们要求随访所有患者，但实际上大多数研究都存在失访问题。失访多少会影响研究结果的真实性目前尚无统一标准，我们考虑采用两种方法：①简单的 5% 和 20% 规则。失访 <5%，产生的偏倚较小；>20% 则将严重影响结果的真实性；5%～20%，真实性的影响介于其间。②敏感性分析。如老年糖尿病患者的预后研究，纳入 100 例患者，随访中 30 例患者发生不良预后事件（心血管死亡）。若失访 10 例患者（10%），则这些病例可能全部死亡，或全部存活。敏感性分析可以计算"最差结果"和"最好结果"。"最差结果"计算时，假设失访病例全部死亡（30 例死亡 + 10 例失访）/100 = 40%；"最好结果"计算时，假设失访病例全部存活 30 例死亡 /100 = 30%。最差结果和最好结果相差不大，而在这个误差范围，临床医师觉得可以接受，认为失访对研究真实性不会造成太大威胁。但对低危人群，如中年糖尿患者，随访发生不良事件率仅 1%，若失访仍是 10%，假设这 10% 的患者全部死亡，则最后的病死率是 11%。最差结果 11% 和最好结果 1% 之间差别有 11 倍，临床预后截然不同。这种失访对预后结果的真实性将会产生影响。注意：研究者除应报告失访人数外，还要报告失访原因。是否因为不良结果造成失访？若因死亡等不良结果造成失访，往往会对结果的真实性造成很大影响。

3. 是否比较失访人群和未失访人群的人口学和临床特征 研究者应比较失访者和未失访者的重要人口学特征和临床特征。若失访理由在很大程度上与不良结果事件无关，失访者与未失访者可比，则可提高结果的可信度；若不能得到这些信息，则结果的可信度下降。

本病案：
该研究对 6972 例患者追踪 3 年，全部进行了随访。出院后 1 月病死率为 18%，3 月病死率为 28%，1 年病死率为 41.5%，2 年病死率为 50.4%，3 年病死率为 56.5%。从出院后第二年开始，患者病死率上升速率呈平缓下降趋势，到第三年，一半多的患者病死。我们认为该研究的随访时间足够。该研究没有失访病例，仅有 858 例患者（12.3%）缺失了心肺复苏后意识状态的资料，丢失数据的患者

与未丢失的患者无明显差异，结果真实可信。

（四）终点判断的客观性
1. 判断结局尽量采用客观指标 临床医师在判断预后结局时常发生意见分歧，因此研究者在研究开始前必须有研究计划，在方法学部分对疾病观察的结局提供明确、客观的定义，如卒中发作后瘫痪：应规定瘫痪程度，是轻度活动障碍或肌力几度等明确的标准。

2. 采用盲法判断结局 预后终点指标有些很明确，易于确定，如死亡；有些则需要一定的综合判断能力，如心肌梗死；而另一些则很难判断和测定，如致残或生活质量。当对预后终点指标的判断主观性增加时，则应对测定预后指标的人员采取盲法测定。未使用盲法可能会导致两种偏倚：①疑诊偏倚：即若医师了解患者具有某种疾病的预后，则可能更频繁仔细寻找可影响这种疾病预后的有关依据；②期望偏倚：医师根据医学知识和自己经验，对某些影响疾病预后因素和疾病预后形成了固定概念，可干扰对疾病预后作正确判断。因此对心绞痛、心肌梗死、生活质量、残疾等作为预后结局的重要诊断指标应采用盲法判断结局。

本病案：
该研究的终点指标是死亡和再次入院，死亡和再次入院的数据来自美国养老医疗保险机构，均为客观指标而不易引起歧义，因而是否采用盲法对结果的真实性影响不大。

二、预后研究证据的重要性评价

（一）是否报告了整个病程的预后结局，而不是某一时点的结局

当确定研究结果具有真实性后，就需要了解在一段时间内发生的结果事件数，如为全面了解生存率，循证医学通常要求用三种方法来描述结局：

1. 特定时间点的生存百分数 即从疾病临床过程的某一时点开始，一段时间后存活的病例数占总观察例数的百分比。如 1 年生存率、5 年生存率。

2. 中位生存时间（median survival） 即观察到 50% 的研究对象病死时的随访时间。

3. 生存曲线（survival curves） 图 9-1 显示了 4 种生存曲线，每 1 种曲线的结论都不一样，图 A 显示到研究终点时，患者无不良事件发生，预示该患者预后好（临床有意义）或研究观察期太短，尚未等到疾病结果发生（临床无意义）。图 B、C 和 D 各描述了一种预后不良的疾病，仅 20% 患者存活 1 年，即 1 年生存率仅为 20%，尽管 1 年生存率都是 20%，

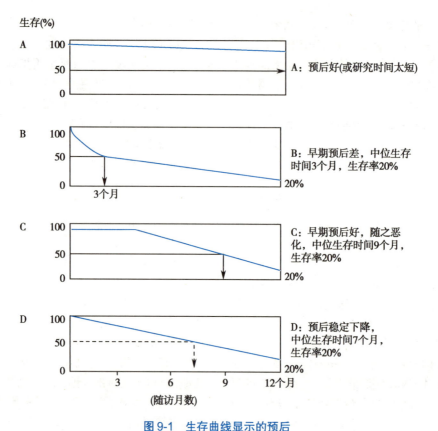

图9-1 生存曲线显示的预后

（摘自：李幼平.《循证医学》第2版. 北京：高等教育出版社，2009.）

但这3种曲线的形状完全不同。图B，早期预后较差，中位生存时间仅3月，以后缓慢稳定下降；图C早期预后好，然后迅速恶化，中位生存时间9月；图D显示1年中病死率稳定下降，中位生存时间7月。由此可见1年生存率、中位生存时间、生存率曲线可以告诉我们完全不同的结果，因此寻找疾病预后的评定证据最好应包括这三个指标。

本病案：

该文献报告，心搏骤停患者心肺复苏出院后，1年生存率为58.5%，对75～85岁的患者，1年生存率为58.6%。男性1年生存率为52.5%，女性为60.4%。因随访3年结束时，近一半患者死亡，虽然作者没有报告中位生存时间，我们可以推测其为3年左右，另外，作者提供了生存率曲线。

（二）预后估计的精确度如何，即是否报告了预后结局的95%可信区间？

预后研究的结果应进行统计分析处理，以确定预后估计的精确性。通常不良结局的危险度会以相应的95%可信区间（CI）来表示。95%可信区间的宽窄，可以表示预后估计的精确度，95%可信区间越窄，结果越精确。大多数生存曲线左侧部分估计值的可信区间较窄，说明随访期中较早的一段精

确度较高，这是由于前期样本量大。而到后期因死亡、退出或失访等原因造成样本量减少，往往生存曲线上右侧部分估计值的可信区间较宽。若可信区间跨过1，则表示无统计学意义。

本病案：

该文献的结果部分报告了分层分析的相对危险度（RR）及其95%可信区间，可信区间范围窄，提示结果的精确度高。

三、预后研究证据的适用性评价

（一）文献中的研究对象和我们临床实际所遇到的病例是否相似？

一般情况下，研究者会提供所研究患者的详细资料，我们可将其与自己的患者对比。研究人群与我的患者越接近，结果应用的把握就越大。注意：预后研究中治疗的干预对预后影响极大，而预后研究往往很少提到治疗情况。有时治疗策略因人而异，且随时间不断变化。一些治疗在一定范围内有效，但在患者总人群中不一定如此，故对治疗情况的描述和对比亦很重要。检查文献的方法学部分，对比文献人群的人口学特征描述，文献人群的临床特征例如病程分期、并存疾病和其他预后因素是否

相似，由此判断是否适用于自己的患者。

（二）研究结果是否有助于对临床治疗作出决策和对患者及其亲属进行解释

真实的结果能帮助临床医师做出治疗或干预决策，也能用于回答患者的问题：解除患者或家属的焦虑或与患者及家属进行有关不良结局的讨论，一般有以下几种情况：

1. **该疾病不治疗对预后影响不大**　医师应将这一信息告知患者，集中讨论"是否给予治疗"。如无症状裂孔疝，无症状结肠息室预后良好，可称非疾病，告知预后结果可让患者安心。

2. **患者若不治疗预后会很差，积极治疗预后良好**　如若遇此情况，当地又有条件治疗，医师应向患者及家属说明，促使患者接受相应有效治疗，并提高治疗的依从性，改善预后。

3. **该疾病预后差，目前缺乏有效治疗手段**　医师有必要告诉患者和家属疾病病程和结局的真实情况，并有意识地与患者和家属讨论，及时进行姑息医疗或临终关怀，减轻痛苦，保证患者的生活质量，让患者安排好生前事务，家属做好思想准备。

本病案：

该研究对象是老年人群，住院期间发生心搏骤停经心肺复苏后好转出院。与本病案的患者情况很类似。根据该文献的结果，75～85岁的老年人1年生存率为58.6%，1年和2年的再入院率分别为65.6%和76.2%。但我们注意到，这篇文献提到的心肺复苏操作者是经过规范化培训的医护人员，其专业知识与技能较高，因此该文献结果中患者1年生存率可能比普通医疗单位高。虽然我们将该数据告诉家属，并解释说可能实际情况不如文献结果好，家属还是非常高兴。这样的结果远远超出了他们的预期，且他们对医师的沟通很满意，于是立即办理出院手续。

第五节　临床决策与后效评价

一、临床决策实施后效果

后效评价是指患者接受根据证据制订的方案后，对患者病情变化进行临床随访，在整个循证临床实践中具有重要作用，可为临床医师提供反馈信息来验证证据。该患者出院后我们应记住对患者进行随访，通过随访结果进一步验证我们的证据，指导持续改进临床实践。

二、预后对未来科学研究的启迪

通过循证临床实践中证据的评价和应用，我们可以了解到什么样的研究才是高质量的预后研究。由于循证医学更侧重于远期疗效、终点指标（如病死率，致残率）及生活质量的评估。我们可以建立健康档案，通过长期追踪和随访，了解某种治疗的效果或某种疾病的预后，建立这种大规模数据库对临床科研工作有重要帮助。通过评价预后证据，可了解该领域目前国际专家做过哪些研究，有哪些领域目前尚未探索或尚不明确，这些尚未触及的领域就是我们今后寻找科研课题的方向。

综上所述，预后研究的正确评价和应用对预测患者结局，选择治疗方案，都具有重要作用。

（岳冀蓉　董碧蓉）

参 考 文 献

1. Chan P S，Nallamothu K，Krumholz M，et al. Long-term outcomes in elderly survivors of in-hospital cardiac arrest. *N Engl J Med*，2013，368（11）：1019-1026.

2. EBM toolkit. http://www.ebm.med.ualberta.ca/Prognosis.html.

3. Randolph A，Cook J，Guyatt G. Chapter 18. Prognosis. In: Guyatt G，Rennie D，Meade O，et al. Users' Guides to the Medical Literature: A Manual for Evidence-Based Clinical Practice. 2nd ed. New York，NY：McGraw-Hill，2008.

4. Saczynski S，Marcantonio R，Quach L，et al. Cognitive trajectories after postoperative delirium. *N Engl J Med*，2012，367（1）：30-39.

5. Tips on critical appraisal of evidence: Prognosis. http://ktclearinghouse.ca/cebm/practise/ca/prognosis.

第十章 卫生经济学评价方法与应用

本章重点阐述卫生经济学评价的方法，并探索将其用于对临床使用的药物、设备、诊疗和预防保健程序等技术干预措施进行临床经济学评价，以提高卫生资源的配置和利用效率，缓解资源稀缺性和需求无限性的矛盾。

第一节 卫生经济学评价概述

一、基本概念

经济学是研究人类社会各发展阶段的各种经济活动和各种相应的经济关系及其运行、发展规律的学科，其核心思想是资源的稀缺性和有效利用。卫生经济学主要是应用微观经济学的理论和方法来分析医药卫生领域的经济问题，提高资源配置的效率。其中有关成本与产出的卫生经济学评价是为决策者提供合理配置资源依据的重要工具。

经济学评价指对可供选择的活动过程成本和结果的比较性分析。其基本任务包括识别、测量、估计和比较单个或多个可供选择方案的成本和结果。完整的经济学评估通常包括项目的投入（成本）和产出（结果）两方面的内容。经济学评价的关键是识别和制定明确的标准，以生产和评价经济学证据。通过同类比较，优选证据，合理配置和高效使用稀缺资源。经济学评价是一个系统的研究过程，医药卫生经济学评价的组成要素见图10-1。

二、目的与意义

全球医疗费用不断增长促使各国都在思考如何有效合理地配置有限的医药卫生资源来满足本国人民的卫生需求。目前，随着很多发达国家卫生技术评估专门机构的建立，经济学评价研究也逐渐制度化，有关药品、医疗器械、诊断技术和治疗方法等医药卫生干预成本与健康产出的经济学评价结果正逐渐被各国用于制定药品报销目录、药品价格及新药评审等。但因经济学评价研究的范围广泛，数据来源千差万别，研究方法日益复杂，导致经济学评价转化为医疗决策行为受到各种实际条件制约。一方面经济学评估证据尤其是本土化证据量少质差；另一方面已有的大量研究结果尚未被

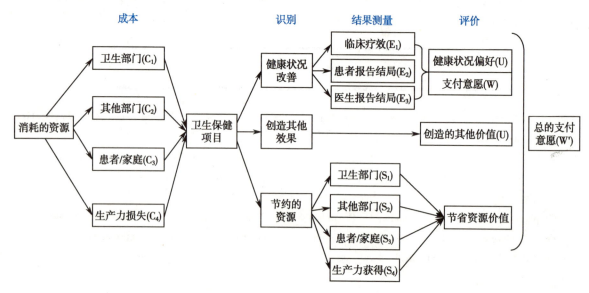

图10-1 卫生经济学评价的组成要素

（参照：李士雪. 卫生保健项目经济学评估方法. 北京：人民卫生出版社，2008.）

决策者充分认识和利用。如何有效生产、整合、评价和应用卫生经济学证据，使之更好地服务于医疗卫生决策势在必行。通过系统评价医疗卫生项目，生产循证决策的经济学证据，可以提高医疗卫生决策的科学性和透明度，有效配置医药卫生资源，缓解医药卫生费用不断增长的压力。

三、主要方法

经济学评价的主要方法包括成本-效果分析（cost-effectiveness analysis，CEA）和成本-效益分析（cost-benefit analysis，CBA）。有时，成本-效用分析（cost-utility analysis，CUA）也作为成本-效果分析（CEA）的特殊形式被单独列出。成本分析（cost analysis，CA）作为不完整的经济学评价和特殊情况下的最小成本分析（CMA）也被单独列出。

成本-效果分析（CEA）是以临床效果为产出指标，比较≥2个药品的成本和效果的经济学评价方法。分析结果通常用增量成本-效果比（incremental cost-effectiveness ratio，ICER = $\Delta C/\Delta E$）来表示。效果指标强调在非试验现实条件下的治疗结果（effectiveness），而非在人为观察和控制的试验条件下产生的临床疗效（efficacy）。效果指标可分为中间指标（血压、血脂、血糖等生化指标）和终点指标（心肌梗死、脑卒中、糖尿病等疾病状态、疾病导致的死亡或病死率，及质量调整生命年（quality adjusted life years，QALYs）等。

成本-效用分析（CUA）是以"效用"指标作为产出结果的成本-效果分析。效用表示个人或社会对任何一系列健康结果组合的偏好。评判健康产出效用主要依赖与健康相关生存质量（health related quality of life，HRQL）的测评。效用指标目前主要以质量调整生命年（QALY）来衡量，也有用伤残调整寿命年（DALY）。由于质量调整生命年（QALY）不局限于1个病种或治疗措施，同时考虑治疗方案给患者带来的生存时间和生存质量的影响，综合研究生命质量和数量结果，其适用范围较其他成本-效果分析更广泛。

成本-效益分析（CBA）以货币为单位表示成本和结果。基于传统福利经济学理论，将健康产出货币化的方法包括意愿支付法（willingness-to-pay，WTP）、联合分析法（conjoint Analysis）、人力资本法（human capital model）及显示偏好法等。CBA不仅可对≥2个可选择方案进行经济学评价，在无对比方案完整信息时，也可评价单个方案是否值得实施。CBA结果可用成本-收益的比值表示，也

可用社会的净现值（net social benefit，NSB = 收益-成本）表示。理论上，只要社会的净现值（NSB）为正，就说明该方案物有所值。在理论上CBA优于CEA，应用范围更广，有益于指导决策。但考虑到支付能力等公平性及方法学等问题，目前CBA在卫生经济学评价的应用较少。

很多片面的成本分析（CA）经常被混淆为成本-效益分析（CBA）。这些研究将消耗的资源（图10-1中的C1-C4）作为成本，将节约的资源（图1中的S1-S4）以货币形式表示作为效益。这都不是传统意义上的成本-效益分析（CBA）。对项目消耗资源的成本分析（CA）是经济学分析的重要组成部分，但不是完整的经济学分析。只有当≥2个治疗方案具有完全相同的产出（或结果）时，这种分析才有意义[有时被称作最小成本法（cost-minimization analysis，CMA）]。但现实中测量误差等不确定因素的存在，使治疗方案的结果很难完全相同。因此，完整的经济学分析通常指成本-效果分析（CEA）、成本-效用分析（CUA）和成本-效益分析（CBA）。

第二节　卫生经济学评价研究设计

一、研究框架

经济学评价研究的主要内容是分析成本与产出，但在开展经济学评价研究前，需要明确所研究问题的决策背景及人力、物力、财力等约束条件，建立合理的研究框架，以便更好地选择合适的研究方法和全面评价相关成本与产出。具体内容如下：

（一）研究角度

基于福利经济学的经济学评价主要从全社会角度进行资源的优化配置，但实践中，不同决策者面临的问题不同，必须根据各自的条件和目的决策。因此实际经济学评价中因视角不同，对照组的选择，研究人群及相关成本和产出的界定与测量也不同。从医药卫生的提供者、患者、家庭和社会其他部门如医疗保险机构的立场和角度分析，乃至从整个社会的宏观角度分析面临的资源稀缺问题，来合理配置高效使用资源，增进社会福利。研究的立场和视角决定了如何合理选择研究对象和方法。决策者受不同预算等条件限制，也对评估结果的选择和决策起重要作用。

（二）研究人群

如图10-1所示，针对不同决策需要慎重选择合适人群。有研究表明同一健康状态下患者比一

般人群对健康的赋值更高。因此,从全社会角度分析成本和产出时,仅以患者为目标人群,相关项目的产出价值需要包括患者家属、健康人群、医务人员等的价值判断。同种干预措施对不同年龄、性别及疾病严重程度不同的患者的健康产出也不同。因此需要基于群体,对具有不同人口学和社会经济特征的亚组人群开展相应分析。样本大小的选择需根据实际情况和相关统计学公式计算。

(三)对照组的选择

对照组的选择对结果分析和决策起重要作用。开展经济学评价研究时,必须根据决策问题的需要及实际情况,明确对照组选择的标准,并适当筛选一个或多个备选方案,包括是否将"什么都不做"列为备选方案。选择对照组的基本原则是分析比较是否增加的健康产出值得付出增加的成本代价。研究的经济学决策问题不同,对照组的选择也不同。如对新药的评价,常选择常规用药或疗效显著的一种或多种诊疗措施为药物、非药物治疗等。若目前尚无任何有效或类似干预措施,还可与空白/安慰剂对照组比较。

(四)研究数据

经济学评价的证据可来自病人水平的随机临床干预研究,也可来自多个临床试验或综述和系统评价结果。病人水平的随机临床干预数据包括围绕 RCT 开展的平行经济学研究数据和实况临床试验(programmatic clinical trial, PCT)中的数据。广泛采用 RCT 的数据用于经济学分析存在很多问题:①RCT 是在理想和控制条件下的一种药物/治疗方法的表现,试验中尽可能排除了其他干扰因素,而经济学评价的重点是现实状态多因素作用下的成本和结果;②若 RCT 对照组用安慰剂将缺乏完整的经济学评价对照组的信息;③研究时限和人群等也不符合经济学评价要素的要求。

目前患者水平的数据还包括针对经济学评价设计的 PCT 数据、问卷调查数据、医疗保险报销及医疗机构等非随机临床干预试验的数据。

经济学评价还运用决策分析模型,如决策树模型和马科夫模型等来预测和模拟长期成本和结果;模型中的参数可通过临床试验、流行病学研究、Meta分析、专家咨询意见及小规模现场调查和文献资料等方法得出。

(五)研究时限和贴现率

根据《中国药物经济学评价指南》,研究时限的决定因素主要有疾病种类、治疗目标和预期产出等。为获得干预所产生的主要成本和产出,样本观察时间应足够长。研究设计中一定要阐明研究时限和依据。特殊情况下,如使用模型法模拟长期治疗的成本和效果数据,除要列出长期治疗模拟时间及依据外,还要列出短期治疗的原始数据和研究时限。目前有关成本贴现率的选择问题还存在争议。传统的研究把成本和健康产出结果的贴现率设为3%～5%,但近年有研究表明,应根据决策者的目标、预算等因素调整。

二、成本测算

成本分析是经济学评价的重要组成部分,无论是在 CEA 还是 CBA 的分析中都涉及成本分析。成本主要分为医疗成本和非医疗成本。早期虽有研究将成本按直接成本和间接成本来分类,但因研究视角不同,哪些是直接成本或间接成本易混淆。另外还有不良反应成本,隐性成本等概念。医疗成本包括诊疗费用和药品费用等,非医疗成本包括就医相关的交通费、食宿费、劳动时间的损失、生产力降低等,基于不同研究视角所消耗的成本不同。

完全竞争市场的产品和服务的价格通常可用来衡量成本。但在医疗市场失灵的情况下,医疗产品和服务等资源的价格和费用有可能无法正确体现医药卫生服务的成本。如中国因人事制度和薪酬制度等市场机制不健全及药品定价机制的扭曲,医药卫生服务的成本和价值可能不能正确代表成本费用。因此,估计相关费用时要慎重加以调整。另外,有些固定的医疗成本,如行政管理费用,固定资产损耗等均需根据一定标准合理分摊计算。

三、产出测算

理论上,CBA 不仅涵盖了健康产出的价值,还涵盖非健康产出,包括健康信息,健康过程等的价值,更有益于指导经济决策。但如前所述,CBA 目前在临床经济学评价中的应用较少,本节暂不探讨。CEA 中以血压、血脂、血糖等生化指标及疾病导致的死亡或病死率等作为产出的计算比较直观,因此本节重点介绍以质量调整生命年(QALY)为代表的效用指标测算。

评判健康产出效用主要依赖与健康相关的生命质量(health related quality of life, HRQoL)的测评。偏好的测量方法包括:①直接法:主要通过标准博弈法(standard gamble, SG)、视觉模拟法(visual analog dcale, VAS)、时间权衡法(time trade-off, TTO)和人群权衡法(person trade-off, PTO)等,测算出每种健康状态下基于偏好的效用值。测量患者健康结果的指标从 0 到 1。其测量范围超越了传统的病死率和患病率等疾病统计指标，还包括生理、功能、社会活动、认知、情感、睡眠和休息、精力和活动、健康感知和总体生命满意度等多个维度的指标。②间接法，通过运用多维健康状态分级体系，如 EQ-5D 和 SF-6D 等生命质量量表，测算出生命质量。

通过每个健康状况的生命质量调整权重乘以该健康状况的持续时间乘积之和就得到 QALY。如下图（图 10-2）所示，医疗干预方案比无干预的增量 QALY 由 A 和 B 两部分组成：A 部分表示因生命质量改进所增加的 QALY，B 部分表示因寿命延长及延长期间生命质量改善所增加的 QALY。此医疗干预方案既提高了生命质量，又延长了寿命，是相对理想的干预。有些医疗干预（如癌症治疗等干预）虽可延长寿命，但初期阶段可能会使生命质量低于干预前（图 10-3）。这种情况下，医疗干预方案 P 比无干预的增量 QALY 就不像图 10-2 的医疗干预方案那么明显，但可以用两曲线和横轴组成区域的面积之差表示。

四、增量分析和净效益分析

在 CEA/CUA 中，比较 2 个项目的成本和结果时会出现多种结论：①成本和效果都完全相同；②成本相同，效果不同；③效果相同，成本不同；④成本低，效果高；⑤成本高，效果低。④和⑤的情景很容易确定哪些具有绝对优势，哪些具有绝对劣势。

但若成本 2 > 成本 1，效果 2 也 > 效果 1 时，常需提供增量成本 - 效果比（ICER），比值越小越好。但若成本 2 < 成本 1，效果 2 也 < 效果 1 时，因其意义与上面相反，解读增量成本效果比的大小时需注意：增量成本 - 效果比越大越好，但它们的 ICER 比值却相同。为解决这个问题，通常使用净货币效

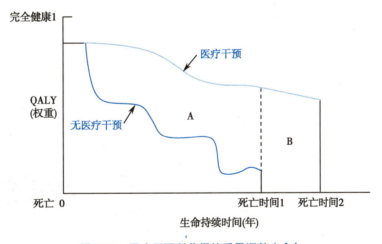

图 10-2　医疗干预所获得的质量调整生命年

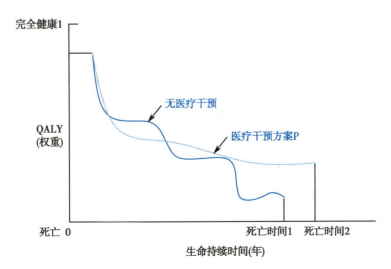

图 10-3　医疗干预所获得的质量调整生命年

益（net monetary benefit, NMB），其公式可表示为：NMB＝λΔE－ΔC，其中 ΔE 为健康效果的变化，ΔC 则为成本的变化，λ 为成本 - 效果阈值。NMB 将效果通过支付意愿的阈值换算成货币值。因此，与 CBA 中的 NMB 类似，NMB＞0，则干预项目被认为有成本 - 效果。但目前因如何设定支付意愿的阈值尚无科学合理的标准，限制了 NMB 的应用。

注意：我们通常说的平均成本效果比（CER）与增量成本效果比的差异在于：CER 假设"什么都不做"的成本为零，健康产出是死亡。而现实中无任何干预时成本和产出通常不是零。因此，ICER 指导决策的原理是基于经济学中机会成本的概念，简单比较两种干预的 CER 通常会误导资源的配置。

如图 10-4 所示，N 表示"什么都不做"的成本和效果，即没有任何医疗干预的成本与效果。因此与 N 相比，A 的 ICER 和 CER 不同。图中 A 的 ICER 可用 NA 的斜率表示，（4000－3000）/（180－150）＝33.33。而 CER 则可用 OA 的斜率表示，4000/180＝22.22。从这个图形还可以看出，选取不同参照组 ICER 的值不同。以 N 为参照组，B 的 ICER 是 NB 的斜率，（6000－3000）/（200－150）＝60；若以 A 为参照组，B 的 ICER 是 AB 的斜率，（6000－4000）/（200－180）＝100。

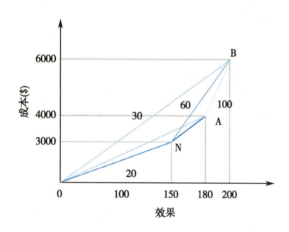

图 10-4 两种方案的效果和成本

如图 10-5 所示，若有多个备选方案，建议在开展 ICER 前，先筛选所有备选方案的 CER，剔除具有绝对和相对劣势的点（如 C 和 D。相对于 N，C 的效果和其一样，但成本比 N 高，因此可剔除 C。同样，D 的效果不如 A，但成本却比 A 高，也可剔除 D），再依次计算 ICER 并排序。ICER 排序表（league table）有利于决策者同时比较多个备选项目及不同项目中的多个方案。

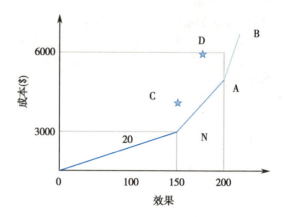

图 10-5 多种备选方案的效果和成本

五、敏感性分析

经济学评价分析的过程、方法、数据来源等都存在很多不确定性，如药品价格、住院天数、治愈率等成本和结果产出的抽样误差和测量误差。贴现率等参数设定的不确定性等因素均影响研究的最终结果。因此，在 CEA 中，除需计算 ICER 的成本 - 效果置信区间外，还需要进行敏感性分析，来评价改变假设和某些关键变量在一定范围内的估计值。敏感性分析是药物经济学处理不确定性的主要标准，分析方法主要包括单因素、多因素的参数分析及自举法（bootstrapping），蒙特卡洛实验（monte carlo）等非参数的敏感性分析。

第三节 卫生经济学评价的应用与展望

一、应用

（一）理论基础

成本 - 效果分析（CEA）中的 ICER 结果是指导决策的重要依据。首先，可以根据预算、人均 GDP 及价值偏好等原则设定一个 ICER 的参考阈值为社会的支付意愿阈值。若干预方案的 ICER 比阈值高，则被认为不具有成本 - 效果，反之具有成本 - 效果。但如第二节第四部分所述，由于如何设定支付意愿的阈值尚无科学合理的标准，加上 ICER 的不确定性，仅以 ICER 的点估计法进行决策具有很大局限性。因此也可根据不同的阈值设定，得出成本 - 效果可接受曲线（CEAC）。决策者可根据 CEAC 及其他决策条件和背景进行权衡比较。

ICER 排序表有利于医疗保险报销机构等的决策者同时比较多个备选项目，及不同项目中的多个方案。逐步计算各种干预的增量成本效果比再对其排序后,建立一个排名表。增量成本效果比值越低,说明该干预越有价值。在没有预算的情况下,根据比值大小,择优选择相应的干预措施。但决策者通常会受到预算限制。预算限制不同,使决策变得非常复杂。虽有研究提出运用整数规划或动力学规划等来解决,但目前还不成熟。此外对医疗保险等决策者来说,根据预算评估所有预选方案几乎不可能。目前开始使用方案预算和边际分析等方法试图解决以上问题。

成本-效益分析(CBA)中若社会净现值(NSB)为正,说明该方案物有所值。但很多决策者会受到预算的限制,有时即使NSB为正,也无法实施方案,因此也需要采用成本与效益比值的方法。但与CEA不同,CBA比值中哪些货币的价值量作为成本的节约,哪些作为产出的效益会影响比值的大小,还会出现重复计算等问题。因此,虽然CBA在理论上优于CEA,有益于指导决策。但其在卫生评价中还未得到广泛应用。

(二)国内外应用现状

1993年澳大利亚率先发布经济学评价指南以来,全球已有30多个国家先后制定了官方的经济学评价指南或非官方的经济学评价参考,指导技术评估和相关政策的制定,主要包括药品定价,保险报销目录及基本药物目录的制定等(见表10-1)。

(三)存在问题

经济学评价研究近年虽日益增多,但争议也很多,应用还远远不足。主要问题如下:

1. QALY目前应用广泛,但缺乏对健康产出的价值判断,很难被决策者利用。

2. 效用指标的测量工具不同产生的QALY差异很大,测量人群和折旧率的选择等对研究结果的影响很大。虽大量研究集中在对研究方法的分析和改进,以便更准确测量成本和健康产出,如对多中心研究的测量,成本效果接受曲线、不确定性、贴现及健康产出评估工具的改进等,仍无法解决根本问题。此外,决策模型等不仅无法充分考虑决策的复杂性,且有局限性。如结构假设,证据运用、

表 10-1　部分国家药物经济学评价的运用领域

国家和地区	药品注册	药品定价管制	药品补偿或共负水平	报销目录+阳性/-阴性	制定用药目录诊疗规范	公共卫生资源配置	指导研发市场策略
澳大利亚	√	√	+	?	?		
加拿大	√	√	+/-	√	?	√	
英国			-	√	√	√	
荷兰		√	+	.	?	√	
葡萄牙		√	+	?	?	√	
芬兰	√	√	+	?	?	√	
美国		√	+	?	?	√	
挪威		√	+				
丹麦		√					
爱尔兰		√	+	√	√	?	
新西兰			?			√	
瑞典	√	√		√	?	?	
瑞士		√			?	?	
法国	√	√	+		?	?	
德国		√	-/+	√	?		
比利时	?	√		√			
日本		√					
韩国		√	+				
泰国		√			√		
中国台湾		√				√	

数据采样及参数间的相互关系，尤其是健康的产出关系和相互间作用。如何评价多种干预相结合、动态变化的经济学评价还很少见。

3. 如何根据经济学评估的证据来实施和使用成本低、效果也偏低的低科技产品，如基本药物和简便廉价的中医药产品和服务的评价和应用尚未得到应有的重视。

4. 有专家指出，临床疗效具有很强的外推性，但经济学效果的外推性却受很多条件限制。各国医疗体系不同，其相应成本、定价也不同；加上人们对健康的偏好不同，与临床疗效相比，经济评价的差别很大。因此，临床经济学证据的系统评价对回答具体临床干预和技术的成本与产出的指导意义备受质疑。

二、展望

（一）传统和现代经济学进一步结合

理论上，要深入探讨医药卫生干预给个人和社会带来的价值评判标准，还需将经济学评价与卫生经济学研究中有关患者就医行为和医务人员诊疗行为对卫生服务成本和产出的影响分析有机结合，深入研究探讨社会选择及个体优化决策的相互关系，以便指导如何整合从研究患者、医务人员及健康人群等多方位的成本与产出分析。只有设计合理的制度，使医生、患者和社会角度的成本和利益趋同，在真正意义上开展、整合、评价和应用经济学评价证据，才能更好地指导医药卫生决策，建立公平有效的医药卫生体系。

（二）完善和创新评估方法和测量工具

近年有关 CBA 的研究开始增多。越来越多的研究也开始应用离散选择模型（discrete choice mode，DCE）来测量健康偏好及价值判断，对 CEA 与 CBA 的共同发展与融合具有一定的促进作用。传统决策模型存在很多问题，有学者探索应用复杂系统（complex system）研究中的建模和仿真等方法来研究医药卫生领域复杂系统的动态规律，深入分析医药卫生干预措施的成本 - 产出路径。通过合理充分整合现实世界的数据，具体分析比较成本变化因素中哪些因价格因素导致，哪些由疗程和效果导致；分析比较生命质量变化因素中哪些因患者偏好不同，哪些由疗程和效果导致。

（三）找到使用评估证据的突破点

临床经济学评估通常应在确认服务项目具有效力和效果后开展才更有意义。因我们需要把应该做（有效力和效果）的事情做得更好（有效率），

使其物有所值。但目前无论是发达国家还是我国，并非所有上市药品和干预手段都用 RCT 开展过效力和效果研究。如下面案例中 2 型糖尿病患者自我血糖监测的临床疗效尚不清楚，但已在各国临床指南和慢性病管理中广泛使用。因此，根据现实情况开展其经济评价仍有重要价值。在我国有关中医药的临床疗效大多尚不清楚，是否可用该研究的思路和方法开展经济学评估，剔除经济效果较差的项目后，再对有优势和潜力的品种和项目进行深入的效力研究，从开展经济学分析入手的价值研究就值得深入探讨。

第四节　案 例 分 析

中国基本医疗保障制度基本实现了全民覆盖，保障范围不断扩大，报销水平也逐步提高。医保的完善释放了医疗需求，人口老龄化带来慢性病问题增多，这两大原因导致我国近年医疗卫生费用迅猛增长，其中有合理增长也有不合理增长。若不合理增长的医疗卫生费用不能有效控制和及时调整，将直接威胁整个医疗保障制度的可持续发展乃至新医改的顺利推进。因此，科学合理地开展经济学评价研究，提高医保报销决策的科学性和透明度，将有助于配合我国正在实施的医保支付方式改革，解决医疗资源浪费和不合理医疗消费的现象。考察某一项目是否被纳入医保报销范围，除考虑医保基金本身的运行外，至少应回答以下三个问题：

1. 项目防治的疾病是否为重大疾病负担？

2. 项目是否被临床认可，其有效性、安全性和适用性如何？

3. 项目的经济性如何，即是否具有成本 - 效果？

糖尿病（diabetes mellitus，DM）是一组以慢性血糖水平增高为特征的代谢疾病群，因胰岛素分泌缺陷和（或）胰岛素作用障碍，导致碳水化合物、脂肪、蛋白质代谢异常，可引起多系统损害，导致眼、肾、神经、心脏、血管等组织慢性进行性病变。按 WHO 及国际糖尿病联盟（international diabetes federation，IDF）的分类标准，糖尿病可分为 1 型、2 型、妊娠糖尿病及其他特殊类型 4 种。据 2008 年国家卫生部调查显示：我国每天约新增 3000 例，每年约增加 120 万糖尿病患者，其中约 95.00% 为 2 型糖尿病。

近年我国对包括糖尿病在内的慢性病进行管理，以便有效地预防和控制糖尿病，降低糖尿病给个人、家庭和社会带来的损失。许多医生向 2 型非

胰岛素依赖性糖尿病患者推荐自我血糖监测方式作为自我管理的手段，但不少患者因其相关费用感到忧虑，希望医保能部分或全部报销。因此，本案例基于医改的大背景，尤其是完善医疗保障体系和加强基层慢性病管理的背景，从医疗保险方的角度出发，考察如何对患者自我血糖监测开展完整的经济学评估。

在明确了所要研究的问题后，笔者针对上述三个问题开展系统评价，并将重要结果简介如下：

1. 糖尿病的疾病负担　一项纳入 92 个国家糖尿病流行病学数据的高质量研究表明：2008 年，全球有 3.47 亿人患有糖尿病，该数据得到了 WHO 的认可。据 WHO 对全球疾病负担（GBD）的估计，2010 年，糖尿病在全人群每千人中造成的健康损失为 122 437 伤残调整生命年（DALYs），比 1990 年增长了 43.9%，且 >80% 的糖尿病死亡发生在低收入和中等收入国家。WHO 预测，到 2030 年糖尿病将成为第七位主要死因。国际糖尿病联盟（IDF）的报告指出：仅 2012 年全球因治疗糖尿病及其并发症的医疗费用就达 4710 亿美元。

2008 年 1 项全国调查显示：中国 ≥20 岁人群糖尿病患病率已达 9.7%（男性 10.6%，女性 8.8%），即中国目前约有 9240 万成年人患有糖尿病。与国际糖尿病联盟的调查数据相比，我国已成为世界上糖尿病患病人数最多的国家，预计未来 20 年内这个纪录还将保持。郑亚明等人的研究表明：我国糖尿病医疗费用持续增长，从 1993 年的 22.16 亿元上升至 2007 年的 2000 亿元，卫生总费用占比也从 1993 年的 1.96% 上升至 2007 年的 18.2%，15 年间增长了 8 倍。张震巍的研究表明，2005 年我国因糖尿病共损失 139.95 万死亡损失寿命年（years of life lost，YLL），造成的间接经济损失为 80.68 亿元。糖尿病患者的人均直接卫生费用是非糖尿病患者的 2.47 倍，2005 年我国糖尿病患者的直接卫生费用为 655.68 亿元，占当年卫生总费用的 7.57%。

受篇幅限制，本节未列出系统评价全部研究成果，但上述数据已从一个侧面说明：糖尿病是对人类健康造成重大影响和严重经济负担的疾病。

2. 对自我血糖监测效果的评价　笔者以（"自我血糖监测" OR "self-monitoring of blood glucose" OR "SMBG"）AND（"Type2" OR "T2D" OR "T2DM" OR "type 2 diabetes" OR "non-insulin" OR "2 型糖尿病"）AND（"guideline" OR "指南"）作为关键词或主题词在 Pubmed、Cochrane Library、Embase、CNKI、WanFang Data 检索，并手工补检了美国

国立卫生院国家临床指南中心（national guideline clearinghouse，NGC）、Google 网站。检索时间为 2008 数据库更新日期，语言为英文和中文。经过剔重和阅读摘要或全文，获得与 2 型非胰岛素依赖型糖尿病患者采用自我血糖监测相关指南 12 篇，其中由中国制定的指南 1 篇。结果见表 10-2 所示。

总结指南的推荐意见可得出以下结论：

（1）SMBG 是否推荐给 2 型非胰岛素依赖的患者常规使用证据不充分；

（2）SMBG 对部分人群更适用，但证据不充分；

（3）SMBG 作为一种自我管理手段，对控制血糖的效果受监测时间点、监测方案、患者和医务工作者的认识和合作等多种因素的影响。

3. 自我血糖监测用于 2 型非胰岛素依赖患者的经济学研究　为了得到自我血糖监测用于 2 型非胰岛素依赖患者的经济学研究结论，笔者分别检索了英文数据库 Pubmed、EMBASE 和 NHS EED，及中文数据库 CNKI、WanFang Data 和 VIP，检索结果如表 10-3 所示。

各数据库文献剔重后，再阅读摘要逐一筛查，发现相关英文文献 63 篇，中文文献 0 篇。我们知道，同一措施在不同国家消耗的经济资源和产生的效益不同，将国外研究中关于自我血糖监测的经济性结论直接套用于我国显然不合适。因此，下一步我们将设定一个具体场景，设计一个经济学研究的框架，通过研究来回答前面提出的问题。

（一）确定研究框架

1. 研究角度　从基本医疗保障角度出发，假设医保预算固定的前提下，开展 2 型非胰岛素依赖糖尿病患者采取不同程度的自我血糖监测和不采取监测的成本 - 效果分析。该研究主要针对医疗资源的配置，而不是从全社会的角度出发来配置资源。

2. 研究人群　我国基本医疗保障制度已基本实现全覆盖，故研究人群应该包括所有城乡居民。同时还需按照城镇职工医疗保险、城乡居民医疗保险及新农合 3 大保险种类开展亚组人群的相应分析，以指导不同相关部门的决策（人力资源与劳动保障部和卫生部的相关部门）。

3. 选择对照组和备选方案　2010 年版《中国 2 型糖尿病防治指南》提到"开始自我血糖监测前应由医生或护士指导糖尿病患者的监测技术和监测方法，包括如何测血糖、何时监测、监测频率和如何记录监测结果。医生或糖尿病管理小组每年应检查 1～2 次患者自我血糖监测技术和校准血糖

表 10-2　自我血糖监测指南推荐概况

指南制定机构和时间	证据来源	推荐意见
国际糖尿病联盟 International Diabetes Federation（IDF2009）	选择性证据	1. SMBG 的效果受试验设计、样本人群、结局指标、其他传统方法的使用等因素的影响 2. 在非胰岛素治疗的糖尿病患者中正确使用 SMBG，可能会通过根据 SMBG 结果及时调整治疗方案、优化糖尿病管理来改善临床终点及生活质量 3. 在缺乏相关教育和 / 或调整行为方式或治疗方法能力的情况下不推荐使用 SMBG
苏格兰大学指南协作网 Scottish Intercollegiate Guidelines Network（SIGN2010）	循证指南（Grade B）来自指南制定者的临床实践经验	2 型糖尿病患者不推荐常规使用 SMBG 在以下非胰岛素治疗的糖尿病患者中推荐使用 SMBG： 1. 有低血糖风险的人群 2. 正在经历急性疾病的人群 3. 正在经历药物方案调整和饮食调整的人群 4. 血糖控制不好或不稳定的人群（HbA1c > 8.0% 64mmol/mol） 5. 正在怀孕或计划怀孕的人群
美国内分泌医师协会（American Association of Clinical Endocrinologists，AACE2011）	循证指南（Grade D）	非胰岛素治疗的糖尿病患者可以从 SMBG 中获益，主要是提供了关于生活方式和药物治疗效果的反馈，但使用的方案应该个性化
英国国家健康与临床研究所 National Institute for Health and Clinical Excellence（NICE2008）	循证指南	推荐计划怀孕的糖尿病妇女使用 SMBG
英国国家健康与临床研究所 National Institute for Health and Clinical Excellence（NICE2009）	循证指南	SMBG 仅作为 2 型糖尿病患者自我管理的一个部分，可以为非胰岛素治疗的患者提供低血糖方面的信息，但需要评估自我监测技术、测试频率、使用效果、对生活质量影响、持续性效益等因素
美国国家临床生化科研所 National Academy of Clinical Biochemistry（NACB2011）	循证指南	使用 SMBG 对结局改善的证据不充分，且在常规治疗基础上使用 SMBG 不具有成本效果
加州糖尿病联盟 Diabetes Coalition of California（DCC2012）	循证指南	推荐非胰岛素治疗的患者使用 SMBG 作为自我管理的手段
美国大学妇产科联盟 American College of Obstetricians and Gynecologists（ACOG2010）	循证指南	糖尿病妊娠妇女进行 SMBG
美国糖尿病联盟 American Diabetes Association（ADA2012）	专家意见	SMBG 作为一种管理的手段是有益的，但其最佳使用频率和时间并不明确，实施效果受到由于健康教育带来的饮食改变、健康锻炼等多种因素的影响
加拿大药物与卫生技术事务部 Canadian Agency for Drugs and Technologies in Health（CADTH2009）	专家意见	目前的证据对推荐 2 型非胰岛素依赖患者常规使用 SMBG 是不充分的
英国哥伦比亚医疗服务委员会 British Columbia Medical Services Commission	循证指南	SMBG 可以强化患者自我监测的意识，为解释和调整治疗方案提供依据，特别是在可能导致低血糖的药物治疗中需要
中华医学会糖尿病学分会中国 2 型糖尿病防治指南（2010 年版）	专家意见	SMBG 是调整血糖达标的重要措施，也是减少低血糖风险的重要手段，但只有当其真正成为糖尿病管理方案中的一部分时才会发挥作用。SMBG 适用于所有糖尿病患者。但自我血糖监测时间点和监测方案不同人群有差异

表 10-3 自我血糖监测经济学研究检索词及检索结果

序号	检索词	文献数			
		Pubmed	EMBASE	NHS EED	CNKI＋Wanfang＋VIP[※]
#1	"type 2 diabetes" OR "type 2 diabetes mellitus" OR "T2D"in Title, Abstract or Keywords	97 953	72 903	1230	46 278＋70 037＋48 224
#2	"self-monitoring of blood glucose" OR "SMBG" in Title, Abstract or Keywords	1145	1464	65	182＋1077＋262
#3	"cost" OR "cost analysis" OR "cost-effectiveness analysis" OR "cost-utility analysis" OR "cost-benefit analysis" in Title, Abstract or Keywords	307 840	270 048	18 986	759 529＋611 971＋516 302
#4	#1AND#2AND#3	33	40	24	5＋2＋1

[※] 中文数据库检索词做相应的调整

仪，尤其是自我监测结果与糖化血红蛋白或临床情况不符时"。近年慢性病管理要求基层医生对糖尿病等特殊疾病进行管理，包括定期的教育、家访和随访等。因此，该研究的备选方案有三组：①不进行自我监测的糖尿病常规治疗为对照组（N）；②患者除常规治疗外，在有简单辅助训练下开展自我血糖监测组（A）；③除常规治疗外，医生对患者的自我血糖监测进行深入的指导与管理组（B）。

4. 研究数据 该研究重点运用病人水平的数据，开展实况临床试验（PCT）的前瞻性研究。还可配合运用模型方法分析二手数据，以英国前瞻性糖尿病研究（UKPDS）作为模板，结合我国糖尿病的临床研究及 Meta 分析，分析影响糖尿病并发症的危险因素，估测长期生命质量调整的期望寿命和相关的成本。

5. 研究时限和贴现率 我们参照国际上相关的研究设计，开展时限为 1 年的 PCT 研究，并用模型法预测和模拟 5 年的长期成本和结果。由于PCT 研究时限是 1 年，故不需要使用贴现率。5 年模型研究的贴现率设为 5%。

（二）成本测算

根据我国现有医疗体制和报销制度，所有医疗成本由患者自己负担。该研究的成本主要包括初级首诊医生和护士的手术及家庭诊疗费用，医院的门诊、急诊和住院费用，及其他医疗费用，包括营养师、眼科医生、公立及私立医院的诊疗费用等。该研究不考虑其他部门、患者和家庭的其他成本，如不涵盖患者和家属的时间成本等。

（三）产出测算

该研究主要以 QALY 作为结果，辅助以血糖、糖化血红蛋白（HbA1C）等作为临床指标，进行CEA 和 CUA 分析。该研究采用国际通用的 EQ-5D为健康产出的工具，并采用以中国人群偏好为基础的效用积分体系。

（四）ICER 结果分析

该研究基于所有备选方案的成本和结果，开展经济学评价分析（参照图 10-1）。若结果显示研究组（A，B）与对照组方案相比，成本更高，生命质量更低，则无需报道增量分析结果。因为作为对照组的常规糖尿病治疗方案具有绝对优势。否则，根据实际情况酌情报告 A-N，B-N，A-B 的 ICER 和相应的 CEAC。

（五）敏感性分析

根据实际情况，开展敏感性分析，具体涉及缺失值、不平衡数据，及全样本和剔除死亡人群等的成本、结果及 ICER 等；敏感性分析中贴现率可以从 0~10%。

（六）指导决策

根据研究结果，结合国内外文献及医改政策和目标，为医保机构提出合理的政策建议。

本章我们阐述了经济学评价的基本概念、原理与设计方法，及如何运用这些知识开展临床经济学评价的创证和用证工作。当然，实际工作中的很多制度、结构、文化等具体问题，需要我们灵活运用以上知识，并通过实践检验和不断完善经济学评价体系。

（徐 程 谭 婧）

参 考 文 献

1. Brousselle A, Lessard C. Economic evaluation to inform health care decision-making: promise, pitfalls and a proposal for an alternative path. *Soc Sci Med*, 2011, 72 (6): 832-839

2. Canadian Agency for Drugs and Technologies in Health (CADTH). Common Drug Review Submission Guidelines for Manufacturers. http://www.cadth.ca/media/cdr/process/CDR Submission Guidelines.

3. Danaei G, Finucane M, Lu Y, et al. National, regional, and global trends in fasting plasma glucose and diabetes prevalence since 1980: systematic analysis of health examination surveys and epidemiological studies with 370 country-years and 2.7 million participants. *Lancet*, 2011, 378 (9785): 31-40.

4. Drummond F, Sculpher J, Torrance W, et al. Methods for the economic evaluation of health care programmes: third edition. Oxford: Oxford Medical Publications, 2005.

5. Eddama O, Coast J. A systematic review of the use of economic evaluation in local decision-making. *Health Policy*, 2008, 86 (2-3): 129-141.

6. Global status report on noncommunicable diseases 2010. Geneva, World Health Organization, 2011. International Diabetes Federation. Diabetes Atlas (5thEdition). 2012.

7. Handelsman Y, Mechanick I, Blonde L, et al. AACE Task Force for Developing Diabetes Comprehensive Care Plan. American Association of Clinical Endocrinologists Medical Guidelines for Clinical Practice for developing a diabetes mellitus comprehensive care plan. *Endocr Pract*, 2011, Suppl 2: 1-53.

8. International Diabetes Federation. Diabetes Atlas. 5th Edition. 2012.

9. ISPOR. Pharmacoeconomic Guidelines Around The World. 2010. http://www.ispor.org/peguidelines/index.asp

10. National Institute for Health and Clinical Excellence. Guide to the Methods of Technology Appraisal. London: NICE, 2011. http://www.nice.org.uk/.

11. NGC. Diabetes in pregnancy. Management of diabetes and its complications from pre-conception to the postnatal period. 2008. http://www.guideline.gov/content.aspx?id=14324&search=self-monitoring+of+blood+glucose

12. Office of Fair Trading. The pharmaceutical price regulation scheme. An OFT market study. London: OFT. www.oft.gov.uk/NR/rdonlyres/7C7A7CC1-F320-4978-AC64-F67F9AB67B6C/0/oft885.pdf

13. People's Daily Online. China has annual increase of 1.2 million diabetes patients. [2008-02-29]. http://english.peopl edaily.com.cn/200011/14/eng20001114_55162.html

14. Pharmaceutical Benefits Advisory Committee. Guidelines for preparing submissions to the Pharmaceutical Benefits Advisory Committee (Version 4.3). December 2008. http://www.pbs.gov.au/info/industry/listing/elements/pbac-guidelines

15. Ryan M, Gerard K, Amaya-Amaya M. Using discrete choice experiments to value health and health care. Dordrecht: Springer, 2008.

16. Scottish Intercollegiate Guidelines Network. http://www.sign.ac.uk/pdf/sign116.pdf

17. Simon J, Gray A, Clarke P, et al. Cost effectiveness of self monitoring of blood glucose in patients with non-insulin treated type 2 diabetes: economic evaluation of data from the DiGEM trial. *BMJ*, 2008, 336 (7654): 1177-1180.

18. American Diabetes Association. Standards of Medical Care in Diabetes-2012 is the position statement of the association. *Diabetes Care*, 2012, 35 (S1): S11-63.

19. The Global Burden of Disease: Generating Evidence, Guiding Policy. http://www.healthmetricsandevaluation.org/gbd/publications/policy-report/global-burden-disease-generating-evidence-guiding-policy

20. WHO-CHOICE: CHoosing Interventions that are Cost-Effective website[OL]. http://www.who.int/choice/en

21. Yang W, Lu J, Weng J, et al. Prevalence of diabetes among men and women in China. *N Engl J Med*, 2010, 362 (12): 1090-1101.

22. 国际糖尿病联盟. 2 型非胰岛素依赖型糖尿病自我血糖监测指南. http://www.idf.org/webdata/docs/SMBG_EN2.pdf

23. 纪立农, 胡善联, 张丹仪. 以新的策略和管理方法挑战糖尿病给中国带来的巨大经济负担. 中国医药科学, 2013, 3 (1): 9-11.

24. 李士雪. 卫生保健项目经济学评估方法. 北京: 人民卫生出版社, 2008.

25. 刘国恩, 胡善联, 吴久鸿.《中国药物经济学评价指南》课题组. 中国药物经济学评价指南 (2011 版). 中国药物经济学, 2011, 6 (3): 6-48.

26. 谭婧, 徐程, 李幼平. 2 型非胰岛素依赖的糖尿病患者进行自我血糖监测的经济学研究评价. *Journal of Evidence-based medicine*. In press.

27. 杨莉. 药物经济学评价需求、方法与指南研究 [D]. 上海: 复旦大学, 2004.

28. 叶任高, 陆再英. 内科学. 第 6 版. 北京: 人民卫生出版社, 2003.

29. 张震巍. 我国糖尿病疾病负担研究 [D]. 上海: 复旦大学, 2007.

30. 郑亚明, 纪立农, 吴晶. 中国糖尿病经济负担研究系统综述. 中华内分泌代谢杂志, 2012, 28 (10): 821-824.

31. 中华医学会糖尿病分会. 中国 2 型糖尿病防治指南 (2010 年版). 中国糖尿病杂志, 2010, 20 (1): S1-S36.

第十一章 系统评价/Meta分析总论

医学科学和临床研究的发展，为决策者提供了大量科学信息。医务人员和研究者为获得新知识、新观点和新技术以拓展视野，提高学术水平，需要阅读大量文献。但现有临床研究多数规模较小，纳入研究对象数量有限，针对同一种疾病的同一或同类干预措施文献资料的数量有时较多，质量良莠不齐，结论也不尽一致。如何从浩如烟海的医学文献资料中快速、高效获得所需信息，进行科学决策，已成为我们面临的巨大挑战。如早产儿往往有可能宫内发育不良，特别是肺发育未成熟，早产后死亡率和呼吸窘迫综合征的发生率高。有专家提出对可能早产的孕妇使用激素，可促进胎儿的肺发育。为了明确对可能早产的孕妇使用激素是否能减少早产儿的死亡率和呼吸窘迫综合征的发生率，查寻有关资料，发现有7个高质量的RCT，其中5个结果为阴性（使用激素未能减少早产儿的死亡率和呼吸窘迫综合征的发生率）、2个结果为阳性，作为一名妇产科医生，面对有早产危险的孕妇，该作何决策？传统方式是：既然多数研究都认为此干预措施无效，则肯定不会选择此治疗方式。但要科学回答这个问题，不能单纯采用"投票表决"的方式，而应针对此问题，全面、系统地收集相关研究文献，认真选择、严格评价和科学分析相关研究资料，得出综合可靠的结论，此即系统评价（systematic review，SR）。

本章将重点阐述系统评价的基本概念、基本方法、质量评价原则，以供读者借鉴回答类似挑战的问题。

第一节 系统评价概述

一、基本概念

（一）系统评价

系统评价是一种全新的文献综合方法，指针对某一具体问题（如临床、卫生决策、基础医学、医学教育等问题），系统、全面收集已发表或未发表的相关研究，采用严格评价文献的原则和方法，筛选出符合质量标准的文献，进行定性或定量合成，得出当前最佳的综合结论。系统评价可以是定性的（定性系统评价，qualitative systematic review），也可以是定量的（定量系统评价，quantitative systematic review）即包含Meta分析（meta-analysis，荟萃分析）过程。系统评价非常明确的研究过程使其具有良好的重复性，可为某一领域和（或）专业提供大量新信息和新知识。但因其是对原始文献的二次综合分析和评价，质量受原始文献质量、系统评价方法及评价者本人专业知识、认识水平和观点的制约。因此在阅读系统评价的观点和结论时一定要谨慎，不能盲目被动接受。

（二）Cochrane系统评价

Cochrane系统评价是Cochrane协作网的评价者按统一工作手册（Cochrane reviewers' handbook），在相应Cochrane评价小组编辑部的指导和帮助下完成的系统评价。由于Cochrane协作网有严密的组织管理和质量控制系统，严格遵循Cochrane系统评价者手册，采用固定格式和内容要求，及统一的系统评价软件RevMan录入和分析数据、撰写系统评价计划书和报告，发表后根据新的研究定期更新，有健全的反馈和完善机制，其质量通常高于非Cochrane系统评价，被认为是评价干预措施疗效最佳的单一信息资源（best single source）。

Cochrane系统评价目前主要针对临床、预防等方面的具体问题，特别是对干预和康复措施疗效和安全性的RCT进行评价，其方法较完善和规范。非随机对照试验、诊断试验准确度、公共卫生领域、教育和方法学问题的系统评价也已开始进行。

（三）Meta分析

Meta分析（meta-analysis）由心理学家Glass 1976年首次命名，国内翻译为荟萃分析、汇总分析，其定义目前仍有争议。Huque及多数专家认为："Meta分析是一种统计分析方法，将多个独立、可以合成的临床研究综合起来进行定量分析。"但若无明确、科学的方法去收集、选择、评价临床研究资料,仅单纯采用统计方法合成多个临床研究并不能保证结论的真实性和可靠性。

目前系统评价与 Meta 分析两个名词常被混用,但系统评价不一定都包括有 Meta 分析过程,而 Meta 分析也不一定是系统评价。

二、为什么要进行系统评价

(一)应对信息时代的挑战

每年约有 400 万篇生物医学文献发表在 3 万多种生物医学杂志上,年增长率约为 7%。一个内科医师需要每天不间断地阅读数十篇本专业文献才能勉强掌握本学科的新进展和新研究结果。需要大量信息进行科学决策的临床医生、研究人员和卫生决策者往往陷入难以驾驭的信息海洋中。系统评价采用系统检索,严格选择和评价的方法,去粗取精、去伪存真,合成既真实、可靠又有临床应用价值的信息,可直接为各层次的决策者提供科学依据。

(二)及时转化和应用研究成果

疾病谱变化,评估多因素疾病如恶性肿瘤、心脑血管疾病和各种慢性疾病治疗方法效果,需要尽量开展大样本临床试验,特别是 RCT。但实施大规模 RCT 需要消耗各种成本,往往超过一个单位的承受能力,可行性受到限制。而现有临床研究数量多,但多数样本量不够大,单个试验的结果难以提供全面、准确和推广应用价值大的研究结果。

用系统评价方法合成多个质量较高的同质临床试验结果可将其综合的有效措施及时转化和用于临床实践与决策。如采用累积性 Meta 分析回顾性分析有关链激酶静脉溶栓治疗急性心肌梗死(AMI)的临床试验,1973 年前发表的 8 个 RCT(2432 例患者)的 Meta 分析即证明链激酶静脉溶栓能有效降低 AMI 患者的总死亡率($P=0.01$);1978 年前发表的 25 个 RCT(34 542 例患者)的 Meta 分析,$P=0.001$(包括 GISSI-1 和 ISIS-2);到 1986 年,$P=0.0001$;但链激酶静脉溶栓直至 1987 年才在传统综述和教科书中推荐常规用于治疗急性心肌梗死。临床应用比 Meta 分析结果整整晚了 14 年!试想如能早用可挽救多少 AMI 患者的生命?对此 1994 年 Murphy 等指出:1973 年以后的大型临床试验,即使没有医德问题也是多余的,且耗费大量经费。

(三)提高统计效能

针对同一临床问题的研究很多,但因疾病诊断标准、纳入研究对象的标准、测量结果方法、治疗措施和研究设计等的差异,结果可能不一致,甚至相互矛盾。系统评价或 Meta 分析在合成资料时,不是根据阴性或阳性研究的个数多少决定哪种治疗措施有效,而是充分考虑了各研究样本量大小和研究质量后得出一个综合结论。如对上述可能早产的孕妇使用激素的例子,尽管纳入的 7 个高质量临床试验中只有 2 个试验结果有统计学意义,但对 7 个临床试验进行定量系统评价,以增加样本含量和研究效能后,总的结果却有统计学意义,即肯定糖皮质激素能有效降低新生儿死亡率。

系统评价还有专门减少偏倚影响的方法,可提高研究结果的可靠性和准确性。

三、系统评价与传统文献综述的区别与联系

传统文献综述(traditional review)又称为叙述性文献综述(narrative review),由作者根据特定目的或兴趣,围绕某一主题收集相关医学文献,采用定性分析方法分析和评价纳入文献的研究目的、方法、结果、结论和观点等,结合自己的观点和临床经验进行阐述和评论,总结成文,可为某一领域或专业提供大量新知识和新信息,以便读者在较短时间内了解某一专题的研究概况和发展方向,解决临床实践中遇到的问题。但这种传统文献综述,往往局限于专家个人的知识和信念,缺乏客观方法,存在一定局限性。故在接受或应用这类证据时,宜持谨慎态度。

系统评价和传统文献综述均是对临床研究文献的分析和总结,目前多为回顾性。回顾性系统评价受纳入原始临床研究质量的制约,易受系统偏倚、随机误差的影响。确定一篇综述为叙述性文献综述,还是系统评价及其质量、价值,主要看其是否采用科学方法减少偏倚或混杂因素的影响。

传统文献综述常涉及某一问题的多个方面如糖尿病的病理、病理生理、流行病学、诊断方法及预防、治疗、康复措施,也可仅涉及某一方面的问题如诊断、治疗等,有助于广泛了解某一疾病的全貌。系统评价或 Meta 分析均为集中研究某一具体临床问题的某一方面如糖尿病的治疗,具有相当深度,有助于深入了解某一具体疾病的诊治(表 11-1)。

四、系统评价分类

系统评价本身只是一种研究方法,并不限于 RCT 或仅对治疗措施的疗效进行系统评价。笔者对系统评价和 Meta 分析分类如下(表 11-2):

表 11-1 系统评价和传统文献综述的比较
(Petticrew 2001)

	高质量的系统评价	传统文献综述
确定研究题目	有明确的研究问题和研究假设	可能有明确的研究问题，但经常针对主题进行综合讨论，而无研究假设
检索相关文献	力求找出所有发表或未发表研究以减少发表偏倚或其他偏倚的影响	通常未尝试找到所有相关文献
筛选合格文献	清楚描述纳入研究类型，可减少因作者利益出现的选择性偏倚	通常未说明纳入或排除相关研究的原因
评价文献质量	评价原始研究的方法学质量，发现潜在偏倚和纳入研究间异质性来源	通常未考虑研究方法或研究质量的差异
合成研究结果	基于方法学最佳的研究得出结论	通常不区别研究的方法学质量

表 11-2 系统评价和 Meta 分析分类

分类方法	类型
研究领域	基础研究、临床研究、医学教育、方法学研究、政策研究……
临床问题	病因、诊断、治疗、预后、卫生经济学……
原始研究类型	随机对照试验、非随机对照试验、队列研究、横断面研究、病例-对照研究、个案报道……
纳入研究的方式和数据类型	前瞻性 Meta 分析/回顾性 Meta 分析、累积性 Meta 分析、网状 Meta 分析、个体病例资料 Meta 分析、系统评价再评价……
是否采用统计学方法	定性系统评价、定量系统评价

第二节 系统评价的方法

系统评价既能采用严格、系统的方法进行评价、分析和合成多个有争议甚至矛盾的小型研究，以解决纷争或提出建议，为临床实践、医疗决策和今后的研究起正确导向作用；也可能因纳入原始研究质量不高或进行系统评价/Meta 分析的方法不恰当，影响研究结果，产生不正确的信息，造成误导。因此，系统评价方法和步骤正确与否，对其结果和结论的真实性、可靠性起着决定性作用。

为了顺利进行研究，同开展原始临床研究一样，系统评价也需要精心策划、明确研究目的和制订详细的实施计划。

一、系统评价前的准备

（一）时间投入

完成 1 篇系统评价所需时间受多种因素影响，很难确切回答。一般针对中国的系统评价者，影响因素包括初筛的文献量、纳入系统评价的文献量、中英文文献的比例、评价者对系统评价方法的熟练程度等。完成 1 篇纳入 20 个研究的系统评价大概需要专职工作 2~3 个月。纳入研究越少，英文文献比例低，可能需要的时间相对少些，反之亦然。但完成 1 篇 Cochrane 注册的系统评价，不仅受系统评价者自身和文献量的影响，还受不同 Cochrane 评价小组工作效率的影响，大概需要专职工作 12~18 个月。

（二）人员组成

1 篇系统评价至少由 2 名作者完成，以保证在文献筛选、质量评价和数据提取过程中由 2 人独立完成，有不同意见时讨论后达成一致，增加发现问题的机会。1 篇系统评价的作者中应包括题目所涉及专业的人员、熟悉研究方法和统计学的方法学人员，鼓励初学者与有经验的系统评价作者合作，保证研究的顺利进行。

二、系统评价流程

针对不同研究问题的系统评价其基本方法和步骤相似，但在文献检索策略、数据库选择、文献质量评价方法、原始文献中数据提取及统计分析等具体内容上有差异。生产系统评价的基本过程一般分 4 个阶段，9 个基本步骤（表 11-3）。

表 11-3 系统评价流程

4 个阶段	9 个步骤
第一阶段：确定系统评价题目	1. 确定题目
第二阶段：制订系统评价方案	2. 撰写系统评价研究方案
第三阶段：完成系统评价全文	3. 检索文献
	4. 筛选文献
	5. 评价文献质量
	6. 提取数据
	7. 分析和报告结果
	8. 解释结果，撰写报告
第四阶段：更新系统评价	9. 更新系统评价

三、系统评价方法

目前，多数系统评价是针对医疗实践中面临的疾病病因、诊断、预防、治疗、不良反应和预后等临床问题，而治疗措施疗效和安全性的系统评价方法最完善。下述步骤和方法主要针对制作临床问题的系统评价进行阐述。

（一）确定系统评价题目

系统评价的目的是为医疗保健措施的管理和应用提供决策依据，特别适用于靠单个临床研究结果难以确定，或在临床应用过程中存在较大争议等问题的探讨。因此，系统评价的题目主要来源于医疗实践中不肯定、有争论的重要临床问题。如：血清尿酸水平升高是否增加高血压的发生风险？磁共振扩散加权成像（DWI）诊断急性出血性脑卒中的准确度如何？心脑血管病高危人群服用小剂量阿司匹林能否预防心脑血管病发生？血清尿酸水平升高是否为慢性心力衰竭患者的不良预后因素？

为避免重复，首先应进行全面、系统的检索，了解针对同一临床问题的系统评价/Meta 分析是否已经存在或正在进行。若有，质量如何？是否已过时（如发表后有较多新的研究出现等）？若现有的系统评价/Meta 分析已过时或质量差，则可考虑进行更新或做一个新的系统评价。

系统评价解决的问题很专一，涉及的研究对象、设计方案、干预措施或暴露因素和结果指标需相似或相同。因此，确立题目时应围绕研究问题明确 PICOS 要素，如针对治疗性研究的 PICOS 要素包括：

P（participants/patients）：研究对象的类型：所患疾病类型及其诊断标准、研究人群的特征和所处环境；

I（intervention）：研究的干预措施；

C（comparison）：进行比较的措施；

O（outcomes）：主要研究结果的类型：包括所有重要的结果（主要结果和次要结果）及严重的不良反应；

S（study design）：研究的设计方案：如随机对照试验和（或）非随机对照试验、队列研究、病例-对照研究。

这些要素对指导检索、筛选和评价各临床研究，收集、分析数据及解释结果的应用价值均十分重要，必须准确、清楚定义。

系统评价研究的问题原则上必须在制订计划书和收集文献前就确定，以避免作者根据原始文献的数据信息和结果临时改变系统评价的题目及内容，导致结论偏倚。但由于多数系统评价是对现有文献资料的分析和总结，受原始文献及其质量的制约，如果不了解与题目相关的资料信息和内容则难以确定一个好题目，因此这是一个矛盾。但在系统评价的过程中若要改变题目或评价内容，必须明确说明原因及动机，并相应修改查寻和收集文献的方法。

若生产 Cochrane 系统评价，确定题目后需要在相关评价小组填表注册，以避免重复。注册需要填写所在系统评价小组的题目注册表（title registration form），各系统评价小组的题目注册表的内容和格式不一致，由各系统评价小组自行制定。内容主要包括：立题依据、系统评价目的、研究入选标准（基于 PICOS 要素）、研究团队成员的信息和制作系统评价的经历、经费资助情况、有无利益冲突问题、预计完成计划书和系统评价全文的时间等。完成注册表后提交给相应系统评价小组，能否成功注册由系统评价小组请相关临床专家和方法学专家讨论决定。

（二）制定系统评价研究方案

详细陈述生产系统评价的全过程，即撰写系统评价研究方案，不是浪费时间，而是有助于高质量顺利完成系统评价。因此，系统评价题目确立后，需要制订详细的方案，内容包括系统评价的题目、背景、目的和方法（包括文献检索及策略、合格文献选择、文献质量评价、数据收集和分析等方法）。

Cochrane 系统评价题目注册成功后一般要求 6 个月内完成系统评价方案。方案撰写完成后也要提交给系统评价小组评审，合格后会发表在 Cochrane 图书馆。杂志上发表系统评价不要求发表研究方案，但系统评价和 Meta 分析的报告规范（preferred reporting items for systematic reviews and meta-analyses，PRISMA）中有一个条目就是要求写明是否有系统评价研究方案？如有，何处能获得？要求提供注册信息和注册号。某些杂志在系统评价投稿时也要求作者提供系统评价研究方案的信息。除 Cochrane 系统评价外，注册非 Cochrane 系统评价并给予注册号的机构不多，如 Centre for Reviews and Dissemination research projects、International prospective register of systematic reviews（PROSPERO）和 The Joanna Briggs Institute protocols & work in progress，目前中国循证医学中心正在筹建二次研究注册平台。注册系统评价研究方案有助于：①避免重复进行针对同一题目的系统评价；②提高系统评价的透明度,避免根据收集到的文献信息不合理地修改系统评价的方法和结果(post hoc decisions),导致偏倚如选择性报告结果偏倚等;③完善系统评价研究方案,减少正式生产系统评价时方法学上的问题。

(三)检索文献

系统、全面收集所有相关文献资料是系统评价与传统文献综述的重要区别之一,可减少因检索文献的代表性不够影响公正、全面评估某一临床问题。为了避免发表偏倚(publication bias)和语言偏倚(language bias),应围绕要解决的问题,采用多种渠道和系统的检索方法。除发表的论著外,还应收集其他尚未发表的内部资料及多语种的相关资料。

检索文献应确定检索词、制定检索策略和选择数据库或可能的数据源,不同类型临床问题有所不同,建议由系统评价者和信息专家共同决定(详细内容请参见本书第四章)。如果是 Cochrane 评价小组注册的系统评价,多数小组均有信息专家负责检索,可请求他们帮助或协助。

为有效管理检出的文献,特别是当文献量较大时,一般需要借助文献管理软件如 EndNote、Reference Manager、Procite 等管理文献题录、摘要信息、全文等,便于剔重、浏览、筛选和排序等,也有助于撰写文章时编写参考文献格式和插入参考文献等。

(四)筛选文献

筛选文献是指根据研究方案拟定的纳入和排除标准,从收集到的所有文献中检出能够回答研究问题的文献。如:以"静脉硫酸镁治疗急性心肌梗死"为例,若确定研究对象为急性心肌梗死患者,不考虑梗死的部位、患者性别、年龄,干预措施为静脉使用硫酸镁与安慰剂比较,主要研究结果为 35 天内的病死率,设计方案为 RCT,则所选研究文献必须符合上述条件。而口服硫酸镁或静脉滴注硫酸镁与其他药物进行比较、结果为心肌梗死 35 天后的病死率或非 RCT 文献资料等均不能纳入。

文献资料的筛选分三步(图 11-1)进行:①初筛:根据检出的引文信息,如题目、摘要剔除明显不合格的文献,对肯定或不能确定的文献应查出全文再行筛选;②阅读全文:对可能合格的文献资料,应逐一阅读和分析,以确定是否合格;③与作者联系:一旦被排除的文献将不再录用,因此若文中提供的信息不全面、有疑问和有分歧的文献应先纳入,通过与作者联系获得有关信息后再决定取舍。

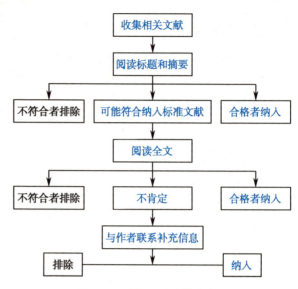

图 11-1 选择文献的基本步骤

文献筛选过程应采用流程图展示,列出检出的文献总量、根据题目和摘要排除的文献量、获取的全文文献量、阅读全文后排除的文献量及原因分类、纳入研究数量、提供主要结局指标研究数量等,详细要求请参见 PRISMA 声明。

(五)评价文献质量

多数系统评价是针对已完成的研究进行二次评估,原始研究的质量直接影响系统评价结果和结论的真实性和可靠性。因此,评估纳入系统评价的原始研究在设计、实施和分析过程中防止或减少系统误差(或偏倚)和随机误差的程度,以分析和解释纳入研究质量对结果的影响至关重要。研究质量评价应包括:①内部真实性(internal validity):指单个研究结果接近真值的程度,即受各种偏倚因素如选择偏倚、实施偏倚、失访偏倚和测量偏倚的影响情况;②外部真实性(external validity/generalizability):指研究结果是否可用于研究对象以外的其他人群,即结果的实用价值与推广应用的条件,主要与研究对象的特征、研究措施的实施方法及条件和结果的选择标准密切相关。

评价文献质量和偏倚风险的方法较多,可采用单个条目、清单或一览表和量表评分,但缺乏共识。针对不同临床问题如治疗、病因、诊断和预后的系统评价,虽然进行系统评价的基本步骤相似,但其纳入研究的设计类型和实施方法并不相同。因此,纳入研究的质量评价工具和方法也有明显差别。

治疗、预防、康复等干预措施疗效和安全性的系统评价多数纳入 RCT 为主,评价 RCT 质量的工具很多。1995 年 Moher 等人鉴定出 9 种清单和 60

余种量表,分别有 3～57 个条目,需要花 10～45 分钟完成。Cochrane 协作网推荐采用由相关方法学家、编辑和系统评价员共同制订的"Cochrane 偏倚风险评估"工具(详见第十三章和 Cochrane 手册)。

诊断试验质量评价的工具较多。2005 年 Whiting 等系统评价了诊断试验的质量评价工具,鉴定出 90 种清单或量表,但均不是通用工具,涉及的条目数和内容各不相同。Cochrane 协作网的诊断试验系统评价方法学组推荐采用改良的 QUADAS 清单评价诊断试验的方法学质量。QUADAS 清单是基于已有的影响诊断试验结果真实性、重要性和适用性的研究证据,采用严格的专家共识方法制订的通用评价工具,2003 年发表后先后于 2006 年和 2011 年修订(QUADAS-2)。2003 年发表的 QUADAS 清单共 14 个条目,针对诊断试验的偏倚风险、可靠性和报告质量。Cochrane 协作网诊断试验系统评价方法学组曾采用其中 11 个条目(详见第十二章)。2011 年修订的 QUADAS-2 包括 4 个维度,即研究对象选择、诊断试验、金标准及诊断试验和金标准进行的流程和时序,分别从偏倚风险和适用性进行评估,2012 年在奥克兰举行的第 20 届 Cochrane 年会上已进行了培训和讲解,但尚未写入诊断试验准确度的系统评价手册中。

非随机研究的设计方案有多种如非随机对照试验、队列研究和病例 - 对照研究等,受偏倚影响情况也有差别,因此尚无一种通用的非随机研究偏倚评价工具。Deeks 等系统收集了评价非随机研究的工具 193 种,鉴定出 6 种适用于系统评价的工具,但并非每种非随机研究方案均适合。其中 2 种工具最有用,分别是"Downs and Black instrument"和"Newcastle-Ottawa Scale(NOS)"。前者包括 29 个条目,需要具有相当的流行病学知识且费时,某些条目难以用于病例 - 对照研究。后者已被 Cochrane 协作网的非随机研究方法学组用于培训中,只包括 8 个条目,简单易用,分别针对病例 - 对照研究和队列研究(详见第十四章)。

(六)提取数据

数据提取是指采用手写或计算机录入方式将需要提取的信息填入数据提取表。在阅读全文提取数据前要精心设计数据提取表,以保证重要、有意义的信息和数据不被遗漏,否则反复修改提取表和反复提取信息会增加不必要的工作量。

不同题目的系统评价需要提取的数据信息不尽相同,要充分反映研究问题的独特性,但有些基本信息是一致的,包括:①研究基本信息:如纳入研究的题目和编号、引文信息、提取者姓名、提取日期等;②研究基本特征:如研究的合格性、研究的设计方案和质量、研究对象的特征和研究地点、研究措施或暴露因素的具体内容、结局指标测量方法等;③研究结果:如随访时间、失访和退出情况、数据资料如治疗性研究中计数资料应收集每组总人数及事件发生率、计量资料应收集每组研究人数、均数和标准差或标准误等。而诊断试验准确度研究中要收集敏感度、特异度或能计算相关指标的原始数据信息。

(七)分析和报告结果

分析收集到的资料应包括:

1. 定性分析(non-quantitative synthesis) 定性分析是采用描述方法,将纳入的每个临床研究特征按研究对象、干预措施或暴露因素、研究结果、偏倚风险和设计方法等进行总结并列成表格,以便浏览纳入研究的情况、研究方法的严谨性和不同研究间的差异,计划定量合成和结果解释。定性分析是定量分析前必不可少的步骤。

2. 定量分析(quantitative synthesis) 定量分析包括异质性检验、Meta 分析和敏感性分析。

(1)异质性检验(heterogeneity test):系统评价或 Meta 分析将多个研究结果合成为一个效应值,不同研究间不可避免存在差异即异质性。异质性分 3 类:①临床异质性(clinical heterogeneity),指不同研究中研究对象、干预措施或暴露因素和结果测量等存在的差异;②方法学异质性(methodological heterogeneity),指试验设计和质量在不同研究中存在的差异;③统计学异质性(statistical heterogeneity),指不同研究中效应指标存在的差异,是临床异质性和方法学异质性导致的结果。异质性检验是指对不同原始研究间结果的变异程度进行检验。检验结果若有统计学意义,应解释可能的原因并考虑合成结果是否恰当。确定异质性有两种方法:①作图观察各研究结果的效应值和可信区间是否有重叠,若可信区间差异太大,则放弃合成分析或分析异质性原因后再考虑是否合成;②卡方检验(Q test, chi-square test),在此基础上借助 I^2 定量估计异质性大小,I^2 越大、异质性越大。Cochrane 协作网建议采用百分率区分异质性的严重程度(详见 Cochrane 手册),如 0%～40% 表示异质性可能不重要,30%～60% 表示有中度异质性,50%～90% 表示有显著异质性,75%～100% 表示有很大异质性。

(2)Meta 分析:根据临床问题、资料类型及评价目的选择效应量并对其进行定量合成分析。如治疗性研究中，分类变量可选择比值比（odds ratio，OR）、相对危险度（relative risk，RR）、危险度差值（risk difference，RD）和多减少 1 例不利结果需要治疗的患者数（number needed to treat，NNT）等作为效应量表示合成结果。对连续性变量，当采用相同度量衡单位测量结果时应选择均数差（mean difference，MD）；而当结果测量采用不同度量衡单位，如疼痛评分在不同研究中采用不同的量表时，则应选择标准化均数差（standardized mean difference，SMD）。用 Meta 分析合成结果时，可选择固定效应模型（fixed-effect model，FEM）或随机效应模型（random-effect model，REM），结果采用森林图（forest plot）表示。

（3）敏感性分析（sensitivity analysis）：指改变某些影响结果的重要因素如纳入标准、偏倚风险、失访情况、统计方法（FEM 或 REM）和效应量的选择（比值比或相对危险度）等，以观察异质性和合成结果是否发生变化，从而判断结果的稳定性及其程度。

（八）解释结果，撰写报告

系统评价的目的是帮助患者、公众、医生、管理者和决策者进行卫生决策，是提供信息和辅助解释结果，而不是做出推荐意见。因此，清晰陈述研究结果、深入讨论和明确的结论是系统评价的重要部分。解释和报告系统评价结果时必须基于研究结果，内容应包括：

1. 总结和解释结果 总结和解释 Meta 分析结果时，应同时考虑干预措施的利和弊，结果的点估计值和 95% CI。点估计值主要表示效应值的强度和方向，而 95% CI 则反映效应值的变动范围和精确性，二者结合可提供更全面的信息，有助于解释结果的临床价值。

2. 评价证据的总体质量 Cochrane 协作网采用证据质量和推荐强度分级系统（Grading of Recommendations Assessment，Development and Evaluation，GRADE）分级和评估系统评价的总体质量。该系统是 2004 年由包括 WHO 在内的 19 个国家和国际组织、67 名专家（包括临床指南专家、循证医学专家、各个标准的主要制定者及证据研究人员）共同成立的 GRADE 工作组循证制定出的国际统一的证据质量分级和推荐强度标准，分别于 2008 年正式在 BMJ 杂志系列发表 5 篇文章，2011 年再次完善、更新并在临床流行病学杂志系列发表 22 篇文章，为使用 GRADE 方法生产结果者和使用 GRADE 结果者提供了详尽指导。GRADE 质量评价系统将系统评价的证据质量分为高、中、低、极低 4 个等级，并根据纳入研究的总体偏倚风险、研究结果的一致性、证据的直接性、结果的精确性和是否存在发表偏倚 5 个因素降低随机对照试验的质量级别，根据效应值大小、是否存在剂量 - 效应关系和所有可能存在的偏倚因素低估了效应值或提示结果无效是一种假象 3 个因素升高观察性研究如队列研究的质量级别（详见本书第三章）。

3. 证据的适用性 在确定系统评价结果的应用价值时，如治疗性问题，首先应考虑干预措施对患者的利弊，其次应考虑系统评价纳入研究中的研究对象是否与当前患者情况相似？是否存在生物学、社会文化背景、依从性、基础危险度、病情和价值观等方面的差异。

4. 系统评价的局限性 针对系统评价在文献检索的全面性、纳入研究质量、系统评价方法的可重复性、统计分析方法和是否存在发表偏倚等方面问题，阐述系统评价存在的潜在局限性。

5. 结论 系统评价的结论包括对临床实践和未来研究的意义两部分。在确定这两方面意义时，要考虑证据的质量、干预措施的利弊、患者的价值和喜好及卫生资源的利用，旨在帮助医务工作者和决策者正确选择和应用，为进一步的研究指明方向。

（九）更新系统评价

系统评价的更新是指系统评价发表后，定期收集新的原始研究，按前述步骤重新分析、评价，以及时更新和补充新的信息，完善系统评价。Cochrane 系统评价要求每 2 年更新 1 次，杂志发表的系统评价并不要求原作者定期更新。但若发表的系统评价无确切结论，或针对该题目的新研究不断出现时，也可考虑是否有必要重做系统评价。

第三节　系统评价的解读与应用

一、系统评价的质量评价

近年系统评价/Meta 分析数量明显增多，方法日趋复杂，对临床医生和卫生决策者产生了重要影响，但这并不意味着只要是系统评价就是高质量证据。因此读者在阅读或应用系统评价/Meta 分析指导临床实践时，必须对其方法和每一个步骤进行严格评价以确定系统评价的结论是否真实、可靠，否则有可能被误导。

系统评价/Meta 分析的质量评价包括两个方面：

①方法学质量评价,评价工具包括 OQAQ(overview quality assessment questionnaire)、SQAC(sacks' quality assessment checklist)和在前 2 个工具基础上制订的 AMSTAR(assessment of multiple systematic reviews)等;②报告质量评价,评价工具包括 PRISMA(preferred reporting items for systematic reviews and meta-analyses,主要针对干预性研究的系统评价特别是 RCT 的系统评价,也可用于其他研究类型的系统评价)和 MOOSE(meta-analysis of observational studies in epidemiology)等。目前对方法学质量评估工具尚无明确的推荐和共识。应用系统评价/Meta 分析结果解决临床问题不仅要评估其方法学质量以明确结果的真实性,还要明确结果的临床重要性和适用性。因此,评价系统评价应包括真实性、临床重要性和适用性三个方面,评价治疗性研究系统评价的基本原则如下所述。

(一)系统评价结果的真实性

1. 是否是纳入 RCT 的系统评价 作为评价干预措施疗效“标准设计方案”的 RCT,如能很好地控制各种偏倚因素的影响,由此产生同质性好的系统评价是论证强度最高的研究证据。而纳入非同质 RCT 及非随机对照试验的系统评价易受偏倚因素的影响,其论证强度必然降低。

2. 是否采用系统全面的检索策略检索相关文献 从作者报告的文献检索方法中可明确收集的文献是否全面。由于标识不完整,一般文献检索数据库如 MEDLINE 仅能检出库中收录 RCT 的 50%,而发表偏倚,即阳性结果的文章更易发表的现象可能导致系统评价出现假阳性结果。因此,文献检索应包括手检相关杂志、检索会议论文集、学位论文、厂家数据库和与已发表文献作者联系。若文献检索时限制语种,也可能影响系统评价结论。目前,多数杂志均要求系统评价作者按照 PRISMA 声明规范报告系统评价和 Meta 分析全文,包含检索流程图,要求详细陈述检索结果和筛选流程,有助于读者判断检索的完整性和筛选的合理性。收集的文献越系统、全面,结论受发表偏倚的影响就越小,可信度越大。

3. 是否评估纳入的单个研究的真实性 系统评价多为对原始文献资料的再分析和总结,除进行系统评价的方法要严格外,原始文献的质量至关重要。所以文中应详细描述评价单个研究文献质量的方法,最好为多人独立评价并有良好的一致性。

4. Meta 分析采用的数据是单个病例资料(individual patient data,IPD)还是每个研究的合成结果(aggregate data) 单个病例资料的 Meta 分析要求收集纳入研究中每例患者的原始数据资料,被认为是 Meta 分析的标尺(yardstick),具有根据各研究合成结果进行 Meta 分析所不具备的优势。如对来自不同研究的结果采用一致的定义和分界点;能从患者水平分析异质性并进行生存分析;用通常确定的亚组进行分析以检验和提出假设;通过与试验者联系可详细核查和反复校正资料,以明确随机化和随访资料的质量;通过现有病例记录系统(诸如死亡登记)更新随访信息等,将系统偏倚和机遇的影响减至最低程度。

(二)系统评价结果的临床重要性

1. 不同研究的结果是否一致 若纳入系统评价的每个高质量临床研究其治疗效果相似或至少疗效方向一致,则由此合成的结果的可信度较高。因此,作者应采用异质性检验评估各研究结果间的相似性。若异质性检验有统计学差异,则应解释差异的原因并考虑合成结果是否恰当。

2. 治疗效果的大小如何 合成结果时不能通过简单地比较阳性研究结果和阴性研究结果的研究个数来确定系统评价结论,而应根据研究质量和样本量大小对不同研究赋予不同的权重值,采用恰当的指标(如 OR、RR、MD、NNT 等)和统计方法(如固定效应模型和随机效应模型等)合成结果,并计算相应的 CI。

(三)系统评价结果的适用性

系统评价报告的结果是所有研究对象的“平均效应”,当前患者的特征和系统评价所纳入的研究对象可能并不一致,因此在考虑系统评价结果能否应用于当前患者时应从以下 4 个方面进行:

1. 当前患者的特征是否与系统评价中的研究对象差异较大,导致系统评价结果不能应用 可通过比较当前患者与系统评价中的研究对象在性别、年龄、合并症、疾病严重程度、病程、依从性、文化背景、社会因素、生物学及临床特征等方面的差异,并结合临床专业知识综合判断系统评价结果能否推广应用。

2. 系统评价中的干预措施在当地医院是否可行 因技术力量、设备条件、社会经济因素的限制,即使系统评价中的干预措施效果明显,有时在当地医院却不能实施,难以应用于患者。

3. 当前患者从治疗中获得的利弊如何 任何临床决策必须权衡利弊和费用,只有利大于弊且费用合理时才对患者有价值。如:告诉当前患者其患病的真实情况有助于早期治疗和获取患者的配合,但也增加了患者的心理负担,可能降低其生存质量。

4. 对治疗的疗效和不良反应,当前患者价值观和选择如何 循证医学强调,任何医疗决策的确定均应结合医师的专业知识和经验、当前可得最佳证据和患者意愿3方面进行综合考虑,应以"患者"为中心而不是单纯治病,目前越来越强调患者参与医疗决策。但针对同一干预措施,不同患者因自身受疾病影响程度、经济条件、对疗效的期望值和对潜在不良反应的承受力不同,选择也会不同。

因此,研究证据在临床决策中是必须但非唯一,还应结合患者的具体特征、所在地的医疗资源、是否有多种干预措施可供优选和患者的价值观和选择综合考虑,方可为患者做出最佳决策。

二、Meta分析结果解读

临床医生应既是系统评价的生产者,也是系统评价的应用者,但多数临床医生更多是针对临床

问题检索和阅读系统评价。系统评价采用森林图(forest plot)展示所纳入研究的数据和分析结果,正确理解森林图的组成和含义有助于临床医生更好地应用系统评价结果解决临床问题。采用不同软件做出的森林图在组成上有一定差别,下面以RevMan 5.0输出的Cochrane系统评价的Meta分析结果为例,解释森林图各部分内容(图11-2、图11-3、图11-4、图11-5、图11-6、图11-7)。

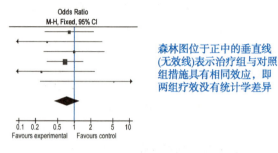

森林图位于正中的垂直线(无效线)表示治疗组与对照组措施具有相同效应,即两组疗效没有统计学差异

图11-4 森林图垂直线解释

Study or Subgroup	Treatment Events	Treatment Total	Control Events	Control Total	Weight	Odds Ratio M-H, Fixed, 95% CI	Odds Ratio M-H, Fixed, 95% CI
Bagger-sjoback 1987	9	47	10	44	22.5%	0.81 [0.29, 2.22]	
Donaldson 1966	1	48	3	48	7.9%	0.32 [0.03, 3.18]	
Eschelman 1971	9	75	4	33	13.2%	0.99 [0.28, 3.47]	
Govaerts 1998	12	380	17	370	44.9%	0.68 [0.32, 1.44]	
Hester 1998	1	71	4	75	10.3%	0.25 [0.03, 2.33]	
Pirodda 1994	2	50	0	50	1.3%	5.21 [0.24, 111.24]	
Total (95% CI)		**671**		**620**	**100.0%**	**0.73 [0.45, 1.20]**	
Total events	34		38				

Heterogeneity: Chi² = 3.25, df = 5 (P = 0.66); I² = 0%
Test for overall effect: Z = 1.24 (P = 0.22)

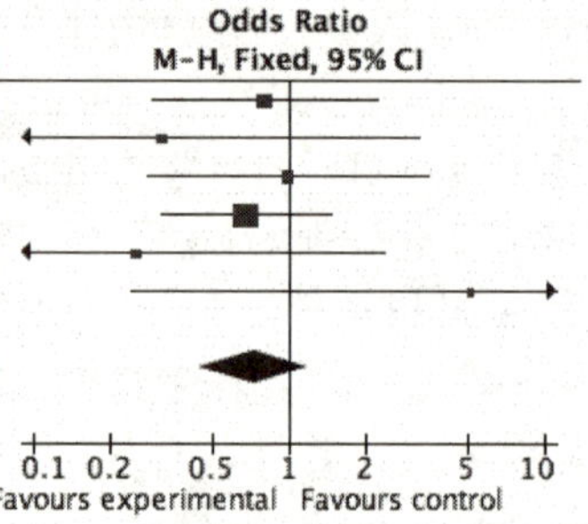

Caption

Forest plot of comparison: 1 Antibiotics in clean and clean-contaminated ear surgery, outcome: 1.1 Effect of antibiotics on postoperative infection within three weeks after surgery.

图11-2 Cochrane系统评价森林图

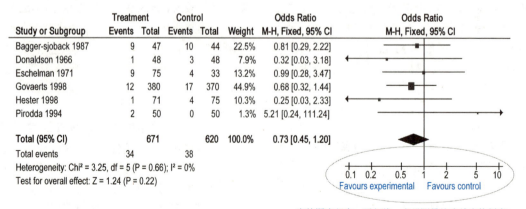

森林图底部有一平行线,表示测量治疗效应的刻度。要注意标记的含义——合成结果落在无效线左侧并不总是表示治疗组疗效优于对照组

图11-3 森林图刻度解释

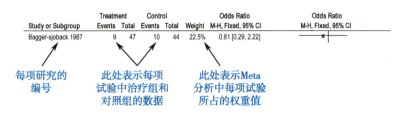

图 11-5　森林图中各项研究结果解释（1）

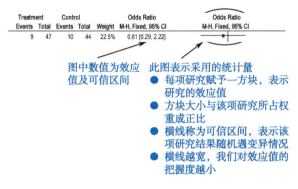

图 11-6　森林图中各项研究结果解释（2）

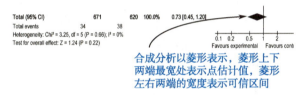

合成分析以菱形表示，菱形上下
两端最宽处表示点估计值，菱形
左右两端的宽度表示可信区间

结果解释：
如果可信区间穿过无效线，即表示
两组的疗效差异无统计学意义

图 11-7　森林图合成结果解释

三、系统评价的局限性

系统评价虽为最高级别的证据，但并非所有临床问题都能从目前的系统评价中找到答案，如：

1. 某些临床问题目前虽有系统评价，但因纳入的研究质量不高或相关研究缺乏，尚无确切的结论。

2. 新干预措施面世时间短，缺乏足够研究用于生产系统评价。

3. 罕见疾病研究多以个案报道为唯一证据，缺乏进行系统评价的数据。

4. 评估不良反应时，因系统评价纳入的临床试验特别是 RCT 样本量和研究时限往往有限，难以发现潜伏期长、罕见、对患者有严重影响的不良反应，此时相关的不良反应监察数据库可能更能提供全面的信息。

四、系统评价在各领域中的应用

（一）临床实践的需要

随着循证医学的兴起，强调任何医疗决策的制定都应遵循和应用科学研究结果，即应综合考虑个人的临床专业知识和当前可获得的最好临床研究证据，为每个患者作出最佳诊治决策。高质量系统评价作为最高级别证据，凝聚了他人的大量研究工作，其广泛应用包括：①可为临床实践提供可靠证据；②可弥补临床医生、各级决策者、管理者和研究者因时间、精力有限或信息量太多而难以检索和阅读大量医学文献的缺陷；③是制定循证临床指南的重要依据。

（二）科研工作的需要

临床科研要基于临床重大 / 特殊 / 实际需求，兼具临床价值、先进性和新颖性，面对浩瀚的医学文献信息，研究人员必须检索、阅读和评价相关领域的文献资料，掌握研究课题的历史、现状、发展趋势、存在问题、当前研究的热点与矛盾，提出选题、立题的依据，避免重复前人的工作，为研究工作提供背景信息和研究方向。许多国家都非常重视高质量系统评价在临床科研中的价值。如英国国家医学研究会资助的临床试验，要求申请者回答是否已有相关的系统评价及其结论如何，若无相关系统评价或现有系统评价没有明确结论而需要进一步研究，就会邀请系统评价的作者参与临床试验申请书的评审。

（三）反映学科新动态

围绕专业发展的热点，纵览某一领域的最新文献资料，作好有关专题的系统评价，全面、深入和集中地反映该领域目前的动态和趋势、存在的问题和发展的方向，以促进学科的发展，保证不断地吸收新知识、新营养而居于学科的前沿位置。

（四）医学教育的需要

医学教育除了向医学生传授各种疾病的共同规律和特性方面的知识外，还应及时传授某一疾病的最新进展及新药物、新技术的发展情况。教科书由于出版周期长，常常难以反映最新动态。因此，医学教育者需要不断阅读医学文献以更新知识，而系统评价是快速获取相关知识的途径之一。此外，撰写医学教科书也应吸纳系统评价证据。

广大基层医务工作者由于工作繁忙、文献资源有限,为了不断更新知识,可通过阅读有实用价值、真实可靠的系统评价,作为学习新知识的继续教育资源。

医学教育方面的研究也可进行系统评价,如Davis 等人 1995 年在 JAMA 杂志上发表了一篇关于继续医学教育方法效果的系统评价,结果发现广泛采用的继续教育方法如正规的学术会议和学术活动、教育资料等虽能短时期内增加知识,但对改变临床医师的长期临床实践行为和改善疾病的最终结局几乎无影响。Shaneyfelt 等人 2006 年在JAMA 杂志上发表了一篇循证实践教育效果评估工具的系统评价。

(五)卫生决策的需要

随着人口增长、年龄老化、新技术和新药物的应用、人类健康需求层次的提高,使有限卫生资源与无限增长的卫生需求之间的矛盾日益加剧,要求各级卫生管理人员制定卫生政策时应以科学、可靠的研究结果为依据,合理分配卫生资源,提高有限卫生资源的利用率。目前许多国家在制定卫生政策时均要以医学文献资料特别是系统评价结论为依据。如:早期研究证据发现,乳腺癌筛查可降低患者死亡风险,延长寿命。2002 年美国预防服务工作组(USPSTF)推荐≥40 岁女性每 1～2 年进行一次乳腺 X 线摄片筛查,以早期发现乳腺癌,增加保乳手术的机会,减少化疗的需要。实施筛查需耗费大量卫生资源,阳性结果会引起本人和家属的焦虑和不安,还需系列检查如乳腺 X 线摄影、超声和(或)组织活检以确诊。因筛查均是敏感度较高的诊断技术,有一定的假阳性率,假阳性结果同样会导致精神负担和不必要的检查甚至创伤。2011 年加拿大预防保健工作组发表了 1 篇针对不同年龄组女性人群(40～49 岁、50～69 岁和 70～74 岁)乳腺 X 线摄片筛查降低乳腺癌死亡率的 Meta 分析,结果显示:50～74 岁组死亡率降低明显高于 40～49 岁组,过度诊断和不必要活检对年轻女性的伤害远远大于年龄大的女性。根据此评估结果,美国、加拿大、英国和澳大利亚均更新了乳腺癌筛查政策:40～49 岁一般风险妇女不用接受例行乳腺X 线检查;50～74 岁妇女可由每隔 1 年延长至每隔2 至 3 年接受 1 次检查;≥75 岁者,缺乏证据。这一循证调整改善了卫生设施的覆盖率,节约了不必要的投入,优化了卫生保健制度。

总之,采用科学、严谨的方法生产的系统评价能为临床医疗实践、医学教育、医学科研和卫生决策提供真实、可靠的信息。作为最高级别的研究证据,系统评价对科学决策是必要的,但非唯一的参考。决策需要同时考虑当地实际情况、资源的可获得性、患者的具体特征、意愿和选择等,并在应用系统评价时严格评价其真实性、重要性和适用性。

(李　静)

参 考 文 献

1. Centre for Reviews and Dissemination. Systematic Reviews: CRD's Guidance for Undertaking Reviews in Healthcare. Londorn: University of York, 2008.

2. Lau J, Antman M, Jimenez-Silva J, et al. Cumulative Meta-Analysis of Therapeutic Trials for Myocardial Infarction. *N Engl J Med*, 1992, 327(4): 248-254.

3. Liberati A, Altman G, Tetzlaff J, et al. The PRISMA statement for reporting systematic reviews and meta-analyses of studies that evaluate health care interventions. *Ann Intern Med*, 2009, 151(4): W65-W94.

4. Nie Y, Li L, Duan Y, et al. Patient safety education for undergraduate medical students: a systematic review. *BMC Med Educ*, 2011, 11: 33.

5. Oxman A D. Checklists for review articles. *BMJ*, 1994, 309(6955): 648-651.

6. Sacks S, Berrier J, Reitman D, et al. Meta-analyses of randomized controlled trials. *N Engl J Med*. 1987, 316(8): 450-455.

7. Shea J, Grimshaw M, Wells A, et al. Development of AMSTAR: a measurement tool to assess the methodological quality of systematic reviews. *BMC Med Res Methodol*, 2007, 7: 10.

8. Wells G, Shea A, O'Connell D, et al. The Newcastle-Ottawa Scale(NOS) for assessing the quality of nonrandomised studies in meta-analyses. http://www.ohri.ca/programs/clinical_epidemiology/oxford.htm.

9. Whiting F, Rutjes S, Westwood E, et al. QUADAS-2: A Revised Tool for the Quality Assessment of Diagnostic Accuracy Studies. *Ann Intern Med*, 2011, 155(8): 529-536.

第十二章　诊断性试验系统评价/Meta 分析

诊断性试验的目的是提高疾病的正确诊断水平、进而提高疾病防治的成本效果。与干预性临床试验相比，诊断性试验的样本量一般偏小、方法学质量普遍不高，容易出现诊断准确度评价结果不一致的情况，很有必要开展二次研究，系统评价多个相同诊断试验的技术指标和临床效果。本章重点介绍基于诊断性试验的系统评价的基本步骤、Meta分析方法，以期为读者提供借鉴和参考。

第一节　诊断性试验系统评价的概述

全球生产、制作、维护、管理系统评价的最大非营利学术组织 Cochrane 协作网 2003 年开始考虑制作基于诊断性试验的系统评价。2008 年第一篇相关系统评价发表，引起全球对诊断性试验系统评价/Meta 分析的广泛关注。

一、诊断性试验

诊断性试验的诊断价值或效能是指辨别区分罹患某病（或症状体征）与未患某病（或症状体征）的能力大小。设计诊断性试验时，选择标准诊断试验（金标准诊断）很重要。金标准诊断可采用病理学诊断（如活检）、分子生物学（如基因、蛋白）、病原学（如微生物体、抗体）、特殊影像（如 CA 造影、CT），也可用临床公认的诊断标准或临床追踪确诊法。实施诊断试验时，应同步盲法对比诊断试验与标准诊断试验。评价诊断价值的常用指标包括敏感度、特异度、预测值、似然比和 ROC 曲线下面积（AUC）等。

一项诊断性试验的诊断价值并非固定不变，疾病分型、病例谱构成、诊断结果评价者、试验场所或地点、甚至初步筛查方法均可能影响诊断试验的诊断效能。因此，为确保诊断试验的评价真实可靠，在设组时要求：病例（有病）组为金标准肯定诊断的阳性病例且病例谱应具代表性；设置对照（无病）组时应纳入金标准确诊的阴性病例及易与被研究疾病相混淆的病例，健康人通常不宜作为对照。

二、诊断性试验的系统评价/Meta 分析

诊断性试验的系统评价/Meta 分析，特别是对多个小样本且试验场所相同的诊断试验的汇总分析，可以提高诊断价值的估计精度；探讨不同疾病分型、不同亚组患者诊断效能的变化情况。汇总分析结果比单个诊断试验结果更具推广应用性；通过评估诊断试验的偏倚风险，也可回答单个诊断试验不能回答的问题，如多个诊断试验诊断价值的相互比较问题；尤其当多个试验结果不一致或都无统计学意义时，用 Meta 分析可得到更加接近真实情况的统计分析结果。诊断性试验的系统评价结果主要用于：①诊断或排除某种疾病；②判断疾病的严重程度，估计疾病病程、疗效及预后；③筛查无症状患者及监测药物不良反应等。

鉴于诊断性试验的样本量一般比干预性临床试验小，试验过程中容易因混杂/偏倚导致诊断性试验准确度的高估和评价结果不一致等情况发生，对相同研究场所下使用相同诊断技术的多个诊断试验进行系统评价很有必要。

第二节　诊断性试验的系统评价方法

系统评价已被广泛用于病因、诊断、治疗、预后、卫生经济学评价及定性研究（qualitative study）等不同临床研究领域。其基本方法和基本步骤均大同小异，仅在问题构建、检索策略、文献质量评价、数据提取及汇总分析等细节方面各有侧重。本节将以 Cochrane 系统评价为例，简述诊断性试验系统评价的制作方法和基本步骤。

一、选题立题及制订系统评价计划书

（一）选题立题

1. 选题主要针对临床医疗实践中那些不肯定、有争论的临床诊断问题。如淋巴管造影诊断子宫颈癌淋巴结转移、超声诊断周围动脉狭窄症等。选题同样应遵循"五性"原则，即需要性、科学性、创

新性、可行性和效能性。选题首先应符合社会和科学发展需要(需要性);立题依据可靠、方法可信、具有科学价值(科学性);选题具新颖的内容、是过去未解决的问题或前人未获得的成果(创新性);题目有保证完成的手段(如技术水平、技术指标、设备条件、经费等,即可行性);若有多个可供选择的题目,应进行优选、从中找出综合效益预期最佳的题目。

2. 立题就是用简练的语言将研究目的、设计类型、研究对象等表达出来。确立诊断题目时,应明确三个要素:①待评估的诊断试验;②标准诊断试验(金标准诊断);③拟研究的疾病类型或症状体征。这三要素对后续的文献检索、纳入/筛选、严格评价、数据提取及结果解释和应用价值判定等均十分重要,应该准确无误、清楚定义。

(二)制订计划书

确立了系统评价的题目,应着手制订计划书(protocol),内容包括系统评价的题目、背景资料、研究目的、研究方法(包括检索文献的方法及策略、选择合格文献的标准、评价文献质量的方法、收集和分析数据的方案等)。

与治疗性临床试验的系统评价不同,撰写诊断性试验的系统评价时,应特别注意以下问题:

1. **研究背景** 需准确定义目标疾病或症状/体征,再通过复习文献,系统阐述待评估诊断试验及其他候选诊断试验的研究现状,着重叙述本系统评价涉及范围和研究背景,全面了解和叙述关键性问题;在把握国内外研究现况和分析研究动向的基础上,提出立题出发点及立题依据。

2. **研究目的** 应突出本系统评价的主要目标、次要目标,并探讨异质性的潜在来源。

3. **设计与方法** 设计原则与方法、流程基本和干预性试验的系统评价一致,但 PICOS 内涵和形式略有不同,需考虑的要素包括研究对象(participants)、待评估诊断试验(index tests)、标准诊断试验(comparator tests)、目标疾病状态(target conditions)、研究类型(study design)、参考标准(reference standard)或金标准(gold standard)等。

注意:①系统评价的选题立题及制订计划书等原则上均应在收集文献前完成,一旦确定就不宜擅自更改,特别是避免作者根据原始研究文献的检索结果和数据信息、自行调整系统评价的题目及研究内容,导致系统评价结果出现偏差。②但实际操作中常面临两难的窘境:若文献复习不够系统全面、事先不充分了解与题目相关的文献信息,又很难确定一个好题目。③系统评价过程中若确需改变题

目或评价内容,必须明确说明原因及缘由,供读者在阅读该系统评价时参考。

二、检索文献

1. **检索词** 诊断试验研究文献的检索比较困难,主要因检索词欠明确规范、索引词定义比较含糊、主题词较缺乏等。如诊断试验的评价指标"敏感度、特异度"等,虽属于医学主题词(Mesh),但在众多书目型电子文献数据库中,采用的收录标准、口径不一致。加之一些诊断试验可能隐含在其他类型的研究文献中,导致即便诊断试验被数据库成功收录,也应以手工搜索作为重要补充,特别要检索纳入文献的参考文献。

2. **检索策略** 应包括待评估诊断试验、目标疾病、诊断对象或亚组等检索词的组合。如检索 MEDLINE 时,最好能同时选用主题词和自由词,特别是同义词、上位词等。如检索有关膀胱癌的诊断试验,检索策略中应尽可能包括膀胱癌及其同义词,像膀胱肿瘤、癌转移甚至血尿等。

3. **检索库** 若诊断试验明确且研究目的单一,选用常规索引型数据库基本能检出相关研究文献。目前已有一些针对诊断试验的现成检索过滤器,旨在提高诊断试验文献的查准率。但实际应用时发现这些过滤器的漏检率较高且检索量往往居高不下,一般不作推荐。对非英文研究文献及灰色文献的检索策略目前还缺乏足够研究证据,也无现成的范例可供借鉴。

4. **注意点** 诊断试验的发表偏倚同样较常见,即文献是否发表及发表形式取决于研究结果。但诊断试验因缺乏伦理审核环节及未施行试验注册制度,难以全程监管和追踪,探讨发表偏倚的发生情况难度很大。使用漏斗图法可检测干预性研究的发表偏倚,但对诊断试验可能产生严重误导,其他替代方法的检验效能也不高。再加上诊断试验中较少报告 P 值、难以判定结果有无统计学意义,而无法探讨诊断试验的发表偏倚。

三、筛选与纳入文献

诊断性试验系统评价与经典系统评价一样需事先设置文献的纳入与排除标准,其核心要素包括:设计方案、待评估诊断试验、标准诊断试验、患病状态的判定标准等。

(一)纳入/排除标准的设置

1. **设计方案** 诊断试验实际属于横断面研究设计,纳入的研究对象可能罹患或未罹患某种疾

病。如肌钙蛋白诊断试验，所纳入的胸痛患者中可能有部分罹患心肌梗死，还有一些为食管炎患者。需要利用标准诊断试验同步加以验证，目前最佳的标准诊断试验仍为金标准诊断试验，也可通过对研究对象随访观察一段时间后确诊。

诊断试验中研究对象的纳入主要有两种方法：①"单入口"法，如上例将那些疑似心肌梗死患者全部纳入诊断试验；②"双入口"方法，类似"病例-对照"研究设计。如纳入确诊的心肌梗死患者组成"病例"组，而将罹患类似疾病的非心肌梗死患者作为"无病"组，有时甚至"有病"组选取的全部是病情严重、特征明显的患者，而"无病"组则全部选用健康人，这种设计在早期诊断试验中较常见，诊断价值常被高估，其结果不适合在临床实践中推广应用。注意：这种"病例-对照"式的诊断试验一般在系统评价的质量评估环节就被剔除，不纳入 Meta 分析。

待评诊断试验与一个或多个标准诊断试验的比较方法推荐使用"头对头"式的直接比较方法。要求待评诊断试验与标准对照试验的研究对象完全或部分相同。①若全部相同，可按配对设计处理，所有对象同时接受两种试验检测及采用相同判定标准，效能最高，诊断精度取决于样本含量；②若仅部分对象相同，为避免选择性偏倚，最好采用随机方法，让这部分对象随机进入待评诊断试验或标准诊断试验，最后采用统一的标准判定结果；③若待评诊断试验与标准诊断试验对象不同，只能采用间接比较方法，但选择性偏倚将无法避免。

2. 研究对象 ①定义研究对象的基本特征，即研究对象罹患某种疾病后应该出现的症状或体征。系统评价之初最好不具体限定病例谱及年龄或性别构成比。②要考虑试验场所及研究对象来源。诊断试验的准确度可能随医院级别、研究地点不同而变化，如用于社区筛查或医院诊断的准确度不同。③要注意诊断性试验往往报告不充分，缺乏有关患者特征信息，有可能会排除一些重要研究文献。同时研究对象的相关信息报告是否充分也涉及选择性偏倚的问题。

3. 界定待评诊断试验 应准确界定待评诊断试验，同时还要考虑一些特殊情况，如诊断阈值、试验本身（如仪器生产商、试剂批次、扫描方式、生物标志物等）的。Cochrane 系统评价一般不主张过度限制诊断性试验的范畴，同时建议在后续环节应注意分析诊断性试验的临床异质性问题，必要时进行亚组分析等。

4. 选取标准诊断试验 凡与待评诊断试验进行比较的标准诊断试验均应纳入。注意结果判定标准应独立于两个试验且标准本身不能当作标准诊断试验使用。如验证 MRI 的诊断价值是否与 CT 相当，则 MRI 作为待评诊断试验，CT 作为标准诊断试验，评定标准统一采用临床随访结果。

5. 定义目标疾病状态 常利用生物学、病理生理发现和病史等严格界定目标疾病状态。诊断试验的目的是识别或检测出这种疾病状态，可以是某一特定疾病或疾病的某一阶段；也可以是其他可识别、能采取后续诊治措施改善预后的疾病状态。

若某种诊断手段能用于多种疾病状态的甄别和诊断，如 X 线摄影可用于诊断肺部感染、恶性肿瘤、其他炎性病变等，系统评价必须限定目标疾病状态。

6. 参考标准或金标准 在系统评价过程中，为避免出现歧义和偏倚，应定义参考/判定标准，并统一使用该判定标准。诊断试验的参考/判定标准可以是 1 个或系列诊断试验组合，或 1 组诊断流程，用于确定研究对象是否存在或不存在目标疾病。理想情况下参考/判定标准最好是临床上公认、无差错的诊断技术或手段。但多数情况下一般采取多种成像技术联用、实验室检测或临床随访等手段。但要注意：这些手段因误差大小不一、适用条件各异，不能相互替代。

（二）文献筛选与纳入环节的质量控制

为减少人为因素的影响，可考虑由多人或盲法选评文献，如专业人员与非专业人员组合，共同选评文献。选评过程中若存在分歧，可通过共同讨论或请第三方协助解决。若多人参与选择文献时，应评估不同评价者间的一致性（Kappa 值）。在正式筛选文献前，最好先行预试，以利于质量控制。

（三）文献筛选与纳入的具体实施

文献的选择与纳入一般应分三步进行：①初筛：阅读检出文献的信息，如题目、摘要，剔除不相关的文献，对肯定或不能肯定者，应获取全文再复筛；②阅读全文：对可能合格的文献资料，经逐一评阅全文后，确认是否纳入；③与作者联系：文献一旦被排除将不再纳入。因此，若文中提供的信息不全或有疑问分歧者，应暂时纳入，经与原文作者联系后再决定取舍。

四、纳入文献的质量评价

诊断性试验的自身设计及实施质量将直接影响诊断结果的真实性。诊断性试验的偏倚泛指导致研究结果偏离真值的现象，可发生于诊断性试验的不同阶段：①纳入研究对象时，可出现选择性偏倚（selection bias）和病例谱偏倚；②实施诊断试验时，可发生信息偏倚，导致解释结果带有一定主观倾向性；③使用参考标准时，可出现验证或部分验证偏倚、标准不一致偏倚、沾染偏倚、时间滞后偏倚、信息偏倚等（具体可参考 Cochrane 用户指导手册）；④在数据分析与报告结果时，可能出现结果解读偏倚。

诊断研究独特的设计方式决定其质量评价标准不同于干预性研究。现有诊断性试验的质量评价工具中，Cochrane 协作网推荐使用 QUADAS（quality assessment of diagnostic accuracy studies，QUADAS）。该工具包括 11 个条目，所有条目均用"是"、"否"或"不清楚"来评定（表 12-1）。

利用 QUADAS 可以计算得到诊断试验质量的总评分。但对系统评价者而言，将不同性质、不同权重的条目评分强行合并在一起，其实际意义不大。评价结果建议用图表方式表达，如利用堆积条形图描述每个纳入研究的质量评价结果（包括偏倚风险大小）；另一种方法是使用列表，即用表格形式一一展示 11 个条目的评价结果。在结果分析阶段，可直接用这些评价结果探讨异质性来源。上述图表的具体绘制方法与经典 Cochrane 系统评价相仿，可在系统评价管理软件（review manager，RevMan）中实现。

注意：①诊断试验的报告信息不完整、不充分，报告质量差，将直接影响方法学质量的评价。诊断试验报告规范（STARD）的推广正开始改变这一现状。②为减少文献质量评价过程中人为因素的影响，可考虑≥2 人同步盲法评价，若有分歧可通过共同讨论或请第三方协助解决。

五、收集数据

同经典系统评价一样，需要先设计收录相关数据的数据提取表，内容包括：①一般资料：如评价题目、评价者姓名、原始文献编号及来源信息、评价日期等；②研究特征资料：研究对象基本特征和研究场所、参考标准、待评诊断试验、诊断阈值、标准诊断试验、研究对象的去向及失访和退出情况、诊断试验过程信息、研究对象的依从性等；③结果测量：诊断试验结果主要以四格表形式报告：真阳性数（true positive，TP）、假阳性数（false positive，FP）、假阴性数（false negative，FN）、真阴性数（true negative，TN）。其中，真阳性数是"有病"组内试验结果为阳性的例数，假阳性数是"无病"组内试验结果为阳性的例数，假阴性数是"有病"组内试验结果为阴性的例数，真阴性数是"无病"组内试验结果为阴性的例数。

注意：①若文献未报告上述数据，仅报告有一些反映诊断准确度的统计指标，如敏感度、特异度、似然比等，也可利用公式推算出相应数据；②若文献中报告了多个四格表数据，一般情况下应全部提取，不宜有选择性地取舍，若在 protocol 中已事先限定只纳入某一类型结果时则另当别论；③所有数据资料均要输入 RevMan，以利于分析数据与报告结果。

六、分析资料和报告结果

（一）选择统计指标

对 RCT，一般可选一个统计指标表达效应量。如均数差（mean difference，MD）、危险度差值（risk difference，RD）、比值比（odds ratio，OR）、相对危

表 12-1　QUADAS 评价条目（Cochrane 协作网推荐）

条目	评估内容
1. 研究对象代表性	纳入研究对象是否能代表医院接受该试验的患者情况？
2. 金标准的合理性	金标准是否能准确区分目标疾病？
3. 试验的间隔时间	金标准和诊断试验检测的间隔时间是否足够短，以避免病情明显变化？
4. 部分证实偏倚	是否所有研究对象或随机选择的研究对象均接受了金标准检查？
5. 不同证实偏倚	是否所有研究对象无论诊断试验结果如何，都接受了相同的金标准检测？
6. 嵌入偏倚	金标准试验是否独立于诊断性试验（即诊断试验不包含在金标准试验中）？
7. 金标准盲法评估	金标准的结果解释是否在不知晓诊断性试验结果的情况下进行的？
8. 诊断试验盲法评估	诊断试验结果解释是否在不知晓金标准试验结果的情况下进行的？
9. 临床信息	解释试验结果时可参考的临床信息是否与临床应用中相同？
10. 不确定结果	是否报道了难以解释／中间试验结果？
11. 失访情况	对退出试验的病例是否进行解释？

险度（relative risk，RR）等，根据研究目的和资料类型，从上述统计指标中选出 1 个作为效应量表达即可。而诊断性试验需同时选择一对或更多指标以表达诊断试验的诊断效能：敏感度、特异度、阳性和阴性预测值、阳性和阴性似然比、诊断比值（diagnostic odds ratio，DOR）、ROC 曲线及曲线下面积等。

（二）Meta 分析

系统评价时，只有纳入的诊断试验、研究对象、标准诊断试验等相似时才能考虑进行 Meta 分析。一旦出现研究结果间存在较大异质性（临床异质性、方法学异质性），评价者应审慎对待，特别是应探讨这些异质性的来源，如进行亚组分析、Meta 回归分析。

Meta 分析的第一步是绘制 ROC 曲线和森林图，逐一展示纳入试验的诊断效能。ROC 曲线同时兼顾了敏感度与特异度及其共变性特点，其横坐标是 1- 特异度，纵坐标为敏感度，诊断试验的最佳临界点位于 ROC 曲线的左上角，意味着该诊断试验的敏感度和特异度均接近于 1（或 100%）。鉴于样本偏小及存在异质性均可能影响 ROC 曲线中散点的分布，ROC 曲线中未报告 CI。诊断试验也可绘制森林图，如分别绘制基于敏感度和特异度的森林图，通过观察各研究敏感度（特异度）的 CI 是否有重叠及其程度，可以目测异质性及其大小。若 CI 不重叠，说明异质性明显，不宜进行汇总分析。因敏感度与特异度是一对共变指标，两者的森林图缺一不可，否则结果将比较片面。

探讨阈值效应是此环节的一项重要工作。如基于空腹血糖水平诊断糖尿病，不同地区、不同实验室采用的标准不一致，标准过高可导致特异度提高、敏感度下降；阈值降低，则特异度下降，敏感度上升。这种现象称为阈值效应（threshold effect）。阈值效应的存在与否决定了 Meta 分析方法及模型的选择。若存在阈值效应，则选用 SROC 曲线（summary ROC curve）进行汇总分析。此时常单独对敏感度、特异度进行 Meta 分析，其汇总结果可能出现偏差，合并效应量不在 SROC 曲线上。

若不存在阈值效应，可考虑汇总分析敏感度、特异度、±LR 和 DOR 等。

七、报告、解释结果和下结论

合理解释系统评价结果有助于读者更好地了解待评诊断试验的实际意义与临床价值。结果解释时应考虑：①获得证据是否与系统评价的目的相符，是否回答了系统评价所提出的临床问题；②进一步考核纳入研究中的样本是否具有代表性，所纳入的诊断研究是否确实评估了试验的预期效能，主要结果有无可能受偏倚影响等；③特别应着重探讨纳入试验的质量差异是否会对结果造成影响、该系统评价中是否缺乏高质量的诊断试验、待评诊断试验的假阳性和假阴性结果对将来临床应用的预期后果，及估计得出的诊断准确度是否足以在临床上推广应用等。

注意：①若系统评价因异质性过于明显、或只比较分析了 SROC 曲线，而未报告敏感度、特异度等的汇总分析结果，建议采用决策模型解释结果，将疾病的患病率、可能的结局、后续的诊疗措施等一并纳入决策模型考虑的范畴。②系统评价形成的结论应包括对临床实践的意义和未来研究的价值两部分内容，为医疗决策和卫生决策提供参考。同时在确定系统评价结果的应用价值时，还应综合考虑成本及诊断措施的利弊分析信息等。

八、更新系统评价

基于诊断性试验的系统评价发表后应定期维护和更新。一旦出现新的诊断试验应按前述步骤重新进行系统评价，及时更新和补充新的证据。

第三节 诊断性试验的 Meta 分析

纳入研究的个数、研究质量及研究结果间的异质性程度决定了能否进行 Meta 分析。Meta 分析的基本步骤包括：①统计描述纳入的原始研究；②异质性检验；③阈值效应分析；④异质性处理；⑤若可汇总分析，选择汇总分析方法；⑥汇总分析等。

一、诊断性试验的数据提取及效应量的表达

目前可用于 Meta 分析的数据类型主要有三类：①二分类变量资料，诊断试验结果分为互不相容的两类，如阳性、阴性；检出、未检出等；②数值变量/连续性变量资料，如抗体水平、肿瘤标志物检测浓度等，往往有度量衡单位，且能精确测量；③等级资料/有序多分类变量资料，即将某种属性分为多个类别，类与类间有程度或等级上差异。如检测结果用 −、+、++、+++、++++ 等表示。不同数据类型决定了效应量的表达方式有所不同，如最常见的二分类变量资料，其数据格式是典型的四格表资料（表12-2）。

表 12-2 诊断试验评价四格表

诊断试验	金标准诊断方法评估结果		合计
	+（病例组）	−（对照组）	
+	真阳性（TP）	假阳性（FP）	TP+FP
−	假阴性（FN）	真阴性（TN）	FN+TN
合计	TP+FN	FP+TN	N

其中，TP = 真阳性，为"病例组"内试验阳性的例数；FP = 假阳性，为"对照组"内试验阳性的例数；FN = 假阴性，为"病例组"内试验阴性的例数；TN = 真阴性，为"对照组"内试验阴性例数；N = 总人数。

基于上述四格表资料，可计算如下诊断评价指标：①敏感度 = TP/(TP＋FN)；②特异度 = TN/(FP＋TN)；③准确度 = (TP＋TN)/N；④阳性预测值 = TP/(TP＋FP)；⑤阴性预测值 = TN/(FN＋TN)；⑥阳性似然比 = [TP/(TP＋FN)]/[FP/(FP＋TN)]；⑦阴性似然比 = [FN/(TP＋FN)]/[TN/(FP＋TN)]；⑧ DOR = (TP×TN)/(FP×FN)。DOR 实际上是能综合反映诊断效能大小的一项指标。

当试验结果为数值变量/连续性变量资料、等级资料时，诊断价值的表达可采用 ROC 曲线。

提取上述类型的数据资料时，基本要求等同于经典的系统评价。事先设计一个数据提取表，系统收集所有纳入研究的 TP（真阳性数），FP（假阳性数），FN（假阴性），TN（真阴性数）等基础数据。同时注意收集设计方案、研究对象基本特征、发表年份、参考标准、诊断阈值、试验过程、具体实施时间及地点、质量控制措施等相关信息。

为确保数据收集与提取的质量，应通过多途径收集，力求数据全面完整；同时应采取有效的质控措施，如多人同步提取数据，防止选择性偏倚。若缺乏关键信息时，最好能主动与原始研究作者联系，索要相关数据。

二、所有纳入研究的统计描述

利用图表形式逐一描述所纳入研究的主要结果是系统评价的重要环节之一。既有助于读者全面了解所纳入诊断性试验的整体情况，又可探讨研究结果间异质性的大小及其严重程度。

图表描述的内容包括：每一项研究的主要特征（如发表年份、地区、患病和未患病者数量、研究方法特点），及其对应的效应量和 95% CI（注意成对指标联用，如敏感度和特异度、阳性似然比与阴性似

然比等；DOR 不宜单独使用，但可与上述成对指标联用）。

三、异质性检验

在汇总分析前，同经典的 Meta 分析一样，需要进行异质性检验、探讨异质性来源。只有研究对象的临床特征相似、诊断方法相同时，才可考虑进行 Meta 分析。若异质性明显，则应进一步探讨异质性来源及其产生的原因。必要时应放弃 Meta 分析。

异质性检验也分目测法与假设检验两种。目测法是指先绘制森林图（常用的效应量指标有敏感度、特异度、DOR 等），再目测效应量 CI 的重叠程度。若高度重叠表明同质性好，若重叠程度差提示异质性明显。由于目测森林图法属于主观判定，若要进一步定量分析异质性，可考虑假设检验。对诊断试验异质性检验的方法较多，如基于敏感度、特异度的异质性检验可选用似然比检验（统计量为 G^2）；基于阳性似然比、阴性似然比、DOR 等可选用 Cochran's Q 检验。但无论是 G^2 检验还是 Q 检验，在纳入研究数偏少时，检验效能普遍不高，易出现假阴性结果，应计算 I^2 指数（公式 12-1）。

$$I^2 = \frac{Q-(k-1)}{Q} \times 100\% \quad \text{公式（12-1）}$$

这里，Q 为异质性检验的卡方值（χ^2），$k-1$ 为自由度（k 为纳入的研究个数）。一般来说，$I^2 < 50\%$ 时其异质性可以接受。

若存在统计学异质性，应同时从临床异质性和方法学异质性两方面探讨异质性来源。

四、阈值效应分析

诊断性试验一项重要的异质性来源就是阈值效应。探讨阈值效应可利用 ROC 曲线中的散点分布类型判定。若散点呈现曲线分布，类似于"肩臂"状，提示存在阈值效应。还可计算敏感度与特异度间的 Spearman 相关系数，若呈负值，提示存在阈值效应。有些统计分析软件中改为计算真阳性率（敏感度）与假阳性率（1-特异度）间的等级相关系数，该值为正值时也提示存在阈值效应。

诊断试验结果为数值变量资料或等级资料时，最易出现阈值效应；而对二分类变量资料，特别是那些无法量化、需主观判定的诊断结果也可能发生阈值效应。如放射技师对影像结果的正常、异常判定，不同人采用的标准可能不同。

阈值效应的分析结果决定了能否进行汇总分析及汇总方法的选择。

五、合并效应量估计与 SROC 曲线的绘制

诊断性试验的系统评价中能否估计合并效应量及模型的选择取决于异质性检验和阈值效应分析结果，常用方法见表 12-3。

表 12-3　Meta 分析方法一览

方法	异质性	阈值效应	模型	合并效应量
Sen & Spe（FEM）	否	否	固定效应	点估计
Sen & Spe（REM）	是	否	随机效应	点估计
±LR（REM）	是	否	随机/固定	点估计
SROC（Moses-Littenberg）	是	是	固定/随机	ROC
SROC（HSROC）	是	是	随机	点/ROC
SROC（BRM）	是	是	随机	点/ROC

（一）合并效应量及可信区间估计

当异质性检验无统计学意义时，可选敏感度、特异度、阳性似然比、阴性似然比、DOR 等为效应量指标，采用固定效应模型（fixed-effect model，FEM）进行汇总分析，得到相应效应量的加权平均值。上述诊断准确度指标不主张单独使用，较常见的是敏感度、特异度组合，再加上 DOR。

当异质性明显且不存在阈值效应时，可以利用随机效应模型（random-effect model，REM）估计得到上述指标的合并效应量。鉴于诊断性试验的样本量普遍偏小，实际操作中，即使异质性检验无统计学意义也最好使用随机效应模型估计合并效应量。

（二）SROC 曲线的绘制

若通过森林图目测和异质性检验均提示纳入研究诊断结果间差异明显时，应进一步探讨异质性来源。对诊断性试验重点是考核阈值效应。方法有二：①以敏感度为纵坐标、假阳性率（1-特异度）为横坐标，绘制 ROC 曲线，若散点呈现"肩臂"状分布，提示存在阈值效应；②计算敏感度和特异度间的 Spearman 相关系数，若为负相关，也说明存在阈值效应（注意有些分析软件采用 1-特异度，则结论刚好相反，相关系数大于 0 表示可能存在阈值效应）。

存在阈值效应只能采用绘制 SROC 曲线的方法进行汇总分析，有 3 种估计模型可供选择：

1. Moses-littenberg 模型　Moses-littenberg 模型是最早提出、旨在处理阈值效应的一种方法。该模型实际上是一个以 D 为因变量，S 为自变量的直

线回归方程：$D=a+b\times S$。其中 a 为常数项，其反对数就是 DOR 合并值，b 为回归系数。D 为 DOR 对数值，S 为阈值的测量值，$S=\ln\left(\dfrac{Sen}{1-Sen}\times\dfrac{1-Spe}{Spe}\right)=\text{Logit}(Sen)+\text{Logit}(1-Spe)$。

绘制 SROC 曲线时分 2 种情况进行：

（1）若敏感度与特异度高度负相关（−0.5～−1），或回归系数 b 无统计学意义时，可认为阈值效应恒定，则可绘制以敏感度和特异度等价线（即从左上角到右下角的对角线）为中心线、左右对称的 SROC 曲线（公式 12-2），进而可计算 DOR 合并值（DOR$_T$）、AUC（曲线下面积）、Q* 指数等。

$$Sen=\cfrac{1}{1+\cfrac{1}{DOR_T\times\left(\dfrac{1-Spe}{Spe}\right)}}\qquad 公式（12-2）$$

（2）若敏感度与特异度呈一定程度的负相关（−0.2～−0.4），或回归系数 b 有统计学意义时，可认为阈值效应不恒定，应绘制不对称的 SROC 曲线（公式 12-3），进而计算 AUC（曲线下面积）、Q* 指数等。

$$Sen=\cfrac{1}{1+\cfrac{1}{e^{\frac{a}{1-b}}\times\left(\dfrac{1-Spe}{Spe}\right)^{\frac{1+b}{1-b}}}}\qquad 公式（12-3）$$

若 AUC 值接近 1，说明诊断试验效能最佳，越接近 0.5，其诊断效能越差。利用最靠近 ROC 曲线左上角的点，亦即 SROC 曲线上敏感度与特异度相等的工作点，可以计算其对应的 Q* 指数（公式 12-4）。

$$Q^*=\frac{\sqrt{DOR_T}}{1+\sqrt{DOR_T}}\qquad 公式（12-4）$$

AUC 和 Q* 指数的标准误计算比较复杂这里不再赘述，有兴趣的读者可参考统计学参考书。

2. 层次结构模型和双变量随机效应模型　由于 Moses-Littenberg 模型在估计过程中未能考虑原始研究的估计精度、异质性处理能力不足，特别是当回归模型中的解释变量选择不当时，会存在测量误差，导致 Moses-Littenberg 法无法估计可信区间和 P 值。此时可考虑使用两类复杂模型：层次结构模型（hierarchical summary ROC curve，HSROC）和双变量随机效应模型（bivariate random-effects model，BRM）。

①层次结构模型（HSROC）包括 5 个参数：准确度与阈值的均数及其方差、形状参数。侧重于确定 ROC 曲线基本走向，用以估计诊断准确度的平均值（诊断比值比，DOR）及平均阈值（包括模型参数不明原因的变异），形状参数用来描述 ROC 曲线的不对称性。

②双变量随机效应模型（BRM）也有 5 个参数：敏感度与特异度 Logit 转换值的均数和方差及两者的相关系数。侧重于估计敏感度和特异度的平均值，也可探讨模型参数和相关系数等的不明原因变化。

若模型中无研究水平的解释变量或协变量，HSROC、BRM 两种方法的估计结果及精度相似。目前 RevMan 还无法进行上述两个模型的估计，主要借助于 SAS（NLMIXED 模块）、Stata（xtmelogit 命令）、WinBug 软件等。但 RevMan 可利用这些估计结果绘制 SROC 曲线。

六、诊断性试验 Meta 分析软件及其应用

现在以 Glas 等人完成的系统评价（尿液肿瘤抗原标识物 NMP22 诊断原发性膀胱癌的系统评价）为例，利用一些 Meta 分析软件（如 Meta-Disc、Stata、SAS、WinBug 等），演示 Meta 分析的计算过程。

（一）Meta-Disc

Meta-Disc 软件是一款免费软件，可用于多个诊断试验或筛查试验评价结果的 Meta 分析。目前的版本是 1.4，主要功能包括敏感度、特异度、阳性和阴性似然比、DOR 的合并分析，SROC 的拟合，异质性检验和阈值效应分析及 Meta 回归分析等。

1. 实例介绍 Glas 等人检索了 Medline 和 Embase 收录的 1990 年 1 月至 2001 年 11 月期间发表的膀胱癌肿瘤标志物相关研究文献，语种限制为德文和英文。按事先制定的文献纳入和排除标准，共纳入 14 个诊断试验（肿瘤标志物为 NMP22），主要结果见表 12-4。

2. Meta 分析过程演示

绘制森林图和阈值效应分析（图 12-1、图 12-2）。

基于敏感度的森林图（图 12-1）和基于特异度的森林图（图 12-2），均提示存在异质性，进一步异质性检验结果（敏感度：$I^2=79.6\%$，$P<0.001$；特异度：$I^2=83.6\%$，$P<0.001$）也证实了这一点。需要进一步探讨异质性来源，特别是分析阈值效应。

利用 Meta-Disc 软件可定量分析阈值效应，计

表 12-4 14 个 NMP22 诊断试验结果一览表

研究作者	编号	TP	FP	FN	TN
Abbate	01	59	4	50	69
Cassella	02	67	17	63	88
Chahal	03	7	7	9	73
Giannopoulos	04	47	16	21	34
Lahme	05	25	31	15	98
Landman	06	38	7	9	23
Lee	07	53	10	17	26
Miyanga	08	20	68	2	219
Oge	09	20	4	7	6
Paoluzzi	10	27	22	5	36
Ramakumar	11	30	56	27	83
Sharma	12	4	33	2	166
Sozen	13	29	19	11	81
Zippe	14	18	45	0	267

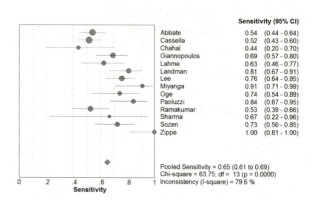

图 12-1 基于敏感度的 Meta 分析结果

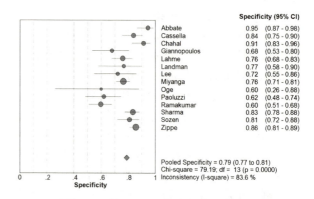

图 12-2 基于特异度的 Meta 分析结果

算敏感度与假阳性率（1- 特异度）logit 转化值间的 Spearman 相关系数。若该相关系数为正值提示存在阈值效应。

本例，Meta-Disc 阈值效应分析结果如下：

结果 1："Spearman correlation coefficient: 0.231，$P = 0.427$"。即 $r_s = 0.231$，$P = 0.427$。等级相关系数为正，虽无统计学意义，但提示可能存在阈值效应。

结果 2：Moses' model（$D = a + b \times S$）

Var	Coeff	Std. Error	t	p-value
a	2.118	0.255	8.295	0
b（1）	0.096	0.203	0.473	0.645

若存在阈值效应，则进一步考核阈值效应的变化情况。本例 $b(1) = 0.096$，但 $P = 0.645 > 0.05$，说明即使存在阈值效应，不同研究间的阈值效应也是恒定的，可绘制对称的 SROC 曲线。

3. SROC 曲线的绘制（图 12-3）。

上图中，AUC（曲线下面积）及其标准误为：0.8075（0.0277）；Q^* 指数及其标准误为：0.7425（0.0244）。

（二）Stata

利用上例数据，也可利用 Stata 9.0 软件进行 Meta 分析。Stata 命令："metandi tp fp fn tn"。主要结果见表 12-5。

上表中双变量随机效应模型（BRM）包括 5 个参数估计结果：敏感度与特异度 Logit 转换值 [E（logitSe）、E（logitSp）] 和方差 [Var（logitSe）、Var（logitSp）] 及两者的相关系数 [Corr（logits）]。分层结构模型（HSROC）的 5 个参数估计结果分别是：形状参数（lamda）、DOR（theta）、阈值（beta）以及两者方差（s2theta、s2alpha）。

基于 HSROC 模型的估计结果，可以绘制 SROC 曲线（图 12-4）。图中方形点为敏感度和特异度的合并结果（上表中合并敏感度 = 0.706，合并特异度 = 0.789），内圆为该方形点的 95% 可信域，外圈为 95% 预测值域。

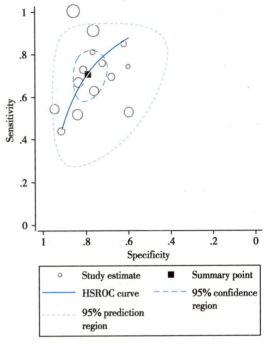

图 12-4　SROC 曲线及可信域图

利用上述分析结果，也可利用 RevMan 绘制 SROC 曲线（图 12-5）。

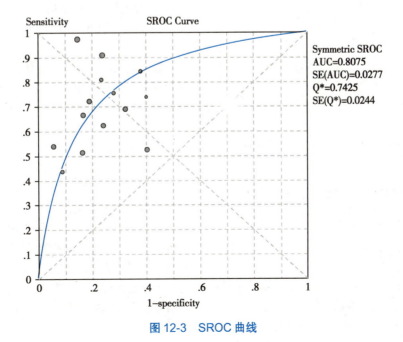

图 12-3　SROC 曲线

表 12-5 Meta 分析结果

	Coef.	Std. Err.	Z	P >|z|	[95% Conf. Interval]	
Bivariate model						
E（logitSe）	0.875	0.207			0.469	1.281
E（logitSp）	1.317	0.173			0.978	1.656
Var（logitSe）	0.406	0.243			0.125	1.314
Var（logitSp）	0.325	0.165			0.120	0.880
Corr（logits）	−0.275	0.315			−0.740	0.368
HSROC						
Lambda	2.220	0.277			1.677	2.762
Theta	−0.282	0.246			−0.764	0.199
beta	−0.111	0.389	−0.29	0.775	−0.873	0.651
s2alpha	0.527	0.292			0.178	1.563
s2theta	0.232	0.114			0.089	0.606
Summary pt						
Se	0.706	0.043			0.615	0.783
Sp	0.789	0.029			0.727	0.840
DOR	8.951	2.168			5.568	14.39
LR+	3.340	0.461			2.548	4.376
LR−	0.373	0.054			0.2816	0.494
1/LR−	2.68	0.385			2.023	3.551
Covariance between estimates of E（logitSe）& E（logitSp）	−0.007					

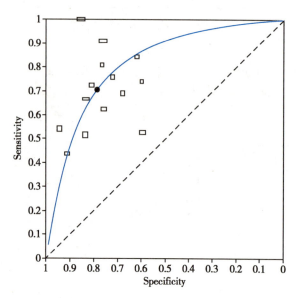

图 12-5 基于 HSROC 模型结果的 SROC 曲线
（RevMan）

七、Meta 回归

诊断试验中即使评价目的相同,总会存在一定的差异性。如在检测试剂的生产厂家和批次、标本(如血液、尿液等)的预处理、测量时间、研究对象

的病例谱特征、设计方案等方面有所不同,这些构成了异质性的潜在来源。若这些因素能够被准确测量,可以选用 Meta 回归探讨异质性。

Meta 回归模型是在 Moses-littenberg 模型（$D = a + b \times S$）基础上增加一个或多个协变量。对应的参数估计值经反对数转换后,为相对 DOR（RDOR）,表示协变量每增加一个单位,诊断效能的平均改变量。

鉴于纳入的诊断试验数量往往小于 10 个,Meta 回归模型中最好一次只分析一个协变量,这样能确保模型估计结果的稳健性。

综上所述,系统评价在相同研究场所下使用相同诊断技术的多个诊断试验,可以提高疾病的正确诊断水平、进而提高疾病防治的绩效。本章重点介绍了诊断性试验系统评价的基本步骤和 Meta 分析方法。与经典 Cochrane 系统评价相比,此类系统评价在问题构建、文献检索策略制定、文献纳入排除标准的设置、诊断效能指标及 Meta 分析方法的选择等比较特殊,特别是一些汇总分析方法仍处于不断完善之中,读者应审慎使用。

（康德英）

参 考 文 献

1. Deeks J. Systematic reviews of evaluations of diagnostic and screening tests. In Egger M, Smith D, Altman G. Systematic Reviews in Health Care. Meta-analysis in context. London: BMJ Books, 2001: 248-282.

2. Deville L, Buntinx F, Bouter M, et al. Conducting systematic reviews of diagnostic studies: didactic guidelines. *BMC Med Res Methodol*, 2002, 2: 9.

3. Dinnes J, Deeks J, Kirby J, et al. A methodological review of how heterogeneity has been examined in systematic reviews of diagnostic test accuracy. *Health Technol Assess*, 2005, 9(12): 1-113, iii.

4. Glas S, Lijmer G, Prins H, et al. The diagnostic odds ratio: a single indicator of test performance. *J Clin Epidemiol*, 2003, 56: 1129-1135.

5. Harbord M, Whiting P, Sterne A, et al. An empirical comparison of methods for meta-analysis of diagnostic accuracy showed hierarchical models are necessary. *J Clin Epidemiol*, 2008, 61(11): 1095-1103.

6. Higgins T, Thompson G, Deeks J, et al. Measuring inconsistency in meta-analyses. *BMJ*, 2003, 327: 557-560.

7. Leeflang M, Bossuyt M, Irwig L. Diagnostic test accuracy may vary with prevalence: implications for evidence-based diagnosis. *J Clin Epidemiol*, 2009, 62(1): 5-12.

8. Leeflang M, Deeks J, Gatsonis C, et al. Systematic Reviews of Diagnostic Test Accuracy. *Ann Intern Med*, 2008, 149(12): 889-897.

9. Lijmer G, Bossuyt M, Heisterkamp S H. Exploring sources of heterogeneity in systematic reviews of diagnostic tests. *Stat Med*, 2002, 21: 1525-1537.

10. Mitchell D. Validation of the summary ROC for diagnostic test meta-analysis: A Monte Carlo simulation. *Acad Radiol*, 2003, 10: 25-31.

11. Moses E, Shapiro D, Littenberg B. Combining independent studies of a diagnostic test into a summary ROC curve: data-analytic approaches and some additional considerations. *Stat Med*, 1993, 12: 1293-1316.

12. Walter D. Properties of the summary receiver operating characteristic (SROC) curve for diagnostic test data. *Stat Med*, 2002, 21: 1237-1256.

13. Whiting P, Rutjes S, Reitsma B, et al. The development of QUADAS: a tool for the quality assessment of studies of diagnostic accuracy included in systematic reviews. *BMC Med Res Methodol*, 2003, 3: 25.

14. Zamora J, Abraira V, Muriel A, et al. Meta-DiSc: a software for meta-analysis of test accuracy data. *BMC Med Res Methodol*, 2006, 6: 31.

第十三章　防治性研究系统评价/Meta分析

医疗干预是疾病防治的主要手段，通常包括药物、器械、生物制剂、手术治疗、疾病筛查、生活方式改变、健康教育、康复等。干预目的是降低风险、改善结局（如降压药物降低心血管事件发生率、抗抑郁药物提高生活质量等），这样的结局指标常称为医疗干预措施的"效益"（benefits）。但这些干预措施也可能导致不良事件发生（如溶栓剂致大出血），称为医疗干预措施的"危害"（harms）。医疗干预措施的效果如何、危害多大，需要严格评价。评价医疗干预措施用于疾病预防和治疗所产生结局（包括效果和危害）的研究常称为防治性研究。本章介绍如何运用系统评价方法开展防治性研究的Meta分析，评价医疗干预措施的效果和危害。

系统评价/Meta分析的基本理论和方法详见本书第11章（系统评价总论）和其他书籍文献。本章着重讨论防治性研究Meta分析在研究策划、设计及数据收集、处理过程中可能遇到的实际问题和解决办法。建议读者在较清晰地认识Meta分析基本方法和步骤有后再阅读本章内容。最好在准备开展Meta分析时，结合自身的研究课题阅读本章内容。

本章将用研究实例介绍贯穿其中的方法。在了解具体内容前，请先阅读以下文章。

Brugts J, Yetgin T, Hoeks E, et al. The benefits of statins in people without established cardiovascular disease but with cardiovascular risk factors: meta-analysis of randomised controlled trials. *BMJ*, 2009, 338: b2376.

网址：http://www.bmj.com/content/338/bmj.b2376

第一节　概　　述

一、研究目的

防治性研究的系统评价/Meta分析通常指针对医疗干预措施效果或危害的某一特定问题，系统地收集相关研究文献，筛选符合标准的研究、严格

评价纳入研究的质量，采用统计学方法将多个同类研究结果定量合成某个单一效应量的过程。如上述研究实例中，Brugts及其同事开展了一项纳入10个RCT共70 388例受试者的Meta分析，比较了在尚未发生心血管疾病但风险较高的人群中，使用他汀类药物与安慰剂或其他药物降低全因死亡率和主要冠脉、脑血管事件发生率的效果差异。

用Meta分析来评价医疗干预措施的效果和危害主要因为：

1. 现有大多数医疗干预措施的效果通常有限（如相对危险度降低仅25%甚至更小）；同时事件数有限、基线风险较低，导致单个医疗干预的结果常难以提供确切的评价结果。通过Meta分析累计研究数据，可更精确地评价结局，获得明确的结果。如上例他汀类药物预防主要冠脉、脑血管事件的Meta分析中，绝大多数试验（如WOSCOPS、PROSPER等）事件数有限，统计效能不足，均未能明确表明他汀类药物与对照相比是否有效降低了死亡风险（图13-1）。合并多个研究发现，他汀类药物与安慰剂或其他有效药物相比降低了死亡风险（OR 0.88，95% CI 0.81～0.96）。

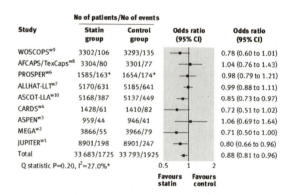

图13-1　他汀类药物与对照（安慰剂和有效药物）针对全因死亡率的比较

（数据来源：BMJ. 2009，338：b2376. 已获授权使用）

2. 绝大多数防治性研究在设计时常主要评价医疗干预的总效应（main effect）。但不同人群对相

同干预的反应可能有差异。这种差异因研究效能限制难以在单个研究中获得可靠结果，从而限制了研究结果用于个体患者。通过累计数据可更有效地评价干预对不同人群的疗效差异。如上例中，Brugts 及其同事除评价他汀类药物的总效应外，还评价了不同性别、年龄及是否为糖尿病患者对他汀类药物反应的差异。

3. 绝大多数情况下评价相同医疗干预的研究也存在或多或少的差异。如在上例的 Meta 分析纳入各研究的随访时间长短不同（平均随访 1.9～5.3 年），受试者的平均年龄不完全相同（年龄 53～75 岁），这些差异可能不会影响干预结果。当差异较小，不影响临床和统计判断时，Meta 分析的结果将有助于增加研究结果的适用性。如在图 13-1 的 Meta 分析中，尽管随访时间和年龄在研究间存在差异，但他汀类药物的效应量在不同研究间相对一致，表明他汀类药物可以降低 53～75 岁年龄段人群的死亡风险。

注意：以上原因并非完全独立。防治性研究的 Meta 分析多数情况下可能涵盖了以上所有原因，但绝大多数是基于第 1 项原因。针对第二项原因有时需要获得单个受试者数据（individual patient data）。

二、研究过程

图 13-2 是常规系统评价的研究流程，也是绝大多数 Meta 分析（包括防治性研究和诊断性研究 Meta 分析）研究流程所涉研究的策划与设计、数据收集、数据分析、研究结果的解释等步骤，Meta 分析通常指证据合成时采用的定量分析方法。

如图所示，Meta 分析可包括 4 个步骤：①策划和设计不仅包括确定研究问题、制定研究选择标准，还需考虑如何获取相关研究并从总体上考虑分析框架；②数据收集包括文献获取、文献筛选、评价研究偏倚风险及获取相关研究数据（如医疗干预使用情况、结果数据）；③数据分析通常包括数据合并、异质性检验与分析、敏感性分析和发表偏倚评

估；④将合并结果用 GRADE 和其他方式进行总结和表述。各类 Meta 分析的流程和步骤大致相同，但每一步的具体内容、涉及的具体问题差异明显。限于篇幅，本章将主要详细介绍防治性 Meta 分析的策划、设计及数据处理。

第二节　策划和设计

开展防治性研究的 Meta 分析评价医疗干预措施的第一个关键步骤是明确研究设计，确定在 Meta 分析中一些重要问题和直接影响 Meta 分析实施和分析的影响因素。本节将重点讨论在 Meta 分析设计阶段可能遇到的问题和相应的解决办法。

策划和设计防治性研究 Meta 分析时研究者通常需考虑以下问题：

一、确定明确、可回答的研究问题

设计 Meta 分析评价医疗干预措施的效果或危害时，研究者至少需要明确干预措施针对的人群、干预措施和对照及关心的研究结局，即通常提到的 PICO。明晰地定义研究问题，有助于研究者合理设计 Meta 分析，也有利于研究结果的使用者明确研究本身的用途。若忽略了定义对照和结局，有可能导致研究异常复杂、不可控。因为针对某一医疗干预的研究有可能使用广泛且有不同的对照和结局，但并非所有对照和结局都是研究者关心的。

确定研究问题时研究者最常遇到的困惑是：研究问题到底应设多大？答案取决于研究目的、临床价值和研究人员的精力。明确的研究目的是确定研究问题的前提，再评估研究问题的复杂程度和相应的工作量。研究过于复杂和工作量过大都会影响研究质量，降低研究结果可靠程度。

如对上述他汀类药物预防主要冠脉、脑血管事件的 Meta 分析至少可有以下几种研究问题：

1. 在无心血管疾病但有心血管疾病危险因素的人群中，他汀类药物能否降低全因死亡率和主要冠脉、脑血管事件？

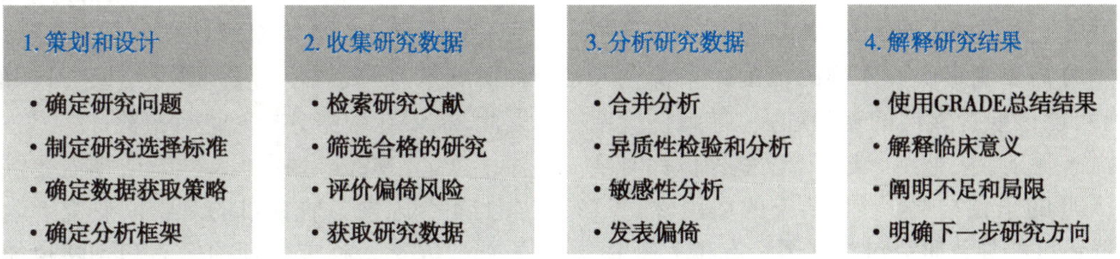

1. 策划和设计	2. 收集研究数据	3. 分析研究数据	4. 解释研究结果
· 确定研究问题	· 检索研究文献	· 合并分析	· 使用GRADE总结结果
· 制定研究选择标准	· 筛选合格的研究	· 异质性检验和分析	· 解释临床意义
· 确定数据获取策略	· 评价偏倚风险	· 敏感性分析	· 阐明不足和局限
· 确定分析框架	· 获取研究数据	· 发表偏倚	· 明确下一步研究方向

图 13-2　Meta 分析的研究流程

2. 在无心血管疾病但有心血管疾病危险因素的人群中，他汀类药物的防治效果如何？

3. 他汀类药物能否降低全因死亡率和主要冠脉、脑血管事件？

这几个研究问题从技术上都可开展 Meta 分析。但仔细比较后读者可发现三者的差异和对研究实施的影响：

第一种情况，是他汀类药物预防主要冠脉、脑血管事件 Meta 分析的研究者提出的研究问题。除了人群和关注的干预措施外，研究者同时限定了关注的结局（全因死亡率和主要冠脉、脑血管事件），但在研究目的中未确定具体对照。仔细看全文发现，其考虑了所有相关的对照（安慰剂、阳性对照等），共纳入 10 个 RCT。

第二种情况，既未限定对照也未限定结局指标。显然该研究问题将涵盖除全因死亡率和主要冠脉、脑血管事件外所有其他效果指标，可能包括血脂、血压等。这种设计虽可提供更多信息，但符合要求的研究可能会有数十个，大大增加了工作强度和负担。研究者必须仔细权衡能否在有限时间内完成。此外，血脂和血压尽管可提供有用的临床信息，但与全因死亡率、主要冠脉、脑血管事件相比，其重要性有限。基于已有较多重要结局数据，是否值得花更多的精力需要研究者在设计时分析和判断。

第三种情况，未限定研究人群。采用该研究问题将导致纳入未发生主要冠脉、脑血管事件和已发生主要冠脉、脑血管事件的人群。他汀类药物用于这两个明显不同的人群时，其目的将分别为预防和治疗。是同时考虑两个不同的人群，还是只考虑其中之一，也需要研究者权衡利弊。

二、制定纳入/排除标准

在明确研究问题的基础上确定纳入/排除标准是 Meta 分析最关键的步骤之一。虽然看似简单，但涉及整个 Meta 分析的设计，且需考虑和解决许多问题。

1. **人群选择**　临床防治中，某一医疗干预措施通常可用于不同的人群。用 Meta 分析评价这些干预措施时需要确定研究人群的范围。人群纳入过宽，有可能因研究人群的差异过大，导致评价结果缺乏临床意义。人群纳入过窄，仅能评价针对某一特定人群的干预结局，影响结果的适用性。过窄的人群还可能导致研究过少甚至没有相关研究。Meta 分析研究人群的选择尚无确定的金标准，选

择应综合考虑以下方面：

（1）研究目的：最重要的是明确设计的研究要解决什么问题？关注哪类人群？如降糖药物二甲双胍可用于单纯的糖尿病患者，也可用于患心血管合并症的糖尿病患者。评价二甲双胍的效果时，若仅希望评价二甲双胍治疗单纯 2 型糖尿病患者的效果，就应排除患心血管合并症的患者。

（2）临床意义：是否将有差异的人群纳入同一 Meta 分析需要考虑最终合并的结果是否有临床价值。引用上例，评价二甲双胍时单纯 2 型糖尿病患者和合并心血管并发症的患者预后（如死亡的风险）差异较明显。若评价二甲双胍能否降低 2 型糖尿病患者的死亡率，将两类人群合在一起，研究结果可能会受到部分临床医师的质疑。

（3）人群差异的大小：Meta 分析纳入不同原始研究的人群存在或多或少的差异，但并非总导致干预结局不同。再如上例，即使是单纯 2 型糖尿病患者，不同研究的基线血糖水平常有差异，但这样的差异可能并不会导致治疗结局不同。当研究人群在研究间存在一定差异，且该差异不会导致结局不同时，合并这些研究将有利于提高 Meta 分析结果的适用性。但差异是否在合理范围内通常需要主观判断。临床医师的意见可以帮助研究者设定合理的人群差异范围。

（4）人群差异的相关特征是否真正导致结果改变：开展 Meta 分析的一个重要假设是：干预结果在不同人群中一致。从统计学角度讲，即干预结果的效应量在不同人群和研究间的差异不存在统计学意义。设计 Meta 分析时研究者通常需考虑人群的差异是否真正导致干预结果的不同。如在上例提到的单纯 2 型糖尿病患者和患心血管合并症的糖尿病患者，临床差异较大，但并不肯定这种差异是否真正导致治疗结果在两类人群中不同（如相对风险降低的程度，RR）。如在第 2 种情况中提到：部分临床医师会质疑合并结果，但另一部分临床医师会觉得尽管两组人群的基线风险（即死亡风险）差异较大，但若使用二甲双胍治疗后相对风险降低较一致，就可说明二甲双胍对两类人群的效果，即便两类人群存在的差异有统计学意义。注意：在后一种情况里，研究者使用了"研究结果一致"的假设。因此，需要在数据分析时进行检验。

总之，Meta 分析对人群的选择需要综合考虑以上 4 个因素。研究目的是帮助研究者确定人群的首要因素。临床医师的经验和判断也能帮助制定 Meta 分析中更合理的人群选择标准。

2. 确定医疗干预措施和对照　确定医疗干预措施和对照时需要明确限定干预和对照，包括干预时间长短、剂量大小、是否允许与其他干预措施合用。如在上述他汀类药物预防主要冠脉、脑血管事件的 Meta 分析中，作者纳入了所有他汀类药物与安慰剂、阳性对照和常规处理（usual care）的比较，且未限定他汀类药物的剂量。

确定干预和对照时研究者经常会遇到以下问题：

（1）若各研究的干预或对照方式（如用药时间、疾病筛查方案）有差异，是否应该都纳入到该 Meta 分析？

（2）Meta 分析对同类药物（如他汀类药物）该如何处理？

对问题一，研究者应了解，即使针对同一个研究问题（如上述他汀类药物预防主要冠脉、脑血管事件），各研究间总是存在或多或少的差异，如干预时间、用药剂量、手术时间、筛查方案等可能不同。有些差异较明显，如糖尿病药物治疗试验中的用药时间，有些研究为 12 周，有些可达 2 年。但有些差异相对较小，如在二甲双胍与安慰剂比较治疗糖尿病的试验中，部分研究评价的药物 1000mg/d 用量；有些研究评价 1500mg/d 用量。这样的差异是否会影响 Meta 分析合并呢？做决定时研究者至少需要考虑差异的临床意义和研究目的。

用药 12 周和 2 年，分别代表药物治疗的短期和长期效果。简单合并可能导致结果失去临床价值。

二甲双胍 1000mg/d 和 1500mg/d 的差异，一部分临床医师会觉得差异仍有临床意义；另一部分则可能觉得差异不大。此时，研究者需要根据研究目的确定如何设计。若研究者仅希望分析二甲双胍与安慰剂相比总体是否有效，剂量差异将不会影响合并。若研究者希望进一步评价这两者剂量是否导致效果差异，则简单合并将不能回答相关问题。

以上问题也适用于对照措施可能存在差异的情况。研究者应运用类似方式考虑对照的选择。

对问题二，越来越多的 Meta 分析在评价药物效果和危害时会碰到同类药物的情况。应考虑同类药物中的一种或几种是所有药物评价时研究者常遇到的问题。做决定时研究者需主要考虑：研究目的和是否具有同类药物效应（drug class effect）。

若他汀类药物预防主要冠脉、脑血管事件旨在评价他汀类药物的效果，则考虑所有他汀类药物是最合理的方式。但若考虑其中一个药物的效果（如阿托伐他汀），则需更严格的药物限定标准。

总体评价一类药物的效果或危害时，常需假设这一类所有药物的效果/危害基本一致（即同类药物效应）。在此基础上可将同类所有药物进行合并分析。多数情况下，同类药物效应的假设通常是成立的。但其对部分药物的相关指标可能不适用。如乙肝核苷类抗病毒药物包括最早的拉米夫定和更新开发的恩替卡韦等多种药物。核苷类抗病毒药物对 HBeAg 阳性的乙肝患者 HBeAg 血清阴转率的效果较一致。一些 Meta 分析合并不同核苷类抗病毒药物的临床试验，评价其对治疗乙肝的总体效果。但较早的核苷类药物（拉米夫定）相对更新的核苷类药物更容易导致耐药。评价耐药发生率时，采用同类药物效应假设有可能导致错误的结果。

3. 确定结局指标　通常医疗干预措施对疾病防治有多方面的影响，因此需同时使用多个指标，综合、广泛地评价医疗干预的效果和危害。针对医疗干预的 Meta 分析可考虑其中一个、多个或所有结局指标。设计 Meta 分析时研究者通常会遇到以下问题：

（1）在众多指标中，是否需要纳入所有指标？若不是，需要考虑哪些指标？

（2）若不同研究报道不同的随访，哪些是需要纳入的结局？是否应限定随访时间？

对问题一，研究者首先应明确研究目的和研究问题。结局指标的选择需要在 Meta 分析设计阶段根据研究目的和研究问题确定。尽管一些系统评价/Meta 分析有时会考虑所有结局指标（如 Cochrane 系统评价），但许多 Meta 分析并不考虑所有结局指标。研究者可根据研究目的和工作量，选择自己关心的结局指标，如上述他汀类药物 Meta 分析的例子，研究者只关注全因死亡率和主要冠脉、脑血管事件，就没必要纳入其他指标。

不同指标的临床价值也不同。在评价医疗干预的效果和危害时，研究者应尽可能考虑对患者有重要意义的终点指标。一些中间指标（如血脂、血糖水平）可能会对临床判断起到一定作用。

此外，选择指标还需考虑结果数据的可获得性。在一些疾病领域（如糖尿病、慢性乙肝），绝大多数临床试验均选择中间指标（血糖、HBeAg 血清转换）作为主要数据报告；心血管事件发生率、肝癌发生率、总死亡率等数据很少。若仅考虑这些重要指标很可能仅能提供较少的数据用于评价医疗干预措施，此时考虑一些重要的中间指标有助于完整评价医疗干预措施。

对问题二，研究者需要清楚认识到：即使针对同一问题的研究，不同研究随访长短都可能有差异。如对高危人群预防性使用他汀类药物试验中的随访时间，一些研究 <2~3 月，另一些研究则≥5年。这种明显的差异对医疗干预的评价有以下影响：①随访太短难以评价医疗干预措施的真实效果；②较短随访可能难以获得重要结局指标数据；③随访差异较大会使简单合并无任何意义。

Meta 分析是否应限定随访时间需根据研究目的和临床意义判断。若研究目的是评价他汀类药物对生化指标（如 HDL、LDL、TG 等）的影响，短期随访研究可能提供重要信息；但若研究希望了解对全因死亡率、主要冠脉、脑血管事件的影响，显然需要更长的随访时间。Brugts 的 Meta 分析研究纳入平均随访时间≥1 年的研究。

此外，研究者应清楚，纳入 Meta 分析的研究可能存在随访时间不同的情况。如 Brugts 的 Meta分析纳入 10 个 RCT 的随访时间为 1.9~5.5 年。这种差异有可能导致结果在研究间的差异，但他们都提供了重要的结局数据。如何处理这样的差异将在后面详细讲解。

4. 选择研究类型　现有绝大多数针对医疗干预措施的 Meta 分析通常纳入 RCT。尽管 RCT 有重要优势，能尽可能排除混杂因素对干预结果的影响，从而获得相对准确的结果，但局限性也明显。如相当部分的 RCT 随访时间有限，难以提供重要的结局指标；对发生率很低的结局 RCT 可能难以提供充分数据；RCT 更适用于评价效果，而非危害。总之，影响研究类型选择的因素较多，包括：

- 医疗干预措施的类型：药物、器械、手术、筛查、行为干预、康复等；
- 评价的领域：效果、危害；
- 疾病领域；
- 结局特征：终点/中间指标；
- 随访时间；
- 事件发生率。

设计 Meta 分析时需要综合考虑这些因素，最终形成一个科学、合理且可行的方案。研究者应明确：对研究类型的选择没有金标准。需要仔细权衡，最终做出恰当的决定。现讨论几种主要医疗干预措施在 Meta 分析研究中选择研究类型的问题。

（1）药物的 Meta 分析：RCT 是药物效果评价的最佳设计方案，评价药物效果时通常可仅纳入 RCT。尤其对常用结局指标（如血压、血脂、血糖等）的评价，RCT 可提供充分证据。但 RCT 在不同疾病领域的成熟度可能有差异。如在心血管、糖尿病领域，药物临床试验开展相对较多，相关数据易获得，为开展基于 RCT 的 Meta 分析提供了足够的研究证据。但在耳鼻喉和眼科等领域，药物临床试验数量和质量都可能存在局限。此时非随机研究（non-randomized study，NRS）用于药物效果的初步评价值得考虑。

非随机研究是指任何未采用随机方法将研究对象分配到比较组来评价干预措施获益或危害的定量研究，主要包括非随机对照试验、队列研究、病例对照研究、横断面研究、前后对照研究等。但即便相对成熟的疾病领域，许多 RCT 仅评价了中间指标（如糖尿病试验通常针对血糖），仅较少研究提供了重要的终点结局指标数据（如糖尿病患者是否发生心血管事件和总死亡率等）。这主要受研究随访时间和事件发生率低等因素的影响。注意：若评价药物对远期、终点指标的影响，可考虑纳入非随机研究。

大多数情况下 RCT 难以为评价药物危害提供充分的证据。此时，纳入队列研究、病例-对照研究等观察性研究将有重要价值，尤其适用于发生率低、需要较长暴露时间的研究。对发生率极低（如 <0.1%）的不良反应，病例-对照研究可能是唯一合适的研究类型，因为极低的发生率需要极大的样本量进行评价，显然难以用前瞻性研究设计。但若药物危害发生率较高（如降糖药物导致的低血糖、非甾体类抗炎药物导致的出血等），基于 RCT 的 Meta 分析仍可提供充分的评价结果。

（2）手术流程和器械的 Meta 分析：对手术流程和器械的研究尚处在发展初期。少数外科手术和器械开展了高质量的 RCT 研究。如在心血管疾病中使用手术支架降低主要心血管事件和死亡率的风险、乳腺癌根治术和胃癌切除术等。但外科领域 RCT 的数量和质量相对内科领域仍有限。

评价手术程序和器械的效果和危害时，多数 Meta 分析值得考虑纳入非随机研究，除非已有较多 RCT 的研究证据。这不仅能确保全面分析和评价手术程序和器械的效果和危害，也为全面了解证据情况奠定了基础。

确定纳入研究类型时，研究者应和临床医师共同讨论，了解现有证据情况，以便做出更合理的判断和决定。

（3）疾病筛查的 Meta 分析：对疾病筛查的临床研究尚处在发展阶段。大量疾病筛查措施缺乏高质量 RCT，少数（如腹主动脉瘤、前列腺癌的筛查）有大样本高质量 RCT。评价这些筛查的效果时 RCT 可能提供重要信息，但评价危害仍可能需要纳入观察性研究以提供更全面的证据。

对多数筛查的评价,基于 RCT 的 Meta 分析可能很难提供足够的信息,需要考虑非随机研究。尽管这些研究很可能不能最终确定筛查效果,但可为未来的研究提供重要的提示和信息。

5. **偏倚风险的考虑** 部分 Meta 分析中研究者可能还应考虑使用偏倚风险作为研究的选择标准,并经常问自己:是否应使用偏倚风险作为选择研究的标准?该问题尚无统一答案。是否选择偏倚风险作为纳入标准在多数情况下由研究者对偏倚风险的可接受程度决定。如美国的预防服务工作组(The U.S. preventive services task force,USPSTF)开展的筛查评价,通常纳入质量为中或较高的研究,主要因其担心低质量研究可能影响结果的评价。注意:Cochrane 系统评价通常纳入所有相关研究,并在数据处理时分析不同偏倚风险对研究结果的影响。

纳入低质量研究可能会影响结果的评价,但影响程度有多大在不同 Meta 分析中表现不同。在数据处理阶段分析偏倚风险对结果的影响可能会因为分析方法的局限,难以发现潜在影响。研究者在决定是否考虑使用偏倚风险作为纳入标准时,应对所评价的疾病和医疗干预措施领域有较清晰的认识,以便做出合理的判断。

三、确定数据获取策略

在策划和设计阶段,研究者需要确定文献检索策略,主要包括:确定需要检索的数据库、相应的检索词、是否需要检索灰色文献。

1. Meta 分析的研究者通常需要与信息工作者协作制定具体检索策略。同信息工作者讨论前,研究者需要:

(1)初步确定需要检索哪些数据库。Cochrane Library、Medline/Pubmed 和 EMBASE 是药物、器械、生物制剂和手术等医疗干预措施的常用数据库。对行为干预、筛查等医疗干预可能还涉及其他数据库。信息工作者通常能提供建议,使数据库的选择更全面合理。

(2)初步拟定检索词,包括疾病、干预、对照、结局指标、研究类型等关键词,因为只有研究者本人才最清楚相关研究领域的情况和专业术语。信息工作者的作用是使检索更专业、全面、准确和快速。

(3)对是否检索灰色文献做出权衡和判断。尽管理想状况是尽量获得全面的灰色文献,但受研究者精力、资源等各方面限制,并非所有研究都会获取灰色文献。灰色文献可能对一些 Meta 分析有重要意义。如评价降糖药物对心血管事件影响的 Meta 分析中,心血管事件在几乎所有研究中都作为不良事件报告,但临床试验中的不良反应报告因研究不同而差异很大,还有可能数据报告不充分。此时,通过联系试验研究者,查找临床试验注册库有可能提供重要的结果数据。

2. 在确定完文献检索策略之后,研究者还应初步考虑文献筛选、纳入研究的偏倚风险评价和数据提取方法。

3. 考虑如何筛选文献(如两名研究者独立筛选)并制定解决意见分歧的策略,采用什么质量评价方法来评价纳入研究的偏倚风险,如何提取数据及提取哪些主要研究信息。

四、确定分析框架

考虑和设计 Meta 分析时研究者应预先考虑数据的分析策略,建立总体分析框架。Meta 分析虽是一种回顾性的研究设计,但预先考虑完整的分析策略将有助于获得可靠的结果,也有利于研究者更明确和更有目的性的开展数据分析。

分析框架也是数据分析的总体方案,类似于临床试验中的数据分析方案(data analysis plan)。该方案通常是研究者对 Meta 分析总体设计的考虑和设定,确定数据合并、异质性检验和处理、敏感性分析等方面的实施方案。研究者有时也会在最终暴露于数据前确定数据的处理和分析策略。

建立分析框架和开展数据分析联系非常紧密,为方便读者,我们将该部分内容放到第四节阐述。

五、建立结构合理的研究团队,策划和设计 Meta 分析

策划和设计高质量、有临床价值的 Meta 分析通常需要多方面的专业技能和知识,包括对 Meta 分析、流行病学研究、临床疾病本身、医疗干预措施的充分理解和了解。还需要了解相关疾病研究领域的学科进展,才能确保研究的高质量和临床价值。

要实现这一目的通常需要有一个高效和组织合理的团队,至少应包含流行病学专业人员和临床医师。在涉及复杂的数据处理时,还需要统计学家参与。

策划和设计 Meta 分析时应形成统一、清晰的研究方案,并固定下来,在研究实施和分析中严格按照方案实施。

研究者应认识到自己的不足，开展合作研究能更好地弥补各自的不足。通过讨论并达成一致意见能有效解决 Meta 分析策划和设计中遇到的重要问题。

最后，高质量 Meta 分析与 RCT、队列研究一样，都需要精心准备和策划。预留充分时间，思考并解决研究中可能遇到的问题将有助于研究的顺利开展，提高 Meta 分析的科学性和临床价值。

第三节　数据收集

防治性研究系统评价/Meta 分析的数据收集包括文献检索、研究筛选、质量评价和数据提取等步骤（详见第十一章）。本节将主要讨论防治性研究系统评价 Meta 分析中的特殊情况。

一、偏倚风险评价

Meta 分析结果的真实性取决于纳入研究结果的真实性。因此，通常需要评价纳入研究的结果真实性，即偏倚风险。不同的研究设计其偏倚风险的评价方法有差异。

1. RCT 的偏倚风险评价　通常采用 Cochrane 协作网推荐的质量评价标准来评价 RCT 的偏倚风险，Cochrane 手册 5.1.0 版的质量评价主要包括七个方面：

（1）随机序列的产生；
（2）分配隐藏；
（3）对受试者和干预提供者施盲；
（4）对结果评价者施盲；
（5）结果数据不完整；
（6）选择性结果报告；
（7）其他偏倚来源。

针对每项研究结果，需对上述 7 个条目作出"低风险（low risk）"、"风险不清楚（unclear risk）"、"高风险（high risk）"的判断。第 1、2、6 条用于评价每篇纳入研究的偏倚风险。第 3、4、5 通常需针对每篇纳入研究的不同研究结果（或同一结果的不同时间点）进行评价，如按"主观"、"客观"指标分别评价条目 5 的风险，或按"6 月时的患者报告"、"12 月时的患者报告"分别评价条目 6 的风险。第 7 条可作为单个条目评价每个纳入研究的整体偏倚风险，但 Cochrane 手册强烈推荐系统评价者预先指定具体的评价条目来处理特殊的其他偏倚风险。偏倚风险评价结果可用文字描述和偏倚风险图展示，直观反映偏倚情况。具体的研究偏倚风险评价标准见表 13-1。

2. 观察性研究的偏倚风险　防治性研究的系统评价/Meta 分析通常纳入的观察性研究包括队列研究和病例-对照研究，一般可参照 Newcastle-Ottawa Scale（NOS）来评价纳入研究的偏倚风险，

表 13-1　Cochrane 协作网的 RCT 偏倚风险评价工具

评价条目	评价结果	评价标准
随机序列的产生	低风险	采用随机数字表、使用计算机随机数字发生器、最小化随机等。
	高风险	• 以出生日期的奇偶分配； • 以入院日期为基础的一些规则分配； • 以医院或临床病案号为基础的一些规则分配； • 由临床医师判断分组； • 按受试者意愿分组； • 基于实验室检测或一系列检测结果分组； • 根据干预措施的可及性分组等。
	风险不清楚	关于随机序列产生过程的信息不充分不足以判断"低风险"或"高风险"。
分配隐藏	低风险	• 中心化分配（包括电话、基于网络和药房控制的随机化）； • 同一外观、连续编号的药物容器； • 按顺序编号、不透光、密封的信封。
	高风险	• 使用开放的随机分配表（如随机数字清单）； • 使用无适当保护措施的分配信封（如信封未密封、透光信封、信封未按顺序编号）； • 交替分配； • 出生日期； • 病案记录号； • 任何其他明显未隐藏的方法。
	风险不清楚	信息不充分不足以判断"低风险"或"高风险"。

续表

评价条目	评价结果	评价标准
对受试者和干预提供者施盲	低风险	● 无盲法或不完全盲法，但系统评价者判断结果不太可能因缺乏盲法而受影响； ● 确保对受试者和主要研究人员施盲，并且不太可能破盲。
	高风险	● 无盲法或不完全盲法，且结果很可能受缺失盲法的影响； ● 尝试对受试者和主要研究人员施盲，但很可能破盲，并且结果很可能受缺乏盲法的影响。
	风险不清楚	● 信息不充分不足以判断"低风险"或"高风险"； ● 研究未提及这一结果。
对结果评价者施盲	低风险	● 无盲法，但系统评价者判断结果测量不太可能因缺乏盲法而受影响； ● 确保对结果评价者施盲，并且不太可能破盲。
	高风险	● 无盲法，但系统评价者判断该结果测量很可能受缺乏盲法的影响； ● 对结果评价者施盲，但很可能破盲，并且结果测量很可能受缺乏盲法的影响。
	风险不清楚	● 信息不充分不足以判断"低风险"或"高风险"； ● 研究未提及这一结果。
结果数据不完整	低风险	● 未缺失结果数据； ● 缺失的结果数据原因与真实结果不太可能相关（如生存数据，删失数据不太可能引入偏倚）； ● 缺失结果数据在各干预组的数量均衡，组间缺失数据具有相似的原因； ● 对于二分类结果数据，与观察的事件风险相比，缺失结果数据的比例不足以对干预效应估计产生临床相关影响； ● 对于连续性结果数据，缺失结果数据中似真的效应大小（均数差或标准化均数差）不足以对观测效应大小产生临床相关影响； ● 已使用恰当的方法估算缺失数据。
	高风险	● 缺失的结果数据原因与真实结果很可能相关，干预组间缺失数据的数量和原因不均衡； ● 对于二分类结果数据，与观察的事件风险相比，缺失结果数据的比例足以对干预效应估计产生临床相关影响； ● 对于连续性结果数据，缺失结果数据中似真的效应大小（均数差或标准化均数差）足以对观测效应大小产生临床相关影响； ● 采用"视为治疗（as-treated）"分析，但改变随机入组时干预措施的人数较多； ● 可能不恰当地使用简单估算方法。
	风险不清楚	● 报告减员/排除的信息不充分不足以判断"低风险"或"高风险"（如随机人数未说明，未提供缺失数据的原因）； ● 研究未提及这一结果。
选择性结果报告	低风险	● 有研究方案，且系统评价关心的方案中预先指定的（主要和次要）结果指标均有报告； ● 没有研究方案，但所有期望的结局指标，包括在发表文章中预先指定的指标均有报告。
	高风险	● 未报告所有预先指定的主要结局指标； ● 报告的一个或多个主要结局指标采用预先未指定的测量、分析方法或数据子集（如亚量表）； ● 报告的一个或多个主要结局指标未预先指定（除非对其报告提供明确理由，如未预料到的不良反应）； ● 系统评价者关心的一个或多个结局指标报告不充分，以致不能纳入Meta分析； ● 未报告应预期报告的重要的结局指标。
	风险不清楚	信息不充分不足以判断"低风险"或"高风险"。很可能大多数研究都属于这一类别。
其他偏倚来源	低风险	纳入研究看起来无其他偏倚来源。
	高风险	至少有其中一个重要偏倚来源，如： ● 存在与使用的具体研究设计相关的潜在偏倚来源； ● 声称有欺骗行为； ● 有一些其他问题。
	风险不清楚	● 信息不充分不足以判断是否存在重要偏倚风险； ● 发现的问题是否导致偏倚，理由或依据不足。

主要从研究对象的选择、组间可比性、暴露／结局的测量三方面来评价偏倚风险，具体评价标准详见第十四章。

二、获取研究数据

提取数据阶段通常需获取的研究数据包括研究设计、患者基线特征、干预措施、对照及结局数据等信息。另外也可收集其他信息，如研究资助来源。研究者在设计数据提取表时需考虑收集信息数量：太多费时费力；太少影响分析和结果的全面性。提取结局数据通常需根据研究结局测量的数据类型设计不同的结果提取表。

理想的系统评价研究一般要事先设计资料提取表并进行预试验，并根据预试验结果多次修改完善后再正式收集数据。严格的研究应由两名研究者独立提取数据。两名研究者提取的数据不一致可讨论协商或第三方评判解决。

数据收集是很关键的步骤。Meta分析的结果直接依赖于研究数据提取的完整性和质量。因此，在数据收集阶段应制定明确的操作流程和说明，并由两名研究者独立筛选合格的研究、评价纳入研究的偏倚风险、提取数据，确保数据收集的质量。

第四节　数据处理与分析

Meta分析的数据处理和分析总体分两步：①获得数据前，计划并形成数据处理和分析的方案和策略；②获得数据后，基于预先制定的数据分析方案开展统计学分析。第一步通常需要研究者对研究本身有总体策划和考虑，常需研究团队的主要人员，包括流行病学、统计学研究者及临床医师共同参与；第二步通常主要由统计学或流行病学人员实施数据处理和分析。

目前已有许多文献和书籍（如 Cochrane 系统评价手册）详细讲解了 Meta 分析过程中的数据分析方法，包括数据合并的统计学方法、异质性的检验和处理方法、敏感性分析具体方法等。本书其他章节（如第十一章）也详细讲解了相关内容。本节旨在总结 Meta 分析中数据处理和分析的总体思路、关键点及主要方法学问题，促进正确理解和运用数据处理和分析，不讲解具体统计学公式。

一、确定拟开展的比较

通常医疗干预措施的评价不局限于和安慰剂比较，可能还包括更多的对照方式。不同研究间干预措施本身也可能存在剂量、干预时间长短的差异。这些差异有可能需要设立不同的比较。如在他汀类药物预防主要冠脉、脑血管事件的 Meta 分析中，可能的比较包括他汀类药物与安慰剂的比较、他汀与阳性对照的比较。研究者需要考虑的问题包括：

1. 是将安慰剂和阳性对照这两类比较分开进行 Meta 分析，还是放在一起，再与他汀类药物比较？

2. 若阳性对照来自不同类的药物，是将不同阳性对照合在一起比较，还是分开比较？

对问题一，绝大多数研究者和临床医师都会考虑将两种比较分开，因为与安慰剂和与阳性药物比较代表不同的含义，对临床也更有指导价值。对问题二，是分开还是合在一起还需视研究者的目的和临床差异而定。若研究者旨在评价他汀类药物与其他所有阳性药物的差异，则将不同阳性对照合在一起是合理的选择，否则相反。

但若阳性对照间差异较大，则需要谨慎考虑是否应合在一起。如一项关于最新降糖药物 DPP-4 抑制剂与其他降糖药物相比是否降低水肿发生率的 Meta 分析，现已知吡格列酮明显增加水肿风险，而其他降糖药物未发现该效应。将吡格列酮与其他药物合在一起作为对照，有可能会因 DPP-4 抑制剂相对吡格列酮降低风险的作用（但和其他相比无差异）而出现错误的阳性结果（DPP-4 较其他所有降糖药物更可能降低水肿风险）。此时，分开分析将是更合理的选择。

总之，应该进行哪些比较尚无确定准则。研究者应该根据研究目的、临床意义和既往研究情况确定合理的比较。

二、效应量指标

在确定拟开展的比较后，研究者需要考虑如何合并研究数据。首先应明确研究结局指标的数据特征：这些指标是二分类资料（binary data，如是否发生心肌梗死）、连续性计量资料（continuous measurement data，如体重变化）、时间 - 事件资料（time-to-event data）、有序资料（ordinal data，如反应差、中、好），还是离散型计量资料（discrete measurement data，如发生心肌梗死次数）。

大多数情况下，评价医疗干预措施结果的指标为前三类，也是多数 Meta 分析软件能处理的数据类型。研究者偶尔会碰到报告的研究涉及后三类数据。对此 Cochrane 系统评价手册等文献已有相关讨论。因篇幅限制，不再赘述。对复杂情况下的数据处理与分析,应尽可能邀请统计学家参与,确保合理处理数据。

此外,研究者需要预先判断数据特征,如结局的发生率、表达形式(如生活质量的测定使用不同测量工具)等。因为这些因素会直接影响研究数据的合并和统计学模型的选择。Cochrane系统评价手册对这些因素的处理已详细描述,研究者可参见相应部分。

确定Meta分析中的效应量指标是另一个需要研究者仔细考虑的重要方面。

1. 对二分类变量数据,可选用的效应量指标包括相对危险度(relative risk,RR)、比值比(odds ratio,OR)和危险度差值(risk difference,RD)等。这些指标的选择首先受研究设计的影响:RCT和队列研究可选用其中的一种;但病例对照研究一般仅使用OR。尽管从技术角度这些指标有时在合并研究时均可使用,但不同的指标各有优势和不足:① OR的统计学意义相对最佳,能提供相对稳定的合并结果;但对OR的解释相对困难,临床医师在实践工作中通常不适用比值(odds)来评判风险。② RR提供了更易解释的效应量,临床医师更容易理解;但与OR相比,结果更保守(即在相同数据情况下,点估计更接近1)。当事件发生率较低(如≤5%)时,RR与OR的值比较接近。③ RD的研究结果相对更适用于临床个体患者的治疗,因其反映使用医疗干预后风险降低的绝对程度,相对更有临床意义;但RD通常受基线影响较大。除非各研究间的基线风险较一致,使用RD合并数据有可能出现研究结果误导。④对发生率极低(如<0.1%)的二分类变量数据,需要考虑统计分析时的数据稳定性。通常若组间样本量一致,使用Peto OR可尽量减小合并结果偏倚。

2. 连续性变量常可选择均数差(mean difference,MD)或标准化均数差(standardized mean difference,SMD)作为效应指标。MD以原有研究结果测量单位真实反映干预效应(如血压、血脂等),是针对连续性变量最容易理解的效应指标。SMD常用于对同一结局指标在研究间使用不同测量单位时(如测量生活质量变化时使用SF-36,SF-12,及疾病相关生活质量量表),开展数据合并使用的效应指标。它消除了多个研究间绝对值大小的影响,还可消除多个研究测量单位不同的影响。但SMD是一个没有单位/量纲的统计量,对SMD的结果解释应谨慎。

3. 对时间-事件数据,若能获得单个病例数据,就可采用原始研究使用的统计方法进行统计分析,如采用Cox比例风险模型计算RR。若可从研究中获取O-E和方差数据,常可选用Peto OR作为合并统计量。对如何获取时间-事件数据的合并效应量,文末参考文献已有详细讲解。

三、合并统计模型的选择

干预性研究的数据统计学合并(即常规Meta分析)通常包括固定效应模型(fixed-effect model,FEM)和随机效应模型(random-effect model,REM)。固定效应模型假设各研究的效应量(effect estimate)相同,其差异仅来自于随机误差(random error)。随机效应模型假设各研究间的本身效应不同,呈正态分布;研究间差异不仅因随机误差,还由本身效应差异导致。注意:随机效应对变异来源的考虑比固定效应更多,更符合实际情况。因此,基于随机效应模型的合并效应量变异更大,即可信区间更大,获得的合并效应量更保守。

目前对合并模型的选择尚无统一认识,不同研究者、不同领域、不同干预对模型选择可能不同。但随机效应模型更符合实际情况,因为Meta分析纳入研究间通常存在或多或少的差异,很可能导致真实的研究效应存在差异。

有些研究者还根据异质性检验结果选择模型。如异质性检验$p > 0.1$,$I^2 < 50\%$时,认为研究间差异不存在统计学意义,而选择固定效应模型。在异质性较大时,则选择随机效应模型。注意:这种方式仅根据统计学结果来选择模型可能并非最佳方法。研究者需同时考虑研究间在人群、干预、结局等方面是否存在重要差异,并结合临床情况和统计学结果做出合理的决定。

样本量和事件发生率也可能会影响模型的选择。Meta分析中若某个研究比其他研究的样本量大很多(如该研究样本量为10 000,其他在100~300之间),固定效应模型有可能是更好的选择。因为这种情况下,大样本研究将获得更大的权重,并对合并效应量提供更大的贡献。这种方式主要基于以下考虑:①小样本研究受样本量限制有可能不能通过随机使重要的预后因素在组间达到较好的平衡(即有可能或多或少存在混杂);②大样本、多中心研究通常在设计、实施和人群选择方面更广,提供更稳定、适用性更广的结果。

发生率很低的情况下对合并模型的选择不仅需要考虑临床情况的差异,更需要考虑此种情况下数据的统计学特征。使用随机效应模型可能过多考虑了变异,固定效应模型可能更适合。许多情况下,效应模型的选择可能并不会对合并效应量产生重要影响。注意:目前对罕见事件的数据合并尚未形成统一认识,可能合理的办法是选用其中一种作为主要分析模型,另一种作为敏感性分析,比较效应量是否存在重要变化。

在 Meta 分析的数据合并中有时还需考虑不同的统计学方法(比如 IV、M-H、Peto 法)等,可详见 Cochrane 系统评价手册。

四、异质性问题的考虑和检验

异质性就是指研究间的差异有统计学意义。Meta 分析中异质性涵盖的范围很广,如研究设计不同、研究间人群特征的差异、用药剂量不同、随访时间差异、结局指标变化等。这些差异有可能导致各研究间的效应量存在差异。如本章图 13-1 中,JUPITER 的研究显示他汀类药物降低了高风险人群的死亡风险;但 ASPEN 的研究则显示他汀类药物未降低风险。

按差异表现的方式,异质性可分 3 种类型:

1. 方法学异质性(methodological heterogeneity) 包括 Meta 分析各研究在设计方法(如是否使用盲法、是否存在随访时间长短等)及偏倚风险存在的不同。

2. 临床异质性(clinical heterogeneity) 包括研究中人群特征、干预特征和结局指标 3 方面的差异。

(1)人群特征的差异:如在他汀类 Meta 分析中,各研究的性别、年龄、是否患糖尿病等。这些差异存在于单个受试者之间,也存在于研究间。研究间的差异反映总体情况,如研究间性别比例、平均年龄、糖尿病比例等。

(2)干预特征的差异:包括干预和对照的时间长短、强度、类型、对照。如在他汀类药物的 Meta 分析中,他汀类药物包括普伐他汀、洛伐他汀、阿托伐他汀、斯伐他汀等,对照包括安慰剂和一般处理,即使相同药物其剂量在研究间也可能存在差异。但这些差异通常仅存在于研究间,研究内的干预方式则相同。

(3)结局指标的差异:包括因定义不同导致研究间的结局指标可能不同。如在一些心血管研究中,心肌梗死未包含隐匿性心肌梗死事件,而其他研究则定义更广泛。生活质量的评价中有可能因使用不同的量表导致生活质量评价在研究间有差异,这些差异通常也只存在于各研究间。

3. 统计学异质性(statistical heterogeneity) 以上两种类型的差异最终要通过效应量在 Meta 分析中反映出来。而在研究间表现出的效应量差异被称为统计学异质性。

多数情况下,Meta 分析各研究间存在或大或小的方法学和临床异质性,可能影响研究的合并和解释。因此,研究者在研究的策划阶段尤须考虑如何检验和处理异质性。

统计学异质性的检验通常包括卡方检验和 I^2 统计量。理想情况下,研究者应在策划阶段初步设定卡方检验 P 值和 I^2 值的界限来定义统计学异质性是否有意义。许多 Meta 分析常将 $P < 0.1$ 或 $I^2 \geqslant 50\%$ 作为研究间是否有统计学异质性的界值,注意:该界值并非固定值。因 Meta 分析的异质性检验常受研究数量的限制,对异质性检验和分析的统计学效能通常较低。部分研究者相对保守,认为 $I^2 \geqslant 40\%$,就表明研究间的效应量差异已经足够大,有可能影响对合并结果的解释。部分方法学指南(如 Cochrane 系统评价手册)进一步对 I^2 进行多级划分,并对不同的界值提出了相应的处理办法。

五、异质性问题的处理

前面已提到,Meta 分析各研究间总是存在或大或小的差异,包括方法学或临床的差异。这些差异有可能导致研究间效应量的不同。忽略研究间的重要差异,简单合并有可能产生错误的合并效应量,从而误导临床。如前述他汀类药物在非糖尿病患者中使用能有效降低全因死亡率,但在糖尿病患者中无效。若忽略该差异,总体上合并将导致他汀类药物在糖尿病患者身上的无效使用,造成资源浪费,还可能导致相关不良反应。

因此,Meta 分析中需要开展相关数据分析,探索哪些因素有可能导致各研究效应的不同。亚组分析(subgroup analysis)和 Meta 回归(Meta regression)是两种最主要的分析方法。两者的统计学方法有差异,但目的都是分析干预结果在不同情况下是否有差异,如他汀类药物降低死亡的风险在糖尿病和非糖尿病患者群中是否不同。若不同,则表明糖尿病是影响干预效果的因素。

亚组分析通常一次只能分析一个因素。Meta 回归通常作为亚组分析方法的延伸,样本量允许时可考虑多个因素,因此可更好控制混杂。但多数情况下受纳入研究数量的限制,通常难以开展多因素的 Meta 回归。文末的参考文献已经对 Meta 回归和亚组分析做了详细的方法学介绍。受篇幅限制,这里不再详述。

注意：亚组分析和 Meta 回归也有局限。通常情况下开展亚组分析或 Meta 回归越多越可能出现阳性结果，但有可能是假阳性。如对同一研究作 14 次不同的亚组分析时，发现阳性的几率将达 50%，其中可能存在假阳性。

为了减少错误的研究结果，研究者应预先设定用于亚组分析或 Meta 回归的因素，且数量应较小。理想情况下还应界定用于分析因素的具体情况，如界定亚组及预先设定研究结果在不同亚组的方向等。

研究者通常要在众多差异中确定选择哪些作为亚组分析的因素，这主要根据研究者目的、数据特性、亚组对临床的意义来决定。在他汀类药物用于预防主要冠脉、脑血管事件风险的 Meta 分析中，研究者预先确定了性别、年龄和是否患糖尿病作为亚组分析的因素。这是研究团队最感兴趣的三个方面，研究结果对临床也有重要意义，但这三个因素在研究内各受试者间存在差异。常规 Meta 分析是基于研究水平的分析，若不能获得每个受试者的数据将难以开展亚组分析。该研究中研究者另外联系各试验作者获得额外的数据，得以开展亚组分析。

大多数 Meta 分析中开展亚组分析选择的亚组因素常为方法设计和干预特征方面的差异。因为这些因素仅在研究间存在不同，在研究内一致，确保了开展亚组分析的可行性。

六、敏感性分析

Meta 分析在合并研究时面临各种各样的选择，如选用效应量指标（OR 和 RR），是否考虑合并同样结局指标的定义有差异的研究？在处理失访数据时应选用哪种假设，是否纳入相同疾病不同诊断标准的研究（如糖尿病的诊断标准可以 HbA1c，空腹血糖，任意血糖）等。这些决定有可能影响研究合并的最终结果，导致合并效应发生重要改变，研究者解释合并结果时需要更谨慎。敏感性分析（sensitivity analysis）是在 Meta 分析中评价这些选择对合并结果影响的方法。

敏感性分析实际上是对同一 Meta 分析的研究数据采用不同的方法进行合并，比较合并效应量是否有重要差异。如之前提到的选用 OR 和 RR 合并数据，再比较两种情况下合并的效应量。

敏感性分析涉及的范围较广，包括：

（1）纳入/排除标准的一些重要选择：如对疾病诊断指标的差异（如糖尿病诊断标准有多个）、对干预/对照定义的差异（如常规治疗在不同的研究定义可能不同）、对结局指标的定义差异。

（2）数据分析方法的一些重要选择：如不同效应量指标的选择、固定效应和随机效应的选择、不同统计学合并方法的选择（如 M-H 法和 IV 法）、不同的失访数据处理等。

（3）数据利用方式的选择：如将连续性变量转化为二分类变量界值点的选择、调整和非调整数据的使用、交叉设计的 RCT 数据不同使用方式、连续性变量数据在标准差缺失时的估算方式等。

敏感性分析时应注意如下问题：

（1）敏感性分析可对以上提到的因素开展多个比较。但实际情况中，研究者通常预先选择较少的因素作为敏感性分析的考察因素。多数 Meta 分析在策划阶段的考虑多以诊断指标和数据分析方法为主。

（2）研究者有时会问，需要预设多少敏感分析才合适，对此尚无统一标准。重要的是对研究者在实施研究前已意识到的重要选择进行考虑和预设。这需要研究者对研究问题本身有深刻的认识，同时临床医师和统计学家在纳入、排除标准和数据分析方法方面能提供相应建议。

（3）研究者需要了解：多数情况下预先设定的敏感性分析只能解决研究数据存在的部分问题。实际数据通常比预设情况更复杂。此时，研究者可根据数据的具体情况增加敏感性分析，提高研究结果的可靠性。

（4）很多研究者常将敏感性分析和异质性处理混淆。敏感性分析通常是针对研究者在研究过程中面临的选择和决定，运用替代/估算的数据处理方法，比较不同处理方式对合并效应量的影响。异质性处理是针对研究本身存在的差异（非研究者的决定和选择），分析干预的结果在异质性因素的不同水平（如不同性别、不同并发症）是否有差异。

敏感性分析是为了评价合并效应量是否受到研究者的相关选择和决定的影响，分析结果的稳定性。异质性分析是为了确定干预结果在不同的临床情况或者方法学特征下是否有差异。

综上所述，高质量防治性研究 Meta 分析是一项复杂的工作，需要进行缜密周到的研究策划和设计，严格按照研究方案收集研究数据，运用正确的方法分析研究数据，并合理解释研究结果。建立一支多学科交叉的研究团队（如临床流行病学、临床医师、生物统计学家等）方可确保研究在设计、实施、分析和解释全过程的高质量。

（孙　鑫　李　玲）

参 考 文 献

1. Bradburn J, Deeks J, Berlin A, et al. Much ado about nothing: a comparison of the performance of meta-analytical methods with rare events. *Stat Med*, 2007, 26 (1): 53-77.

2. Higgins T, Green S. Cochrane Handbook for Systematic Reviews of Interventions Version 5.1.0. [updated March 2011]. The Cochrane Collaboration, 2011. www.cochrane-handbook.org.

3. Rothwell M. Treating individuals 2. Subgroup analysis in randomised controlled trials: importance, indications, and interpretation. *Lancet*, 2005, 365 (9454): 176-186.

4. Sun X, Briel M, Walter D, et al. Is a subgroup effect believable? Updating criteria to evaluate the credibility of subgroup analyses. *BMJ*, 2010, 340: c117.

5. Thompson G, Higgins P. How should meta-regression analyses be undertaken and interpreted? *Stat Med*, 2002, 21 (11): 1559-1573.

6. Tierney F, Stewart A, Ghersi D, et al. Practical methods for incorporating summary time-to-event data into meta-analysis. *Trials*, 2007, 8: 16.

7. Whitehead A, Omar Z, Higgins P, et al. Meta-analysis of ordinal outcomes using individual patient data. *Stat Med*, 2001, 20 (15): 2243-2260.

第十四章 观察性研究系统评价/Meta 分析

观察性研究是对客观现象或事实进行直接/间接询问或观察的研究方法,其主要特点是无人为施加处理因素,只是"被动"地观察客观事实。

受医学伦理学及资源条件等限制,多数研究者只能进行观察性研究,因此观察性研究占医学科研很大比例。但目前公认证据质量最高的 Cochrane 系统评价却绝大部分仅纳入 RCT 研究结果,非 Cochrane 系统评价也主要源于 RCT 研究结果。观察性研究系统评价则相对较少见诸学术期刊,这与观察性研究在医学科研中所占数量比例不相称。主要因为:①观察性研究不完全具备随机、对照等医学科研原则,其研究结果偏倚比 RCT 研究大,在循证医学证据体系中处于较低等级。②观察性研究具体研究方案种类繁多,所涉偏倚也更复杂,其文献质量受偏倚影响差别较大,而目前尚无公认的观察性研究偏倚风险评价工具(尤其是横断面研究偏倚风险评价工具)。因此,观察性研究的固有缺陷及观察性研究系统评价方法学的不成熟,使研究者难以利用观察性研究制作高质量的系统评价。

日益增长、数量庞大的观察性研究既是独特证据,又是对干预性研究的很好补充,不断完善方法学以科学开展观察性研究系统评价是医学科研发展的必然需求与内在要求。本章主要介绍观察性研究系统评价的制作方法:一为顺应医学科研发展的需求;二为开拓读者的视野;三为向同行专家抛砖引玉以促进观察性研究系统评价方法学的成熟与规范。

第一节 概 述

一、观察性研究的定义与作用

观察性研究(observational study)是不对研究对象施加任何干预措施,通过观察或访问的方法,客观地记录研究对象的状况和变化、描述疾病/健康问题分布规律或加以分析的科研方法。

由于未施加干预措施,也被称为非实验研究(non-experimental study)。按是否事先设立对照组,又可将其分为描述性研究和分析性研究两大类。

1. **描述性研究(descriptive study)** 是指通过调查或记录疾病/健康问题在人群中的分布特征及发生、发展规律,为病因学研究提供假设和线索的科研方法。描述性研究包括横断面研究(现况调查)、生态学研究、纵向研究、个案分析、病例报告和病例系列分析等,最常见类型是横断面研究。描述性研究未事先设立对照组,在确定暴露与疾病间因果联系时有较大的局限性。

2. **分析性研究(analytical study)** 是指通过分析疾病与暴露因素的关系,探索或验证病因及疾病的影响因素,提出疾病预防或控制措施的科研方法。其基本研究类型为队列研究和病例-对照研究两种。分析性研究虽有事先设立的对照组,但研究对象的入组分配过程不随机,且暴露因素不能人为控制,其研究结果比 RCT 受到更多偏倚影响。

因此,不能完全随机分组及不能人为施加处理因素是观察性研究与实验研究的根本区别和特点,决定其只能"被动"地观察客观存在的现象。

二、观察性研究系统评价简介

(一)观察性研究系统评价的历史沿革

全球最早的 RCT 系统评价为报道于 1973 年有关静脉链激酶治疗急性心肌梗死 8 个 RCT 的 Meta 分析;1976 年 Meta 分析首次得到命名。1991 年 1 项观察性研究系统评价的结论支持了俯卧睡眠姿势与婴儿猝死综合征间的关系;李辉等系统评价了 1980~1994 年间中文发表的食管癌外科治疗文献,其结果为放/化疗对食管癌手术切除率及术后生存率并无显著影响。这些较早期的研究报道显示观察性研究系统评价产生于 20 世纪 80~90 年代。

与 RCT 的系统评价相比,目前观察性研究系统评价的数量较少,制作过程与应用尚不规范。为规范撰写、编辑和阅读观察性研究系统评价报告,

1997 年 4 月美国疾病预防与控制中心组织多位专家成立方法学组，讨论并制定了观察性研究系统评价的内容报告规范（MOOSE）。1999 年 Cochrane 协作网于丹麦哥本哈根正式成立了"Cochrane 非随机对照研究方法学小组（NRSMG）"，涉及的研究类型为病例 - 对照研究和队列研究。随着方法学的逐渐完善，目前观察性研究系统评价数量日益增多，其所得出的有价值结论已为实践提供了行之有效的指导。

（二）观察性研究系统评价的特点

观察性研究系统评价相比 RCT 系统评价，其主要优势体现于病因研究和描述性研究。病因研究因伦理学限制通常无法设计 RCT，大样本队列研究是其最高等级的原始研究证据，基于队列研究的系统评价则能为病因研究提供最高等级的二次研究证据。描述性研究是流行病学中的一个重要研究领域，如对疾病发病率的现况描述等。RCT 通常不关心疾病现况，此时描述性研究系统评价在提供更大规模信息上独具优势。但观察性研究因较大的结果偏倚难以成为高等级证据级别，故研究者较少单独选用观察性研究制作系统评价；对观察性研究系统评价的统计方法学业内分歧较大，盲目地合并观察性研究干预/暴露效应统计量可能放大各种潜在偏倚，甚至得出错误结果。因此，观察性研究系统评价的出现虽仅稍晚于 RCT 系统评价，但其方法学的发展速度和成熟程度及论文数量与后者差距较大。

观察性研究系统评价所纳入的原始研究主要为队列、病例 - 对照和横断面研究三种类型。在制定纳入/排除标准和筛选文献时，应根据研究目的和偏倚风险判断选择纳入三类原始研究中的某一种或同时纳入几种。

（三）观察性研究系统评价的应用

原始研究中 RCT 的证据质量最高，但很多研究问题在可行性和医学伦理学方面不适合应用 RCT。观察性研究设计更适合和可行，且能提供 RCT 所无法提供的重要信息，目前在医学研究中仍占很大比重。观察性研究系统评价主要用于：①系统研究疾病的病因或危险因素；②探讨影响疾病发生、发展和预后的因素；③某些没有或缺乏 RCT 证据的临床治疗领域，尤其是外科手术治疗、吸烟、饮酒及药物成瘾治疗；④评价诊断试验的准确度；⑤研究药物的不良反应；⑥罕见疾病/健康问题结局、预后等的定性系统评价。其中诊断试验在第六章与第十二章作了详细介绍，不再赘述。

第二节 观察性研究系统评价制作流程

观察性研究系统评价制作流程与其他类型系统评价基本相同，仅在问题的提出、原始研究偏倚风险评价和报告规范等方面与其他研究类型有所不同。本节主要介绍观察性研究系统评价的制作及过程中的注意事项。

一、提出问题与制定方案

（一）提出问题

观察性研究系统评价相比其原始研究，在系统评价所占比例较低，提示其相对较难发表。因而其选题必须具有很好的实用价值、可行性和创新性。研究者应从本专业角度出发，在确定研究问题之前务必明确该研究能解决什么问题，有无实际应用价值；如已有足够的高质量 RCT 用于解决目标问题，则可视情况不选择纳入观察性研究。具体选题时，可根据第一节所述观察性研究系统评价的 6 个作用进行选择。目前观察性研究系统评价的研究目的中病因或危险因素分析比例较大，现况描述、罕见事件结局和预防控制效果评价等相对较少。

（二）转化问题

观察性研究系统评价在转化问题时有其特殊性，研究者可不必按 PICO 四要素转化问题。如进行描述性研究的系统评价时，研究者仅需关心研究人群（population，P）和研究结局（outcome，O）两个要素；而进行疾病危险因素系统评价时，研究者所关注的四要素内涵发生了变化，这时的四要素应该为 PECO 四要素，其中 E 为暴露因素（exposure）。

（三）制定研究方案

制定观察性研究系统评价研究方案的过程与一般系统评价相同，需要确定研究小组，制定详细的研究方案包括题目、文献检索策略、偏倚风险评价工具和数据分析方法等。

二、文献检索策略及筛选

文献检索应遵循查全的原则，尽量减少选择性偏倚和语言偏倚。具体检索策略应按照已制定的研究方案进行（具体检索技巧请参照第四章）。文献检索完成后，初筛应严格按照研究方案中的纳入/排除标准执行，不能随意更改纳入/排除标准或研究目的。筛选文献过程中应注意：①分析病因、疾病影响因素或评价预防措施效果时，通常全面应纳入 RCT、非随机对照试验、队列研究和病例-对照研究等，但此类研究目的的 RCT 和非随机对照试验通常较少，故队列研究可作为提供证明因果关系的最佳证据。②描述疾病分布现状时，不仅要纳入横断面研究，有时还应纳入报告了描述性指标（如发病率）的队列研究或自身前后对照试验等，仅纳入横断面研究可能产生较大的纳入标准偏倚。③因"观察性研究"未在检索引擎中作为主题词标引，故在研究类型上不能像检索 RCT 那样使用主题词检索，只能采用自由词检索。

三、偏倚风险评价

观察性研究系统评价所纳入文献的偏倚风险评价对其结果有重要影响，因此，多种观察性研究偏倚风险评价工具应运而生。但目前尚无公认的观察性研究偏倚风险评价工具，本节介绍其中几种常用工具。

（一）队列/病例-对照研究偏倚风险评价工具

目前队列研究和病例-对照研究的偏倚风险评价工具中纽卡斯尔-渥太华量表（the Newcastle-Ottawa scale，NOS）最常用。该量表分为两部分，分别适用于评价队列研究和病例-对照研究。每部分均有三个栏目（共 8 个条目），分别为：研究人群选择（selection）、可比性（comparability）、暴露（exposure）或结果（outcome）评价。NOS 采用半量化星级系统评价偏倚风险，满分为 9 颗星（见表 14-1、表 14-2）。

（二）横断面研究偏倚风险评价工具

横断面研究偏倚风险评价工具目前非常不统一，甚至有许多横断面系统评价采用自制量表评价原始研究的偏倚风险。在此介绍两个相对较常用的横断面研究偏倚风险评价工具：

1. 美国卫生保健研究和质检局（Agency for Healthcare Research and Quality，AHRQ）推荐了横断面研究偏倚风险评价标准，包括 11 个条目，分别用"是"、"否"及"不清楚"作答（见表 14-3）。

2. 澳大利亚乔安娜循证护理中心（Joanna briggs institute，JBI）研制的横断面研究偏倚风险评价标准包括横断面研究偏倚风险评价标准（表 14-4）和经验总结、案例分析、述评类文献偏倚风险评价标准（表 14-5）。根据条目的符合程度给分：0 分为不符合要求，1 分为提到但未详细描述，2 分为详细全面描述。一般得分 > 总分的 70% 可认为偏倚风险较低。

四、数据整理

可设计一个统一的表格记录各种数据信息，包括文献类型、发表时间、设计方法、研究人群、诊断标准、干预措施/暴露因素（途径、剂量、时限）、随访时间、结果、测量方法等。资料提取表格推荐使用 Microsoft Access 或 Epidata 软件，提取数据信息应包括分组情况、每组样本数和研究效应的测量指标等。重点是研究效应的测量指标，应根据不同研

表 14-1　队列研究的 NOS 评价标准

栏目	条目	标准
研究人群选择	暴露组的代表性如何（1 分）	①真正代表人群中暴露组的特征*；②一定程度上代表了人群中暴露组的特征*；③选择某类人群，如护士、志愿者；④未描述暴露组来源情况
	非暴露组的选择方法（1 分）	①与暴露组来自同一人群*；②与暴露组来自不同人群；③未描述非暴露组来源情况
	暴露因素的确定方法（1 分）	①固定的档案记录（如外科手术记录）*；②采用结构式访谈*；③研究对象自己写的报告；④未描述
	确定研究起始时尚无要观察的结局指标（1 分）	①是*；②否
组间可比性	设计和统计分析时考虑暴露组和未暴露组的可比性（2 分）	①研究控制了最重要的混杂因素*；②研究控制了任何其他的混杂因素*
结果测量	研究对结果的评价是否充分（1 分）	①盲法独立评价*；②有档案记录*；③自我报告；④未描述
	结果发生后随访是否足够长（1 分）	①是（评价前规定恰当的随访时间）*；②否
	暴露组和非暴露组的随访是否充分（1 分）	①随访完整*；②有少量研究对象失访但不至于引入偏倚（规定失访率或描述失访情况）*；③有失访（规定失访率）但未行描述；④未描述随访情况

*：给分点；组间可比性最高可得 2 分

表14-2 病例-对照研究的NOS评价标准

栏目	条目	标准
研究人群选择	病例确定是否恰当	①恰当,有独立的确定方法或人员*;②恰当,如基于档案记录或自我报告;③未描述
	病例的代表性	①连续或有代表性的系列病例*;②有潜在选择偏倚或未描述
	对照的选择	①与病例同一人群的对照*;②与病例同一人群的住院人员为对照;③未描述
	对照的确定	①无目标疾病史(终点)*;②未描述来源
组间可比性	病例和对照的可比性	①研究控制了最重要的混杂因素*;②研究控制了任何其他的混杂因素*
暴露因素的测量	暴露因素的确定	①固定的档案记录(如外科手术记录)*;②采用结构式访谈且不知访谈者是病例或对照*;③采用未实施盲法的访谈(即知道病例或对照的情况);④未描述
	采用相同的方法确定病例和对照组暴露因素	①是*;②否
	无应答率	①病例和对照组无应答率相同*;②描述了无应答者的情况;③病例和对照组无应答率不同且未描述

*:给分点;组间可比性最高可得2分

表14-3 AHRQ横断面研究评价标准

1. 是否明确了资料的来源(调查,文献回顾)?
2. 是否列出了暴露组和非暴露组(病例和对照)的纳入及排除标准或参考以往的出版物?
3. 是否给出了鉴别患者的时间阶段?
4. 若研究对象不是来源于人群,研究对象是否连续观察?
5. 评价者的主观因素是否掩盖了研究对象其他方面情况?
6. 描述了任何为保证质量而进行的评价(如对主要结局指标的检测/再检测);
7. 解释了排除分析的任何患者的理由;
8. 描述了如何评价和(或)控制混杂因素的措施;
9. 若可能,解释了分析中是如何处理缺失数据的;
10. 总结了患者应答率及数据收集的完整性;
11. 若有随访,查明预期的患者不完整数据所占百分比或随访结果。

表14-4 现况调查偏倚风险评价标准(JBI)

1. 研究目的是否明确,立题依据是否充分?
2. 研究人群如何选择?抽样方法?是否随机?
3. 是否清晰描述样本的纳入和排除标准?
4. 是否清晰描述了样本的特征?
5. 资料收集的工具是否具有信度和效度?
6. 核实资料真实性的措施是否合适?
7. 是否考虑到伦理问题?
8. 统计方法是否正确?
9. 对研究结果的陈述与分析是否恰当、准确?
10. 是否清晰阐述研究的价值?

表14-5 经验总结、案例分析、述评类文献偏倚风险评价标准(JBI)

1. 是否清晰标注该文章的来源?
2. 是否清晰描述撰写该文章的目的?
3. 作者在该领域是否具有影响力?
4. 所推荐的观点或建议是否以病人利益为中心?
5. 所推荐的意见或观点是否具有逻辑性?
6. 对观点或建议的分析是否合适?
7. 支持所推荐的观点或建议的文献是否充分?
8. 所推荐的观点或建议与以往文献是否有不一致的地方?

究目的选用不同的测量指标。资料提取过程应由两人独立按选择标准完成并加以核对。

1. 分析性研究 队列研究的测量指标可以为率(发病率、治愈率、死亡率、病死率、并发症发生率等)、RR、RRR、ARR、HR等。病例-对照研究通常不能获得发病(发生)率,主要使用OR。

2. 描述性研究 包括发病率、患病率、死亡率、发病密度和累积发病率等,最常见的是现况研究的患病率。

五、数据分析

观察性研究系统评价数据分析具体过程可参见第十一章系统评价总论。本章介绍几点观察性研究系统评价中主要关注的方法和争议问题。

(一)Meta分析

观察性研究系统评价中的Meta分析在方法学

上尚不完善，存在较多问题和争议。常见的问题和争议如：①在 Meta 分析中能否合并队列研究和病例 - 对照研究的 OR？有人认为队列研究和病例 - 对照研究中的 OR 由于研究设计的不同，其所衡量率值的性质不同，如同厘米与千克无法相加一样，上述两种 OR 在 Meta 分析中也无法合并。另有人认为队列研究和病例对照研究的 OR 在计算方式上是一致的，若队列研究和病例 - 对照研究的 OR 未因偏倚相差很大，则可进行合并。但目前尚无公认的方法判断两种研究的偏倚差异是否在 OR 值的可合并范围内。②观察性研究的数据常常会根据不同情况进行调整，因此在提取数据时有可能每个研究中调整因素不一样，如有些研究调整体重而另一些研究调整身高，此时该如何处理和解释？这些问题目前均没有解决的"金标准"，是以后方法学上的研究重点。

（二）敏感性分析

观察性研究由于其非随机性，偏倚风险相对较大，因此敏感性分析是制作观察性系统评价时的重要环节。敏感性分析实际上是对资料的重复分析，通过重新组合研究顺序来探讨某一因素对效应的影响。如改变纳入标准（特别是尚有争议的研究）、

排除低质量研究、采用不同统计方法 / 模型分析同一资料等方法，观察合并指标（如 OR 和 RR）的变化。通过对这些资料的重新分析，可了解一些不确定因素的影响以衡量偏倚风险和异质性。当文献来自同质研究，理论上异质性低，则文献的敏感性也低。例如排除某篇文献时对合并 RR 有明显影响，可认为该文献对合并 RR 敏感，反之则不敏感。

六、观察性研究系统评价的报告规范

完成数据分析后即可撰写论文，2000 年美国疾病预防控制中心发布了目前公认的观察性系统评价的报告规范 MOOSE（meta-analysis of observational studies in epidemiology）。为提高系统评价的报告质量和透明度，应按照 MOOSE 规范中的要求撰写（见表 14-6）。

七、后效评价

系统评价完成后，其结果还需在实际工作中进行后效评价，包括：①接受临床实践的检验和临床医师的评价；②成本效益评价；③若将结果应用临床干预或健康教育时，要及时进行重新评价，检验干预的效果。

表 14-6 观察性研究系统评价或 Meta 分析（MOOSE）的推荐报告规范

文章段落	报告内容
1. 研究背景	定义研究问题，陈述研究问题假设，确定研究结局 暴露 / 干预措施，研究设计类型，研究人群
2. 文献检索策略	文献检索的资格（如图书管理员和调查员） 文献检索策略，包括文献检索的时间范围和使用的关键词 尽可能获取所有文献，包括研究文献作者的个人通信 检索的数据库和档案库 采用检索软件及其版本号，包括使用的特殊功能（例如进行主题词及 其下位词的扩展检索） 手工检索（如已有文献的参考文献清单） 列出纳入和排除的文献及判断标准 处理非英语文献的方法 处理只有摘要和未发表文献的方法 介绍个人通信的情况
3. 研究方法	描述检索文献是否符合研究问题 数据整理和编码的基本原则（如有完善的临床编码规则或便于编码） 数据分类和编码的记录（如多个文献评价者，盲法，及文献评价者间的一致性） 混杂的评价（如纳入研究中病例和对照的可比性） 评价研究质量，包括对质量评价者采用盲法，对研究结果的可能预测值进行分层分析或回归分析 评价研究的异质性 详细介绍统计分析模型，以便能重复该研究（如详细描述采用的固定效应模型或随机效应模型， 采用该研究模型分析研究结果的理由，剂量反应关系模型，或者累积 Meta 分析） 提供合适的统计图表

续表

文章段落	报告内容
4. 研究结果	绘图总结纳入各研究和汇总研究结果
	列表描述纳入各研究结果
	研究结果的敏感度分析（如亚组分析）
	研究结果统计学稳健性的指标
5. 讨论	定量评价偏倚（如发表偏倚）
	解释排除标准的合理性（如排除非英语文献）
	评价纳入研究的质量
6. 研究结论	导致观察到结果的其他可能原因
	根据研究所得数据，在评价文献涉及的领域，评价研究结论的外推性
	为以后该问题的研究提供指导意见

第三节 观察性研究系统评价 Meta 分析应用实例

只纳入观察性研究的系统评价可分为分析性研究系统评价和描述性研究系统评价两类，本节各举一个实例介绍其制作过程和注意事项。

一、分析性研究系统评价实例

示例文献：Sgolastra F, et al. Relationship between Periodontitis and Pre-Eclampsia: A Meta-Analysis. *PLoS One*, 2013, 8(8): e71387.

（一）研究背景

先兆子痫（preeclampsia, PE）是妊娠期高血压疾病的表现之一，其特征表现为胎盘血管反应异常、广泛血管痉挛、凝血系统激活及肾、肝和脑等器官灌注降低。发生 PE 时，孕产妇可出现血压升高、蛋白尿、全身性水肿等症状；胎儿主要表现为宫内生长受限。以往研究表明 PE 的发生率与感染及炎症密切相关，牙周病（periodontal disease, PD）作为一类慢性炎性口腔感染，其与先兆子痫的关系目前已有较多研究。该研究拟纳入观察性研究作系统评价，进一步评价 PD 与 PE 之间的关系。

（二）文献检索及纳入/排除标准

1. 检索数据库 包括 Medline、Cochrane Controlled Clinical Trial Register、Cochrane Database of Systematic Reviews、Database of Abstracts of Reviews of Effects、CINAHL、Science Direct、ISI Web of Knowledge 和 SCOPUS，时间段为建库～2013 年 3 月 24 日。

2. 检索策略 主要检索关键词包括 periodontal diseases、pre-eclampsia、pregnancy hypertension 等。

检索式的设计采用了 Mesh 主题词表和截词检索，并手检了 14 种期刊，期刊的出版年份及语种无限制。

（三）文献筛选及统计分析方法

1. 纳入/排除标准

（1）纳入标准：①研究类型包括横断面研究、前瞻性队列研究或病例-对照研究；②研究中需分析了 PD 与 PE 的关系；③ PD 根据临床或影像学参数定义；④研究中报告了 PD 和 PE 的明确定义；⑤研究对象为成人。

（2）排除标准：①研究对象中包含患全身性疾病的患者；②未校正已知混杂因素；③未报告适合的数据指标；④子研究或重复研究；⑤研究结果与本研究目的无关。

2. 偏倚风险评价 采用 NOS 量表评价初筛后文献的偏倚风险。

3. 统计分析方法 Meta 分析软件采用 RevMan 5.0，合成指标包括 OR 值及其 95% CI；对不同研究类型、PD 的严重程度、PD 的定义方法及诊断把握度分别进行亚组分析。

（四）结果与结论

1. 文献筛选及偏倚风险评价结果 初检获 348 篇文献，按纳入/排除标准初筛后获 30 篇文献；再以 NOS 量表评价偏倚风险，最终纳入 15 篇质量较高的文献，包括 4 个队列研究和 11 个病例-对照研究。没有文献得满分，仅 2 篇文献在"研究对象的选择"及 9 篇文献在"组间可比性"中得满分，所有文献均未在"结果/暴露因素测量"中得满分。

2. 统计分析结果 共进行了 5 次 Meta 分析，包括 1 次总的 Meta 分析及 4 次亚组分析。受篇幅所限，在此仅给出根据不同研究类型进行亚组分析的森林图，其中包含总的 Meta 分析结果（图 14-1）。

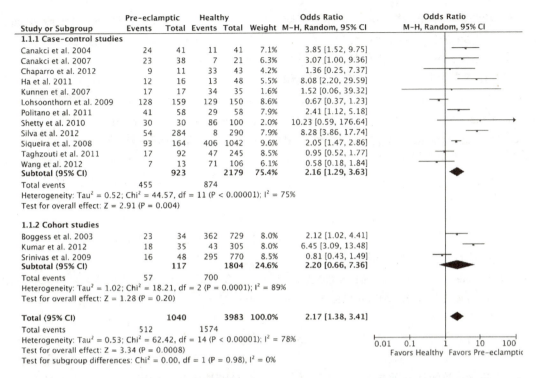

图 14-1　PD 与 PE 关系的不同研究类型亚组分析森林图

15 个研究的总结果为牙周炎可增加先兆子痫的发病风险。但亚组分析中：①根据研究类型分亚组：11 个病例 - 对照研究的合并结果为 PD 可增加 PE 的发病风险；而 4 个队列研究的合并结果为两者无关联；②根据 PD 不同定义方法分亚组：使用临床附着水平（clinical attachment level，CAL）及牙周袋深度（probing pocket depth，PPD）定义和单独用 PPD 定义 2 个亚组合并结果为 PD 可增加 PE 的发病风险；而单独用 CAL 定义的亚组合并结果为两者无关联；③根据 PD 的严重程度分亚组：轻度 PD 和重度 PD 2 个亚组合并结果均为 PD 和 PE 无关联；④根据 PD 是否确诊分亚组（采用 Nibali 制定的诊断标准）：PD 确诊的亚组合并结果为两者无关联；而 PD 不确诊的亚组合并结果为 PD 可增加 PE 的发病风险。亚组分析结果图请参见原文。

3. 讨论与结论　该研究的总 Meta 分析结果表明 PD 可能增加 PE 的发病风险，但各亚组分析结果却不一致。亚组分析因研究数量减少，导致其 Meta 结果受低权重研究的潜在影响，因此队列研究在设计上虽然优于病例 - 对照研究，但其亚组分析结果并不一定比后者可靠；对其他分组方法的亚组分析结果出现的差异，也难以下确定结论。

结论：PD 可能是增加 PE 发病风险的一个因素，但此结论受到 PD 的不同定义方法和诊断标准及文献质量的影响。

（五）点评

该研究制定了完善的检索策略，并采用 NOS 量表评价了初筛文献的偏倚风险，较好地控制了文献检索和筛选的偏倚。结果分析时根据不同研究类型、PD 定义方法、严重程度和诊断标准特征等进行亚组分析，提出了在制作 PD 相关系统评价时应综合考虑 PD 定义方法、严重程度和诊断标准对研究的影响，对将来的研究有很好的启示作用。

但该研究在讨论中对亚组分析产生不同结果的原因只有模糊解释，未具体分析各研究质量不同给亚组分析结果带来的影响。如当 4 个队列研究均为较高质量的研究，而 11 个病例 - 对照研究均为较低质量的研究时，则 4 个队列研究的亚组分析结果可能更具说服力。该研究所纳入的研究中有较多小样本研究，但并未进行敏感性分析，可能在一定程度影响其结果的可靠性。

二、描述性研究系统评价实例

示例文献：Matcham F, et al. The prevalence of depression in rheumatoid arthritis: a systematic review and meta-analysis. *Rheumatology*, 2013.

（一）研究背景

抑郁症（depression）已被证实可增加风湿性关节炎（rheumatoid arthritis，RA）患者的疼痛与疲劳，降低其健康相关生命质量并增加医疗成本。影响 RA 患者人群抑郁症发病率的调查研究质量的因素主要为：①难以区分抑郁症和 RA 引起的机能减退或衰弱症状；②难以执行抑郁症的金标准，如美国精神障碍诊断与统计手册（diagnostic and statistical manual of mental disorders，DSM），因此研究者大多使用简便易行的抑郁量表对其进行测评，这些量表的条目和诊断阈值不一致，可能导致较大的信息偏倚。作者拟作 RA 患者人群抑郁症发病率的系统评价，研究目的包括合并各原始研究发病率、汇总各类抑郁症测评方法及观察不同研究特征对抑郁症发病率的影响。

（二）文献检索及纳入/排除标准

1. 检索数据库 包括 Web of Science、CINAHL、PsycINFO、Medline、EMBASE 和 PubMed，时间段为建库至 2012 年 10 月。

2. 检索策略 主要关键词包括：depression、rheumatology，并采用截词检索。

（三）文献筛选及统计分析方法

1. 纳入/排除标准

（1）纳入标准：①纳入研究类型包括：横断面研究、纵向研究或试验研究的基线数据；②发病率须由诊断标准、调查用诊断工具或经过验证的筛查工具测出；③须报告研究对象的具体人数或可以通过发病率算出；④样本量≥50 人。

（2）排除标准：①采用了选择性样本（如仅有女性样本）；②采用未成年人样本；③从病例资料中回顾性收集抑郁症状资料。

2. 偏倚风险评价 采用针对抑郁症发病率调查自制、总分为 10 分的量表评价原始文献的偏倚风险。

3. 统计分析方法 采用敏感性分析评价研究设计类型对原始研究结果的影响，发表偏倚检测使用漏斗图、秩相关法和 Begg 法，统计软件为 Stata 10.0。

（四）结果与结论

1. 文献筛选结果 初检获 28 328 篇文献，经纳入/排除标准初筛后获得 72 篇。文献质量普遍较低（中位得分为 3 分），没有文献得满分，但未根据文献质量剔除文献。

2. 统计分析结果

（1）抑郁症测评：纳入文献共包含 40 种抑郁症测评方法（详见原文表 2），主要测评方法为：30 个研究使用医院焦虑抑郁量表（Hospital Anxiety and Depression Scale，HADS）；25 个研究使用流行病调查中心抑郁量表（Center for Epidemiologic Studies Depression Scale，CESD）；8 个研究使用贝克抑郁清单（Beck Depression Inventory，BDI）。使用相同量表的各研究设定的抑郁诊断临界值存在一定差异。最常用的分类方法为按重度抑郁症（major depressive disorder，MDD）和轻度抑郁症（minor depression，MD）分两类。

（2）Meta 分析结果：根据不同测评方法分类的 MDD 发病率 Meta 分析结果见图 14-2。此外该研究还对样本量、文献评价质量、出版年份和调查区域进行了亚组分析，见原文表 3。Spearman 相关分析结果显示：RA 患者的平均年龄与抑郁症发病率呈正相关关系。

3. 讨论与结论 研究结果显示 RA 患者中抑郁症发病率较高，且发病率结果与测量工具、诊断阈值有较大关系。使用金标准（DSM）的研究合成结果为 16.8%，可见使用其他量表得出的发生率普遍偏高。研究结果提示：抑郁症和诊断中最主要的障碍仍是概念不清晰、患者对症状的主观判断不够准确和金标准难以执行等，将是以后研究的主要方向。

主要结论：① RA 患者中抑郁症发病率较高；②患者平均年龄较低的研究中抑郁症发病率较低。

（五）点评

该研究的检索数据库全面、检索策略完善，很好地控制了检索方面的偏倚。是首个对 RA 患者抑郁症发病率的系统评价，制作过程中各步骤均较规范（如有详尽的发表偏倚检测、异质性检验和亚组分析等），其结果为防治 RA 患者抑郁症提供了有效线索。

目前横断面研究的偏倚风险评价工具尚无公认标准，该研究使用自制工具评价偏倚风险，其合理性尚待研究。此外该研究虽然讨论了不同偏倚风险评价工具和诊断阈值会给结果带来差异，但是未得出统一的方法或建议，这也是一个不足之处。

综上所述，观察性研究系统评价日益成为循证医学中重要的证据类型，本章介绍了观察性研究系统评价的一般步骤和实例。在具体应用过程中应严格评价原始研究的偏倚风险，并在写作时遵循 MOOSE 报告规范。本章给出了观察性研究系统评价制作过程中的部分问题和争议，望各位读者与同行在此基础上进行更深入的研究，进一步完善其方法学，以供制作更高质量的观察性研究系统评价。

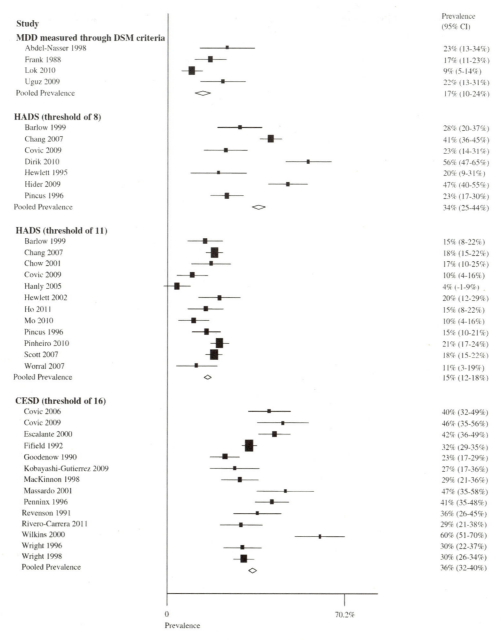

图 14-2　RA 患者 MDD 发病率 Meta 分析森林图

（姚应水　贺连平）

参 考 文 献

1. Grimes A, Schulz F. An overview of clinical research: the lay of the land. *Lancet*, 2002, 359 (9300): 57.

2. Stang A. Critical evaluation of the Newcastle-Ottawa scale for the assessment of the quality of nonrandomized studies in meta-analyses. *Eur J Epidemiol*, 2010, 25 (9): 603.

3. Sterne A, Egger M, Smith D. Systematic reviews in health care: Investigating and dealing with publication and other biases in meta-analysis. *BMJ*, 2001, 323 (7304): 101.

4. 曾宪涛, 刘慧, 陈曦, 等. Meta 分析系列之四: 观察性研究的质量评价工具. 中国循证心血管医学杂志, 2012, 4 (4): 297.

5. Sgolastra F, Petrucci A, Severino M, et al. Relationship

between Periodontitis and Pre-Eclampsia: A Meta-Analysis. *PLoS One*, 2013, 8(8): e71387.

6. Matcham F, Rayner L, Steer S, et al. The prevalence of depression in rheumatoid arthritis: a systematic review and meta-analysis. *Rheumatology*, 2013, 52(12): 2136-2148.

第十五章　卫生政策研究的系统评价

卫生政策的制定是受很多因素影响的复杂过程，如可获得证据、社会价值取向、利益相关者施压、可用资源甚至政策制定者的个人经历。专家观点、现有统计资料、相关人员的咨询意见及科学研究等都是对政策制定过程有重要影响的证据类型。资源稀缺与人们对卫生服务需求间的矛盾日益突出，推动了公共政策决策由主观决策向循证决策的转变。循证决策最重要的环节是获得系统全面和可靠的科学证据。卫生政策原始研究的数量近几十年间增长很快。如何利用卫生政策研究服务于政策决策和实施，改变卫生体系的绩效，也成为卫生政策研究者和卫生政策制定者共同关心的问题。系统评价为满足决策证据的需求，从大量分散、质量不等的原始研究中提炼出高质量证据，提供了很好的方法学工具。

但循证医学的系统评价方法很难直接套用于卫生政策领域，一些关键技术如数据来源、纳入标准、质量评价等尚待发展。卫生政策研究的系统评价方法目前仍处于探索和发展阶段，本章简介近年国内外探索的卫生政策系统评价方法。

第一节　概　　述

系统评价方法较早用于医学领域，用于评价临床防治和诊断措施或某些暴露因素的效果，已建立了相对成熟的方法学，并成为推动循证医学实践的重要手段。按照卫生政策过程，卫生政策分析包括确定政策问题、制定、执行与评价政策4大类型；根据制定卫生政策的目的，则可将卫生政策分为两类：①改善人们生存的物理和生物环境，从而提高人们健康水平的卫生政策，为公共卫生政策；②改变医疗卫生服务的筹资方式、组织形式、评估和监管或问责制度，以促进人们健康的政策，为卫生体系层面的政策。根据 WHO 的界定，卫生体系按照功能分为服务提供、卫生筹资、信息与证据、管理和规制及卫生人力五大功能。不同类别政策问题的分析都需要高质量研究证据的支持。学术界对

系统评价在这些政策分析问题上的作用仍在探讨中。虽然目前卫生政策系统评价更多地用于为卫生政策制定和政策评价提供证据支持，但也有学者认为随着系统评价方法的发展，不同类型的系统评价可为 4 个政策环节都提供证据支持。这种探讨主要因政策干预效果评价有其特点和难点。

1. **卫生政策干预效果难以直接测量和判断**　临床干预效果是指临床效果或疗效，判断一个临床干预措施的效果，主要从病人角度评估疗效，用死亡、病情和生理功能等作为临床结局指标，同时考虑病人的满意度。卫生政策干预效果的评价比较复杂：政策干预过程往往很长，其终极目标是促进人们健康水平，但这个效果不可能在短期内体现，只能选择中间指标来测量；政策干预执行过程中影响因素复杂，包括政策内部和外部环境的影响，不是一个单因单果的问题，一个干预措施的效果很难判断是某单一原因作用的结果。

2. **临床干预评价研究中，高质量 RCT 可为决策者提供高级别证据**　但政策干预评价，因资源和社会价值等条件限制，很难做 RCT。因此，政策性研究大部分是时间序列研究、对照研究和描述性研究等非试验性研究。

3. **卫生政策的制定和效果受政策内部和外部环境很多因素影响**　如国家和地区的可利用经济资源、政治制度、文化、道德和风俗习惯等外部因素；卫生政策执行者认知水平和执行能力等政策内部因素。因此，系统评价卫生政策的效果所得出的结论，还需要结合特定的环境和政治条件进行解释。

第二节　卫生政策研究系统评价的方法介绍

一、提出问题

（一）卫生政策系统评价提出问题的独特性

1. 从卫生政策系统评价的主题类型分析，决策过程包括确定决策问题、制定政策、执行政策与

评价政策4个阶段。每个阶段都是极复杂的过程。由于目的不同，每阶段所需要的证据类型不同，收集和评价证据的方法也不同。如评价影响执行政策的动力和阻力，既需要客观依据、政策问题的定量科学研究，也需要纳入政策执行者和对象的观点感受等定性数据。因此，卫生政策系统评价应首先明确其目的是为哪个政策阶段提供证据，再根据其要解决的政策问题种类，考虑收集和分析何种证据类型，才可能成为对政策制定者有作用的决策工具。

2. 临床防治性研究系统评价的研究主题往往是一个微观和明确的临床问题，研究对象为具有某种疾病特征的人群或某种药物的使用者，研究结果往往是某种临床技术或药物的临床效果。而卫生政策问题通常涉及范围较广，具有系统性、复杂性的特点；涉及不同的利益群体，受到其他政策的影响；涉及的干预手段较多，每种干预手段的效果都呈多维性。卫生政策系统评价的研究对象通常是人群或卫生服务机构，可以是有特殊疾病或处于特殊状态的人群，也可以是相关政府部门或卫生服务提供机构（如初级卫生保健服务、公共卫生服务、住院服务等部门）。因此，卫生政策系统评价的第一步，即将政策问题转化为待评价问题时，需要更多工作来界定问题的结构、概念和范围，才能使系统评价整个过程具有可操作性。

3. 卫生政策研究的系统评价可借鉴临床干预性系统评价的PICOS要素的界定模式。但宏观政策问题类型不仅包括干预措施评价，其实施背景对政策效果也有重要影响，故评价干预政策的问题界定中应加入背景（context）部分，可修正为PICOCS模式，即需要分别定义政策实施对象（participants）、政策内容（ntervention）、对比政策（comparison）、政策实施效果（outcome）、政策实施背景（context）和纳入的研究设计（study design）。也有研究者提出其他界定模式，如SPICE和ECLIPS模式。SPICE模式将问题分解为政策实施背景（setting）、政策的受益对象（perspective）、政策内容（intervention）、对比政策（comparison）和政策结果衡量指标（evaluation）。ECLIPS主要用于卫生服务研究系统评价中，将问题剖析为改善卫生服务提供的措施（expectation）、服务对象（client Group）、服务地点（location）、效果或影响（impact）、服务提供者（professionals）、卫生服务内容（services）。总之，卫生政策的系统评价主要应学习临床干预系统评价问题界定的思路，做到问题结构清晰、概念的内涵和外延明确，而问题结构的分解方法则可具体问题具体分析。

4. 一个可供参考的方法是"两段式卫生政策系统评价"的思路。①首先对一个宽泛的政策问题做描述性系统评价，收集和描述某个政策问题的所有相关研究，包括政策问题的现状、产生的原因、解决此政策问题现有的干预措施、干预对象、干预结果的指标、相关研究的分布、所用研究设计等；②再在此基础上，将复杂的政策问题和政策干预进行分类，根据各类问题对应文献的类型和特点，确定进行深入整合性系统评价的问题类型或干预措施。描述性系统评价要用理论框架解释数量大、类型多的证据，并从不同维度分析与整合纳入研究的主题内容和研究类型；具体政策问题的整合性系统评价，则需深入评价原始研究的研究偏倚，并定量或定性地合成原始研究的结果。

（二）卫生政策系统评价问题的类型

卫生政策问题的类型不仅局限于政策效果的评价，包括确定政策问题、制定政策、执行政策与评价政策四大类型。卫生政策研究者要通过系统评价为决策者提供证据时，首先应明确系统评价要为分析哪一类政策问题服务，并以此为基础界定系统评价所提出的问题类型（表15-1）。

1. **确定政策问题**　政策问题确定阶段的目的是发现政策需要优先解决的问题，此阶段政策制定者需要分析的具体问题包括：①了解政策问题的覆盖范围和严重程度；②政策问题在不同人群中分布状况；③与过去相比，与其他国家或地区相比或与原来的发展计划相比，目前政策问题的发展程度；④政策问题产生的根本原因等。这些信息是进一步制定针对性政策干预措施的依据。

2. **制定政策**　制定政策阶段针对需要优先解决的问题制定最优干预方案。此阶段政策制定者需要解决的具体问题包括：①了解目前解决此类政策问题的所有可选干预措施；②评价和比较目前相关干预措施的正面效果和负面后果；③评价各种可选干预措施的成本效果；④分析可选政策在本国或本地的可行性。

3. **执行政策**　政策执行即确定政策方案后将政策干预转换为现实的过程。此过程中政策制定和执行者更关心的问题是政策执行中可能的阻力和动力，以便更好地推动政策执行。

4. **政策评价**　政策评价是检验政策的效果，以确定政策延续、修正或终止的政策阶段。此阶段需要回答的问题是：政策执行是否达到了期望的正面效果、政策推行的成本及是否产生了负面影响。

表 15-1　不同卫生政策问题所需的各种类型系统评价

政策阶段	具体分析问题	系统评价需要的研究设计类型
确定政策问题	政策问题的覆盖范围和严重程度	现况调查、纵向数据趋势分析等描述性研究
	政策问题在不同人群中分布状况	描述性研究和定性研究
	政策问题产生的根源	队列研究、前后对照研究等观察性研究及定性研究
制定政策	总结目前解决此类政策问题的干预措施	描述性、观察性和效果评价研究、政策文件
	评价/比较目前相关干预措施的正面效果	效果评价研究，如 RCT、半随机对照试验研究、有对照组的前后对比研究及有间断的时间序列研究
	评价/比较目前相关干预措施的负面效果	效果评价研究、观察性研究
	评价各种可选干预措施的成本效果	成本效果、成本效益和成本效用分析
	政策可行性分析	观察性研究、定性研究
执行政策	政策实施的动力和阻力分析	观察性研究、定性研究
评价政策	评价政策干预的正面效果	效果评价研究，如 RCT、半随机对照试验研究、有对照组的前后对比研究及有间断的时间序列研究
	评价政策干预的负面效果	效果评价研究、观察性研究
	政策干预的成本效果分析	成本效果、成本效益和成本效用分析

（三）卫生政策研究系统评价的主题领域

按照卫生政策过程可以将卫生政策问题分为确定政策问题、制定政策、执行政策与评价政策四大类型；按照卫生体系的功能，卫生政策问题则可分为服务提供、卫生筹资、信息与证据、管理和规制及卫生人力五大主题领域。为推动系统评价在发展中国家卫生体系层面决策中的应用，WHO 卫生政策与体系研究联盟（the alliance for health policy and systems research）自 2007 年资助了三个系统评价主题中心，包含卫生筹资、卫生人力和非政府卫生机构，从一个侧面反映了当前卫生政策亟须证据的问题和研究的热点领域。

以卫生筹资为例，介绍目前系统评价在卫生政策问题上的应用，及有待继续需要利用系统评价方法提供证据的政策问题。卫生筹资政策一直是政策制定者和研究者比较关注的研究领域。卫生筹资机制共包括四个功能：资金收集（revenue collection）、资金汇集（pooling of funds）、卫生服务购买（purchasing）和卫生服务提供（provision of services）。系统评价的方法已被用于不少卫生筹资政策的分析和评价。资金收集政策方面的系统评价有：①中低收入国家使用者付费政策对卫生服务利用的影响；②服务利用者自付费用的改变对卫生服务利用的影响；③各种筹资机制对提高贫困人口卫生服务利用的效果。资金汇集政策方面的系统评价较少，扩大医疗保险覆盖率策略的系统评价是其中之一，因为扩大医疗保险覆盖人口是扩大资金筹集水平的重要手段。卫生服务购买方面干预政策的系统评价较多，主要集中在支付方式效果评价上，如一是支付方式对改

变初级卫生保健医生行为的影响；二是中低收入国家按绩效支付方式效果的评价；三是医院使用按绩效支付的效果评价。在支付方式以外，其他卫生服务购买方面的政策亦有不少系统评价，包括：①医疗保险中封顶线和共付额度的变化对药品利用的影响；②守门人制度的效果评价；③经济激励措施对预防性服务提供的影响。与卫生服务提供政策相关的系统评价有：①中低收入国家公立和私立卫生系统绩效的比较和评价；②将卫生服务吸引到欠发达地区经济激励措施的评价；③利用业余卫生服务人员提高妇幼卫生服务可及性干预措施的推动和阻碍因素。

卫生筹资领域的原始研究越来越多，但仍有许多卫生筹资领域的政策问题需要高质量的证据提供答案，有待试用系统评价的方法收集和整合现有原始研究和其他相关证据。如一是各种提高税收以增加卫生筹资水平的政策评价；二是各种卫生筹资机制对卫生服务利用者受益公平性的影响；三是提高医疗保险筹资层次的效果评价；四是医疗保险将自由参保转化为强制参保的影响评价。此外，在信息与证据、管理和规制及卫生人力这些主题领域，虽已开始有系统评价方法的应用，但仍有很多主题需要用系统评价的方法收集和评价原始研究，为政策制定者提供综合的、高质量证据。

二、检索卫生政策原始研究的常用数据库

卫生政策原始研究的检索同样需要综合性医学文献数据库，如 Medline，Embase，CENTRAL

等,详见第四章。本章主要介绍侧重收录卫生政策原始研究的数据库。

(一)数据库资源

1. Global Health 是针对国际公共卫生研究人员开发的专业性文献数据库,收录文章的学科范围包括社会医学和社区公共卫生。

2. Social Science Research Network(SSRN) 致力于全球快速传播社会科学研究成果,覆盖多个社会科学学科,包括卫生政策和卫生体系研究。不仅包括杂志出版物,还包括研究机构未发表的最新工作报告。

3. Public Affairs Information Service(PAIS) International 主要收录公共政策和公共事务有关的资源,不仅包括期刊,而且还包含政府、联合国、世界卫生组织等的出版物。

4. International Bibliography in Social Science 收录社会科学和交叉学科的资源,包括杂志文章、书籍和评论等出版类型。

5. Popline 人口和计划生育专题数据库,其中收录妇幼卫生政策相关的资源。

6. EconLit 收录经济学领域的期刊论文、书籍、研究报告和会议论文,覆盖多个经济学研究领域,包括卫生经济学和卫生政策研究的文献。

7. IDEAS(research papers in economics) 经济学、管理学数据库,收录多个国家的经济学类期刊、研究报告等。

(二)网站资源

卫生政策系统评价除纳入发表的原始研究外,很多相关研究可能是未发表的研究报告,因此检索相关机构的网站,寻找研究报告是一个很重要的检索途径。通常必须检索的几个网站资源包括:

1. United Nations 其出版物和数据库资源可找到经济和社会发展有关的出版物和研究报告。

2. World Health Organization(WHO) 其网站可通过研究主题找到每个主题相关的出版物和研究报告,包括卫生体系、卫生政策和卫生经济等明确相关的研究内容。WHO 网站也提供其出版物和期刊的相关信息,包括世界卫生报告、*Bulletin of the World Health Organization* 杂志。还有其循证卫生分支机构的网站链接,包括卫生政策与体制研究联盟网站、循证决策研究网络。在 WHO 网站及其相关链接中,即使没有找到原始研究,也可以通过相关报告的内容和参考文献为寻找原始研究提供重要信息。

3. World Bank 其出版物和文献中可找到世界银行和其他相关组织资助的卫生政策类研究的研究报告。

4. Google 检索引擎 可发现研究某个主题的研究机构网站,在其网站资源中寻找他们所做尚未发表的研究报告。

三、卫生政策研究系统评价的纳入/排除标准

卫生政策系统评价所提出 4 种类型问题的不同,所需科研证据类型也不同,因此系统评价需要纳入的研究设计也不同。

(一)确定政策问题

政策问题确定阶段的目的是发现当前政策需要优先解决的问题。描述性、观察性或定性研究可满足分析上述问题的需要。系统评价可通过纳入、评价和综合这些类别研究设计的原始研究来为确认政策问题提供更全面、客观和高质量的证据信息:①通过综合评价对某一主题的现况调查分析和纵向数据趋势分析等描述性研究,能全面了解相应政策问题在不同地区、不同人群中的现状和发展趋势;②通过整合一个主题相关的队列、前后对照等观察性研究,可全面总结影响此政策问题的因素,进而探索该政策问题产生的原因;③通过综合对政策问题看法和感受的定性研究,可了解不同政策实施对象、各类利益相关者对目前政策问题的感受和态度,以综合反映此政策问题的严重程度或对不同人群的影响。Munro 的系统评价纳入评价和综合了有关结核病人治疗依从性影响因素的定性研究,归纳并系统展示了病人、服务提供者和管理者各方提到的依从性阻碍或促进因素。政策制定者从此系统评价的结果中可全面了解结核病治疗依从性差的产生原因。

(二)制定政策

制定政策阶段需要针对优先的政策问题制定最优干预方案。对解决某类政策问题的所有可选干预措施,无论是描述性、观察性还是效果评价性研究甚至是政策文件分析,只要证据中有政策内容的客观描述均可提供有用信息。系统评价可通过纳入和评价这些类别的原始研究,总结归纳尽可能多的政策干预可选方案。但要评价可选干预措施是否对解决政策问题有正面效果,则需要较严格的研究设计来控制各种偏倚。对卫生政策这类宏观复杂问题的干预措施较难用 RCT 进行评价。Cochrane 协作网 EPOC(effective practice and organization of care)组的方法学专家界定了几类既

能较好地控制偏倚、又有可操作性的评价卫生政策效果的原始研究设计类型，包括 RCT、半随机对照试验研究、有对照组的前后对比研究及有间断的时间序列研究；纳入、评价并整合这 4 类研究设计结果的系统评价可为政策制定者提供有关政策效果更客观和全面的证据。要全面评价干预政策可能导致的各种负面后果，系统评价可纳入和评价上述 4 种效果的评价研究，也可纳入队列研究等观察性研究，因为评价负面效果较少用试验性评价研究。

政策可行性分析是一个复杂宽泛的问题，需要评价各种可选方案在政治、经济、社会文化等很多方面的约束条件。系统评价可通过综合相关政策方案的经济学评价研究来分析政策干预在经济上的可行性；通过纳入和综合反映利益相关者观点和感受的定性研究，分析干预方案在政策、社会文化方面的可行性。

目前的卫生政策系统评价大部分是用于评价和比较现存政策干预的效果，如：①对各类支付方式的系统评价发现：相对于工资制和按人头支付，按服务项目支付下的卫生服务提供者确实会提供更多的诊断和治疗服务，但病人满意度更低；②按绩效支付的系统评价通过比较各种绩效支付方案的差别发现：针对个人的绩效指标、评价服务过程质量的绩效指标及较频繁地支付绩效工资都有利于提高按绩效支付对改善服务质量的激励作用；③在支付方式的选择和设计上，这些系统评价分析结果已为不少地区卫生行政管理部门或卫生保险部门的管理者提供了参考。

（三）执行政策

政策执行的分析过程中最重要的问题是发现政策执行中可能的阻力和动力，以便更好地推动政策执行。单一的原始研究可通过观察性研究、定性研究甚至专家讨论性分析来定量或定性地界定、探讨政策执行的推动和阻碍因素。通过纳入、评价和整合相应政策干预措施领域的观察性研究或定性研究的系统评价，可更全面、客观地总结政策执行的推动因素，或发现政策难以实施的障碍因素，为完善政策执行过程提供可靠证据。Thomas 的系统评价纳入了青少年对健康饮食看法的定性研究，从中提取综合了导致健康饮食这项公共政策推广困难的因素；相对证明健康饮食有效性的政策评价系统评价，这类系统评价能为健康饮食的有效推行提供更直接的政策建议。

（四）政策评价

政策评价是分析政策实施后的效果。一项政策推行后往往有不少原始研究利用试验性、时间序列和前后对比研究甚至干预后的描述性研究来分析政策的效果。单个研究的研究地区、样本量有限，且很难控制作者个人观点、研究质量对结论的影响。系统评价可通过纳入和整合高质量 RCT、半随机对照试验研究、有对照组的前后对比研究和有间断的时间序列研究等效果评价研究来帮助政策制定者全面、客观地评价政策干预的正面效果；也可以通过纳入、评价和整合观察性研究、成本效果评价研究的结果来综合地分析政策实施的负面效果和成本。近年发展中国家为实现基本卫生服务全面覆盖，在卫生筹资方式上推行了一些改革政策，如降低或取消使用者付费、推行社区医疗保险、对需方提供现金补贴；已有系统评价评价了这些政策的效果，发现：①降低或取消使用者付费在短时间内对卫生服务利用的增加有明显效果，但长期效果不明确；②提供现金补贴提高了贫困人群利用预防性服务；③推行社区医疗保险降低了参保者的疾病经济负担，但对服务质量的影响不明显。这些系统评价结果，可为已推行或准备推行类似政策干预的决策者提供科学证据参考。

四、卫生政策研究的质量评价方法

卫生政策研究的方法学质量评价方法取决于系统评价的目的，不同目的需要纳入的研究设计不同，其质量评价的标准也不同。本部分分别介绍试验研究、观察性研究及定性研究三大类研究的评价方法。对试验性研究，主要介绍 Cochrane EPOC 的方法；对观察性研究及定性研究的评价，则介绍典型系统评价案例中探索和使用的方法。

（一）试验研究的质量评价方法

对卫生政策干预措施的评价，如改变卫生服务人员行为绩效的干预，Cochrane 协作网 EPOC 组将其纳入的研究设计扩展到了四类试验或半试验研究，包括 RCT、非随机对照试验研究、有对照组的前后对比研究、有间断的时间序列研究；并不断完善和发展评价四类研究偏倚的标准，其最新的偏倚评价标准见表 15-2 和表 15-3。

（二）观察性研究的质量评价方法

大多数卫生政策研究还是运用观察性研究方法，较难也较少运用 Cochrane 评价所纳入的四种试验或半试验研究方法。因此，目前很多卫生政策系统评价纳入了更多类型的研究设计，即使是卫生政策干预效果的系统评价也会将其纳入标准扩大到观察性研究。不少系统评价作者和机构探索了

表 15-2　随机对照试验研究、非随机对照试验研究、有对照组的前后对比研究的偏倚风险评价标准

条目	标准
1. 分配序列产生是否适当?	"低风险":清晰描述了随机序列产生的过程(如使用随机数字表)。 "高风险":使用了非随机方法(如用病人就诊日期作为分配标准);NRCTs 和 CBA 的分配方法可直接归为"高风险"。 "不清晰":分配序列方法描述不清晰。
2. 分组过程是否充分隐藏?	"低风险":分组单位是机构、团队或卫生人员,且自研究开始对所有单位进行分组;若分组单位是个人,则使用中央随机、现场计算机系统或不透明封闭信封法。 "高风险":CBA 设计直接归为"高风险"。 "不清晰":相关信息不明确。
3. 基线结果指标是否可比?	"低风险":干预前,病人结果指标或医生行为指标被测量和比较,各组间无显著差别。对 RCTs 设计,如有不均衡的地方但作了调整分析,可直接归为"低风险"。 "高风险":两组基线结果指标有明显差别,且分析中未作调整。 "不清晰":如 RCTs 设计未作干预前结果指标测量比较,则归类为"不清晰"。
4. 各组研究对象干预前的特征是否可比?	"低风险":研究测量和汇报了干预组和对照组在干预前的主要特征,且无显著差异。 "高风险":研究未报告干预组和对照组在干预前的主要特征,或报告了特征但两组间差异明显。 "不清晰":研究中干预组和对照组在干预前的主要特征不清楚(如只提到某些特征,但未展示具体数据)。
5. 未追踪到结果指标的问题是否被适当地处理?	"低风险":失访结果指标不可能使结果产生偏倚(如干预组和对照组的失访率相似;或失访比例小于效应值)。 "高风险":失访数据很有可能使研究结果产生偏倚。 "不清晰":研究未报告失访率(若未报告失访率,不能将其假设为 100% 随访率)。
6. 是否充分防止研究对象和结果指标测量人员获知分组状况?	"低风险":作者明确报告主要研究结果的测量人员不了解分组情况,或结果指标是客观指标(如住院天数)。 "高风险":有信息提示未采用盲法。 "不清晰":相关信息不明确。
7. 有无方法充分防止对照组研究对象受到干预措施的影响?	"低风险":分组单位为社区、机构,对照组不可能接触到干预措施。 "高风险":对照组很有可能受到干预措施影响(如分组单位为病人而不是医生)。 "不清晰":若研究是一个医疗机构内医生的随机分组,则对照组医生有可能接触到干预措施。
8. 有无选择性报告研究结果的可能?	"低风险":无线索表明作者选择性报告了结果(如方法部分提到的所有结果指标都在结果部分进行了报告)。 "高风险":有重要结果指标未报告。 "不清晰":相关信息不明确。
9. 有无其他可能的偏倚风险?	"低风险":无可怀疑的其他风险。

观察性研究的质量评价方法。有些为不同的观察性研究设计不同的质量评价标准,有些则设计了可用于多种观察性研究的质量评价方法。本部分将介绍两种可用于多种研究设计的质量评价标准,①美国汉密尔顿有效公共卫生政策项目开发的质量评价标准(表 15-4);②Ekman 的系统评价"有关中低收入国家社区医疗保险的系统评价"中所设计和使用的质量评价列表(表 15-5)。标准①主要用于试验性研究和各种观察性研究;标准②则不仅可用于试验性和观察性研究,还适用于调查报告、经济评价研究和案例分析等。

(三)定性研究的质量评价方法

有些政策问题的系统评价需要纳入定性研究来整合政策执行者和对象对政策的看法,如政策的可行性分析、政策执行的动力和阻力分析。表 15-6 介绍了两种常用的定性研究质量评价方法。

表 15-3　有间断的时间序列研究的偏倚风险评价标准

条目	标准
1. 干预措施的效果是否受到其他改变的影响？	"低风险"：充分理由相信在整个时间序列中，干预措施与其他改变相互独立，不会受其他混杂因素或历史时间的影响。 "高风险"：在时间序列中有其他重要改变发生，并与干预措施有密切关系。
2. 是否预先明确干预措施效果的分析点？	"低风险"：分析点和干预发生点是同一时间点；若分析点和干预点不是同一时间点，要充分合理地解释这样分析的原因。 "高风险"：分析点和干预点不是同一时间点，又无任何解释。
3. 干预措施是否影响数据收集？	"低风险"：文中明确提到干预本身没有影响收据收集（如数据来源和收集措施在干预前后无变化）。 "高风险"：干预的实施可能影响了数据收集（如干预后数据来源和收集手段发生了变化）。
4. 是否充分防止结果指标测量人员获知干预状况？	"低风险"：作者明确报告主要研究结果的测量人员不了解干预实施情况，或结果指标是客观指标（如住院天数）。 "高风险"：有信息提示未采用盲法。 "不清晰"：相关信息不明确。
5. 未追踪到结果指标的问题是否被适当地处理？	"低风险"：失访结果指标不可能使结果产生偏倚（如干预前后的失访率相似；或失访比例小于效应值）。 "高风险"：失访数据很可能使研究结果产生偏倚。 "不清晰"：研究未报告失访率（未报告失访率，不能将其假设为 100% 随访率）。
6. 有无选择性报告研究结果的可能？	"低风险"：无线索标明作者选择性报告了结果（如方法部分提到的所有结果指标都在结果部分进行了报告）。 "高风险"：有重要的结果指标未报告。 "不清晰"：相关信息不明确。
7. 有无其他可能的偏倚风险？	"低风险"：无可怀疑的其他风险（如是否考虑了季节因素的影响，如果 1 到 6 月份是干预前，7 到 12 月份是干预后，季节有无可能对研究结果产生影响）。

卫生政策系统评价使用的质量评价方法仍在发展和完善中，尚无金标准。卫生政策系统评价的关键是掌握制定和选择质量评价标准的原则，即立足系统评价的目的，制定和选择适宜和可行的质量评价标准。

五、卫生政策研究系统评价的数据整合与分析方法

（一）定量整合方法

定量整合方法最常用为 Meta 分析，前面章节中已系统介绍此方法。但卫生政策问题的系统评价较少用到 Meta 分析，因为：①同一类政策干预往往在不同国家、不同地区的具体干预内容不同；②卫生政策干预措施的结果指标较多，有些研究评价最终健康指标、有些研究会评价中间指标；③同一主题的卫生政策研究，不同的研究设计和研究质量往往差别很大。从而导致卫生政策系统评价纳入的原始研究异质性很大，不符合 Meta 分析的基本条件。

卫生政策研究的系统评价常用叙述性综合法（narrative synthesis）。这种整合方法是将研究结果用结构总结方法，以表格形式尽可能列示单个研究结果。适用于分析不同类型研究设计的原始研究，包括试验和半试验研究、观察性研究及一般调查研究等。是一个整合原始研究并对观察到的差异和规律进行描述的过程而非统计分析。叙述性综合的分析内容包括：

选择描述结果的指标：叙述性综合首先需要选择统一的结果指标计算方法，描述所有研究的结果。如 Cochrane 的 EPOC 组建议描述所有研究结果时用：绝对改变数；相对改变数；与基线相比的绝对改变数；与基线相比的绝对改变数差异。计算方法见表 15-7。

纠正研究的分析错误：当研究设计是群组 RCT、交叉试验研究、有间断的时间序列研究时，若原始研究分析中未考虑到分析单位调整等分析问题，就需要在系统评价中用正确的方法进行重新分析。

表 15-4　美国汉密尔顿有效公共卫生政策项目开发的质量评价标准

栏目	条目	选项
a）选择性偏倚	Q1. 研究所选取的研究对象是否能代表整个研究人群？	①非常可能　②可能　③不太可能　④不确定
	Q2. 选取的研究对象中有多少同意参与研究？	①80%～100%　②60%～79%　③小于60%　④不适用　⑤不确定
	选择性偏倚评级	①高质量　②中等质量　③低质量
b）研究设计	Q1. 本研究所用研究设计？	①随机对照试验　②半随机对照试验　③队列研究　④病例对照研究　⑤时间序列研究　⑥间断时间序列　⑦其他研究设计　⑧不确定
	Q2. 本研究宣称使用随机方法了吗？	①是　②否（如没有，直接跳到问题c）
	Q3. 若本研究宣称使用随机方法，清楚描述随机方法和过程了吗？	①是　②否
	Q4. 若本研究宣称使用随机方法，随机方法运用恰当吗？	①是　②否
	研究设计评级	①高质量　②中等质量　③低质量
c）混杂因素	Q1. 不同研究组的特征（民族、性别、婚姻状况、年龄、社会经济学特征、教育水平、健康状况、研究结果指标）在干预前有重要差别吗？	①有　②没有　③不清楚
	Q2. 若有特征存在明显差异，有多大比例的混杂因素得到控制和分析？	①0～100%　②60%～79%　③少于60%　④不清楚
	混杂因素评级	①高质量　②中等质量　③低质量
d）盲法	Q1. 结果指标测量者是否知道研究对象的分组？	①知道　②不知道　③不清楚
	Q2. 研究对象是否了解研究问题？	①知道　②不知道　③不清楚
	盲法评级	①高质量　②中等质量　③低质量
e）数据收集方法	Q1. 数据收集工具是有效的吗？	①是　②否　③不清楚
	Q2. 数据收集工具是可靠的吗？	①是　②否　③不清楚
	数据收集方法评级	①高质量　②中等质量　③低质量
f）随访和失访	Q1. 随访和失访率及原因是否被报告？	①是　②否　③不清楚　④不适用
	Q2. 研究的随访率处在哪个水平？	①80%～100%　②60%～79%　③低于60%　④不清楚　⑤不适用
	随访和失访评级	①高质量　②中等质量　③低质量
g）干预完整性	Q1. 有多少比例的干预/暴露组研究对象真正接受了干预或暴露因素？	①80%～100%　②60%～79%　③低于60%　④不清楚
	Q2. 干预措施是否保持一致？	①是　②否　③不清楚
	Q3. 研究对象是否有可能接受其他干预，从而影响研究结果？	①是　②否　③不清楚
	干预完整性评级	①高质量　②中等质量　③低质量
h）分析方法	Q1. 研究的分组单位	①社区　②机构　③诊室　④个人
	Q2. 研究的分析单位	①社区　②机构　③诊室　④个人
	Q3. 研究使用的分析方法与其研究设计是否相符？	①是　②否　③不清楚
	Q4. 研究分析是基于研究对象最初分组所在组别进行结果分析了吗？	①是　②否　③不清楚
	研究的总体评级	①高质量　②中等质量　③低质量

表 15-5　适用于观察性研究的质量评价标准

栏目	条目	评分
研究问题	研究问题是否清晰？总的研究目的和具体研究目的是否明确？	①0分　②1分　③2分　④3分
理论基础	研究动机或理论基础是否清晰？研究的理论基础应包括参考文献中的其他研究，或相关的理论解释。	①0分　②1分　③2分　④3分
方法学	1.研究是否清晰地描述了回答研究问题的研究方法？	①0分　②1分　③2分　④3分
	2.研究是否利用横断面或时间序列的统计分析方法？	①0分　②1分　③2分　④3分
	3.是否利用了统计回归分析？	①0分　②1分　③2分　④3分
	4.研究是否有控制组或其他的对比组？	①0分　②1分　③2分　④3分
数据	1.对数据来源、样本量、时间范围等研究方法的信息是否有所描述？	①0分　②1分　③2分　④3分
	2.研究的数据是否是原始数据？	①0分　②1分　③2分　④3分
	3.研究是否利用了家庭调查或机构水平的数据？	①0分　②1分　③2分　④3分
研究目标的完成	研究是否回答了所有的研究问题？研究问题和研究发现之间应该是很明显的一致。	①0分　②1分　③2分　④3分
研究结果	是否研究结果都是从此研究使用的方法得出？所有结果和发现都应该从本研究的数据和方法中得出。	①0分　②1分　③2分　④3分
讨论和结论	是否讨论研究的优点、可能的偏倚和局限？	①0分　②1分　③2分　④3分

表 15-6　定性研究质量评价标准

定性研究质量评价方法1		定性研究质量评价方法2
栏目	条目	
研究问题和目标是否清晰？	研究问题和目标是什么？	研究是否为定性研究？
	定性是否适用？	研究问题是否清晰阐述？
抽样方法是否清晰合理？	谁是研究对象，为什么？	定性方法是否解释清楚？
	是否解释研究对象的挑选方法？	研究方法是否适用于研究问题？
	是否解释选择研究对象的原因？	研究背景是否清晰？
	是否解释某些研究对象不参加的原因？	研究者的角色是否清楚？
数据如何收集？方法是否解释清楚？	数据收集方法是什么（焦点小组访谈或结构访谈）？	抽样方法是否清晰？
	研究是否说明选择此方法的原因？	抽样方法是否适用于研究问题？
	是否描述访谈如何进行？	数据收集方法是否清晰？
数据分析方法是否清晰描述？	分析过程描述是否清晰？	数据收集方法是否适用？
	是否清晰描写提炼主题的过程？	是否对分析方法进行清晰描述？
	是否有足够的数据支持结论？	分析方法是否适用？
	是否发现了矛盾的数据？	研究的结论是否有足够的证据支撑？
	分析是否由多人重复做？	
结果是否清晰？	研究的主要发现是什么？	
	推论和解释是否基于数据？	
	引文是否明确标记？	
研究的相关性如何？	研究是否讨论其对当前研究的贡献？	
	是否发现了新的研究领域？	
	是否讨论研究在更大范围的适用性？	

表 15-7　EPOC 系统评价中描述结果的指标

	干预组	对照组
干预前	S_{pre}	C_{pre}
干预后	S_{post}	C_{post}
改变	S_{change}	C_{change}

*绝对改变数（absolute change）= $S_{post} - C_{post}$；相对改变数（relative percentage change）=（$S_{post} - C_{post}$）/C_{post}*100；与基线相比的绝对改变数（absolute change from baseline）是 S_{change} 与 C_{change}；与基线相比的绝对改变数差异（difference in absolute change from baseline）= $S_{change} - C_{change}$

（二）定性整合方法

定性整合是加工、综合原始研究的文字内容，而不是整合原始研究的定量数据。定性整合方法不仅可分析系统评价中纳入的定性研究，也能分析定量研究中的文字信息。但定性整合方法仍处于探索发展中，目前较成熟的方法有以下几种：

1. 主题综合（Thematic analysis） 主题综合是阅读和标记原始研究中的主题或内容要点，再将其总结、分组和整合的过程。包括：①综述者标记和分类原文的信息和观点；②再对标记和分类进行反复讨论，发现其间的异同点和联系；③最后将原始研究中多样的信息和观点归为系统的几个主题。

案例：影响年轻人性行为因素的系统评价。

该研究纳入研究年轻人性行为影响因素的定性研究。其中对分析方法的解释如下："从定量 Meta 分析和定性研究的经验中，我们发展出一种比较主题综合的方法。包括：①综述人员独立阅读文章，标记其中的信息和观点，标记的内容代表文中出现的主题，如对女人的暴力行为；②讨论、比较标记的不同文章中提取的主题，对主题进行改进和修饰，使其适用于所有文章；③分析各主题之间的联系，对其进行分类和总结。"此综述的分析结果发现了七类主题，分别是：①年轻人会用干净、不干净的标准主观地评价性伴侣；②性伴侣会对自身行为产生影响；③使用避孕套会使年轻人感到羞耻，或表明对伴侣不信任；④固有的性别观念影响年轻人的性行为；⑤社会的奖惩态度会影响年轻人的性行为；⑥名誉和社会形象也会影响年轻人的性行为；⑦对年轻人的社会期望会使他们羞于谈论性。总结这些因素，有助于设计和改善引导年轻人使用避孕套的政策干预。

2. Meta 人类学综合（Meta-ethnography） 对原始研究中的文字和观点进行重新解释，并生成新的理论框架。Noblit 和 Hare 的 Meta 人类学综合分以下步骤：①确定系统评价最关心的信息；②阅读原文，提取其中有用的信息；③考察原文提供信息之间的关系；④用统一的主题归类所有原文的信息；⑤对主题进行综合；⑥解释综合的结果，形成理论框架。

案例：结核病治疗依从性定性研究的系统评价。其所用 Meta 人类学综合的操作过程是：

（1）阅读文章，提取其中的概念、主题：提取的主题分为一级主题和二级主题，其中一级主题是文章的研究对象提到的影响依从性的因素；二级主题是文章作者理解和解释研究对象观点后提出的影响因素（通常在文章的讨论和结论部分）。

（2）分析提取一级主题，归纳出对影响因素的分类：这种分类要涵盖所有相关的主题和概念。这些分类包括：①家庭、社区和社会支持因素；②卫生服务提供的组织和质量；③经济负担；④个人特点和偏好；⑤服务可及性；⑥疾病的发展阶段；⑦病人对治疗的了解程度或态度。这些分类经团队共同讨论，反复合并、修改后形成。对二级主题也进行相同的分析。

（3）比较每篇文章提取的主题：对这些主题进行匹配，概括出一些反映本质概念的主题能表达不同文章提及的内容。操作上，先将所有文章按时间排序，比较第一篇和第二篇文章的主题；前两篇文章比较后可概括出几个主题，代表前两篇文章提到的所有影响因素；再将这些概括出的主题与第三篇文章比较分析，以此类推。该过程所概括的主题是从第二步分析结果的一系列主题中选出，逐渐将所有影响因素归入这些总结出的主题中。该过程也是验证主题分类适用于所有纳入的文章。

（4）综合归纳出的主题，形成更高层次的理论框架。

第三节　案例分析

案例：扩大脆弱人群健康保险覆盖率的策略

一、提出问题

2007 年，卫生政策制定者提出了一个卫生政策问题：我国新型农村合作医疗制度实施以来，农村居民健康保险覆盖率有了很大提高，其中有很多经验需要总结；同时我国城乡居民健康保险覆盖率仍有很大提高空间，政策制定者希望通过系统评价总结当前世界范围内提高健康保险覆盖率的政策及其效果，为我国进一步提高保险覆盖率提供经验。

明确这个政策问题后，首先需要用 PICOS 要素将其转化为结构化的问题。但发现在不了解提高保险覆盖率的干预政策时，无法对其进行清晰界定和评价。因此选择采用"两段式卫生政策系统评价"的思路。①首先做描述性系统评价，收集和描述提高健康保险覆盖率的所有政策措施，对干预政策的内容、干预对象、干预结果的指标、所用研究设计进行归纳总结。通过这一阶段的工作可清楚界定政策干预的内容和分类，为"政策制定"提供许多政策选择；也能确定是否有适合的研究设计来支持"政策评价"的系统评价。②若在描述性系统评价中发现对某些干预措施已有不少高质量研究对其进行了效果评价，则可进入下一步整合性系统评价，深入评价原始研究的研究偏倚，并定量或定性地合成原始研究的结果，对"政策评价"给出确切的结论。

最终先后进行了两个系统评价。

1. 首先通过"扩大脆弱人群健康保险覆盖率的策略：描述性系统评价"，找到目前已实施的所有扩大保险覆盖率策略，并对策略的内容、目标人群、原始研究的研究设计进行归纳整合；通过描述性系统评价发现：①大部分此类研究为描述性研究，无法对干预效果做出明确结论，只有对儿童实施的扩大保险覆盖率策略有试验或半试验的研究设计，可进行整合性系统评价"儿童医疗保险覆盖率扩大策略的系统评价"，明确判断干预措施的效果。②对于该系统评价，因不能明确干预的内容和分类，无法用PICOS要素对问题进行界定。只能界定研究主题和研究对象：

研究主题为描述或评价已实施扩大健康保险覆盖率的策略；研究对象是容易患病、不易获取医疗服务和无能力加入健康保险项目的脆弱人群，包括儿童、老人、妇女、低收入人群、农村人口、少数民族、移民/流动人口、慢性病病人和残疾人。

2. 对于"儿童医疗保险覆盖率扩大策略的系统评价"，用PICOS要素界定了问题：

P：具备现有医疗保险计划入保资格，但还未加入任何医疗保险的儿童或青少年，并且不限定医疗保险计划的类型（包括社会医疗保险、社区医疗保险或私人医疗保险，只要该保险旨在推动目标儿童的加入）；

I/C：旨在加强现有医疗保险计划的推广执行、最大化目标儿童纳入比例的干预措施，包括提高保险计划的知晓度、改进保险计划的申请程序、提高保险机构的管理能力；

O：结果指标包括儿童是否加入医疗保险、加入医疗保险后卫生服务利用情况、健康状况改善、儿童及其家长对医疗保险的满意度、干预措施的成本，以及干预措施的副作用。

二、原始研究的检索

"扩大脆弱人群健康保险覆盖率的策略：描述性系统评价"的检索策略制定过程为：

步骤一：将问题分解为三部分，政策问题是健康保险；政策干预客体是脆弱人群；政策干预结果是扩大保险覆盖率。

步骤二：寻找检索词。健康保险的检索词包括 health insurance、health financing、health plan 等；脆弱人群的检索词有 child、aged、women、poverty 等；覆盖率有 coverage、membership 等。这些检索词由综述者根据经验提出，需要补充和调整。用这些检索词进行预检索，阅读检索结果中的相关文章，发现许多新的检索词如 medical insurance、adolescent、enrollment 等。补充新检索词，反复检索调整，直到没有新检索词出现。最终确定的检索词要注意截词符的使用，如 child* 可以检索 children 和 child 等。另一个方面要研究 Mesh 词，找出各部分对应的主题词，如确定最后的主题词要使用 vulnerable populations、insurance 等，与自由词检索结合使用。

步骤三：结合检索词，确定最终检索策略。运用检索逻辑符"或"连接同义检索词；"并"连接各部分的检索词。自由词检索要确定检索字段，要保证一定的查准率，可将检索字段确定为题目和摘要。也可用逻辑符"非"排除明显特征的文献，如不符合纳入标准的出版类型、研究设计。

最终，此系统评价在 PubMed 的最终检索策略如下：

```
#1: child[MH]
#2: aged[MH]
#3: female[MH]
#4: women[MH]
#5: poverty[MH]
#6: self-employed[TIAB]
#7: "informal sector"[TIAB]
#8: low-income[TIAB]
#9: unemployed[TIAB]
#10: rural population[MH]
#11: "agricultural worker"[TIAB]
#12: farmer[TIAB]
```

#13：minority groups[MH]

#14：residential mobility[MH]

#15：emigration and immigration[MH]

#16：chronic disease[MH] AND population? [TIAB]

#17：disabled persons[MH]

#18：vulnerable populations[MH]

#19：#1 OR #2 OR #3 OR #4 OR #5 OR #6 OR #7 OR #8 OR #9 OR #10 OR #11 OR #12 OR #13 OR #14 OR #15 OR #16 OR #17 OR #18

#20：financing, government[MH]

#21：insurance[MH]

#22：insurance，health，reimbursement[MH]

#23："health insurance"[TIAB]

#24："health financing"[TIAB]

#25："health plan"[TIAB]

#26："social health insurance"[TIAB]

#27："compulsory health insurance"[TIAB]

#28："national health insurance"[TIAB]

#29："medical schemes"[TIAB]

#30：health maintenance organizations[MH]

#31：medicare[MH]

#32：medicaid[MH]

#33："community-based health insurance" [TIAB]

#34："community-based health insurance scheme"[TIAB]

#35："community-based health financing scheme"[TIAB]

#36："community health insurance"[TIAB]

#37："community health planning"[TIAB]

#38："community health finance organization?"[TIAB]

#39："community financing"[TIAB]

#40："community health financing scheme?"[TIAB]

#41："community self-financing"[TIAB]

#42："micro-insurance"[TIAB]

#43："mutual health organization?"[TIAB]

#44："mutual health care"[TIAB]

#45："mutual health insurance scheme?" [TIAB]

#46："mutual health association?"[TIAB]

#47："prepayment insurance organization?" [TIAB]

#48："self-generated financing"[TIAB]

#49："cooperative medical scheme?"[TIAB]

#50："prepayment plan?"[TIAB]

#51："prepayment scheme?"[TIAB]

#52："voluntary health insurance"[TIAB]

#53：mutuelles[TIAB]

#54：#20 OR #21 OR 22 OR #23 OR #24 OR #25 OR

#26 OR #27 OR #28 OR #29 OR #30 OR #31 OR #32 OR #33 OR #34 OR #35 OR #36 OR #37 OR #38 OR #49 OR #40 OR #41 OR 42 OR #43 OR #44 OR #45 OR #46 OR #47 OR #48 OR #49 OR #50 OR #51 OR #52 OR #53

#55：coverage[text]

#56：participat*[text]

#57：join*[text]

#58："willingness to pay"[text]

#59：enroll*[text]

#60：recruit*[text]

#61：membership?[text]

#62：insured[text]

#63：uninsur*[text]

#64：eligib*[text]

#65：entitl*[text]

#66：eligibility determination[MH]

#67：#55 OR #56 OR #57 OR #58 OR #59 OR #60 OR #61 OR #62 OR #63 OR #64 OR #65 OR #66

#68：#19 AND #54 AND #67

#69：letter[PT]

#70：news[PT]

#71：comment[PT]

#72：editorial[PT]

#73：bibliography[PT]

#74：resource guides[PT]

#75：#69 OR #70 OR #71 OR #72 OR #73 OR #74

#76：#68 NOT #75

检索策略和检索时间需要在系统评价中公开地记录，一般在文章的附件中，将每个数据库的检索策略记录格式如表15-8。

系统评价"儿童医疗保险覆盖率扩大策略的系统评价"的检索策略制定，也采用同样的原理，其在 PubMed 中的检索策略是：

#1 child[MH]

#2 adolescent[MH]

#3 minors[MH]

#4 infant[MH]

#5 students[MH]

#6 child[TIAB] OR children[TIAB]

#7 adolescent[TIAB] OR adolescents[TIAB]

#8 minor[TIAB] OR minors[TIAB]

表 15-8　PubMed 检索策略、检索时间与检索结果

Database：PubMed

Search time：17/12/2007

Search strategy：

#1：child[MAJR] OR child*[TIAB] OR "young adult"[TIAB] OR "young adults"[TIAB] OR aged[MAJR] OR elderly[TIAB] OR aged[TIAB] OR "senior citizen"[TIAB] OR "senior citizens"[TIAB] OR senium[TIAB] OR "old people"[TIAB] OR female[MAJR] OR female[TIAB] OR females[TIAB] OR women[MAJR] OR woman[TIAB] OR women[TIAB] OR poverty[MAJR] OR "the poor"[TIAB] OR indigen*[TIAB] OR self-employed[TIAB] OR "informal sector"[TIAB] OR "informal sectors"[TIAB] OR low-income[TIAB] OR unemployed[TIAB] OR rural population[MAJR] OR "rural population"[TIAB] OR "rural populations"[TIAB] OR "rural worker"[TIAB] OR "rural workers"[TIAB] OR "rural community"[TIAB] OR "rural society"[TIAB] OR "agricultural worker"[TIAB] OR "agricultural workers"[TIAB] OR "agricultural labor"[TIAB] OR "agricultural labors"[TIAB] OR agrarian[TIAB] OR "farm worker"[TIAB] OR "farm workers"[TIAB] OR farmer[TIAB] OR farmers[TIAB] OR farmworker[TIAB] OR farmworkers[TIAB] OR minority groups[MAJR] OR residential mobility[MAJR] OR emigration and immigration[MAJR] OR emigrant[TIAB] OR immigrant[TIAB] OR emigrants[TIAB] OR immigrants[TIAB] OR "minority ethnic group"[TIAB] OR "minority ethnic groups"[TIAB] OR "chronic patient"[TIAB] OR "chronic patients"[TIAB] OR "chronically ill"[TIAB] OR "chronically sick"[TIAB] OR "long stay patient"[TIAB] OR "long stay patients"[TIAB] OR "long term patient"[TIAB] OR "long term patients"[TIAB] OR disabled persons[MAJR] OR handicapped[TIAB] OR "disabled person"[TIAB] OR "disabled persons"[TIAB] OR "people with disability"[TIAB] OR "person with disability"[TIAB] OR "persons with disability"[TIAB] OR vulnerable populations[MAJR] OR "vulnerable population"[TIAB] OR "vulnerable populations"[TIAB] OR disavantaged[TIAB]

#2：financing, government[MAJR] OR insurance[MAJR] OR insurance, health, reimbursement[MAJR] OR "federal aids"[TIAB] OR "federal aid"[TIAB] OR "government subsidy"[TIAB] OR "government subsidies"[TIAB] OR "third-party payment"[TIAB] OR "third-party payer"[TIAB] OR "third party payment"[TIAB] OR "thiry party payer"[TIAB] OR "third-party payments"[TIAB] OR "third-party payers"[TIAB] OR "third party payments"[TIAB] OR "thiry party payers"[TIAB] OR "health insurance"[TIAB] OR "health financing"[TIAB] OR "health plan"[TIAB] OR "health plans"[TIAB] OR "medical scheme"[TIAB] OR "medical schemes"[TIAB] OR health maintenance organizations[MAJR] OR medicare[MAJR] OR medicaid[MAJR] OR "community based health organization"[TIAB] OR "community based health organizations"[TIAB] OR "community health planning"[TIAB] OR "community health finance organization"[TIAB] OR "community health finance organizations"[TIAB] OR "community financing"[TIAB] OR "community self-financing"[TIAB] OR "micro-insurance"[TIAB] OR "mutual health organization"[TIAB] OR "mutual health organizations"[TIAB] OR "mutual health care"[TIAB] OR "mutual health association"[TIAB] OR "mutual health associations"[TIAB] OR "prepayment insurance organization"[TIAB] OR "prepayment insurance organizations"[TIAB] OR "self-generated financing"[TIAB] OR "cooperative medical scheme"[TIAB] OR "cooperative medical schemes"[TIAB] OR "cooperative medical system"[TIAB] OR "cooperative medical systems"[TIAB] OR "prepayment plan"[TIAB] OR "prepayment plans"[TIAB] OR "prepayment scheme"[TIAB] OR "prepayment schemes"[TIAB] OR mutuelles[TIAB] OR "cost sharing"[TIAB] OR "cost shifting"[TIAB] OR "risk pooling"[TIAB] OR "blue shield"[TIAB] OR "health insurance fund"[TIAB] OR "health insurance funds"[TIAB] OR "health insurance portability and accountability act"[TIAB] OR "managed care programs"[TIAB] OR "managed care program"[TIAB] OR "medical insurance"[TIAB] OR "prepaid health care"[TIAB] OR "prepaid health plans"[TIAB] OR "prepaid health plan"[TIAB] OR "sickness benefit"[TIAB] OR "sickness insurance"[TIAB] OR "single-payer system"[TIAB] OR "single-payer systems"[TIAB]

#3：coverage[ALL FIELDS] OR cover[ALL FIELDS] OR covering[ALL FIELDS] OR covered[ALL FIELDS] OR covers[ALL FIELDS] OR participat*[ALL FIELDS] OR join[ALL FIELDS] OR joins[ALL FIELDS] OR joining[ALL FIELDS] OR joined[ALL FIELDS] OR "willingness to pay"[ALL FIELDS] OR enroll*[ALL FIELDS] OR recruit*[ALL FIELDS] OR membership[ALL FIELDS] OR memberships[ALL FIELDS] OR insured[ALL FIELDS] OR uninsur*[ALL FIELDS] OR eligib*[ALL FIELDS] OR entitl*[ALL FIELDS] OR eligibility determination[MH]

#4：#1 AND #2 AND #3

#5：letter[PT] OR news[PT] OR comment[PT] OR editorial[PT] OR bibliography[PT] OR resource guides[PT]

#6：#4 NOT #5

Number of the searched：6290

#9 infant[TIAB] OR infants[TIAB]

#10 student[TIAB] OR students[TIAB]

#11 kid[TIAB] OR kids[TIAB]

#12 teenager[TIAB] OR teenagers[TIAB]

#13 teen[TIAB] OR teens[TIAB]

#14 youth[TIAB] OR youths[TIAB]

#15 juvenile[TIAB] OR juveniles[TIAB]

#16 newborn[TIAB] OR newborns[TIAB]

#17 neonate[TIAB] OR neonates[TIAB]

#18 "young people"[TIAB]

#19 "young person"[TIAB] OR "young persons"[TIAB]

#20 #1 OR #2 OR #3 OR #4 OR #5 OR #6 OR #7 OR #8 OR #9 OR #10 OR #11 OR #12 OR #13 OR #14 OR #15 OR #16 OR #17 OR #18 OR #19

#21 financing, government[MH]

#22 insurance[MH]

#23 "health insurance"[TIAB]

#24 "health financing"[TIAB]

#25 "medical insurance"[TIAB]

#26 Medicaid[TIAB]

#27 "medical scheme"[TIAB] OR "medical schemes"[TIAB]

#28 "community based health organization"[TIAB] OR "community based health organizations"[TIAB]

#29 "community-based health organization"[TIAB] OR "community-based health organizations"[TIAB]

#30 "community health planning"[TIAB]

#31 "community health finance organization"[TIAB] OR "community health finance organizations"[TIAB]

#32 "community financing"[TIAB]

#33 "community self-financing"[TIAB]

#34 "mutual health organization"[TIAB] OR "mutual health organizations"[TIAB]

#35 "mutual health care"[TIAB]

#36 "mutual health association"[TIAB] OR "mutual health associations"[TIAB]

#37 mutuelles[TIAB]

#38 "prepayment insurance organization"[TIAB] OR "prepayment insurance organizations"[TIAB]

#39 "cooperative medical scheme"[TIAB] OR "cooperative medical schemes"[TIAB]

#40 "cooperative medical system"[TIAB] OR "cooperative medical systems"[TIAB]

#41 "prepaid health care"[TIAB]

#42 "prepaid health plans"[TIAB] OR "prepaid health plan"[TIAB]

#43 "prepayment plan"[TIAB] OR "prepayment plans"[TIAB]

#44 "prepayment scheme"[TIAB] OR "prepayment schemes" [TIAB]

#45 "third-party payment"[TIAB] OR "third-party payer"[TIAB] OR "third party payment"[TIAB] OR "third party payer"[TIAB]

#46 "third-party payments"[TIAB] OR "third-party payers"[TIAB] OR "third party payments"[TIAB] OR "third party payers"[TIAB]

#47 "cost sharing"[TIAB] OR "risk pooling"[TIAB]

#48 "blue shield"[TIAB]

#49 "managed care programs"[TIAB] OR "managed care program"[TIAB]

#50 "sickness insurance"[TIAB]

#51 #21 OR #22 OR #23 OR #24 OR #25 OR #26 OR #27 OR #28 OR #29 OR #30 OR #31 OR #32 OR #33 OR #34 OR #35 OR #36 OR #37 OR #38 OR #39 OR #40 OR #41 OR #42 OR #43 OR #44 OR #45 OR #46 OR #47 OR #48 OR #49 OR #50

#52 coverage[TIAB] OR cover[TIAB] OR covering[TIAB] OR covered[TIAB] OR covers[TIAB]

#53 participat*[TIAB]

#54 join[TIAB] OR joins[TIAB] OR joining[TIAB] OR joined[TIAB]

#55 enrol*[TIAB]

#56 recruit*[TIAB]

#57 membership[TIAB] OR memberships[TIAB]

#58 eligib*[TIAB]

#59 entitl*[TIAB]

#60 "take part in"[TIAB] OR "taking part in"[TIAB] OR "took part in"[TIAB] OR "taken part in"[TIAB] OR "takes part in"[TIAB]

#61 enter[TIAB] OR entering[TIAB] OR entered[TIAB] OR enters[TIAB]

#62 register[TIAB] OR registers[TIAB] OR registration[TIAB] OR registrations[TIAB] OR registered[TIAB] OR registering[TIAB]

#63 #52 OR #53 OR #54 OR #55 OR #56 OR #57 OR #58 OR #59 OR #60 OR #61 OR #62

#64 #20 AND #51 AND #63

#65 randomized controlled trial[PT] OR random*[TIAB]

OR intervention*[TIAB] OR control[TIAB] OR controll [TIAB] OR controls[TIAB] OR controlls[TIAB] OR controles [TIAB] OR controlles[TIAB] OR controled [TIAB] OR controlled[TIAB] OR controld[TIAB] OR controlld [TIAB] OR evaluat*[TIAB]

#66 "Animals"[MH] NOT（"Animals"[MH] AND "Humans"[MH]）

#67 #65 NOT #66

#68 #64 AND #67

三、原始文献的筛选

（一）筛选标准的制定

筛选标准应在系统评价开始前的设计方案中制定，其包括纳入的研究设计类型、纳入的研究主题范围。纳入的研究主题范围要对干预对象类型、干预内容、干预结果指标进行明确界定。

以"扩大脆弱人群健康保险覆盖率的策略：描述性系统评价"为例，其纳入标准如下：

研究主题：纳入文中有扩大脆弱人群健康保险覆盖率的策略，并有策略具体实施内容的文章。

政策对象：纳入针对脆弱人群的扩大健康保险覆盖率的策略，即易受疾病、失能侵袭，并在获取医疗服务和健康保险上有障碍的群体，包括儿童、老人、妇女、低收入人群、农村人群、少数民族、慢性病人和残疾人。

研究设计：纳入描述性文章、横断面研究、队列研究、病例对照研究、试验性研究、经济学模型研究及综述。

以"儿童医疗保险覆盖率扩大策略的系统评价"为例，其具体的筛选标准如下：

研究设计：纳入随机对照试验、半随机对照试验、有对照组的前后对比研究、及有间断的时间序列研究。

研究对象：具备现有医疗保险计划入保资格，但还未加入任何医疗保险的儿童或年轻人。儿童的年龄界限取决于医疗保险计划的入保资格。研究不限定医疗保险计划的类型：无论社会医疗保险、社区医疗保险或私人医疗保险，只要该保险正在推动目标儿童的加入，就符合本研究的纳入标准。

干预措施：旨在加强现有医疗保险计划的推广执行、最大化目标儿童纳入比例的干预措施，包括提高保险计划的知晓度、改进保险计划的申请程序、提高保险机构的管理能力。

结局指标：主要结局指标为儿童是否加入医疗保险；次要的结局指标包括加入医疗保险后卫生服务利用情况、健康状况改善、儿童及其家长对医疗保险的满意度、干预措施的成本及干预措施的副作用。

（二）筛选过程与方法

筛选一般分为两步。第一步，筛选检索结果的题目和摘要，通过题目和摘要提供的信息，判断文章是否符合预先制定的纳入标准。若有足够信息判断文章不符合任何一条纳入标准，这篇文章就应被排除。第二步，若题目和摘要不足以判断纳入或排除的文章，则应保留并寻找其全文。阅读全文后，最终确定排除和纳入的文章。

为保证筛选过程客观、可重复，以上筛选过程必须由至少两人同时承担，每篇文章应由两人同时独立筛选，对比筛选结果，并讨论不一致的结果。若两人讨论仍不能达成一致意见，应与第三人讨论，或联系作者获得更多信息。

（三）筛选过程的记录

许多文献管理工具都能用于系统综述文章的管理和筛选，如 Endnote、Reference Manager、Procite、EPPI Reviewer。为了使筛选过程更透明，系统评价的报告中需要以图表列示筛选过程和结果。图15-1 为系统评价"儿童医疗保险覆盖率扩大策略的系统评价"的文献筛选图。

四、原始文献的质量评价

1. **"扩大脆弱人群健康保险覆盖率的策略：描述性系统评价"** 一方面因其目的是整合所有干预措施的内容，而非干预效果的判断；另一方面研究偏倚会影响因果关系判断，但不会影响文章阐述的干预措施内容的客观真实性，故该系统评价中并未评价纳入研究的方法学质量。

2. **"儿童医疗保险覆盖率扩大策略的系统评价"** 采用 Cochrane EPOC 组的研究偏倚评价标准（表15-2 和表15-3），评价结果如表15-9。

五、数据整合和分析方法

1. **"扩大脆弱人群健康保险覆盖率的策略：描述性系统评价"** 目的是整合所有干预措施的内容。因此采用主题框架整合方法：①在设计方案中根据影响参加健康保险的因素，建立了扩大健康保险覆盖潜在干预措施的理论框架；②分析时阅读和提取原始研究的策略内容并标记在理论框架中相应的类别上，单独列出无法归类的策略；③统一分析已归类和未归类的策略内容，调整框架，最终将

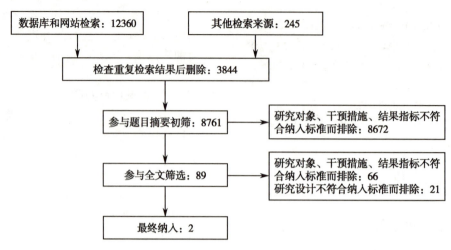

图 15-1 文献筛选过程

表 15-9 纳入研究的基本情况和偏倚评价

	纳入研究	Flores 2005[16]	Gordon 2005[17]
基本特点	研究设计	随机对照试验	准随机对照试验
	样本量	275	399
	研究对象	无医疗保险的拉丁儿童	18 岁以下无医疗保险的儿童
	干预措施	社区医疗保险管理者提供保险信息和申请协助	在医院急诊部门发放医疗保险材料
	结果指标	是否加入医疗保险；是否持续维持医疗保险覆盖；医疗保险覆盖是否间断；获取医疗保险的时间；儿童父母对医疗保险的满意度	是否加入医疗保险
偏倚评价	随机分组方法	是	否
	分组方案隐藏	是	是
	基线结果指标可比	是	是
	基线特征有可比性	是	是
	失访数据不严重	是	不详
	结果测量采用盲法	是	是
	防止组间相互影响	是	是
	无选择性地报告结果	是	是
	无其他偏倚	是	是
	总体偏倚风险	低偏倚风险	偏倚风险不详

所有策略归为六大类。这是一个反复调整的过程，由所有研究者共同参与和讨论完成。最终该系统评价整合的两大方面的六类策略包括：

（1）第 1 个方面的策略：优化保险方案设计，其具体干预措施包括：①扩大保险纳入人群范围使更多儿童成为保险的潜在受益人群；②设置合理的保险费水平或者提供补贴以提高医疗保险经济上的可及性；③改进医疗保险服务包的内容、价格及服务质量来提高保险的吸引力。但即使设计完善的保险方案也不能保证所有目标人群加入。

（2）第二个方面的策略：在确定的前提下，完善医疗保险的推广执行、最大化当前有参保资格人群的覆盖率，其主要包括：①提高医疗保险计划的知晓度；②改进医疗保险计划的申请程序；③提高医疗保险机构的管理能力。

2. "儿童医疗保险覆盖率扩大策略的系统评价" 该系统评价采用了定量整合中叙述性整合的方法，主要因其只纳入了 2 篇相关文献且干预措施

表 15-10　儿童医疗保险扩大策略的效果

结果指标	原始研究数量	样本量	统计方法	效果
医疗保险管理者宣传保险信息和提供申请协助				
加入医疗保险	1	257	风险比（Risk ratio）	1.68[1.44, 1.96]
持续的保险覆盖	1	257	风险比（Risk ratio）	2.59[1.95, 3.44]
间断的保险覆盖	1	257	风险比（Risk ratio）	0.66[0.41, 1.05]
获保险所用时间	1	200	均数差（Mean difference）	−47.30[−73.98, −20.62]
满意度	1	173	均数差（Mean difference）	−1.07[−1.42, −0.72]
医院急诊部门发放医疗保险材料				
加入医疗保险	1	223	风险比（Risk ratio）	1.50[1.03, 2.18]

不同，不满足 Meta 分析的条件，因此选择用叙述性整合，用统一的结果指标列示干预效果（表 15-10）。结合原始研究的偏倚，本系统评价的结论是：①社区医疗保险管理人员提供保险信息和申请协助及在医院急诊部门发放医疗保险资料，有利于扩大儿童医疗保险覆盖率；②但因两个研究都在美国进行，其结果在其他国家的适用性还取决于医疗保险系统的背景；③该系统评价更重要的结论之一是缺乏高质量相关文献，需要更多、不同国家、设计完善的评价医疗保险覆盖扩大策略的试验或半试验研究。

（孟庆跃　袁蓓蓓）

参 考 文 献

1. Austvoll-Dahlgren A，Aaserud M，Vist G，et al. Pharmaceutical policies：effects of cap and co-payment on rational drug use. *Cochrane Database Syst Rev*. 2008，（1）：CD007017.

2. Bärnighausen T，Bloom E. Financial incentives for return of service in underserved areas：a systematic review. *BMC Health Serv Res*，2009，9：86.

3. Basu S，Andrews J，Kishore S，et al. Comparative performance of private and public healthcare systems in low- and middle-income countries：a systematic review. *PLoS Med*，2012，9（6）：e1001244.

4. Cochrane Effective Practice and Organisation of Care Review Group. Data collection checklist. http://epoc. cochrane.org/sites/epoc.cochrane.org/files/uploads/ datacollectionchecklist.pdf

5. Cochrane Effective Practice and Organisation of Care Review Group. Suggested risk of bias criteria for EPOC reviews. http://epocoslo.cochrane.org/epoc-specific-resources-review-authors.

6. Ekman B. Community-based health insurance in low-income countries：a systematic review of the evidence. *Health Policy Plan*，2004，19（5）：249-270.

7. Glenton C，Colvin C，Carlsen B，et al. Barriers and facilitators to the implementation of lay health worker programmes to improve access to maternal and child health：qualitative evidence synthesis. *Cochrane Database Syst Rev*，2013，2：CD010414

8. Gosden T，Forland F，Kristiansen S，et al. Capitation，salary，fee-for-service and mixed systems of payment：effects on the behaviour of primary care physicians. *Cochrane Database of Syst Rev*，2000，3：CD002215.

9. Lagarde M，Palmer N. Evidence from systematic reviews to inform decision making regarding financing mechanisms that improve access to health services for poor people. Discussion paper of the Alliance for Health Policy and Systems Research，2003.

10. Lagarde M，Palmer N. The impact of user fees on access to health services in low- and middle-income countries. *Cochrane Database Syst Rev*，2011，4：CD009094.

11. Marston C，King E. Factors that shape young people's sexual behaviour：a systematic review. *Lancet*，2006，368：1581-1586.

12. Mehrotra A，Damberg L，Sorbero E，et al. Pay for performance in the hospital setting：what is the state of the evidence？*Am J Med Qual*. 2009，，24（1）：19-28.

13. Meng Q，Yuan B，Jia L，et al. Outreach strategies for expanding health insurance coverage in children. *Cochrane Database Syst Rev*，2010，8：CD008194.

14. Munro A, Lewin A, Smith J, et al. Patient adherence to tuberculosis treatment: a systematic review of qualitative research. *PLoS Med*, 2007, 4(7): e238.

15. Noblit W, Hare D. Meta-ethnography: Synthesizing qualitative studies. Newbury Park(CA): Sage, 1988.

16. Petersen A, Woodard D, Urech T, et al. Does pay-for-performance improve the quality of health care? *Ann Intern Med*, 2006. 145(4): 265-272.

17. Shahrook S, Mori R, Dovey M, et al. Changes in out-of-pocket payments on utilisation of health care services. *Cochrane Database Syst Rev*, 2011, 3: CD003029.

18. Thomas H. Quality assessment tool for quantitative studies. Hamilton, Ontario: Effective Public Health Practice Project, 2003. http://www.myhamilton.ca/NR/rdonlyres/04A24EBE-2C46-411D-AEBA-95A60FDEF5CA/0/QualityTool2003.pdf.

19. Thomas J, Harden A, Oakley A, et al. Integrating qualitative research with trials in systematic reviews. *BMJ*, 2004, 328(7446): 1010-1012.

20. Town R, Kane R, Johnson P, et al. Economic incentives and physicians' delivery of preventive care: a systematic review. *Am J Prev Med*, 2005, 28(2): 234-240.

21. Velasco M, Zentner A, et al. The effects of gatekeeping: a systematic review of the literature. *Scand J Prim Health Care*. 2011, 29(1): 28-38.

22. Voorde C, Léonard C. Search for evidence and critical appraisal Health services research(HSR). Brussels: Belgian Health Care Knowledge Centre, 2007.

23. Wildridge V, Bell L. How CLIP became ECLIPSE: a mnemonic to assist in searching for health policy/management information. *Health Info Libr J*, 2002, 19(2): 113-115.

24. Witter S, Fretheim A, Kessy L, et al. Paying for performance to improve the delivery of health interventions in low- and middle-income countries. *Cochrane Database Syst Rev*, 2012, 2: CD007899.

25. 查尔斯·蓝伯, 郁建兴, 徐越倩. 公共政策研究的新进展. 公共管理学报, 2006, 4(2): 60-111.

26. 代涛, 高军. 卫生政策研究信息资源与检索. 北京: 人民卫生出版社, 2008.

27. 郝模. 卫生政策学. 北京: 人民卫生出版社, 2005.

第十六章 基础研究系统评价 /Meta 分析

循证医学理念和系统评价与 Meta 分析方法已从临床医学逐渐渗透到预防医学、护理学、中医药学、管理学、信息学和经济学等多个学科领域，是公认快速处理海量信息的方法和工具之一。在基础研究领域，系统评价 /Meta 分析方法已经成为重要的研究手段之一。本章主要介绍其在基础研究领域的应用。

第一节 概 述

一、基础研究的目的与特点

（一）基础研究的定义

自然科学的基础研究包括：自然科学技术基础研究（纯基础研究）和应用科学技术基础研究（应用基础研究）。前者以认识自然现象，探索自然规律，增加人类知识为目的。主要由人类的求知欲，对自然界的好奇心、学科本身或相关学科发展的需求推动，评价标准主要是其成果在人类知识体系中的地位和作用。后者指不以任何专门或具体应用为目的，主要为获得关于现象和可观察试验的基本原理而进行的实验性或理论性工作。医学基础研究是指以健康应用为导向的基础研究，要体现防病

治病或有防病治病前景的应用价值导向（表 16-1）。本文所述基础研究一般指医学基础研究。

（二）基础研究的目的与特点

无论是基础研究还是临床研究均应在为人类健康服务，造福人类的前提下开展。医学基础研究科学问题的产生主要通过三种途径：①基础研究科学家提出科学问题；②临床医生和临床科学家在一线实践发现科学问题；③重大科技进步催生出的科学问题。同一般基础研究一样，医学基础研究有以下目的与特点：一是以认识医学相关的现象、发现和开拓新的知识领域为目的，即通过实验分析或理论性研究分析事物的特性、结构和各种关系，加深对客观事物的认识，解释现象的本质，揭示物质运动的规律，或提出和验证各种假说、理论或定律。二是有特定的应用或使用目的，但在研究时看不出其成果、说不清有何用处，或虽肯定会有用途但尚不确定达到应用目的的技术途径和方法。三是一般由医学科学家承担，他们在确定研究专题及设计研究内容上有很大自由度。四是其研究结果通常具有一般或普遍正确性，成果常表现为一般原则、理论或规律并以论文形式在科学期刊上发表或学术会议上交流。

表 16-1 医学基础研究与医学临床研究的异同

	医学基础研究	医学临床研究
定义	主要研究人的生命过程和疾病过程，揭示遗传、环境、机能、心理、行为、社会等因素影响这两个过程的作用	主要研究疾病的病因、诊断、治疗和预后，提供临床治疗水平、促进人体健康
目的	提出并解决创新的科学问题，为保障和促进人类身心健康提供理论依据和科学支撑	提出并解决临床问题，为解决疾病或病人的诊断、治疗、预防和预后可实施的方案
特点	相关医学基础研究机构资助，研究结果由同行评议，主要以专利和论文展示	根据临床需求，确定问题的性质，如诊断、治疗、预防和预后，主要以疾病治疗或预防为终点指标
选题	以健康应用为导向的应用基础研究	预防和治疗，最大程度上减少疾病、减轻病人痛苦、恢复病人健康、保护劳动力
范畴	DNA、RNA、蛋白质等；分子、细胞、动物等；人体标本等	疾病的转归、药物的疗效、基于人体的疾病相关的诊断、治疗、预防等
手段	分子生物学手段等	临床诊断、检验等

二、基础研究面临的挑战

21世纪基础研究因分子生物学的出现和崛起迅猛发展，但与其巨额投入相比，其产出尚未明显改变人类对疾病的诊断、预防或治疗现状。随着转化医学等概念的引入，如何基于临床实际需求开展基础研究，将基础研究的结果应用于临床，为人类健康服务是当前基础研究面临的重要问题。而如何从海量基础研究信息中凝练出重要的规律和结论是21世纪基础研究面临的最大挑战之一。

（一）太多文献，难以科学快速选择

基础研究的检验标准更多为理论和技术创新，其最主要的转化形式是以医学期刊为载体进行交流和传播。因此在开展相关研究前搜集资料、了解动向、避免重复具有重要的现实意义。随着公开发表的医学科研论文数量井喷式增长，医学期刊逐年增多，每3～5年就可能有全新的知识体系出现。要求科研工作者在立项、开题时尽可能明确该领域全球此前所有研究动态，发现已解决和亟待解决的问题，本课题研究与文献报道相悖的内容等，避免浪费宝贵的资源。以从20世纪90年代开始逐渐成为研究热点的单核苷酸多态性研究为例。单核苷酸多态性是指DNA序列中单个碱基的变异，因碱基对排列方式不同而构成了不同的遗传密码子，编码不同的蛋白质，形成了自然界中生命的多样性。是继限制性片段长度多态性和微卫星多态性之后的第三代遗传标记物，为个体化诊断和个体化治疗的实现奠定了重要基础。以"polymorphism"为检索词检索PubMed数据库，发现自建库至2013年9月1日共有217198篇文献，近5年约有75000余篇。如何科学、快速的分析这些信息，优选有价值的课题，是研究者面临的重大挑战之一。

（二）太多技术、方法，难以合理选择

仍以单核苷酸多态性为例，用什么方法检测单碱基和片段缺失的多态性。在目前已知的4类多态性研究方法：①测序；②基于化学反应的方法（高锰酸钾法、错配化学裂解技术等）；③基于电泳的方法（RFLP、SSCP等）；④基于杂交的方法（荧光共振能量转换技术、位点特异寡核苷酸技术）中如何科学、快速、合理优选不同的研究手段检测不同多态性，需要研究者综合分析海量信息后，结合自身研究目的和条件综合循证优选。

（三）太多不一致结论，难以准确判断

仍以基因多态性研究为例，虽然大量疾病相关多态性已被发现。但越来越多的证据提示遗传易感性研究结果矛盾情况非常严重。以*CD209*基因-871A/G多态性与结核病的发病风险的关联为例，来自南非的研究报告-871A/G多态性能够提高结核病的发病风险；来自中国的研究报告该多态性与结核病的发病风险不相关。如何系统整合这些研究结论，综合分析不一致甚至相悖的结论，对结核病研究者是一大挑战，更是如何把前期认识事物的终点作为自己探索的起点，找出研究方向的一大探索。

（四）太多复杂结果，难以整合解释

仍以基因多态性研究为例。2005年人类基因组计划成功完成了标记人类整个基因组的多态性，为实施GWAS奠定了基础。GWAS是基于多态性的连锁不平衡的基础，首先选择靶多态性，用其代表周围50000余个多态性，通过检测500000～1000000个靶多态性即可覆盖人类基因组约80%的常见多态性。GWAS研究分3个阶段。①先在一部分病例和对照组（占整个研究人数的25%～50%）中检测所有靶多态性，挑选出与疾病风险关联较显著的前5%～10%的多态性；②在剩下样本中检测这些关联较显著的多态性，同时需在第一阶段的样本人群中再次检测这些SNP，以便联合分析两阶段数据；③在更多人群中检测前两期的结果SNP，以确定其关联度是否准确。如何整合解释这三个阶段几十万个甚至上百万个结果，是研究者面临的巨大挑战。若涉及不同人种，如何把不同人种间的结论整合解释同样存在问题。面对这些难以整合解释的复杂结果，基础研究工作者应该学会并掌握严格科学分析、快速处理海量信息、总结规律找到新的突破口，并以这些突破口为基础，进行新的研究，这是研究者面临的重要挑战。循证医学理念的引入为解决这些挑战提供了可能。

通过系统评价和Meta分析，可在大量文献中选择最佳文献；也可将矛盾的结论进行系统整合后得出最佳结论；还可分析同类新老技术和方法的比较优劣，合理优选或组合；也可整合分析复杂结果，方便研究者深入分析。得到比单个研究更可靠的结果，再以严谨、简明的形式报告，指导未来的研究。

第二节 基础研究的系统评价与Meta分析方法

系统评价与Meta分析方法通过：①系统、规范的凝练问题，确定指标；②系统检索，严格筛选，

表 16-2 基础研究与临床研究系统评价的区别

	基础研究系统评价	临床研究系统评价
目的	创证、用证，为研究者、课题提供系统全面的现状分析，寻找研究新的起点	查／创证、用证，为每个临床研究提供当前可得的最佳证据，提高医疗决策水平
文献	基因、蛋白、细胞、动物、人体标本等的文献	基于疾病治疗、诊断、预防等研究的文献
质量评价	尚无共识的标准	大部分类型的研究已有共识的标准
结果	强调以科学问题展开的所有相关研究证据，正确地认识各种影响因素对结果的影响，总结现状，提供当前最佳的方法、标准和结果，帮助后续研究找准切入点	强调以人群、人体或人的标本为研究对象的临床研究证据，正确地认识各种诊断和干预措施的真正价值和综合效果，以及用于病人的安全性、有效性、实用性和经济性
数据库	PubMed、EMBASE、CNKI、万方、维普、GWAS database 等	PubMed、EMbase、CNKI、万方、维普、Clinical Trials 等

纳入资料；③提取信息，定性或定量分析后，合成证据；④综合评价其内部／外部真实性的整套方法和流程。系统评价与 Meta 分析已在临床研究中不断完善，并在其他领域日益增多的应用中得到验证，完全有理由学习并引入基础研究（表 16-2）。

由于基础研究涉及范围太广，为了尽可能在有限篇幅展现系统评价和 Meta 分析在基础研究中的应用，本章按照基础研究对象从基因、蛋白和动物三个层面介绍方法。

一、设计

同临床研究一样，可用系统评价和 Meta 分析方法解决基础研究中遇到的危险因素和病因因素的研究；但基础研究的系统评价／Meta 分析可纳入基于人体标本的研究，也可以纳入动物或细胞研究。设计时，①要精确描述欲解决的问题，包括研究涉及的基因、蛋白和信号通路等；②确定指标，如研究某种基因多态性与 2 型糖尿病发病风险的关系，必须首先明确：基因、多态性、多态性的位置、多态性与基因表达的关系、多态性与 2 型糖尿病可能的关系、多态性与 2 型糖尿病研究的现状、多态性与 2 型糖尿病的严重程度是否有关系等；③评价指标将直接影响文献检索的准确性和全面性。选择错误将导致系统评价无法顺利进行或其结果无法解释，从而对其他研究无价值。评价指标需要研究者凭借自己的专业知识合理、慎重优选，如多态性与疾病发病风险的评价多采用 OR 值（原因为多为病例－对照研究）。

系统评价要求尽量聚焦要解决的问题，纳入原始研究的设计方案、研究对象等相似或相同。因此在设计基础研究系统评价时应围绕所研究的问题明确要素，参照 PICOS 要素将初始问题重新构建、转化成可回答的研究问题：

P：研究对象是基因、蛋白、突变、动物等；明确研究对象的特征，如所患疾病或所代表的疾病、细胞的来源及特性等。

I/C：研究的干预措施或暴露因素，如基因多态性的突变等。

O：评价指标：如 O_1：遗传易感性研究的结果以 OR 值和 95% CI 呈现，主要阐述疾病发病风险与所研究多态性是否存在关联；O_2：干预措施对蛋白表达的研究结果多是发现干预措施是否能够影响细胞蛋白表达，主要阐述该因子是否与疾病的发病相关等。

S：纳入研究的设计类型等。

二、方法

基础研究的系统评价流程和方法可参考临床研究的系统评价的流程和方法，但尽量符合基础研究的特点，满足基础研究的需要。选定系统评价和 Meta 分析的研究题目后，应参考临床研究的系统评价和 Meta 分析方法，制定详细的研究计划。其内容应包括：

1. 确定题目 明确系统评价和 Meta 分析要解决的问题：如是解决基因多态性与疾病发病风险的关系还是解决基因多态性与疾病严重程度的关系；是解决药物干预对小鼠疾病发病的影响，还是解决药物干预对某细胞因子表达的影响等。

2. 研究背景 应明确提出要解决这些问题的原因及进行系统评价和 Meta 分析的必要性。

3. 研究方法

（1）制定纳入／排除标准：确定研究类型、研究对象、研究分组、结局指标、排除标准等。研究类型指病例－对照研究还是队列研究，研究的数据资料是否完整,病例组和对照组的观察例数是否可以完成计算,研究的语种是否有限制。①研究对象可指患病人群、模型动物和细胞等;②研究分组可包括病例组和对照组,也可是模型组和对照组等;③结局指标是指疾病的发病风险,动物疾病程度是否有减轻,细胞因子表达是否有升降等;④排除指标一般包括:文献数据未报告、无主要结局指标、语种不符合、无可用信息和重复文献等。

(2)制定检索策略检索数据库、筛选文献:制定检索策略,检索数据库(如 PubMed、EMBASE 等),筛选合适文献。

(3)提取资料:按 PICOS 要素设计提取资料所用表格,确定提取的信息(如文章作者、发表年份、动物品种、干预措施、数据等)。

(4)文献质量评价(如下所述)。

(5)统计分析:选择统计分析的模型(固定效应模型或随机效应模型)及合成数据的方法,如何处理数据,阐明数据的质量和进行异质性分析,亚组分析,敏感性分析等。

(6)结果整合与解释。

三、文献检索和数据提取

文献检索策略参见本书第四章和第十一章,需要全面系统检索相关原始资料文献。按照纳入排除标准提取相关数据。

四、质量评价

由于基础研究涉及的范围广,对基础研究文献的质量评价,目前没有统一参考标准。能否参考其他质量评价清单或量表进行评价,尚待进一步研究和考证。在实际应用过程中需要注意以下问题:

1. 纳入研究的实验设计是否明确,是否报告了细胞或动物来源、品系、特点和分组、干预手段及结果的判定方法。

2. 研究对象是否随机分组,还是病例对照研究等。

3. 纳入研究对象的基线是否一致,若纳入人群,这些人的年龄,性别是否匹配;除干预措施外,其他的基线是否一致。

4. 是否报告了所有重要结果。

也有学者建议采用纳入原始文献的种类相关报告要求来评价文献质量。如:①遗传易感性研究的文章可采用 STREGA 原则来对文献进行评价;②脑卒中的动物实验研究采用 CAMARADES (collaborative approach to Meta-analysis and review

of animal data in experimental stroke)的评价标准评价纳入研究的方法学质量等。

五、证据合成

与临床研究的系统评价类似,基础研究的系统评价主要采用定性或定量方法合成收集的证据,获得相应结果。定性分析即采用描述方法,将每个原始研究的结果按设计方法、研究对象、干预措施、研究结果等列成表格,对比不同研究间的差异并解释结果,判断是否可以定量合成原始资料。以 2 型糖尿病遗传感性的系统评价为例,需要收集此前所有符合纳入标准的遗传易感性文章,按事先设计好的资料提取表提取数据,提取结果若能定量分析则进行 Meta 分析,包含异质性检验,Meta 分析,敏感分析等;若不能则采用定性分析。

六、结果解释

结果解释主要包括:①主要结果及意义;②局限性,主要阐述相关偏倚,如纳入人群的基线问题,实验过程中动物的死亡问题等;③论证强度,即原始研究质量对结果的影响等;④实用性,即该系统评价结果进一步研究的利弊,可否推广到其他研究,相关结论可否用于临床等;评价该系统评价对未来研究方向的指导意义。

第三节　基础研究系统评价与 Meta 分析实例

基础研究的系统评价作为二次研究,可全方位纳入所有符合标准的原始研究(包括临床研究和基础研究),其研究设计、评价指标因研究目的不同而异,很难统一。但参考 PICOS 要素,设计统一的资料提取表后,能较好地将不同的基础和临床研究结果统一在同一资料提取表中,便于总结相应的规律和分析结果,可科学快速处理全球当前所有相关信息,整合不同研究结果综合分析,就特定科学问题,给出此前研究的全貌分析。正是由于其范围太广、难以统一标准,本节拟从基因、蛋白和动物 3 个层面分别举例,尽可能展现当前的研究热点,为初学者提供思路。针对每个例子,笔者在基于原始文献的基础上尽可能详细阐述,以方便初学者学习。

一、基因多态性与疾病相关性的系统评价和 Meta 分析

例1　*PC-1* 基因外显子 4 多态性与中国人 2 型

糖尿病相关性的系统评价(中国循证医学杂志,2013,13(3):308-312.)

(一)研究背景

2 型糖尿病(type 2 diabetes mellitus,T2DM)是一组由环境和遗传因素相互作用引起的复杂性疾病,其特征为胰岛素分泌缺陷或胰岛素抵抗导致的高血糖。浆细胞膜糖蛋白 1 基因位于染色体 6q22-q33 区带,其编码产物 PC-1 蛋白又称为血浆细胞分化抗原,PC-1 蛋白是决定胰岛素敏感性的因素之一,可能在 T2DM 的发生发展中起重要作用。*PC-1* 基因目前被认为是 T2DM 的遗传候选基因。现有研究对 PC-1 基因第 4 外显子 *K121Q* 与 *T2DM* 的遗传易感性在不同地区、人种的报道不一致,有研究指出二者之间无相关性。本研究旨在通过 Meta 分析对近年国内外关于 PC-1 基因第 4 外显子 *K121Q* 多态性与中国人 T2DM 相关性的病例 - 对照研究,综合评价 *PC-1* 基因第 4 外显子 *K121Q* 多态性是否与中国人 T2DM 发病有关。

(二)原始问题

① PC-1 基因第 4 外显子 K121Q 多态性是否与中国人 T2DM 发病风险相关?②如有,是增加风险还是降低风险?③风险程度是多少?

(三)转化问题

将例 1 的原始问题按 PICO 要素转化如下:

P:*PC-1* 基因第 4 外显子 *K121Q* 多态性在中国人 T2DM 的发病机制;

I:*K121Q* 突变;

C:临床确诊的 T2DM 的患者 vs. 健康人群;T2DM 组的基因型 vs. 对照组的基因型;

O:T2DM 发病风险。

(四)文献检索

1. 检索策略

(1)检索式

```
#1 "Type 2 Diabetes Mellitus"
#2 "T2DM"
#3 "Plasma Cell Glycoprotrin-1"
#4 "chinese population"
#5 "#1 OR #2"
#6 "#3 AND #5"
#7 "#4 AND #6"
```

(2)检索数据库包括 CNKI、VIP、CBM、PubMed、EMBASE、the Cochrane Library、WanFang Data,文献时间:建库至 2012 年 3 月。

2. 纳入和排除标准

(1)纳入标准:包括①研究类型符合病例 - 对照研究;②研究内容:评价了 *PC-1* 基因第 4 外显子 *K121Q* 多态性与中国人 T2DM 的相关性;③研究对象:病例组为临床确诊的 T2DM 的患者,对照组为健康人群;④文献一般资料齐全,数据完整,有病例组和对照组的观察人数或可计算出相关观察人数;⑤对照组基因型符合 Hardy-Weinberg(H-W)遗传平衡定律;⑥文献语种不限。

(2)排除标准:包括①缺失重要研究数据的病例对照研究;②缺失主要结局指标数据的文献;③无可用信息的文献;④重复文献或重复数据的文献取资料最完整或最新发表的文献,排除其他文献。

(五)方法学质量评价

对纳入文献,根据 STREGA 原则评价质量:①样本量是否充分;②诊断标准是否清楚;③分组匹配情况如何;④对照组是否与病例组具有可比性,对照组基因型分布是否符合 Hardy-Weinberg(H-W)遗传平衡定律;⑤基因检测方法是否合理;⑥数据是否充分等严格评价文献质量。以上 6 项,每满足一项记为 1 分,总分≥3 分者,认为质量可靠。

(六)资料提取

参照 PICOS 要素按事先设立好的资料提取表,由两位研究者独立提取文献。内容包括:第一作者、发表年份、T2DM 诊断标准、病例数量、对照数量、基因型分布、基因分型方法等。

(七)统计分析方法

采用 RevMan 4.2 进行 Meta 分析(因 RevMan 4.2 版本对多态性研究操作比 5.0 及以上版本更方便,故本研究采用 RevMan 4.2 操作)。利用 OR 值和 95% CI 来衡量发病风险的高低。采用 Q 检验各试验间的异质性,当各研究间无统计学异质性时($P > 0.1$),选用固定效应模型进行 Meta 分析;当各研究间存在统计学异质性时($P ≤ 0.1$),选用随机效应模型进行 Meta 分析。如异质性源于低质量研究,则进行敏感性分析。采用 RevMan4.0 绘制漏斗图或者采用 Stata10.0 软件进行 Egger's 线性回归法分析可能存在的发表偏倚,并计算对照组的 H-W 平衡。$P < 0.05$ 为差异有统计学意义。

(八)研究结果及结论

1. 文献检索与筛选、纳入研究文献基本特征

初检出文献 232 篇,经逐层筛选后,最终纳入 11 个病例 - 对照研究,均为中文文献。文献筛选流程及结果见图 16-1,纳入研究的基本特征及方法学质量评价结果见表 16-3。

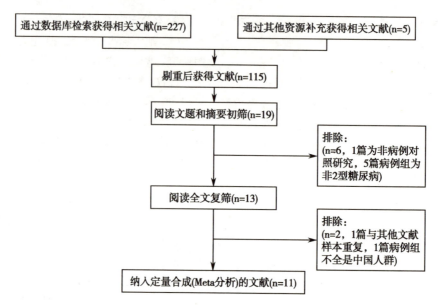

图 16-1　文献纳入流程图

表 16-3　*PC-1* 基因第 4 外显子 *K121Q* 多态性相关文献的基本信息表

纳入研究	年份	病例组			对照组			质量评分
		KK	KQ	QQ	KK	KQ	QQ	
徐梅	2003	77	30	0	83	9	0	6
任伟	2004	177	37	2	209	30	0	5
于永春	2006	143	22	0	85	12	1	6
芦鹭	2006	92	26	1	361	59	2	6
钟严伟	2006	39	11	0	40	10	0	5
刘茂玲	2006	104	29	0	86	22	0	6
兰翠霞	2008	41	9	0	38	10	0	5
李梅蕊	2008	99	25	3	62	6	0	5
史晓红	2008	177	46	5	239	63	6	6
高玲	2008	238	57	0	195	19	0	5
罗莉	2011	37	76	34	72	11	0	6

2. Meta 分析结果

（1）*PC-1* 基因型 KQ + QQ *vs.* KK 与 T2DM 的相关性（此处仅以此为例，其他遗传模型参见原文）异质性检验结果提示各研究之间存在统计学异质性（$\chi^2 = 62.00, P < 0.1$），采用随机效应模型进行分析。以基因型 KQ + QQ 为暴露因素，基因型 KK 为非暴露因素。Meta 分析结果显示，具有基因型 KQ + QQ 的人群 T2DM 发病危险性高于基因型 KK 的人群［OR = 1.92, 95% CI(1.18, 3.14), $P = 0.009$］（图 16-2）。

（2）发表性偏倚分析：发表性偏倚是指有统计学意义的研究结果比无统计学意义的研究更容易投稿和被发表，若发表偏倚较大，则需进一步采取措施，收集相关资料信息。11 篇关于 *PC-1* 基因外显子 4 基因型 QQ + KQ *vs.* KK 的文献合并分析时，Egger's 线性回归法检验提示 $t = 0.91, P = 0.387$（$P > 0.05$），故尚不能认为存在发表性偏倚。

3. 结果解释　解释基因多态性相关 Meta 分析结果主要包括：①开展 Meta 分析前，应查询待研究的多态性特征，明确该多态性野生型和突变型位点，选定突变型为暴露因素；②基因多态性 Meta 分析常用遗传比较模型：以本研究为例 K 为野生型，Q 为突变型，主要有 5 种比较模型：KK vs. QQ+KQ，KK vs. QQ，KK+KQ vs. QQ，KK vs. KQ，K vs. Q。a：KK vs. QQ+KQ 是隐性模型，代表突变纯合子 KK 与野生型 Q 等位基因携带者相比的发病风险；

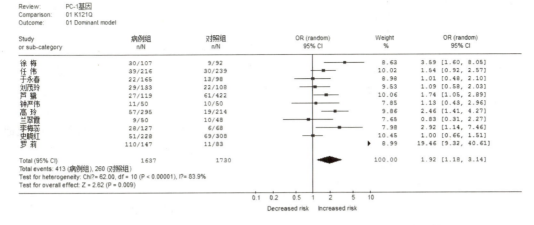

Study or sub-category	病例组 n/N	对照组 n/N	OR (random) 95% CI	Weight %	OR (random) 95% CI
徐梅	30/107	9/92		8.63	3.59 [1.60, 8.05]
任伟	39/216	30/239		10.02	1.64 [0.92, 2.57]
于永春	22/165	13/98		8.98	1.01 [0.48, 2.10]
刘茂玲	29/133	22/108		9.53	1.09 [0.58, 2.03]
芦鹭	27/119	61/422		10.06	1.74 [1.05, 2.89]
钟严伟	11/50	10/50		7.85	1.13 [0.43, 2.96]
高玲	57/295	19/214		9.86	2.46 [1.41, 4.27]
兰翠霞	9/50	10/48		7.65	0.83 [0.31, 2.27]
李梅蕊	28/127	6/68		7.98	2.92 [1.14, 7.46]
史晓红	51/228	69/308		10.45	1.00 [0.66, 1.51]
罗莉	110/147	11/83		8.99	19.46 [9.32, 40.61]
Total (95% CI)	1637	1730		100.00	1.92 [1.18, 3.14]

Total events: 413 (病例组), 260 (对照组)
Test for heterogeneity: Chi²= 62.00, df = 10 (P < 0.00001), I²= 83.9%
Test for overall effect: Z = 2.62 (P = 0.009)

0.1 0.2 0.5 1 2 5 10
Decreased risk   Increased risk

图 16-2　*PC-1* 基因外显子 4 基因型 KQ+QQ *vs.* KK 的 Meta 分析

b：KK+KQ vs. QQ 是显性模型，代表突变子 K 携带者与野生型纯合子 QQ 相比的发病风险；c：KK vs. QQ 则代表突变纯合子 KK 与野生纯合子相比的发病风险；d：其余 2 种模型依次类推；③亚组分析。遗传易感性研究系统评价的亚组分析主要涉及年龄、性别、种族、吸烟与否等，应根据实际情况决定是否进行亚组分析；④异质性分析，敏感性分析等同临床研究的 Meta 分析。

4. 研究结论　中国人群 *PC-1* 基因第 4 外显子 *K121Q* 等位基因 Q 与 T2DM 发病有关。但鉴于本例是病例 - 对照研究的 Meta 分析，病因推断能力不强，并受纳入研究数量及质量所限，上述结论尚待进一步研究验证。

二、动物实验的系统评价和 Meta 分析

例 2　酒精干预对大（小）鼠缺血性卒中结局影响的系统评价（中国循证医学杂志，2013，13（2）：204-209.）

（一）背景与目的
缺血性卒中是神经系统的常见病和多发病，我国对卒中治疗数十年广泛研究寻找有效治疗方法，但迄今仍只有少数药物和干预措施用于临床。酒精对中枢神经系统具有广泛作用，但过去仅重点关注滥用酒精的病理效应。近年流行病学研究提示：适量摄入酒精能显著降低心血管疾病和缺血性脑卒中发病率和病死率。动物实验结果也提示：低剂量酒精干预有明显神经保护作用，能减小脑梗死体积，改善神经行为学结局；高剂量酒精干预能加重卒中的损伤结局。本文应用 Meta 分析和分层 Meta 分析研究酒精干预对动物缺血性卒中的影响。

（二）原始问题
①酒精干预是否具有干预大 / 小鼠缺血性卒中的作用？②如有，其作用效果如何？

（三）转化问题
将例 2 的原始问题按 PICO 要素转化如下：
P：大 / 小鼠；
I：酒精干预；
C：酒精干预组 vs. 缺血对照组；
O：缺血性脑卒中的结局指标：O_1，梗死体积；O_2，梗死神经学评分。

（四）文献检索
1. 检索策略　计算机检索 PubMed（1954—2012.6）、EMBASE（1980—2012.6）、BIOSIS（1969—2012.6）、CNKI（1983—2012.6）、万方（1998—2012.6）、维普（1990—2012.6）检索关于酒精用于卒中动物模型的研究。英文检索词为 ethanol、alcohol、stroke、ischemia；中文检索词为酒精、乙醇、脑卒中、缺血、卒中。检索词分为目标模型和干预措施，并根据具体数据库调整，所有检索采用主题词和自由词相结合的方式，所有检索策略通过多次预检索后确定。RCT 检索按 Cochrane 协作网制定的检索策略进行。手检包括所获文献的参考文献，所获文献主要为作者在其他研究中的参考文献。

2. 纳入标准和排除标准
（1）纳入标准：①研究设计：所有研究均为对照研究，无论是否采用随机化分组和盲法；②研究对象：脑缺血动物模型；③干预措施：酒精干预；④结局指标：脑梗死体积或神经学评分。

（2）排除标准：①临床和流行病研究；②错误的动物模型；③重复发表及数据不充分的研究。

3. 数据提取　提取资料包括研究使用的动物类别，建立脑缺血模型的方法，研究中干预组的干预方式和干预剂量，干预组和缺血对照组的样本量，梗死体积或面积及神经功能学评分的均数和标

准差。在多次干预实验中,记录首次剂量进行比较分组;对于分次神经功能学评分的实验,仅纳入末次实验结果。

4. 研究质量 对每个研究的质量用 CAMA-RADES(collaborative approach to Meta-analysis and review of animal data in experimental stroke)的评价标准评价纳入研究的方法学质量:①经同行评审后发表;②温度控制的说明;③对治疗或对照的随机分配;④盲法缺血诱导;⑤盲法结果评估;⑥无明显内在神经保护活性的麻醉药的应用;⑦合适的动物模型(年老的、糖尿病的或高血压的);⑧样本量的计算;⑨对动物保护法的遵守;⑩声明潜在利益冲突。总分为 10 分。

(五)统计分析方法

所有对照组脑损伤结局都假定为 100%,使用 RevMan5.1.5 对资料进行 Meta 分析,实验数据使用加权均数差并采用 DerSimonian-Laird 随机效应模型进行合并。各组间的差异显著性通过分割异质性和用自由度为 n-1 的 χ^2 分布进行评估,其中 n 为组数。

(六)结果及结论

1. 纳入研究的基本特征及质量评价 初检获 9917 篇文献。排除 759 篇重复文献后排除临床和流行病研究、错误的动物模型、数据不充分的文献,最终纳入 8 篇文献,共 14 个比较组(由于文献筛检流程类似,此处略去,详细参见原文)。纳入研究的研究质量评价见表 16-4。纳入研究的基本特征见表 16-5。

2. Meta 分析结果 酒精干预对缺血性卒中结局的影响总估计值为 -6.98%,[95% CI(-20.38%,6.43%),$P=0.31$],酒精干预用于动物缺血性卒中具有对抗脑缺血损伤的趋势(图 16-3),但合并值无统计学意义。各比较组间具有明显的统计学异质性($\chi^2=112.08$,$df=13$,$P<0.00001$)。根据酒精干预的干预方式,按急性干预和慢性干预进行亚组分析,急性酒精干预对脑缺血结局影响的点估计值

表 16-4 纳入研究的质量评价

文献	年份	1	2	3	4	5	6	7	8	9	10	评分
Crews FT	1998	√	√				√			√		4
Zhao H	2011	√					√			√		3
Phillis JW	1998	√	√				√					3
Masoero E	2000	√	√	√			√					4
Strong R	2000	√	√	√			√					4
Wang F	2012	√	√				√			√	√	5
Wang Q	2007	√					√			√		3
Zhao H	2010	√										3

按以下标准对研究进行评分:1 经同行评审后发表;2 温度控制的说明;3 对治疗或对照的随机分配;4 盲法缺血诱导;5 盲法结果评估;6 无明显内在神经保护活性的麻醉药的应用;7 合适的动物模型(年老的、糖尿病的或高血压的);8 样本量的计算;9 对动物保护法的遵守;10 声明潜在利益冲突。

表 16-5 纳入研究的基本特征

研究	年份	对照组(N)	干预组(N)	性别	种类	剂量范围(g/kg 或酒精浓度)	干预时间	模型	干预方式	结局指标	评分
Zhao H	2011	18	48	雄	大鼠	1%~6.4%	-8 周	短暂性	饲养	梗死体积	3
Zhao H	2010	11	11	雄	大鼠	6.40%	-8 周	短暂性	饲养	梗死体积	3
Crews FT	1998	6	6	雄	大鼠	3g/kg	-15min	短暂性	i.p	梗死体积	4
Masoero E	2000	5	14	雄	大鼠	1.5g/kg 或 3g/kg	0	短暂性	i.p	梗死体积	4
Wang F	2012	8	24	雄	大鼠	0.5g/kg~1.5g/kg	120min	短暂性	i.p	梗死体积	5
Strong R	2000	14	7	雄	大鼠	1.3g/kg	180min	短暂性	i.v	梗死体积	4
Phillis JW	1998	21	12	雄	小鼠	1.02g/kg	-30min	短暂性	i.p	神经学评分	3
Wang Q	2007	8	8	雄	小鼠	0.48g/kg+0.24g	-24h	短暂性	i.g	神经学评分	3

干预时间:从缺血发生到干预开始的时间间隔;i.v.:静脉注射;i.p.:腹腔注射;i.g.:灌胃。

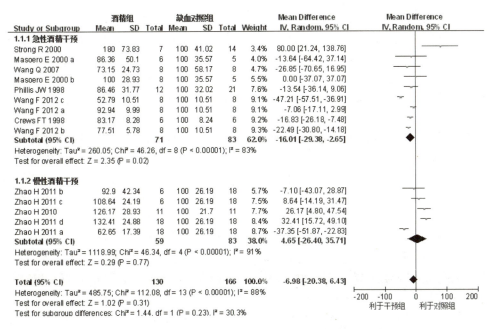

图 16-3　酒精干预对动物缺血性卒中结局影响的 Meta 分析

注：图中各均值以及合并值 X 实为 X%

为 −16.01%[95% CI(−29.38%, −2.65%, $P = 0.02$]，即约 16% 的结局改善。各比较组间有统计学异质性($\chi^2 = 46.26$, df = 8, $P < 0.000\,01$)。慢性酒精干预对脑缺血结局影响的点估计值为 4.65%[95% CI(−26.40%, 35.71%, $P = 0.77$]，合并值无统计学意义。各比较组间有统计学异质性($\chi^2 = 46.34$, df = 4, $P < 0.000\,01$)。

按不同的剂量对急性酒精干预对脑缺血结局影响进行亚组分析(图 16-4)，低剂量的酒精干预(≤2g/kg)对缺血性卒中结局影响的点估计值为

−22.83%，[95% CI(−38.77%, −6.89%)，$P = 0.005$]，大约改善了 23% 的结局。各比较组间有统计学异质性($\chi^2 = 31.55$, df = 5, $P < 0.000\,01$)。高剂量的酒精干预(>2g/kg)对缺血性卒中结局影响的点估计值为 12.54%，[95% CI(−31.90%, 56.99%)，$P = 0.58$]，结局合并值无统计学意义。各比较组间有统计学异质性($\chi^2 = 10.72$, df = 2, $P < 0.005$)。

其他亚组分析如不同剂量对慢性酒精干预对脑缺血结局影响结果详见原文。

3. 结果解释及点评　动物实验的系统评价和

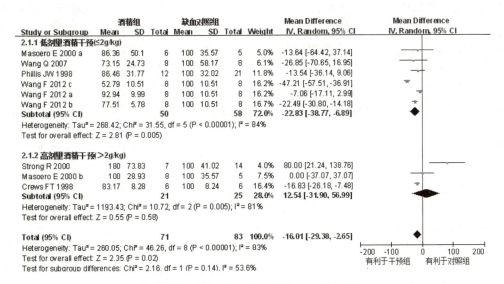

图 16-4　急性酒精干预对动物缺血性卒中结局影响的 Meta 分析

注：图中各均值以及合并值 X 实为 X%

Meta分析具有其必要性。经验提醒我们对一种新疗法的疗效和安全性的确认包括从动物实验到临床试验的全过程。动物实验结果决定着是否进一步开展相应的临床研究。过去很多事例已显示，动物实验结果常常得不到临床试验的证明或被否定或被推翻。其原因有多种：①没有对已有的动物实验进行全面的系统评价；②单个、零散的动物实验结果难免因各种偏倚对后续临床研究造成误导，最终导致研究资源的浪费。系统评价在动物实验领域也有很大作用。但目前动物实验的系统评价和Meta分析仍然较少，急待进一步研究。制作动物实验的系统评价时，研究者应该根据实际情况开展亚组分析，如老鼠种属、品系、药物干预方式（喂养、灌胃、腹腔注射等）、药物剂量等。如此例中，若能进一步根据干预时间、方式、老鼠种属来亚组分析，可能会得出更有意义的结果。此外，还应注意原始研究的质量和评价研究质量的标准。动物实验的系统评价和Meta分析，也可参照动物实验研究的报告规范（ARRIVE清单）来评价其研究质量。

三、蛋白表达的系统评价和Meta分析

例3　乳腺癌组织中COX-2表达及临床意义的Meta分析（中国循证医学杂志，2011，11（5）：524-528.）

（一）研究背景

近年我国乳腺癌发病率呈逐年上升趋势，大中城市尤为突出，居女性恶性肿瘤首位，是威胁当今女性健康的主要疾病之一。深入了解乳腺癌发生分子生物学机制，寻找抗癌药物新的作用靶点具有重要意义。近年研究显示：①环氧化酶-2（cycloxygenase-2，COX-2）在人类多种肿瘤的发生发展过程中起重要作用，其过度表达与乳腺癌也有密切联系，可能成为乳腺癌防治的新靶点；②COX-2表达与一些临床病理特征间有关系，但结论矛盾；③一些研究提示COX-2高表达和许多临床病理因素联系紧密，如肿瘤临床分期、组织学分级、淋巴结转移等，提示COX-2能成为评判乳腺癌恶性程度的重要指标；④另一些研究则认为COX-2高表达与临床病理特征无明显联系，COX-2能否成为乳腺癌预后指标尚待进一步探讨。因此，有必要尽可能全面收集国内发表的相关文献上，用Meta分析方法定量综合分析研究结果，为乳腺癌的治疗和预后干预提供循证医学证据。

（二）资料与方法

1. 资料检索　检索数据库包括CBM、CNKI、VIP和Wanfang，并辅以文献追溯的方法，收集国内公开发表的所有关于COX-2与乳腺癌及其临床病理特征关系的病例对照研究。检索词包括：COX-2、环氧合酶-2、环氧化酶-2和乳腺癌。检索年限均从建库至2010年7月25日。

2. 纳入与排除标准

（1）纳入标准：①国内公开发表、并提供原始数据的包含COX-2表达与乳腺癌及其临床病理特征关系的病例对照研究；②所有病例均有完整临床病理资料，取材前均未经放疗或化疗。对照均为癌旁或良性疾病旁正常乳腺组织；③各文献研究问题及研究方法相似；④COX-2检测方法为链菌素亲生物素-过氧化物酶免疫组织化学方法（SP法），评定标准采用半定量记分法，两项乘积≥5分为阳性。

（2）排除标准：①未设立对照组或对照组为乳腺良性病变；②COX-2检测方法为免疫组化非SP法及阳性判断标准不一致者；③重复报告或资料雷同、质量较差等无法利用的文献；④综述和摘要等。

3. 质量评价标准　参考Lichtenstein等的病例对照研究评价指南，从以下几个方面评价各研究质量，以考察其是否存在偏倚及其影响程度：①试验设计是否科学；②研究对象纳入标准及其基本构成特征是否明确；③处理因素及其方法是否准确；④统计方法是否恰当；⑤是否讨论了研究存在的偏倚。以上5项，每满足一项为1分，总分≥3分者，为质量可靠。

4. 文献筛选及资料提取　阅读文题和摘要初筛文献，并从排除文献中随机抽取10%阅读全文，检查一致率，结果为100%。阅读全文进行二次筛选，最终根据纳入与排除标准决定文献是否被纳入。从纳入文献中提取信息包括：编号、文题、作者、发表年限、原始文献出处、样本大小及乳腺癌及其淋巴结转移、临床分期、组织学分级等。

5. 统计分析　分析采用RevMan 4.2.10，计算优势比（OR）及其95% CI作为效应量表示结果。首先对纳入的原始文献进行异质性检验，根据异质性检验结果选择固定效应模型或随机效应模型求其效应合并值。如果$P > 0.1$，可认为多个独立研究具有同质性，选择固定效应模型分析。如果$P < 0.1$，可认为多个研究有异质性，使用敏感性分析或分层分析等异质性处理方法，使之达到同质后，再使用固定效应模型。若经异质性分析和处理后，多个独立研究的结果仍不具有同质性时，则选择随机效应模型分析。Meta分析结果以森林图展示，并以漏斗图来估计发表偏倚是否存在。

（三）结果

1. 文献筛选结果　最终纳入 8 篇病例对照研究（文献筛选流程图略）。

2. 纳入研究的基本特征和质量评价　如表 16-6 所示，纳入 8 个研究共 500 个病例。其中 7 个研究完整报告了乳腺癌淋巴结转移的情况；6 个研究完整报告了乳腺癌不同临床分期中 COX-2 表达情况；4 个研究完整报告了乳腺癌不同组织学分级中 COX-2 表达情况。其他未纳入乳腺癌不同临床病理特征中 COX-2 表达分析的原因为未报告相应特征中 COX-2 表达的数据。

3. COX-2 表达分析结果

（1）乳腺癌与正常对照组的 COX-2 表达：有 8 篇文献报告了乳腺癌组与正常对照组的 COX-2 表达情况，其中乳腺癌组 500 例，正常乳腺对照组 153 例。各研究间无统计学异质性（$P=0.17$，$I^2=32.3\%$），故采用固定效应模型进行 Meta 分析。结果显示，两组 COX-2 表达差异有统计学意义[$OR=16.36$，$95\%\ CI(9.18, 29.15)$，$P<0.000\ 01$]（图 16-5）。

（2）COX-2 在乳腺癌有无淋巴结转移中的表达：共纳入 7 篇文献，1 篇文献未记录有无淋巴结

转移情况。乳腺癌淋巴结转移组与乳腺癌非淋巴结转移组例数分别为 233 例和 210 例。各研究间有统计学异质性（$P=0.003$，$I^2=69.5\%$），经敏感性分析等异质性分析和处理后，仍不具有同质性，故选择随机效应模型进行 Meta 分析。结果显示，两组间 COX-2 表达差异无统计学意义[$OR=1.36$，$95\%\ CI(0.61, 3.03)$，$P=0.45$]（图 16-6）。

（3）COX-2 在乳腺癌不同临床分期中的表达：共纳入 6 篇文献，2 篇文献未记录不同临床分期情况。乳腺癌临床 I～II 期组与临床 III～IV 期组例数分别为 306 例和 72 例。各研究间无统计学异质性（$P=0.75$，$I^2=0\%$），故采用固定效应模型进行 Meta 分析。结果显示，两组间 COX-2 表达差异无统计学意义[$OR=0.61$，$95\%\ CI(0.34, 1.1)$，$P=0.10$]（图 16-7）。

（4）COX-2 在乳腺癌不同组织学分级中的表达：共纳入 4 篇文献，另外 4 篇文献未记录组织学分级情况。乳腺癌高分化组与中低分化组例数分别为 60 例和 185 例。各研究间无统计学异质性（$P=0.33$，$I^2=12.3\%$），故采用固定效应模型进行 Meta 分析。结果显示，两组间 COX-2 表达差

表 16-6　纳入文献的基本特征和质量评价

纳入研究	年龄（岁）	乳腺癌组		正常对照组		质量评分					
		总例数	COX-2(+)	总例数	COX-2(+)	1	2	3	4	5	合计
王西京 2004	46.8（27～68）	80	46	20	2	1	1	1	1	0	4
罗智勇 2004	56（33～79）	40	19	2	0	1	1	1	1	0	4
周士珍 2005	54（33～78）	65	43	45	0	1	1	1	1	0	4
郭雪西 2006	52（36～74）	67	48	16	0	1	1	1	0	0	3
吴迪 2007	46（25～74）	50	30	9	1	1	1	1	1	0	4
欧阳周 2007	47（24～76）	60	49	23	11	1	1	1	1	0	4
许淼 2007	52.5（35～67）	40	19	18	0	1	1	1	1	0	4
郑希民 2007	—	98	68	20	3	1	0	1	1	0	3

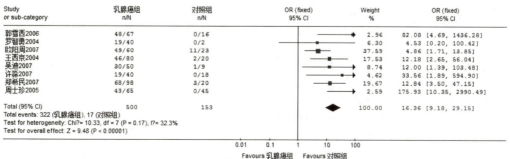

图 16-5　COX-2 表达与乳腺癌关系的 Meta 分析

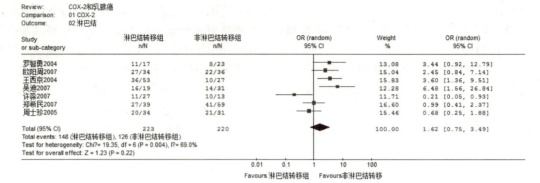

图 16-6　COX-2 表达与乳腺癌淋巴结转移关系的 Meta 分析

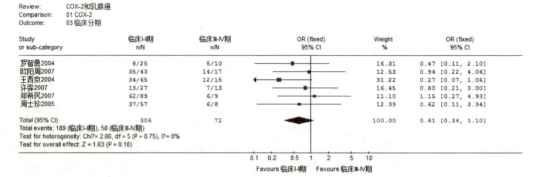

图 16-7　乳腺癌不同临床分期中 COX-2 表达的 Meta 分析

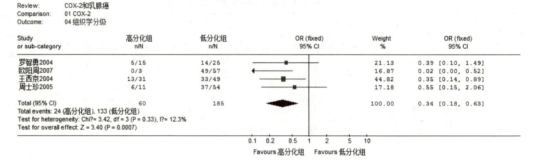

图 16-8　乳腺癌不同组织学分级中 COX-2 表达的 Meta 分析

异有统计学意义[OR = 0.34, 95% CI(0.18, 0.63)，
$P = 0.0007$]（图 16-8）。

（5）发表偏倚：COX-2 在乳腺癌有无淋巴结转移中的表达中纳入 7 个研究，我们对其进行了漏斗图分析（图 16-9），结果显示发表偏倚较小。

（四）结果解释

本例纳入 8 个病例 - 对照研究，共 500 例乳腺癌和 153 例正常乳腺，评价了 COX-2 在乳腺癌组织中的表达及临床意义。结果提示：① COX-2 表达在乳腺癌组和正常乳腺对照组、乳腺癌高分化组与中低分化组的表达差异均有统计学意义；② COX-2 在乳腺癌淋巴结转移组与非淋巴结转移组、临床Ⅰ～Ⅱ期组与临床Ⅲ～Ⅳ期组的表达差异

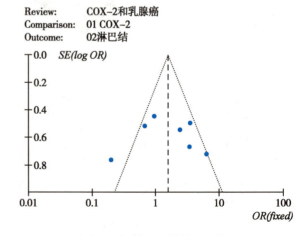

图 16-9　7 篇文献的漏斗图分析

则无统计学意义。提示 COX-2 可能参与了乳腺癌的发生和发展。本例的方法和流程相对清晰，初学者可以通过学习此例开展其他研究，如基因表达、蛋白表达、miRNA 表达等。

经典系统评价是一种临床研究文献二次研究方法，针对某一疾病或干预措施全面收集相关临床研究，通过严格评价或分析，得出某一疗法在临床实践中有效或无效的结论，或提出是否应该进一步进行临床试验的建议。而借鉴经典系统评价思想，将其方法引入基础研究领域，经过一系列严谨的文献二次研究过程得出结论，是一种创新和探索。事实证明：用系统评价方法处理基础、临床及其他有关方面的海量信息，帮助找准研究的切入点，进行基础研究的模式大有可为。

（李幼平　张永刚　郭颖嘉）

参 考 文 献

1. Sun G, Shan J, Li Y, et al. Adoptive infusion of tolerogenic dendritic cells prolongs the survival of pancreatic islet allografts: a systematic review of 13 mouse and rat studies. *PLoS One*, 2012, 7(12): e52096.

2. Wu W, Shan J, Li Y, et al. Adoptive transfusion of tolerance dendritic cells prolongs the survival of cardiac allograft: a systematic review of 44 basic studies in mice. *J Evid Based Med*, 2012. 5(3): 139-53.

3. Zhang C, Juan S, Li F, et al. Effects of immunosuppressive drugs on CD4＋CD25＋ regulatory T cells: a systematic review of clinical and basic research. *Chin J Evid-based Med*, 2010, 10(6): 740-748.

4. Zhou Y, Shan J, Li Y, Guo Y, et al. Adoptive transfusion of tolerance dendritic cells prolongs the survival of skin allografts in mice: a systematic review on 21 studies. *Chin J Evid-based Med*, 2013, 6(2): 90-103.

5. 段异兵, 曹晓辉, 王新, 等. 国外医学基础研究资助同行评议特点. 中国基础科学, 2010, 12(4): 44-49.

6. 孙宝志. 临床医学导论. 北京: 高等教育出版社, 2007.

7. 文体健, 吴云峰, 张良博. 以基础研究为主高校的知识产权管理与保护. 中国现代教育装备, 2007(8): 134-135.

8. 中华医学会. 2006—2007 医学学科发展报告. 北京: 中国科学技术出版社, 2007.

第十七章　系统评价再评价

20世纪60年代社会科学各领域研究数量急剧上升，20世纪后半叶出现了系统评价和Meta分析，其方法学不断发展与完善，发表数量也急剧上升。截至2013年Cochrane图书馆第7期已发表Cochrane系统评价8039个，且大多数涉及多个干预措施对比，针对同一主题系统评价数量亦很多，如成人戒烟的Cochrane系统评价就达20余篇。临床医师、卫生决策者等用证者常常关注多个干预措施比较孰优孰劣，单个系统评价很难给出直观答案，从而出现了针对同一问题多个系统评价再评价的新型研究综合——系统评价再评价（overviews of reviews，overviews）。

第一节　概　　述

一、定义

"系统评价再评价"是全面收集同一疾病或同一健康问题的治疗或病因、诊断、预后等方面的相关系统评价进行再评价的一种综合研究方法。Cochrane系统评价再评价重点基于多个干预性Cochrane系统评价整合证据，使其更易获取和利用。

Overviews有多种英文表达，如overviews of reviews，umbrella reviews，overview of systematic reviews等，2008年第17届Cochrane年会后比较认同"overviews of reviews"。2009年，国内首次将其翻译为"同类评价"，现趋同使用"系统评价再评价"一词。

二、历史沿革

Overviews是近10年发展起来的一种研究综合类型。20世纪末，有学者开始对多个同类系统评价进行再评价研究。1999年，英国埃克斯特大学的Ernst E对用草药治疗抑郁、失眠、前列腺良性增生等老年人常见病的相关系统评价进行了再评价，并首次使用了"overview of systematic reviews"一词。2000年，第8届国际Cochrane年会正式提

出Overviews of reviews的问题。2004年，Cochrane协作网成立系统评价再评价工作组（"umbrella reviews working group"），Lorne Becker教授出任组长，开展overviews of reviews的方法学研究。2008年9月，overviews of reviews被写入第5版Cochrane系统评价员手册，并在RevMan 5软件中增加了相关模块。2009年，第1篇Cochrane系统评价再评价全文发表。

三、系统评价再评价与系统评价的区别

Overviews与系统评价都是综合研究科学证据的一种方法，二者的制作都要经过立题、制定纳入和排除标准、检索、质量评价和数据分析等步骤。Overviews是基于系统评价的综合研究，系统评价是基于原始研究的综合研究，二者的区别见表17-1。

四、评估角度

"系统评价再评价"的核心是针对当前多个相关系统评价证据进行综合研究，为证据使用者提供更集中的高质量证据。Cochrane协作网最初进行"系统评价再评价"研究是为Cochrane图书馆使用者（如临床医师、决策者或患者）提供同一主题系统评价证据的综合评价结果，其评估角度主要体现在：

（一）对同一临床问题不同干预措施的相关系统评价进行再评价

Overviews可对某一临床问题已有多个涉及不同干预措施的系统评价进一步综合评价，以增加证据的强度、广度和深度，增强适用性，更利于决策者参考。如2008年Jamtvedt G等对物理疗法治疗膝关节骨关节炎的23个相关系统评价进行再评价，对锻炼、针灸、激光等物理疗法治疗膝关节骨关节炎提供了最佳综合性证据。

（二）对某一干预措施的多个相关系统评价进行再评价

Overviews可对临床上某一干预措施用于不同疾病、不同人群的多个相关系统评价进行再评价。

表 17-1　系统评价再评价与系统评价的比较

	系统评价再评价	系统评价
目的	基于多个相关系统评价的综合研究	基于多个相关原始研究的综合研究
纳入研究	系统评价	原始研究，如随机对照试验、交叉试验等
研究计划	有	有
文献选择标准	有严格的系统评价纳入排除标准	有严格的原始研究纳入排除标准
检索方法	有系统的检索策略，广泛全面收集同一主题的相关系统评价	有系统的检索策略，广泛全面收集相关原始研究
质量评价	对纳入的系统评价进行方法学质量评价及证据质量评价	对纳入的原始研究进行方法学质量评价及证据质量评价
资料分析	综合评价各纳入系统评价的结果。条件适宜时可用一些附加分析方法，如间接比较等	针对每个重要结局指标，对纳入研究结果进行Meta分析或描述性分析
结果	客观描述纳入系统评价的特征、质量评价结果及效应量等信息	客观描述纳入原始研究的特征、质量评价结果、效应量及发表偏倚等信息
结论	主要客观陈述相关信息，获得当前研究现状下更全面、客观的结论，并描述对将来研究的提示	综合考虑纳入原始研究质量、效应量等多方面内容，并描述对将来研究的提示
报告	按方法、结果、讨论、结论等步骤报告，有相对严格的报告要求，尚无相应报告规范	依据 PRISMA 规范进行报告

（摘自：Becker LA，Oxman AD. Chapter 22: Overviews of reviews. In: Higgins JPT, Green S, eds. Cochrane Handbook for Systematic Reviews of Interventions. Version 5.1.0（updated March 2011）. The Cochrane Collaboration，2011.）

如 Smidt N 等人再评价了运动疗法的相关系统评价，结果显示：运动疗法对膝骨关节炎等 9 种疾病的疗效确切，对颈痛等 6 种疾病的证据不足，对急性腰背痛无效。

（三）针对相关系统评价中不同结局指标进行再评价

系统评价应纳入临床决策需要的所有重要结局指标，但个别系统评价所评价的结局指标不完整，重要结局指标常在不同系统评价中分散报告。此时，可采用 Overviews 对多个相关系统评价再评价。

（四）从更广的范围对某一领域的相关系统评价进行概述

Overviews 可基于多个相关系统评价证据对某一领域进行宏观概述，为使用者提供更全面的综合信息。如 2001 年，Linde K 等连续发表了 3 篇有关补充医学的系列文章，基于系统评价证据分别从同种疗法、中草药及针灸三方面进行分析，综合评价了当时补充医学的现状及存在的问题。

（五）其他

除防治性"系统评价再评价"外，在诊断、疾病筛查、卫生经济学和卫生保健等多个领域也有相关研究成果发表。

五、研究现状

自 2009 年第 1 篇 Cochrane overviews 全文发表

至 2013 年第 7 期，CDSR 共发表 12 个 Overviews 全文，23 个 Protocols，数量呈上升趋势；检索 PubMed、EMBASE、SCI 等数据库发现，近 10 年国际期刊发表了近 100 篇 overviews；Lisa Harting 等研究提示 2010—2011.07 年发表了 75 篇方法学较完整的干预性 Overviews；中文数据库自 2010 年至今，overviews 尚不足 10 篇。

Lisa Harting 等研究关注的 75 个 overviews 纳入系统评价和原始研究的中位数分别为 6 和 56。有 52%（39/75）只纳入了 Cochrane 系统评价。纳入系统评价数量最多达 153 个。纳入系统评价采用的质量评价工具主要是 OQAQ（Oxman-Guyatt overview quality assessment questionnaire）（10.7%，8/75）和 AMSTAR（assessment of multiple systematic reviews）（9.3%，7/75），有 30.7%（23/75）仅描述了质量评估的方法。有 40.0%（30/75）报告有基金资助，主要来自政府和药厂资助。

"系统评价再评价"作为一种新的综合研究方法还存在局限性，如：①结论的完整性受纳入系统评价的影响，且具有时限性；②制作方法尚不规范；③部分方法学的数据处理方法不甚成熟；④已发表的 Overviews 报告形式不一，虽已有研究探讨 Overviews 报告质量和透明化问题，但尚无权威报告指南正式发布。提示："系统评价再评价"的发展和普及还有很长的路要走。

第二节 系统评价再评价的制作方法

Cochrane Handbook 5.1.0 是当前相对较全面介绍如何制作系统评价再评价方法及 Cochrane 系统评价再评价的报告格式。

本节选择"Singh A，Christensen R，Wells A，et al. Biologics for rheumatoid arthritis: an overview of Cochrane reviews（Review）. *The Cochrane Library*，2013，Issue 2."一文（简称"BRA-overview"）作为实例，详细介绍 Overviews 的制作方法。

一、立题

选定一个好的问题是制作 Overviews 重要的第一步。需要研究者有扎实丰富的临床专业知识，密切关注学科发展前沿，关注临床实践，关注患者所需，才能提出一个好的问题。Overviews 旨在更好地为决策者提供综合证据，选定研究课题时应考虑其特点：①所关注领域最好有≥2 个系统评价；②结合临床研究现状考虑，若所关注的卫生问题现已发表的系统评价较全面，则综合分析的结果应更全面，临床实用性更强；③ Overviews 优先考虑纳入 Cochrane 系统评价，因其整体质量高；④背景部分需阐述立题依据及研究问题的重要性。

"BRA-overview"研究：该课题研究者基于其实际临床专业，发现抗风湿生物制剂（the biologic disease-modifying anti-rheumatic drugs，DMARDs）对传统药物治疗无效的风湿性关节炎（rheumatoid arthritis，RA）患者有改善其病情的较好疗效。但现有 6 篇发表于 Cochrane 图书馆有关抗风湿生物制剂能够明显改善 RA 患者疼痛和残疾程度的研究均与安慰剂比较。而对于临床实践，临床医师、患者和卫生决策者对不同的抗风湿生物制剂间的差异更感兴趣。因此，在这种缺乏直接证据比较的现状下，该课题研究人员决定采取系统评价再评价的方法，间接比较不同抗风湿生物制剂间的疗效和安全性差异。

二、制订纳入和排除标准

纳入、排除标准的制订通常需要先按 PICOS 要素转化问题。Overviews 的纳入标准包括研究类型、研究对象、干预措施、结局指标等内容。排除标准作为纳入标准的补充限定条件，亦须仔细制订。在制订纳入、排除标准的过程中，应始终关注临床，关注证据使用者的需求，关注如何更有利于证据使用者进行医疗决策。

现阶段 Cochrane 系统评价再评价的目的是为读者提供 Cochrane 图书馆的证据概览，因而要求主要纳入 Cochrane 系统评价。其他期刊发表的一些 Overviews 则纳入了包括 Cochrane 系统评价在内的所有相关系统评价。若纳入了非 Cochrane 系统评价，此部分应先界定判断非 Cochrane 系统评价就是系统评价的标准，尤其当针对某一研究问题同时存在≥2 篇系统评价时，应说明哪些系统评价将被纳入的原则。

"BRA-overview"研究：研究人员按 PICOS 要素对该研究的纳入和排除标准进行结构化处理如下：

P：①≥18 岁的风湿性关节炎患者；②采用美国风湿病学会（American College of Rheumatology）于 1978 年制定的诊断标准。

I：单用生物制剂 DMARDs，包括阿巴他塞、阿达木单抗、阿那白滞素、英夫利昔单抗、依那西普和利妥昔单抗等。

C：另一种改善病情的生物 DMARDs/ 传统药物、安慰剂或安慰剂联合生物 DMARDs/ 传统药物联合安慰剂。

O：①主要测量指标：ACR50；因副作用撤药；因无效退出试验数；死亡。②次要测量指标：ACR20 和 ACR70；撤药原因；疾病活动评分（disease activity score，DAS）；达到良好状态；生活质量；影像学进展；副作用数量。

ACR50 是 American college of rheumatology 50 的简称，指 RF 患者关节肿胀及触痛的个数（共 28 个）有 50% 改善及以下 5 项参数中至少 3 项有 50% 的改善：①患者对疼痛的自我评价；②患者对目前疾病总体状况的自我评价；③医师对患者疾病总体状况的评价；④健康评估问卷；⑤急性期反应物（ESR，CRP）。

ACR20 和 ACR70 采用同样的标准分别定义为 20% 和 70% 的提高和改善。

S：Cochrane 系统评价。

三、收集资料

（一）检索资源

作者需根据 Overviews 的研究计划来确定所检索数据库，如仅纳入 CSR 还是同时也纳入非 CSR，或 Overviews 目的不同，检索范围都可能存在差异。Cochrane Overviews of reviews 要求主要纳入 Cochrane 系统评价，检索仅局限于 Cochrane 系统评价数据库（Cochrane Database of Systematic

Reviews，CDSR)。发表在其他期刊中的 Overviews 通常还纳入非 Cochrane 系统评价，因此除 CDSR 外，还应检索 PubMed，EMBASE，CBM 等其他数据库。

此外还应检索当前非 Cochrane 系统评价注册平台——PROSPERO(international prospective register of systematic reviews)，这是卫生和社会保健领域又一个免费的国际系统评价注册数据库，于 2011 年 3 月正式运行，是对医学数据库检索的补充，但要注意避免将同一系统评价重复纳入。

(二) 制订检索策略

除清楚列出检索的数据库资源外，作者需要制订、报告完善的检索策略。系统评价已系统全面地检索了相关原始研究，且系统评价格式较统一，使 Overviews 的检索相对易行。

Overviews 检索除报告检索资源外，还需报告检索时限、至少 1 个数据库的完整检索策略、主要检索词等信息。

"BRA-overview"研究：由于是 Cochrane overviews of reviews，故主要使用"Rheumatoid"检索词，检索字段限制在"title"，全面检索 Cochrane 系统评价数据库。此外，考虑到纳入到该 overview 中的 RCTs 在安全性评估方面的局限性，又对 the U.S. food and drug administration(FDA)、health Canada 和 European medicines agency(EMEA)网站进行补充检索。

四、筛选文献

与系统评价文献筛选方法要求基本一致，要求至少由 2 名评价员独立进行并交叉核对，以保证研究结果的可靠性。此过程中一个关键环节是对于同一临床问题存在≥2 篇系统评价的辨析和纳入工作。文献筛选过程中不仅需要记录文献筛选的数量和相关信息，还要注明排除文献的原因。

"BRA-overview"研究：由两位研究人员(JS and RC)首先独立阅读初步纳入的系统评价的题目和摘要，排除不符合要求的研究，再对可能符合要求的研究进行仔细的全文阅读，交叉核对结果后最终确定纳入研究。

五、提取资料

提取数据应依据针对具体课题事先设计的数据提取表逐一进行，展示系统评价的原始信息。主要包括纳入研究的基本信息、研究特征、研究方法和结果等。数据提取过程应详细记录遇到的问题

及缺失数据的处理等。为提高报告提取资料的准确性，常需至少 2 名研究员独立提取资料，遇不同意见协商解决或由第三方确定。

"BRA-overview"研究：根据预先制定好的 Excel 数据提取表格，由两名研究者(JS and GW)独立提取相应数据后，由第三位研究人员(ML)盲审录入数据，意见不同时通过集体讨论确定。

六、纳入研究的质量评价

Overviews 的质量评价包括方法学质量评价及证据质量评价 2 部分。至少由 2 名评价员独立进行并交叉核对。应详细记录所用的评价标准及评价过程所遇到的问题及解决方案等信息。

(一) 方法学质量评价

系统评价的质量评价主要评估系统评价的设计、实施过程及如何控制偏倚。目前系统评价方法学质量评价的标准众多，尚无"金标准"。自 1987 年至今各机构和个人相继提出、发展和应用的系统评价 /Meta 分析质量评价标准数十个，其评价项目的数量、内容，涉及范围和侧重点各有不同。1987 年以来发布的常见系统评价方法学质量工具数十种，其中 OQAQ、AMSTAR 等应用较为广泛。作者可根据具体情况，选择恰当标准客观评价其方法学质量，在方法学部分应描述所选用的质量评估工具。

OQAQ 由 Oxman-Guyat 制定，于 1988 年至 1994 年先后修订、更新 6 次，被广泛应用、借鉴并在其基础上发展为其他具不同针对性的标准。1994 年 OQAQ 修订版包括三个方面 11 条，细化了研究重要性和适用性的评价，使其更全面。AMSTAR 是 2007 年 Shea J 等依据 OQAQ 的 10 个条目和 Sacks 质量评价清单的 24 个条目制定而成。在方法学基础上额外增加了 3 条标准(发表偏倚、发表状态、语种)。评价标准由最初的 37 条精简为 11 条(如研究问题，检索策略，纳入、排除标准，数据提取，研究质量)，重点评价系统评价 /Meta 分析的方法学质量，标准更简单实用。加拿大药品和卫生技术署(The Canadian agency for drugs and technologies in health，CADTH)认为 AMSTAR 是当前最好的系统评价质量评价工具(表 17-2)。

在 Overviews 评估纳入系统评价的方法学质量时，应选择恰当的评估工具，并清楚的报告其具体方法，以便读者理解和参考。

"BRA-overview"研究：由两位研究人员(JS and GW)独立按照 AMSTAR 清单严格评估纳入系

表 17-2 OQAQ 评价标准和 AMSTAR 评价标准

OQAQ 评价标准	AMSTAR 评价标准
1. 结果有效性	1. 是否有设计方案？
1.1 有明确的目的吗？	2. 研究筛选和资料提取是否由两人独立完成？
1.2 是否有纳入标准？	3. 检索策略是否全面？
1.3 是否遗漏重要相关研究？	4. 纳入标准是否包括出版物形式（如灰色文献）？
1.4 是否评价了纳入研究的真实性？	5. 是否提供纳入、排除研究列表？
1.5 纳入研究的评价是否可重复？	6. 是否提供纳入研究的基本特征？
1.6 研究间结果相似吗？	7. 是否评价了纳入研究内在真实性？
2. 结果重要性	8. 所得结论是否合理考虑到纳入研究的内在真实性？
2.1 全部的结果是什么？	9. 结果合并的方法是否合理？
2.2 结果的精确度如何？	10. 是否评价了发表偏倚的可能性？
3. 结果适用性？	11. 是否有利益冲突？
3.1 结果是否可以应用到具体的患者身上？	
3.2 所有临床重要结果都考虑了吗？	
3.3 其有害性和经济性如何？	

统评价的方法学质量，并交叉核对其结果。且在原文中详细列出了 AMSTAR 清单的具体细则。

（二）证据质量分级

Cochrane 协作网强烈推荐使用 GRADE 标准评估证据质量并进行质量分级（详见第三章）。但已发表 Overviews 中很少见采用 GRADE 进行证据质量分级。如 Lisa Harting 等和袁金秋等研究报告分别有 16%（12/751）和 18.6%（8/43）的 Overviews 使用了 GRADE 标准，大部分作者忽略了证据质量分级这一关键步骤。

"BRA-overview"研究：对证据质量评价，仍由两位研究人员（JS and ETG）采用 GRAED 标准独立评估每个研究/结局指标。且在原文中详细列出了 GRADE 的具体细则，具体参见原文。

七、资料分析与结果解释

（一）常用的数据分析方法

迄今发表的 Overviews 大部分使用描述性分析，进行统计推断分析的较少。在有直接比较数据时用 Meta 分析对相关数据进行合并；在缺乏直接比较证据的情况下常会应用间接比较（indirect comparison）（详见第十八章）。某些时候，作者需要重新分析数据，如从不同的人群等方面重新进行亚组分析或从更大范围进行数据合并等。

"BRA-overview"研究：对分类变量，如 ACR50、ACR20、ACR70、因副作用撤药等，采用 Meta 分析方法，合并分析不同药物对比安慰剂试验的数据以获得相互独立的估计值，采用 OR 值作为合并效应

量。再对有共同对照比较的不同药物间进行间接比较。此外，采用线性分析、经验 Bayes 等方法进行统计分析。

（二）合理解释 Overviews 的结果

系统评价再评价结果部分包括纳入研究的描述、质量评价和干预措施效应量的描述等内容。推荐尽量用图、表，使结果更简洁明了。

1. **描述纳入研究** 简洁明了地描述纳入研究的特征以帮助读者判断纳入研究的同质性。如研究时间、纳入人群、干预措施（用药剂量、疗程及其他特征）、对比措施和结局指标等内容，作者应尽可能详尽报告重要信息。若纳入系统评价间存在明显差异时（如系统评价纳入排除标准不一、对照组不同、结局指标的评估方法不同）应明确说明。以上内容可在"纳入系统评价一览表"中归纳总结。

2. **评价质量** 分为纳入研究的方法学质量与证据质量评价，评价标准可在文中描述并附以参考文献。应描述再评价纳入系统评价的总体质量，包括系统评价间的不同和个别系统评价重要的质量缺陷。应高度概括评价结果，也可以附表形式提供相关评价信息。

3. **描述干预措施效应量** 应总结纳入系统评价干预措施的效果并纳入主要研究结果。描述效应量应按临床意义的重要性依次分类描述，呈现结果应从临床角度对结果分类且单篇罗列每个系统评价的研究结果。应全面报告干预措施类型（药物治疗、手术治疗、行为治疗等）、疾病分期（症状前

期、疾病早期、进展期）、受试者特征（年龄、性别、种族）和结局类型（存活、功能状况、不良反应）信息。描述结果应包括统计学结果、统计学意义和临床意义等。描述过程中应注意"无证据说明有效"及"有证据说明无效"的区别。当结果不确定时，作者不宜作出"本Overviews结果显示干预组与对照组间无差异"及类似结论，应更客观的报导数据。

"BRA-overview"研究：共纳入6个Cochrane系统评价，涉及7个阿巴他塞、8个阿达木单抗、5个阿那白滞素、4个依那西普、4个英夫利昔单抗和3个利妥昔单抗。①临床有效性：间接比较结果提示阿那白滞素疗效劣于依那西普[OR（95% CI）：0.34（0.14，0.81）；P=0.015]，阿达木单抗疗效优于阿那白滞素[OR（95% CI）：2.20（1.01，4.75）；P=0.046]。而其他生物制剂DMARDs间比较疗效差异无统计学意义。②安全性：阿达木单抗相比依那西普[OR（95% CI）：1.89（1.18，3.04）；P=0.009]、阿那白滞素相比依那西普[OR（95% CI）：2.05（1.27，3.29）；P=0.003]更易导致退出。而依那西普相比英夫利昔单抗退出率更低[OR（95% CI）：0.37（0.19，0.70）；P=0.002]。

（三）讨论与结论

讨论与结论必须以研究结果为依据，应注重宏观把握，做到"青出于蓝而胜于蓝"，避免重复描述结果部分内容。讨论要点：①高度总结主要结果、证据强度、证据实用性，纳入研究的质量，效应量，是否有其他证据支持研究结论，Overviews制作过程潜在的偏倚，其结论与其他研究或系统评价是否一致等；②证据实用性分析还可从研究人群的生物学及文化差异、依从性差异等方面进行；③说明研究的完整性、局限性及Overviews所提升的临床实践意义和科研导向等内容。

"BRA-overview"研究：基于间接比较结果，依那西普和阿达木单抗疗效优于阿那白滞素；相比阿达木单抗、阿那白滞素和英夫利昔单抗，依那西普的退出率更低。但因纳入研究间存在异质性，以上结果解释应更谨慎，其结果仅为临床医师选择生物制剂治疗RA提供参考依据。通过开展生物DMARDs治疗RA系统评价再评价研究，作者建议：临床科研人员应注重设计和开展直接比较生物DMARDs治疗RA的高质量RCT，并关注生物DMARDs治疗不同阶段的RA（如早期、晚期RA）、不同程度功能水平的RA（如轻度、中度、重度）及治疗前不同状态的RA（如传统DMARD无效、生物制剂治疗无效还是多种生物制剂治疗无效等）。

系统评价再评价走过了14年的发展历程，方法学有较大进展，但还存在诸多不足。其制作过程中证据质量分级、资料分析和处理方法、报告规范等，仍值得深入研究。系统评价再评价与网状Meta分析的关系和异同点，亦有待进一步讨论。

（刘雅莉　马　彬）

参 考 文 献

1. Becker A, Oxman D. Chapter 22: Overviews of reviews. In: Higgins J P T, Green S, eds. Cochrane Handbook for Systematic Reviews of Interventions. Version 5.1.0 (updated March 2011). The Cochrane Collaboration, 2011. www.chchrane-handbook.org.

2. Bessa-Nogueira V, Vasconcelos C, Niederman R. The methodological quality of systematic reviews comparing temporomandibular joint disorder surgical and non-surgical treatment. *BMC Oral Health*, 2008, 8: 27.

3. Caldwell M, Ades E, Higgins P. Simultaneous comparison of multiple treatments: combining direct and indirect evidence. *BMJ*, 2005, 331(7521): 897-900.

4. Cruciani M, Mengoli C. An overview of meta-analyses of diagnostic tests in infectious diseases. *Infect Dis Clin North Am*, 2009, 23(2): 225-267.

5. Cuzick J, Arbyn M, Sankaranarayanan R, et al. Overview of human papillomavirus-based and other novel options for cervical cancer screening in developed and developing countries. *Vaccine*, 2008, 26(Suppl 10): 29-41.

6. Edwards J, Clarke J, Wordsworth S, et al. Indirect comparisons of treatments based on systematic reviews of randomised controlled trials. *Int J Clin Pract*, 2009, 63(6): 841-854.

7. Ernst E. Herbal medications for common ailments in the elderly. *Drugs Aging*, 1999, 15(6): 423-428.

8. Glenny M, Altman G, Song F, et al. Indirect comparisons of competing interventions. *Health Technol Assess*, 2005, 9(26): 1-134.

9. Hartling L, Chisholm A, Thomson D, et al. A Descriptive Analysis of Overviews of Reviews Published between

2000 and 2011. *PLoS ONE*, 2012, 7(11): e49667.

10. Jamtvedt G, Dahm T, Christie A, et al. Physical therapy interventions for patients with osteoarthritis of the knee: an overview of systematic reviews. *Phys Ther*, 2008, 88(1): 123-136.

11. Jefferson T, Dooley G, Chausheva E, et al. Publishing overviews in the Cochrane Library. 8th Annual Cochrane Colloquium Abstracts, 2000. [2012-08-17]. http://www.mrw.interscience.wiley.com/cochrane/clcmr/articles/CMR-2988/frame.html.

12. Lewin S, Lavis N, Oxman D, et al. Supporting the delivery of cost-effective interventions in primary health-care systems in low-income and middle-income countries: an overview of systematic reviews. *Lancet*, 2008, 372(9642): 928-939.

13. Li L, Tian J, Tian H, et al. Quality and transparency of overviews of systematic reviews. *J Evid Based Med*, 2012, 5(3): 166-173.

14. Linde K, Hondras M, Vickers A, et al. Systematic reviews of complementary therapies - an annotated bibliography. Part 3: homeopathy., 2001, 1: 4.

15. Linde K, ter Riet G, Hondras M, et al. Systematic reviews of complementary therapies - an annotated bibliography. Part 2: herbal medicine. BMC Complement Altern Med, 2001, 1: 5.

16. Linde K, Vickers A, Hondras M, et al. Systematic reviews of complementary therapies - an annotated bibliography. Part 1: acupuncture. *BMC Complement Altern Med*, 2001, 1: 3.

17. Norderhaug N, Mørland B. Ambulatory and home blood pressure monitoring. *Tidsskr Nor Laegeforen*, 2001, 121(15): 1812-1815.

18. Oxman D, Cook J, Guyatt G H. Users' Guides to the Medical Literature. VI. How to Use an Overview for the Evidence-Based Medicine Working Group. *JAMA*, 1994, 272(17): 1367-1371.

19. RevMan 5 User Guide. [2013-07-19]. http://www.igh.org/Cochrane/rm5userguide.pdf

20. Sacks H, Berrier J, Reitman D, et al. Meta-analyses of randomized controlled trials. *N Engl J Med*, 1987, 316(8): 450-455.

21. Schünemann J, Oxman D, et al. Chapter 12: Interpreting results and drawing conclusions. Version 5.1.20. [updated March 2011]. The Cochrane Collaboration, 2011. www.cochrane-handbook.org.

22. Silva V, Grande J, Martimbianco A L, et al. Overview of systematic reviews - a new type of study. Part I: why and for whom? *Sao Paulo Med J*. 2012, 130(6): 398-404.

23. Singh A, Christensen R, Wells A, et al. Biologics for rheumatoid arthritis: an overview of Cochrane reviews. *Cochrane Database Syst Rev*, 2009, 4: CD007848.

24. Smidt N, de Vet H C, Bouter M, et al. Effectiveness of exercise therapy: a best-evidence summary of systematic reviews. Aust J Physiother, 2005, 51(2): 71-85.

25. Song F, Loke K, Walsh T, et al. Methodological problems in the use of indirect comparisons for evaluating healthcare interventions: a survey of published systematic reviews. *BMJ*, 2009, 338: b1147.

26. 刘雅莉, 袁金秋, 杨克虎, 等. 系统评价再评价的制作方法简介及相关资料分析. 中国循证儿科杂志, 2011, 6(1): 321-324.

27. 杨克虎, 刘雅莉, 袁金秋, 等. 发展和完善中的"系统评价再评价". 中国循证儿科杂志, 2011, 6(1): 462-465.

28. 袁金秋, 刘雅莉, 杨克虎, 等. 系统评价再评价纳入研究的质量评价方法调查. 中国循证医学杂志, 2012, 12(2): 238-242.

第十八章　间接比较与网状/Meta分析

生命科学和生物制药行业的不断发展，使临床上针对相同疾病的治疗药品或治疗方法日益增多。在可供临床选择的治疗方案中，如何选择当前最有效、安全的治疗措施已成为当前临床实践和临床科研的首要任务之一。以新药 A 与药物 B 治疗效果的比较为例，临床关心的治疗结果可包含疗效、安全性、患者满意度等临床指标。基于严格设计的 RCT 直接比较的系统评价/Meta 分析已被公认为是评价干预措施疗效的最高级别证据，可称为传统系统评价/Meta 分析。但有许多不同干预措施的疗效差异尚无直接比较研究证据，或虽有直接比较研究证据，但相关研究数量较少或质量较低。这种情况下，可通过对比共同对照措施进行间接比较的 Meta 分析，合并直接证据和间接证据可以增加证据的可信度。采用 Meta 分析的方法比较多种干预措施即网状 Meta 分析。

第一节　间接比较概述

一、定义

要直接比较干预措施效果（安全性、有效性、经济性等指标），通常是将患者随机分组，分别给予不同的干预措施（如 A 与 B，代表两种不同治疗）干预后，观察某项特定的效果或结果有无差异。Bucher HC 对缺乏 RCT 直接比较证据的情况提出了间接比较方法，"借助"已有用其他处理因素的相关临床试验和证据来估计要评价的两种干预措施的效能。这种比较形式称为间接比较（indirect comparison）（图 18-1）。

二、基本思想

我们期望比较干预措施 A 与 B，没有二者直接比较的 RCT 证据，但有它们分别与干预措施 C 比较的 RCT，C 成为 A、B 的共同对照（common comparator）。于是我们可借助干预措施 C 来间接评价干预措施 A 与 B 的治疗效果。这是间接比较

最简单的形式。图 18-1 中实线表示已有 RCT，有直接比较证据；虚线代表无 RCT，需进行间接比较得到结果。

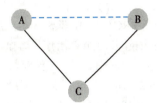

图 18-1　间接比较基本思想示意图

三、类型

间接比较主要包括单组间接比较和调整间接比较。单组间接比较是把来源于多个研究的干预措施组看成来源于同一个 RCT 目标干预措施之间的比较。如比较试验 1 的干预措施 A 与试验 2 的干预措施 B 间的相对有效性，直接从两个试验中提取出 A 和 B 的结果进行比较（图 18-2）。由于此方法破坏了随机特性（即 A 和 B 的人群并不符合随机原则），忽视各试验的内在差别，可能增加偏倚和评估效应错误。

调整间接比较（adjusted indirect comparison）利用 1 个（或多个）公共对照组对各研究的直接比较结果进行调控，至少可部分保留原 RCT 优势。假设试验 -1 直接比较 A vs. C，试验 -2 直接比较 B vs. C，而无 A vs. B 的试验。可根据 2 个试验的共同干预措施 C，调控 A 和 B 的间接比较（图 18-2）。

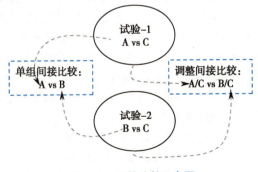

图 18-2　间接比较示意图

四、计算方法

以下是 A 与 B 间接比较分析的一种计算方法：先计算 A 与 C 比较的统计分析结果 d_{A-C}，和 B 与 C 比较的统计分析结果 d_{B-C}；再比较得到 $(d_{A-C})-(d_{B-C})$，即 A 与 B，通过 C 作共同对照的间接比较结果（$d_{indirect, A-B}$）。

当研究结果用平均值的差异来呈现时，间接比较的结果也以平均值的差别来表示。如治疗后血压平均降低的毫米汞柱（mmHg）等。

如 RCT 1 中，药品 A 治疗患者血压平均降低 12mmHg，其对照 C 治疗患者血压平均降低 2mmHg，$d_{A-C}=10$mmHg；RCT 2 中，药品 B 治疗患者血压平均降低 18mmHg，其对照 C 治疗患者血压平均降低 5mmHg，$d_{B-C}=13$mmHg。则 A 治疗与 B 治疗通过 C 作共同对照，间接比较的结果如下：

$d_{indirect, A-B}=10-13=-3$，B 治疗相对于 A 治疗，患者平均血压多降低 3mmHg。

另一类研究结果采用相对比，如比值比（odds ratio, OR）、相对危险度（risk ratio, RR）和风险比（hazard ratio, HR）等。如 OR 值，可先计算各组分析结果 $OR_{A/C}$ 及 $OR_{B/C}$，再计算 $OR_{A/C} \div OR_{B/C}$ 就可得到 A 与 B 间接比较的 OR 值（$OR_{indirect, A-B}$）。

统计上习惯先取自然对数后相减。

$\ln(OR_{A/C} \div OR_{B/C}) = \ln(OR_{A/C}) - \ln(OR_{B/C})$；

此时各研究整合后的结果分别为：

$d_{A-C} = \ln(OR_{A/C})$；

$d_{B-C} = \ln(OR_{B/C})$；

而 $d_{indirect, A-B} = \ln(OR_{A/C}) - \ln(OR_{B/C})$。

因此，校正间接比较分析基本上是把两组分别比较的研究结果先整合、再相减，取最后对数结果的指数即可算出 OR。

$OR_{indirect}, A/B = \exp(d_{indirect, A-B})$。

五、结果的方向性

整合各研究比较结果时要注意各分组比较的正负号方向。共同对照 C 在 2 组比较中都作对照，应放在减号后面或作分母，这样 C 所代表的治疗效果才会在间接比较中消去。当 C 不是安慰剂对照而是其他积极治疗时，原来的研究报告中可能会放在分组比较的减号前方，或作分子，若不小心用于间接比较，会变成这种结果：

$$d_{A-C} - d_{C-B} = (Y_A - Y_{1,C}) - (Y_{2,C} - Y_B)$$
$$= Y_A + Y_B - Y_{1,C} - Y_{2,C}$$

这样就无法正确计算出 A 与 B 间效果的差异。

除了用相减（或相除）的方法外，正确的分析方向也可安排如下：

$$d_{A-C} - d_{B-C} = (Y_A - Y_{1,C}) - (Y_B - Y_{2,C})$$
$$= (Y_A - Y_{1,C}) + (Y_{2,C} - Y_B)$$
$$= d_{A-C} + d_{C-B}$$

注意：间接比较的共同对照组不一定只限定用一种治疗。当比较通过多个共同对照时，以上使用加法的安排阅读起来较方便。如 A 与 B 通过 X、Y、Z 三种不同的治疗做间接比较，可这样分析

$$d_{indirect, A-B} = d_{A-X} + d_{X-Y} + d_{Y-Z} + d_{Z-B}$$

其中 d_{A-X}、d_{X-Y}、d_{Y-Z}、d_{Z-B} 为各组治疗两两直接比较的研究结果。

做间接比较分析时，需注意各研究分组的比较方向，与间接比较所用的加减号是否配合正确。

六、分析的标准误及 CI

除 A 与 B 治疗效果差异大小与方向外，还需考虑研究的随机误差，才能分析间接比较结果差异是否具有统计意义。因用于分析间接比较的各组结果分别来自独立的研究，根据统计原理，$(d_{A-C})-(d_{B-C})$ 的变异（Variance，用 V_2 表示，实为离均差平方和）等于两组各变异数的和。而标准误又等于变异数除以分析样本数（研究个数，用 k 表示）之后的平方根，根据这样的原理，间接比较结果的标准误可以这样计算

$$SE_{indirect, A-B} = \sqrt{V_{2A-C}/k_{A-C} + V_{2B-C}/k_{B-C}}$$

如果两组比较都是经过统计分析的结果，则研究个数已在个别统计分析里考虑过，此时间接比较标准误可简化成：

$$SE_{indirect, A-B} = \sqrt{(SE_{A-C})^2 + (SE_{B-C})^2}$$

其中 SE_{A-C} 与 SE_{B-C} 为各组比较统计分析结果的标准误。

A 与 B 治疗效果差异间接比较的 95% CI 计算方法如下：

$$95\% \ CI = d_{indirect, A-B} \pm 1.96 \times SE_{indirect, A-B}$$

七、间接比较与直接比较统计分析上的差异

Glenny AM 等对直接比较研究与间接比较分析的标准误说明如下：当各项研究数目相同、设计与结果相类似时，如共收集到 10 个 A 与 B 的直接比较研究，另分别有 10 个 A 与 C 和 B 与 C

的比较研究,且各种比较结果的变异数都相同($V_2 = V_{2A-C} = V_{2B-C}$),合并10个直接比较研究结果的标准误为:

$$SE_{indirect, A-B} = \sqrt{\frac{V_2}{10}}$$

而间接比较的标准误为:

$$SE_{indirect, A-B} = \sqrt{\frac{V_2}{10} + \frac{V_2}{10}} = \sqrt{2\frac{V_2}{10}}$$

根据这样的原理,20个A与C及20个B与C研究的间接比较的标准误与10个直接比较研究合并的标准误相同

$$SE_{indirect, A-B} = \sqrt{\frac{V_2}{20} + \frac{V_2}{20}} = \sqrt{\frac{V_2}{10}}$$

从统计角度讲,若期望间接比较跟直接比较的效果一致时($d_{direct, A-B} = d_{indirect, A-B}$),采用间接比较分析,需要比相同规模的直接比较多4倍的研究个数才能得到相同的统计结果。因此,相比直接比较,间接比较的统计检验效能低,可信区间的范围也较宽。即间接比较的不确定性较高,这是间接比较分析的弱点之一。且当两个主要比较治疗间经过的共同对照越多,分析误差也随之增加。

针对间接与直接比较研究结果一致性,2003年Song FJ等人收集了国际上发表的44项同时包含间接与直接比较研究的统计分析结果表明:3项间接比较与直接比较统计分析结果呈现统计学差异;9项两种方法统计分析结果呈现方向一致的统计学差异;23项两种方法统计学结果无统计学差异。剩余9项未发现两种分析方法统计分析结果呈现矛盾(如间接比较A显著优于B,但直接比较B显著优于A治疗)的情况。总体而言,两种分析结果呈现中等程度的一致性。

方法学研究发现:多数情况下间接比较和直接比较的结果无显著差异,间接比较的可靠性依赖于纳入试验的内部真实性和试验集的相似性。即间接比较的统计学方法本身无偏倚,但所纳入的研究证据需要满足相应的假设。

与直接比较相比,间接比较应更多关注纳入研究,但不可否认临床上不同治疗方法的选择在很多情况下是非正式的采用间接比较形式。若能掌握间接比较的数据处理方法,且能正确解读间接比较的分析结果,则间接比较应是提升现有临床研究数据应用效率,有效协助医生为患者选择恰当治疗方案的可行选择之一。

第二节　网状Meta分析方法

一、定义

网状Meta分析(network meta-analysis,NMA)是传统Meta分析的扩展,可同时比较≥3个的干预措施的疗效。但目前对网状Meta分析的定义相对混乱。按"国际药物经济学和结果研究协会"的报告,网状Meta分析包括调整间接比较和混合治疗分析(mixed treatment comparison,MTC)。混合治疗分析是在直接比较的基础上合并间接比较的证据,从而提高分析结果的精确性,主要用于干预措施可以形成闭合环路(loop)时。网状Meta分析的最大优势是可以量化比较治疗同类疾病的不同干预措施,并按某一结果指标效果好坏排序,进而选择最优治疗方案。(图18-3)

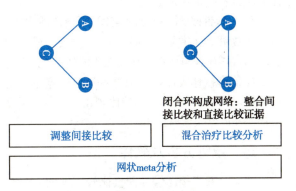

图18-3　网状meta分析示意图

二、基本假设

当存在很多治疗方案时,NMA可同时比较多种干预措施,也可合并直接比较和间接比较证据后选择最佳治疗。Song FJ等提出的间接比较和网状Meta分析常涉及3个基本假设:同质性假设(用于传统Meta分析)、相似性假设(用于调整间接比较)和一致性假设(用于直接与间接证据的合并)(图18-4),评价这些假设对确保结果的有效性和可靠性至关重要。

1. 同质性假设　Meta分析假设不同的研究评估相同的单次效应(运用固定效应模型)或不同的效应分布在典型值的周围(运用随机效应模型)。当不同研究的结果同质性足够时Meta分析才有价值。研究结果异质性能被Chi^2和I^2定量统计检测,纳入研究要有足够的同质性才能合并。

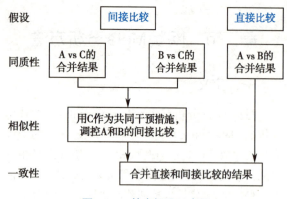

图 18-4　基本假设示意图

2. 相似性假设　为使调整间接比较确实有效,调整间接比较应充分考虑纳入研究的临床相似性和方法学相似性。临床相似性指患者的特征、干预措施、实施过程、随访时间及结果指标测量的相似性;方法学相似性与研究各方面的偏倚风险有关。如果研究的相似性不能满足,调整间接比较的评估就会变成无效或误导。

3. 一致性假设(用于直接与间接证据的合并)　为能在数量上合并直接和间接证据,需要一致性假设。当直接比较与调整间接比较不一致时,我们通常更相信直接比较证据。但直接比较证据不一定都确切,有研究报道调整间接比较在一定条件下比直接比较的结果偏倚更少。

三、统计分析及软件

目前合并直接比较和间接比较证据的方法有2种(图18-5):经典的频率学方法和贝叶斯方法。

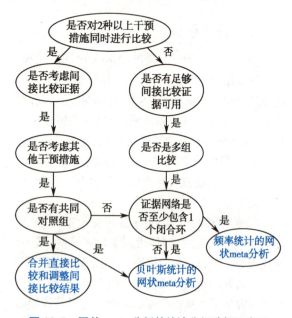

图 18-5　网状 meta 分析的统计分析选择示意图

(一) 频率学方法(frequency analysis method)

频率统计学的统计推断:通过统计样本得到结论。这种统计推断框架是基于建立完善的假设检验与可信区间理论的基础上。在网状 Meta 分析的证据合成中,频率学方法目前应用的主要有倒方差法和广义线性(混合)模型。倒方差法实施相对简单,即将各研究的方差倒数作为权重,对各研究效应进行加权平均,总体效应的方差为权重之和的倒数。

大多数统计软件算法与结果都是基于频率统计学思想,如 SAS,STATA,SPSS,S-plus,R 等。频率统计网状 Meta 分析主要用混合模型建模,综合考虑研究间的异质性、混合因素等条件,二分类变量也可用 Logistic 回归建模。

(二) 贝叶斯方法(Bayesian analysis methods)

贝叶斯方法是基于贝叶斯定理发展起来用于系统阐述和解决统计问题的方法。简述如下:以往证据表明结局事件 $\bar{\theta}$ 出现的概率为 $P(\bar{\theta})$,称为先验概率。现研究获得一批新数据 y,y 在 $\bar{\theta}$ 的前提下发生的条件概率记为 $P(y|\bar{\theta})$,称为似然。根据先验概率和似然可计算出概率 $P(\bar{\theta}|y)$,表示 $\bar{\theta}$ 在 y 存在的前提下发生的可能性大小,称为后验概率,后验概率和先验概率与似然的乘积成正比,即 $P(\bar{\theta}|y)\propto P(y|\bar{\theta})P(\bar{\theta})$。在贝叶斯框架下,分析必须包括模型、参数和似然。

贝叶斯统计比频率统计方法需要更强大的计算能力来完成推断。马尔科夫链 - 蒙特卡罗(Markov-chain-Monte-Carlo,MCMC)是通过构造马尔科夫链模拟参数联合后验分布的一种方法,以 Gibbs 抽样的应用最广泛。Winbugs 是用于 Gibbs 抽样的专用软件包,为免费软件,目前已广泛用于实施贝叶斯方法。SAS,STATA 等软件相关模块可供进行贝叶斯计算,上述软件均需编程,而 ADDIS 软件不需编程,且操作较简单,但其数据录入较繁琐。

(三) 频率学方法与贝叶斯方法异同

贝叶斯方法与频率学方法最本质的区别在于2者对概率的解读方式不同。贝叶斯方法最鲜明的特征是先验分布;分析时将未知参数视为随机变量;推断时允许概率与某一未知参数相联系(这里的概率可以是频率方法概率的解读也可以是贝叶斯方法的解读);解读时允许研究者对特定参数设置值保留自己的理解;结果可以是一个从试验或研究中得到关于参数的一个后验概率分布。而频率统计在分析时将未知参数视为固定但未知的数值;其结论是接受或拒绝假设检验抑或看结果是否包含在某一样本推断下的可信区间内。

贝叶斯方法与频率学方法相比的优势在于：①不仅可有效地整合数据，灵活建模；还可利用所得到的后验概率对所有参与比较的干预进行排序，分出优劣顺序。而频率学方法在排序上目前仅能依靠两两比较的 OR 及其 95% CI。②因频率学方法在参数估计时采用最大似然法，通过不断的迭代去估计最大似然函数，容易出现不稳定而得到有偏倚的结果。而贝叶斯法不存在这个问题，所以比频率统计方法的估计值更准确。

四、撰写与报告

网状 Meta 分析的撰写步骤与传统 Meta 分析相似，但在传统 Meta 分析同质性基础上，还需考虑调整间接比较研究间的相似性和直接与间接证据合并的一致性。在传统 Meta 分析两两比较的基础上，还需采用相应软件进行多组比较；结果呈现传统 Meta 分析结果外，还需呈现网状 Meta 分析结果，具体参考本章第三节网状 Meta 分析实例。

Song FJ 等人调查了 2000—2007 年间接比较的系统评价/Meta 分析相关研究在 PubMed 上的发表情况。88 篇间接比较相关研究包括：59 篇干预措施效果比较，19 篇卫生技术评估或经济效应分析，6 篇 Cochrane 系统评价和 4 篇间接比较方法学的综述结果。发现了间接比较系统评价/Meta 分析存在的很多方法学问题，如未充分理解基本假设、不恰当地检索和纳入试验、缺乏客观有效的方法评估试验相似性，不恰当地合并直接与间接比较证据。

笔者随后调查了网状 Meta 分析的方法学、报告质量和检索是否全面并清楚报道的情况，用"network meta analysis" OR "mixed treatment comparisons meta analysis" OR "multiple treatments meta analysis" 检索 PubMed（1966-2011.2）、Cochrane library（2011，issure 2）、EMBASE（1974-2011.2）、ISI Web of Knowledge（1974-2011.2）、Google Scholar（-2011.2）。检索限制为题目和摘要，未限制语言、时间和发表时间，纳入所有网状 Meta 分析，不管其关注疾病和干预措施。采用 PRISMA 声明评价其报告质量，采用 OQAQ 标准评价其方法学质量（因网状 Meta 分析被认为是 Meta 分析中的一种）。最终纳入 37 个网状 Meta 分析，结果提示：报告和方法中一些重要条目未被充分实施和报道，检索不全面。因此，网状 Meta 分析在方法部分仍存在需要进一步探讨的问题。

目前，英国国家健康和临床卓越研究所（National Institute for Health and Clinical Excellence，NICE）、加拿大药品和卫生技术局（Canadian Agency for Drugs and Technologies in Health，CADTH）和澳洲药物福利咨询委员会（Pharmaceutical Benefits Advisory Committee，PBAC）等多家研究机构开始关注网状 Meta 分析报告问题，下面介绍来自国际药物经济学与结果研究协会（International Society for Pharmacoeconomics and Outcomes Research，ISPOR）制作的 Meta 分析报告清单列表（表 18-1）。

表 18-1　ISPOR 制作的 Meta 分析报告清单列表

项目	条目清单
背景	● 是否清楚阐述了本研究的合理性及研究目的
方法	● 方法学部分是否包含下列内容： 纳入排除标准 信息来源 检索策略 研究文献的筛选过程 资料提取（效度/单个研究的质量评价） ● 是否描述了结果测量指标 ● 是否描述了数据分析方法/证据合成方法？所描述的方法是否包含下列内容： 分析方法/模型 如何处理潜在偏倚/不一致性 分析框架 ● 是否描述了敏感性分析
结果	● 结果部分是否对研究结果进行了综合 单个研究的结果 网状 Meta 分析结果 ● 是否评价了选择模式的适合性？是否比较了不同的模型？ ● 是否清楚证据合成（调整间接比较/混合治疗比较分析）的结果 ● 敏感性分析/情景分析
讨论	● 讨论部分是否包含下列内容： 描述/总结主要研究结果 内部真实性分析 外部真实性分析 阐述结果主要的受众者

第三节　网状 Meta 分析实例

引用文献：Cipriani A，Furukawa A，Salanti G，et al. Comparative efficacy and acceptability of 12 new-generation antidepressants: a multiple-treatments meta analysis. *Lancet*，2009，373（9665）：746-758.

一、背景及目的

随着神经生物学与精神药理学研究的不断深入，抗抑郁药研发取得长足发展，新型抗抑郁药陆续在临床上应用，三环类药物不再是治疗抑郁症的唯一选择。但新药的确切疗效和可接受性尚不清楚；传统 Meta 分析得出第二代抗抑郁药的疗效结果不一样。为了客观比较和分析 12 种新型抗抑郁药在抑郁症急性期治疗中的疗效和耐受性，原文作者通过网状 Meta 分析，直接和间接比较评价了 12 种抗抑郁药治疗抑郁症的疗效。

二、方法

纳入成人单相重症抑郁症急性期患者为研究对象，比较：①安非他酮；②西酞普兰；③度洛西汀；④艾司西酞普兰；⑤氟西汀；⑥氟伏沙明；⑦米那普仑；⑧米氮平；⑨帕罗西汀；⑩瑞波西汀；⑪舍曲林和；⑫文拉法辛 12 种临床常用新一代抗抑郁药疗效的 RCTs。排除以安慰剂为对照和以产后抑郁妇女为研究对象的 RCTs。

检索 Cochrane 协作网抑郁、焦虑和神经官能组的临床试验，同时获取制药企业、监管机构和相关研究人员提供的所有可用信息。由 2 人分别领导团队独立筛选文献，并按预先设计的资料提取表提取资料。从随机分配方案隐蔽分组和盲法 2 方面评价纳入 RCTs 质量。

疗效评价标准：①急性期治疗：抗抑郁急性期治疗 8 周，若无 8 周数据，则以纳入 RCT 中 6～12 周期间的数据作为本研究疗效的评估终点；②疗效评价：以汉密尔顿抑郁量表（Hamilton depression rating scale，HDRS）、蒙哥马利 - 奥斯伯格抑郁量表（Montgomery-Asberg depression rating scale，MADRS）评分较基线改善至少 50%，或临床大体印象量表（clinical global impression，CGI）显著改善患者所占比例评估疗效。若 RCT 中报告了上述 3 个量表的结果，则选用 HDRS 评分进行数据分析；③可接受性：8 周内任何原因所致研究中断（脱落或失访）的人数；④药物剂量：以氟西汀为参照，以 Gartlehner 等提出的剂量对应方案为依据。

用 Stata 和 WinBUGS 软件进行统计分析，并根据药物剂量等进行敏感性分析。

三、结果

（一）纳入研究基本情况

筛选检出文献，最终纳入 117 篇 1991～2007

年间发表的 RCTs 进行网状 Meta 分析，共 25 928 例患者，63% 的研究来自北美与欧洲，64% 为女性。24 595 例（111 篇 RCTs）和 24 693 例（112 篇 RCTs）分别分析疗效和可接受性。平均治疗时间和样本量分别为 8.1 周和 109.8 例（9～357 例）。85 篇 RCTs 比较 2 种药物，23 篇 RCTs 比较 2 种药物和安慰剂，7 篇 RCTs 比较 2 种药物的不同剂量与安慰剂，2 篇 RCTs 比较 3 种药物。研究对象分组时，HDRS-17、HDRS-21 和 MADRS 的总体平均基线评分分别为 23.47±4.27、25.72±4.62 和 30.09±4.64。图 18-6 为 12 种新型抗抑郁药的网状图，圆点大小代表样本量大小，线的粗细代表 RCTs 数量的多少。

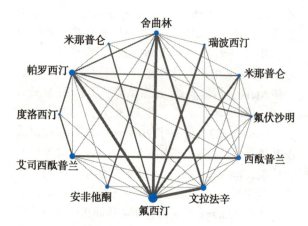

图 18-6 12 种新型抗抑郁药的网状图

（二）疗效与可接受性比较

干预措施间直接比较：由表 18-2 可知，①疗效：艾司西酞普兰优于西酞普兰，西酞普兰优于瑞波西汀和帕罗西汀，米氮平优于氟西汀和文拉法辛，舍曲林优于氟西汀，文拉法辛优于氟西汀和氟伏沙明，该结果来自单独分析，未经多元检验校正；②可接受性：氟西汀优于瑞波西汀，西酞普兰优于舍曲林。

网状 Meta 分析结果：由图 18-7 可知，①疗效：艾司西酞普兰、米氮平、舍曲林和文拉法辛明显优于度洛西汀、氟西汀、氟伏沙明、帕罗西汀和瑞波西汀。其中瑞波西汀的疗效均低于其他 11 种药物；②可接受性：度洛西汀和帕罗西汀低于艾司西酞普兰与舍曲林；氟伏沙明低于西酞普兰、艾司西酞普兰和舍曲林；文拉法辛低于艾司西酞普兰。瑞波西汀低于许多抗抑郁药（如安非他酮、西酞普兰、艾司西酞普兰、氟西汀和舍曲林）；而艾司西酞普兰与舍曲林优于度洛西汀、氟伏沙明、帕罗西汀和瑞波西汀；③疗效与可接受性排序分析：米氮平、

表 18-2　12种新型抗抑郁药直接比较结果

	研究数量	患者数量	疗效		可接受性	
			反应率（有效人数/随机分组总人数）	OR（95% CI）	脱落率（退出人数/随机分组总人数）	OR（95% CI）
安非他酮 vs						
艾司西酞普兰	3	842	163/279 vs 172/287	0.93（0.60～1.45）	105/417 vs 109/425	0.98（0.72～1.34）
氟西汀	3	740	187/369 vs 206/371	0.82（0.62～1.10）	134/369 vs 134/371	1.01（0.75～1.36）
帕罗西汀	2	240	34/48 vs 40/52	0.73（0.30～1.79）	22/117 vs 26/123	0.86（0.45～1.63）
舍曲林	3	727	237/364 vs 231/363	1.07（0.79～1.45）	63/242 vs 82/237	0.66（0.38～1.16）
文拉法辛	3	1127	307/563 vs 329/564	0.85（0.63～1.16）	150/563 vs 152/564	0.99（0.76～1.31）
西酞普兰 vs						
艾司西酞普兰	5	1604	319/622 vs 426/725	0.68（0.53～0.87）	127/750 vs 141/854	1.17（0.83～1.64）
氟西汀	3	740	216/364 vs 219/376	1.05（0.77～1.43）	75/364 vs 68/376	1.17（0.80～1.70）
氟伏沙明	1	217	33/108 vs 31/109	1.11（0.62～1.98）	22/108 vs 29/109	0.71（0.37～1.33）
米氮平	1	270	117/133 vs 116/137	1.32（0.66～2.66）	8/133 vs 18/137	0.42（0.18～1.01）
帕罗西汀	1	406	77/199 vs 102/207	1.54（1.04～2.28）	41/199 vs 43/207	1.01（0.62～1.63）
瑞波西汀	2	451	145/227 vs 110/224	1.72（1.01～2.93）	51/227 vs 73/224	0.86（0.22～3.46）
舍曲林	2	615	139/200 vs 136/200	0.93（0.61～1.42）	60/307 vs 82/308	0.67（0.46～0.98）
文拉法辛	1	151	50/75 vs 49/76	1.10（0.56～2.16）	..	..
度洛西汀 vs						
艾司西酞普兰	3	1120	260/562 vs 286/558	0.77（0.52～1.13）	131/411 vs 87/414	1.93（0.99～3.77）
氟西汀	1	103	32/70 vs 15/33	1.01（0.44～2.32）	24/70 vs 12/33	0.91（0.38～2.16）
帕罗西汀	4	1095	398/736 vs 200/359	0.91（0.61～1.35）	171/736 vs 90/359	0.91（0.67～1.24）
艾司西酞普兰 vs						
安非他酮	3	842	172/287 vs 163/279	1.07（0.69～1.67）	109/425 vs 105/417	1.02（0.75～1.39）
西酞普兰	5	1604	426/725 vs 319/622	1.47（1.15～1.90）	141/854 vs 127/750	0.86（0.61～1.20）
度洛西汀	3	1120	286/558 vs 260/562	1.30（0.88～1.91）	87/414 vs 131/411	0.52（0.26～1.01）
氟西汀	2	543	143/276 vs 126/267	1.23（0.87～1.74）	66/276 vs 68/267	0.98（0.37～2.56）
帕罗西汀	2	784	274/398 vs 255/386	1.12（0.76～1.65）	40/398 vs 50/386	0.75（0.48～1.17）
舍曲林	2	489	144/243 vs 152/246	0.90（0.62～1.30）	47/243 vs 40/246	1.24（0.77～1.97）
文拉法辛	2	495	172/249 vs 160/246	1.21（0.69～2.11）	52/249 vs 56/246	0.90（0.58～1.39）
氟西汀 vs						
安非他酮	3	740	206/371 vs 187/369	1.21（0.91～1.62）	134/371 vs 134/369	0.99（0.73～1.34）
西酞普兰	3	740	219/376 vs 216/364	0.95（0.70～1.29）	68/376 vs 75/364	0.86（0.59～1.25）
度洛西汀	1	103	15/33 vs 32/70	0.99（0.43～2.27）	12/33 vs 24/70	1.09（0.46～2.60）
艾司西酞普兰	2	543	126/267 vs 143/276	0.81（0.57～1.15）	68/267 vs 66/276	1.02（0.39～2.67）
氟伏沙明	2	284	83/143 vs 83/141	0.97（0.60～1.55）	28/143 vs 31/141	0.85（0.48～1.52）
米那普仑	3	560	106/224 vs 156/336	1.15（0.72～1.85）	83/224 vs 138/336	0.98（0.68～1.42）
米氮平	5	622	176/316 vs 200/306	0.65（0.45～0.93）	48/164 vs 50/159	0.92（0.56～1.49）
帕罗西汀	13	2806	771/1287 vs 740/1277	1.01（0.82～1.24）	447/1406 vs 468/1400	0.93（0.79～1.09）
瑞波西汀	4	764	204/387 vs 168/377	1.39（0.93～2.09）	98/387 vs 126/377	0.68（0.49～0.94）
舍曲林	8	1352	344/666 vs 406/686	0.70（0.56～0.88）	151/546 vs 135/568	1.25（0.88～1.77）
文拉法辛	12	2446	607/1126 vs 679/1116	0.74（0.62～0.88）	290/1226 vs 302/1220	0.94（0.78～1.13）
氟伏沙明 vs						
西酞普兰	1	217	31/109 vs 33/108	0.90（0.50～1.62）	29/109 vs 22/108	1.42（0.75～2.66）
氟西汀	2	284	83/141 vs 83/143	1.03（0.64～1.66）	31/141 vs 28/143	1.17（0.66～2.09）

续表

	研究数量	患者数量	疗效		可接受性	
			反应率（有效人数/随机分组总人数）	OR（95% CI）	脱落率（退出人数/随机分组总人数）	OR（95% CI）
米那普仑	1	113	32/56 vs 40/57	0.57（0.26～1.23）	17/56 vs 15/57	1.22（0.54～2.77）
米氮平	1	412	127/207 vs 132/205	0.88（0.59～1.31）	41/207 vs 47/205	0.83（0.52～1.33）
帕罗西汀	3	281	72/143 vs 77/138	0.83（0.51～1.34）	42/143 vs 38/138	1.08（0.62～1.85）
舍曲林	2	185	48/89 vs 49/96	1.21（0.53～2.75）	22/89 vs 12/96	1.47（0.19～11.11）
文拉法辛	1	111	14/34 vs 48/77	0.42（0.19～0.96）	13/34 vs 18/77	2.03（0.85～4.84）
米那普仑 vs						
氟西汀	3	560	156/336 vs 106/224	0.87（0.54～1.39）	138/336 vs 83/224	1.02（0.71～1.46）
氟伏沙明	1	113	40/57 vs 32/56	1.76（0.81～3.83）	15/57 vs 17/56	0.82（0.36～1.86）
帕罗西汀	1	302	74/149 vs 78/153	0.95（0.60～1.49）	29/149 vs 33/153	0.88（0.50～1.54）
舍曲林	1	53	4/27 vs 2/26	2.08（0.35～12.5）	15/27 vs 11/26	1.70（0.57～5.05）
米氮平 vs						
西酞普兰	1	270	116/137 vs 117/133	0.76（0.38～1.52）	18/137 vs 8/133	2.36（0.99～5.65）
氟西汀	5	622	200/306 vs 176/316	1.55（1.07～2.23）	50/159 vs 48/164	1.09（0.67～1.78）
氟伏沙明	1	412	132/205 vs 127/207	1.14（0.76～1.70）	47/205 vs 41/207	1.20（0.75～1.93）
帕罗西汀	3	726	184/366 vs 160/360	1.27（0.94～1.70）	99/366 vs 110/360	0.84（0.60～1.16）
舍曲林	1	346	117/176 vs 114/170	0.97（0.62～1.52）	41/176 vs 32/170	1.31（0.78～2.20）
文拉法辛	2	415	113/208 vs 91/207	1.53（1.03～2.25）	57/208 vs 75/207	0.66（0.44～1.01）
帕罗西汀 vs						
安非他酮	2	240	40/52 vs 34/48	1.37（0.56～3.36）	26/123 vs 22/117	1.16（0.61～2.20）
西酞普兰	1	406	77/199 vs 102/207	0.65（0.44～0.96）	41/199 vs 43/207	0.99（0.61～1.60）
度洛西汀	4	1095	200/359 vs 398/736	1.10（0.74～1.63）	90/359 vs 171/736	1.10（0.81～1.50）
艾司西酞普兰	2	784	255/386 vs 274/398	0.89（0.61～1.32）	50/386 vs 40/398	1.33（0.85～2.07）
氟西汀	13	2806	740/1277 vs 771/1287	0.99（0.85～1.22）	468/1400 vs 447/1406	1.08（0.92～1.26）
氟伏沙明	3	281	77/138 vs 72/143	1.20（0.74～1.96）	38/138 vs 42/143	0.93（0.54～1.60）
米那普仑	1	302	78/153 vs 74/149	1.05（0.67～1.65）	33/153 vs 29/149	1.14（0.65～1.99）
米氮平	3	726	160/360 vs 184/366	0.79（0.59～1.06）	110/360 vs 99/366	1.19（0.86～1.65）
舍曲林	4	664	204/325 vs 241/339	0.57（0.30～1.07）	75/325 vs 69/339	1.47（0.65～3.33）
文拉法辛	1	361	105/178 vs 113/183	0.89（0.58～1.36）	52/178 vs 47/183	1.19（0.75～1.90）
瑞波西汀 vs						
西酞普兰	2	451	110/224 vs 145/227	0.58（0.34～0.99）	73/224 vs 51/227	1.16（0.29～4.63）
氟西汀	4	764	168/377 vs 204/387	0.72（0.48～1.08）	126/377 vs 98/387	1.47（1.07～2.02）
舍曲林	1	48	16/25 vs 17/24	0.73（0.22～2.43）	5/25 vs 3/24	1.75（0.37～8.33）
文拉法辛	1	107	32/57 vs 37/50	0.45（0.20～1.02）	7/57 vs 7/50	0.86（0.28～2.65）
舍曲林 vs						
安非他酮	3	727	231/363 vs 237/364	0.93（0.69～1.27）	82/237 vs 63/242	1.51（0.86～2.64）
西酞普兰	2	615	139/200 vs 136/200	1.07（0.70～1.64）	82/308 vs 60/307	1.49（1.02～2.18）
艾司西酞普兰	2	489	152/246 vs 144/243	1.12（0.77～1.61）	40/246 vs 47/243	0.81（0.51～1.29）
氟西汀	8	1352	406/686 vs 344/666	1.42（1.13～1.78）	135/568 vs 151/546	0.80（0.56～1.14）
氟伏沙明	2	185	49/96 vs 48/89	0.83（0.36～1.88）	12/96 vs 22/89	0.68（0.09～5.15）
米那普仑	1	53	2/26 vs 4/27	0.48（0.08～2.87）	11/26 vs 15/27	0.59（0.20～1.74）

续表

	研究数量	患者数量	疗效		可接受性	
			反应率(有效人数/随机分组总人数)	OR（95%CI）	脱落率（退出人数/随机分组总人数）	OR（95%CI）
米氮平	1	346	114/170 vs 117/176	1.03（0.66～1.61）	32/170 vs 41/176	0.76（0.45～1.28）
帕罗西汀	4	664	241/339 vs 204/325	1.76（0.93～3.32）	69/339 vs 75/325	0.68（0.30～1.54）
瑞波西汀	1	48	17/24 vs 16/25	1.37（0.41～4.54）	3/24 vs 5/25	0.57（0.12～2.71）
文拉法辛	5	611	177/303 vs 190/308	0.87（0.59～1.29）	49/303 vs 70/308	0.56（0.24～1.33）
文拉法辛 vs						
安非他酮	3	1127	329/564 vs 307/563	1.17（0.86～1.59）	152/564 vs 150/563	1.00（0.76～1.32）
西酞普兰	1	151	49/76 vs 50/75	0.91（0.46～1.78）	..	..
艾司西酞普兰	2	495	160/246 vs 172/249	0.82（0.47～1.44）	56/246 vs 52/249	1.12（0.72～1.73）
氟西汀	12	2446	679/1116 vs 607/1126	1.36（1.14～1.62）	302/1220 vs 290/1226	1.07（0.88～1.29）
氟伏沙明	1	111	48/77 vs 14/34	2.36（1.04～5.38）	18/77 vs 13/34	0.49（0.21～1.18）
米氮平	2	415	91/207 vs 113/208	0.65（0.44～0.97）	75/207 vs 57/208	1.50（0.99～2.29）
帕罗西汀	1	361	113/183 vs 105/178	1.12（0.74～1.71）	47/183 vs 52/178	0.84（0.53～1.33）
瑞波西汀	1	107	37/50 vs 32/57	2.22（0.98～5.05）	7/50 vs 7/57	1.16（0.39～3.58）
舍曲林	5	611	190/308 vs 177/303	1.15（0.78～1.69）	70/308 vs 49/303	1.78（0.75～4.18）

艾司西酞普兰、文拉法辛和舍曲林最为有效,而艾司西酞普兰、舍曲林、安非他酮和西酞普兰的可接受性最好;④根据疗效选择最有效治疗药物的累积可能性分别为:米氮平(24.4%)、艾司西酞普兰(23.7%)、文拉法辛(22.3%)、舍曲林(20.3%)、西酞普兰(3.4%)、米那普仑(2.7%)、安非他酮(2.0%)、度洛西汀(0.9%)、氟伏沙明(0.7%)、帕罗西汀(0.1%)、氟西汀(0.0%)、瑞波西汀(0.0%);⑤根据可接受性选择最佳治疗药物的累积可能性分别为:艾司西酞普兰(27.6%)、舍曲林(21.3%)、安非他酮(19.3%)、西酞普兰(18.7%)、米那普仑(7.1%)、米氮平(4.4%)、氟西汀(3.4%)、文拉法辛(0.9%)、度洛西汀(0.7%)、氟伏沙明(0.4%)、帕罗西汀(0.2%)、瑞波西汀(0.1%)。

安非他酮	1.00(0.78-1.28)	0.75(0.55-1.01)	1.06(0.86-1.32)	0.89(0.74-1.08)	0.73(0.53-1.00)	0.87(0.58-1.24)	0.87(0.66-1.14)	0.81(0.65-1.00)	0.62(0.45-0.86)	1.01(0.82-1.27)	0.84(0.68-1.02)
1.09(0.83-1.43)	西酞普兰	0.75(0.55-1.02)	1.07(0.86-1.31)	0.90(0.73-1.09)	0.73(0.54-0.99)	0.87(0.60-1.24)	0.87(0.66-1.15)	0.81(0.65-1.01)	0.62(0.45-0.84)	1.02(0.81-1.28)	0.84(0.67-1.06)
0.82(0.67-1.01)	1.12(0.87-1.44)	度洛西汀	1.43(1.09-1.85)	1.19(0.91-1.57)	0.98(0.67-1.41)	1.16(0.77-1.73)	1.16(0.83-1.61)	1.08(0.84-1.40)	0.83(0.57-1.22)	1.36(1.01-1.83)	1.12(0.84-1.50)
0.98(0.78-1.23)	0.84(0.70-1.01)	0.75(0.60-0.93)	艾司西酞普兰	0.84(0.70-1.01)	0.69(0.50-0.94)	0.81(0.55-1.15)	0.81(0.62-1.07)	0.76(0.62-0.93)	0.58(0.43-0.81)	0.95(0.77-1.19)	0.78(0.64-0.97)
1.08(0.90-1.29)	1.10(0.93-1.31)	0.99(0.79-1.24)	1.32(1.12-1.55)	氟伏沙明	0.82(0.62-1.07)	0.97(0.69-1.32)	0.97(0.77-1.21)	0.91(0.79-1.05)	0.70(0.53-0.92)	1.14(0.96-1.36)	0.94(0.81-1.09)
1.10(0.83-1.47)	1.13(0.86-1.47)	1.01(0.74-1.38)	1.35(1.02-1.76)	1.02(0.81-1.30)	氟西汀	1.18(0.76-1.75)	1.18(0.87-1.61)	1.10(0.84-1.47)	0.85(0.57-1.26)	1.38(1.03-1.89)	1.14(0.86-1.54)
1.07(0.77-1.48)	1.09(0.78-1.50)	0.97(0.69-1.38)	1.30(0.95-1.78)	0.99(0.74-1.31)	0.97(0.68-1.37)	米那普仑	0.99(0.69-1.53)	0.94(0.68-1.31)	0.72(0.48-1.10)	1.17(0.84-1.72)	0.97(0.69-1.40)
0.79(0.72-1.00)	0.80(0.63-1.01)	0.72(0.54-0.94)	0.96(0.76-1.19)	0.73(0.60-0.88)	0.71(0.55-0.92)	0.74(0.53-1.01)	米氮平	0.93(0.75-1.17)	0.72(0.51-1.03)	1.17(0.91-1.51)	0.97(0.76-1.23)
1.06(0.87-1.30)	1.08(0.90-1.30)	0.97(0.78-1.20)	1.30(1.10-1.53)	0.98(0.86-1.12)	0.96(0.76-1.23)	1.00(0.74-1.33)	1.35(1.11-1.64)	帕罗西汀	0.77(0.56-1.06)	1.25(1.04-1.52)	1.03(0.86-1.24)
1.60(1.20-2.16)	1.63(1.25-2.14)	1.46(1.05-2.02)	1.95(1.47-2.59)	1.48(1.16-1.90)	1.45(1.03-2.02)	1.50(1.03-2.18)	2.03(1.52-2.78)	1.50(1.16-1.98)	瑞波西汀	1.63(1.19-2.24)	1.34(0.99-1.83)
0.87(0.72-1.05)	0.88(0.72-1.07)	0.79(0.62-1.01)	1.06(0.88-1.27)	0.80(0.69-0.93)	0.79(0.61-1.01)	0.81(0.60-1.11)	1.10(0.90-1.36)	0.82(0.69-0.96)	0.54(0.41-0.71)	舍曲林	0.82(0.67-1.00)
0.85(0.70-1.01)	0.86(0.71-1.05)	0.77(0.60-0.99)	1.03(0.86-1.24)	0.78(0.68-0.90)	0.77(0.59-0.99)	0.79(0.58-1.08)	1.08(0.87-1.33)	0.79(0.67-0.94)	0.53(0.40-0.69)	0.98(0.82-1.16)	文拉法辛

■ 疗效(反应率)(95%CI)　■ 干预措施　■ 可接受性(脱落率)(95%CI)

图18-7　12种新型抗抑郁药的网状Meta分析结果

四、结论

常用抗抑郁药在疗效和可接受性方面的差异具有临床意义，艾司西酞普兰和舍曲林似乎效果最佳。对成年人中重度抑郁症患者首选舍曲林作初始治疗，因其在疗效、可接受性和费用方面具有优势。

综上所述，NMA 是从传统 Meta 分析发展而来的一种方法，即从标准的两组试验 Meta 分析扩展为同时将多个不同处理因素进行相互分析比较的方法，其最大优势是可将治疗同类疾病的不同干预措施汇总后进行定量统计分析。但我们必须意识到 NMA 在方法学上仍有需进一步探讨的问题，如纳入研究偏倚风险评价标准、异质性处理、如何规范化报告等问题，仍需进一步深入研究。

（田金徽　宋福建）

参 考 文 献

1. Bucher C，Guyatt H，Griffith E，et al. The results of direct and indirect treatment comparisons in meta-analysis of randomized controlled trials. *J Clin Epidemiol*, 1997, 50: 683-691.

2. Hoaglin C，Hawkins N，Jansen P，et al.Conducting indirect-treatment-comparison and network-meta-analysis studies: report of the ISPOR Task Force on Indirect Treatment Comparisons Good Research Practices: part 2. *Value Health*, 2011, 14(4): 429-437.

3. Jansen P，Fleurence R，Devine B，et al. Interpreting indirect treatment comparisons and network meta-analysis for health-care decision making: report of the ISPOR Task Force on Indirect Treatment Comparisons Good Research Practices: part 1. *Value Health*, 2011, 14(4): 417-428.

4. Lu G，Ades E. Combination of direct and indirect evidence in mixed treatment comparisons. *Stat Med*, 2004, 23: 3105-3124.

5. Lumley T. Network meta-analysis for indirect treatment comparisons. *Stat Med*, 2002, 21(16): 2313-2324.

6. Song F，Harvey I，Lilford R. Adjusted indirect comparison may be less biased than direct comparison for evaluating new pharmaceutical interventions. *J Clin Epidemiol*, 2008, 61: 455-63.

7. Song F，Xiong T，Parekh-Bhurke S，et al. Inconsistency between direct and indirect comparisons of competing interventions: meta-epidemiological study. *BMJ*, 2011, 343: d4909.

8. 胡晶，杨智荣，詹思延，等. 间接比较和多种干预措施比较的方法学及应用. 中国循证儿科杂志, 2011, 6(6): 456-59.

9. 季建林，舍曲林. 成人中重度抑郁症急性期治疗的最佳选择——解读《12 种新一代抗抑郁药的疗效与耐受性比较：来自多药治疗荟萃分析的证据》. 神经损伤与功能重建, 2009, 4(4): 301-303.

第十九章　Meta 分析软件的使用

高质量系统评价 /Meta 分析的结果是循证医学最佳证据之一。针对不同类型 Meta 分析,研发出多种软件。不同 Meta 分析软件在性价比、数据类型、使用难易度等方面有差异。本章重点介绍 RevMan、Meta-Disc、Stata 和 WinBUGS 这 4 款软件的使用方法。

第一节　Meta 分析的常见类型和软件

一、Meta 分析的常见类型

Meta 分析按原始研究设计类型可分为诊断性研究的 Meta 分析、防治性研究的 Meta 分析、观察性研究的 Meta 分析;按研究领域可分为临床研究的 Meta 分析(包括诊断性研究、防治性研究和观察性研究的 Meta 分析)、基础研究的 Meta 分析、卫生政策研究 Meta 分析;按证据的比较方式可分为直接比较的 Meta 分析、间接比较和网状 Meta 分析。表 19-1 呈现了 Meta 分析的常见类型(详见第十二章至第十八章)。

二、Meta 分析常用软件

针对不同类型的 Meta 分析,已研发出多种 Meta 分析软件,有的较成熟,有的尚处于进一步完善阶段。表 19-2 总结了当前常用的 Meta 分析软件及其对应的 Meta 分析类型。

三、软件演示所用例文

因篇幅所限,只简要介绍软件使用,详细介绍可参阅罗杰和冷卫东主编专著《系统评价 /Meta 分析理论与实践》。

(一)直接比较的 Meta 分析

二分类数据以"曾宪涛,金晶,向招燕,等. 蒙脱石散与锡类散比较治疗小儿口腔溃疡的 Meta 分析. 中国循证医学杂志,2012,12(3):326-333."一文中的"总有效率"为例,连续型资料以该文中"平

均疗程"为例(数据见原文表 1);有序变量仍以该文为例,选择"总有效率"结局中纳入的研究中能够分别提取"显效"、"有效"及"无效"指标数据的研究,最终纳入 16 篇文献,提取的数据见表 19-3。

(二)网状 Meta 分析

以"曾宪涛,张超,郭毅. R 软件 R2WinBUGS 程序包在网状 Meta 分析中的应用. 中国循证医学杂志,2013."使用的数据为例,数据详见原文表 1。

(三)诊断性研究的 Meta 分析

以"李芸芝,马彬,杨克虎,等. MRI 和骨扫描对乳腺癌骨转移诊断价值的 Meta 分析. 中国循证医学杂志,2010,10(10):1159-1163."骨扫描的数据为例,数据详见原文表 1。

表 19-1　Meta 分析的常见类型

纳入研究类型	Meta 分析类型	常见亚型
原始研究类型	干预研究	随机对照试验、非随机试验性研究
	诊断研究	比较诊断的随机对照设计、诊断准确性试验
	观察研究	队列研究、病例 - 对照研究、横断面研究等
研究领域	临床研究	干预性、诊断性、临床病因、预后、不良反应
	基础研究	分子流行病学、动物实验
	卫生经济学研究	成效分析
证据比较方式	直接比较	计数资料、计量资料
	间接比较	计数资料、计量资料
	网状	计数资料、计量资料
效应量类型	未计算的	计数资料、计量资料
	计算的	RR/OR/RD 及其 CI/SE/Variance、log(RR/OR/RD) 及其 CI/SE/Variance、P 值等
数据类型	原始数据	IPD(单个患者的资料)
	处理数据	直接比较、间接比较、网状 Meta 分析

表 19-2　Meta 分析常用软件

软件名称	特点	Meta 分析类型
Stata	收费、编程	几乎所有 Meta 分析
R 语言	免费、编程	几乎所有 Meta 分析
SAS	收费、编程	几乎所有 Meta 分析
RevMan（Review Manager）5	免费、非编程	二分类资料、连续型资料、诊断准确性试验、单组率、RR/OR/RD/log（RR/OR/RD）及其 CI/SE/Z 值 /p 值的 Meta 分析，但不能完成间接比较及网状 Meta 分析
CMA（Comprehensive Meta-Analysis）2	收费、非编程	除间接比较及网状 Meta 分析外的所有 Meta 分析
Meta-DiSc 1.4	免费、非编程	诊断准确性研究及单组率的 Meta 分析
TSA（Trial Sequential Analysis）	免费、非编程	随机对照试验直接比较证据的 Meta 分析
MIX（Meta-analysis with interactive explanations）2	收费、非编程	除间接比较及网状 Meta 分析外的所有 Meta 分析
Meta-Analyst 3.13	免费、非编程	二分类资料、连续型资料、诊断性研究的 Meta 分析
ITC（Indirect treatment comparison）	免费、非编程	间接比较的 Meta 分析
ADDIS（Aggregate Data Drug Information System）	免费、非编程	二分类资料、连续型资料的直接比较、间接比较及网状 Meta 分析
GeMTC（Generate Mixed Treatment Comparisons）	免费、非编程	二分类资料、连续型资料的直接比较、间接比较及网状 Meta 分析
WinBUGS/OpenBUGS	免费、编程	几乎所有 Meta 分析

表 19-3　有序数据纳入的研究及其数据

纳入研究	蒙脱石散组				锡类散组			
	显效	有效	无效	总数	显效	有效	无效	总数
韩　霞 1995	23	7	0	30	2	11	19	32
吴琴琴 1997	33	2	0	35	21	11	2	34
董美玲 2000	20	7	1	28	4	13	5	22
程敏芳 2001	26	4	0	30	7	6	2	15
李晓莺 2001	11	24	3	38	5	20	10	35
盛　瑛 2001	19	29	2	50	8	27	15	50
徐　峰 2002	15	4	1	20	3	7	6	16
洪秀萍 2002	17	5	2	24	8	6	10	24
梁香莲 2003	24	9	1	34	12	15	7	34
黎　军 2003	12	15	3	30	6	15	9	30
霍文凤 2004	26	9	1	36	5	13	6	24
蒋玉平 2004	20	5	1	26	4	8	3	15
范世慧 2005	14	18	3	35	5	13	10	28
王娅荣 2006	20	7	1	28	4	13	5	22
李仲明 2009	51	17	2	70	15	38	17	70
曹　彦 2010	14	16	3	33	9	14	10	33

（四）效应量及其可信区间

以"刘俊，郭毅，刘晴，等. 超重、肥胖与 2 型糖尿病相关性的 Meta 分析. 中国循证医学杂志，2013，13（2）：190-195."超重的数据为例，RR 及其 95% CI 详见原文表 1。

（五）单组率的 Meta 分析

以"Chen HL，Chen XY，Wu J. The Incidence of Pressure Ulcers in Surgical Patients of the Last 5 Years: A Systematic Review. *Wounds*, 2012, 24（9）：234-41."中"总体发病率"为例，数据详见原文表 1。

四、RevMan 5 简介

（一）什么是 RevMan

Review Manager 软件（简称 RevMan）由国际 Cochrane 协作网开发，是制作、保存和更新 Cochrane 系统评价的专业软件，主要包括系统评价的文字写作和 Meta 分析两大功能（因文字写作是针对 Cochrane 系统评价，故本章仅介绍其 Meta 分析功能）。目前最新版本是 Review Manager 5.2，该软件由 Cochrane 协作网向系统评价作者免费提供。该软件的统计分析功能操作简单、结果直观，是目前 Meta 分析专用软件中较成熟的软件之一，下载地址为：http://ims.cochrane.org/revman/download。RevMan 软件中预设了 Cochrane 4 种类型的系统评价制作格式：干预性试验系统评价（intervention review）、诊断性试验准确性系统评价（diagnostic test accuracy review）、方法学系统评价（methodology review）和系统评价再评价（overviews of reviews，overviews）。

（二）RevMan 操作界面

图 19-1 展示了 RevMan 5.2 的主操作界面从上到下依次为版本号、菜单栏、工具栏、大纲栏和内容栏（并列显示）。左侧是大纲栏，以树形目录的结构显示；右侧是内容栏，与大纲栏逐条对应。大纲栏展现了 Cochrane 系统评价的格式。

（三）RevMan 操作步骤

使用 RevMan 的统计分析功能，其操作步骤分

6 步：新建一个系统评价→录入纳入研究→添加结局→录入数据→生成分析结果→结果保存。后面 4 步将在下一节演示。

1. 新建一个系统评价 启动 RevMan5.2 软件后，从菜单栏中依次选择 File→New（或直接在工具栏中选择最前方的新建按钮），可新建一个项目，出现"New Review Wizard"对话框，如图 19-2 所示。接下来，点击"Next"按钮，出现"Type of Review"选项，如选择"Intervention review"，再点击"Next"进入"Title"复选框，如图 19-3、图 19-4 所示。在图 19-4 中，按照格式输入题目后，点击"Next"进入下一步，默认选择"Protocol"后，即可进入到图 19-1 界面，完成了新建过程。

2. 纳入研究录入方法 RevMan 5 中有 3 种录入纳入研究的方法，分为手工输入和导入两类，见图 19-5。因本章仅涉及 RevMan 5 的 Meta 分析功能，故后文讲解均以从"Tables"下方手工输入为例。

五、Meta-DiSc 1.4 简介

（一）概述

Meta-DiSc 是一款专用于诊断性研究且功能全面的 Meta 分析软件，目前最新版本为 1.4 版，界面友好，功能强大，操作简单，易学易用，下载的网址是：http://www.hrc.es/investigacion/metadisc_en.htm。下载后得到一个名为 metadisc1.4.msi 的安装程序。安装时用户可根据自己的需要选择安装目录（默认为 C:\Program Files\Meta-DiSc\）。

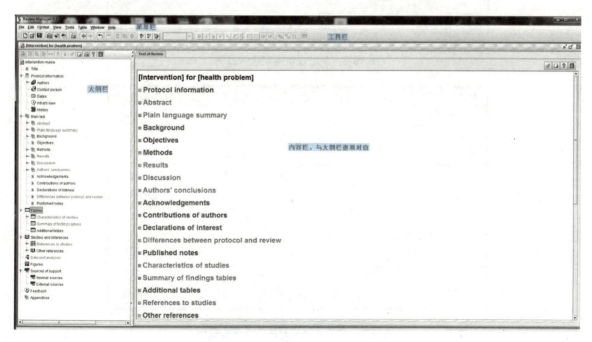

图 19-1 RevMan 5.2 的主操作界面

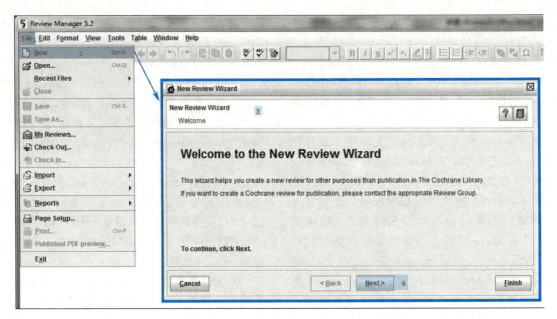

图 19-2　新建一个系统评价

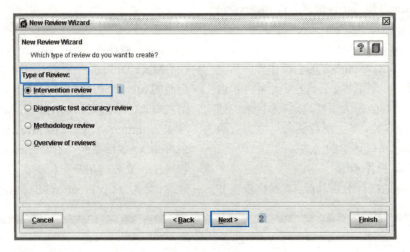

图 19-3　系统评价类型选择界面

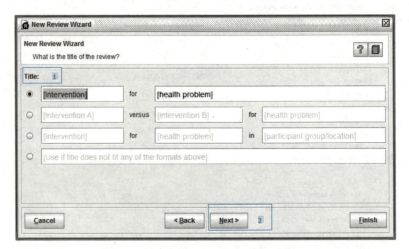

图 19-4　系统评价题目格式及输入界面

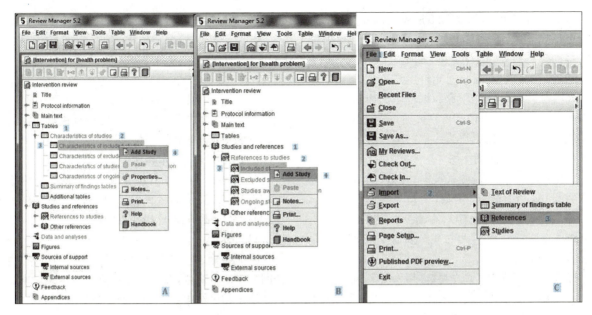

图 19-5　RevMan 研究录入的 3 种方法

（二）操作界面简介

在图 19-6 中，主操作界面的最顶端是菜单栏，包括 Meta-DiSc 的常用功能。菜单栏下是工具栏，提供了一些操作常用的工具图示按钮，工具栏中的许多功能也可以通过鼠标右键菜单实现。工具栏下方就是内容栏，是我们输入数据和进行编辑操作的主要窗口。

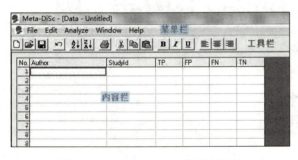

图 19-6　Meta-DiSc 1.4 主操作界面

（三）数据录入及列的添加

Meta-DiSc 1.4 提供了 3 种数据录入方法：①通过菜单栏 File→Import text file 导入"*.txt"或"*.csv"格式的文件（图 19-7）；②从其他电子表格（如 Microsoft Excel）复制并粘贴至 Meta-DiSc 数据表；③用键盘直接输入数据到 Meta-DiSc 数据表。

有时在探索研究间异质性来源时，需要通过 Edit→Date Columns→Add Column 来额外增加列的条目，在出现的对话框中输入列的名称（如"异质性"），点击 Aceptar 按钮完成，如图 19-8。

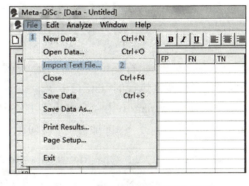

图 19-7　采用导入的方式录入数据

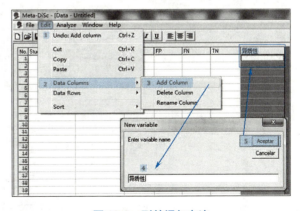

图 19-8　列的添加方法

六、Stata 软件简介

（一）概述

Stata 软件是由美国圣塔莫尼卡（Santa Monica）市的计算机资源中心研发的一款收费软件。目前最新版本为 13.0（本章以 12.0 版本为例）。Stata 软件不仅操作灵活、简单易用、计算速度快，还具备较强的数据管理、统计分析、图形绘制、语言编程等功能。此外，Stata 公司允许用户自行编写添加 ADO 程序文件，统计学家和编程者们为其编写了许多新的计算方法，使其内容更加完善，Meta 分析模块即是由开放性用户为协作网编写的专门用于进行 Meta 分析的程序。

Stata 命令是由命令关键词、参数、选项等构成的字符串，所有命令、函数、变量名等都严格区分大小写。语句书写完毕后不需要特殊的结束符，Stata 自动将一行字符串按照一条命令来处理。其基本语法格式如下：

［特殊选项］: 关键词　命令参数　［, 命令选项］

中括号表示其中的内容不一定总是出现，下面分别解释语句中的各元素：

①特殊选项 [by varlist:]：是一些在大部分命令中通用的选项，因其执行的功能较特殊而被提前，并使用空格和命令正文分隔。特殊选项中最常用的有自动生成哑变量的"xi"命令，分组执行相同语句的"by"命令，执行逐步回归分析的"sw"命令和按指定条件重复执行的"for"命令等。

②关键词 [command]：相当于一句话的主语，指明所执行的是哪一条 Stata 命令，关键词在一条命令中必须出现。

③命令参数 [varlist]：相当于一句话的谓语和宾语，用于指明相应命令在执行时需要使用的变量、参数等是什么。

④命令选项 [options]：相当于一句话中的定、状、补语等修饰成分，用于对相应命令进行限制或更精确的指定，在命令中不一定出现。

（二）Stata 的基本操作

1. 主操作界面　安装完成后，依次按要求填写相关信息，完成软件的注册和激活。启动软件后，桌面就会弹出 Stata 操作界面，主要由 5 个窗口组成（图 19-9）：

①命令输入窗口用于输入所需执行的命令，再按回车键执行命令，如命令正确则会在结果输出窗口显示出相关结果；反之则会显示错误信息。

②结果输出窗口输出相关命令的结果，在该窗口点击右键在 preferences 选项下可进行相关偏好设置。

③命令回顾窗口记录了 Stata 所执行的命令，点击右上角的"×"可隐藏该窗口。

④变量窗口显示当前数据集的变量，并可进行变量删除等操作，双击变量时，可将该变量发送至命令窗口。

⑤属性窗口：点击""🔓图标，使其状态为"🔒"

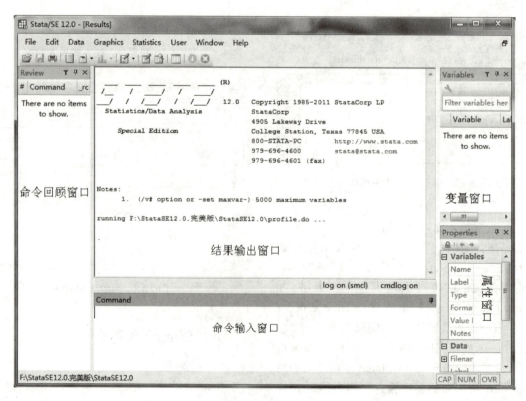

图 19-9　Stata 软件工作界面

时，在 Variables 部分可设置变量各种属性，如更改变量名等，而 Data 部分则显示这些属性。

2. 数据导入及保存　Stata 提供了多种数据导入的方法，主要包括直接录入、复制其他软件数据、通过命令赋值录入这三种方式。这里仅介绍最常用的两种：

①直接录入：在 Stata 主界面菜单栏直接点击"■"或依次点击 Data→Data Editor→Data Editor (Edit)，即弹出数据编辑框，在命令窗口键入 edit 命令，亦可弹出数据编辑框，即可手工输入数据。

②复制其他软件数据：按上述方法打开数据编辑框后，选择 Excel 文件中的数据，复制后即可粘贴到 Stata 数据编辑框，此时 Stata 会提示"是否将第一行作为变量名"，若所复制的数据有变量名则选"是"，相反则选"否"，并在命令输入窗口或属性窗口设置变量名。

Stata 数据可通过菜单操作来保存，也可用 save 命令来保存，前者只需在工作界面依次点击 File→Save as 并按弹出的对话框选择保存路径即可保存。采用 save 命令语法结构如下：

Save [filename][, save_options]

其中 filename 为完整的文件路径。

3. Stata 行 Meta 分析的基础　普通 Meta 分析命令的安装请参阅《系统评价 /Meta 分析理论与实践》中 187-188 页。

网状 Meta 分析可通过调用 WinBUGS 来实现，使用前需要加载和安装"winbugsfromstata"包（下载网址：www2.le.ac.uk/departments/health-sciences/research/gen-epi/Progs/winbugs-from-stata），并按其给出的指令进行安装；或在网站将包含的 6 个文件复制后放在 Stata 安装目录下的 ado\base 文件夹里，完成此步后，在 Stata 命令窗口输入 help winbugs 指令，若弹出 help 窗口，提示加载成功（图 19-10）。此外，需要从 www.mtm.uoi.gr/STATA.html 网页下载用于绘制网状关系图的程序文件，复制后粘贴在 Stata 安装目录下。

七、WinBUGS 软件简介

（一）概述

BUGS 是 Bayesian inference Using Gibbs Sampling 的缩写，运行以马尔科夫链 - 蒙特卡罗（Markov chain Monte Carlo，MCMC）方法为基础，将所有未知参数都看做随机变量后对此种类型的概率模型求解。它使用的编程语言很容易理解，允许使用者直接对研究的概率模型作出说明。WinBUGS 是在 BUGS 基础上开发的面向对象交互式 Windows 版

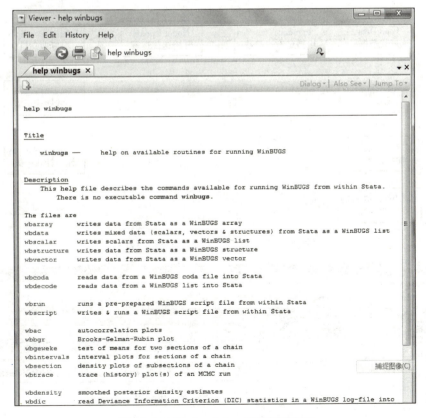

图 19-10　"help winbugs"的帮助窗口

本,提供了图形界面,允许用鼠标点击直接建立研究模型。WinBUGS 使用 MCMC 技术从复杂模型的后验分布中产生样本,提供了一个有效的方法估计贝叶斯模型。现在 WinBUGS 已成为贝叶斯统计最常用的软件,既能进行原始研究的统计分析,也能进行 Meta 分析,功能强大、应用领域广泛。

WinBUGS 可从 http://www.mrc-bsu.cam.ac.uk/bugs/winbugs/WinBUGS14.exe 免费下载,最新版本为 1.4.3。安装完成后,需从 http://www.mrc-bsu.cam.ac.uk/bugs/winbugs/WinBUGS14_immortality_key.txt 下载注册码注册(此网址提供了详细的注册方法),以激活其全部功能。

(二)常用代码、变量分布及模型构建

WinBUGS 常用代码符号有三种,常规变量分布有 4 种,手工编写代码和采用 Doodle 模型这两种贝叶斯统计模型构造方式,详见《WinBUGS Doodle 模型的构建》一文。

(三)操作步骤

本书采用 Doodle 模型。完成上述 Doodle 模型构建(或代码建模)后,即可采用 WinBUGS 进行分析,其基本流程如图 19-11。

第二节 直接比较二分类数据的 Meta 分析

一、使用 RevMan 5 实现

(一)录入纳入研究

按第二节中的步骤完成新建后,命名为"蒙脱石散 .rm5"保存,然后可在图 19-1 中:左侧点击"Title"→删除"[Intervention] for [health problem]"→输入"蒙脱石散与锡类散比较治疗小儿口腔溃疡的 Meta 分析"(图 19-12)。此步亦可在图 19-2 中选择第二或第四中"Title"格式完成。完成后点击保存按钮保存。本章所有软件我们均推荐边操作边保存。

在图 19-5A 中,点击"Add Study"按钮后,在图 19-13A 中输入研究第一作者姓(中文输姓名)及年份,一直点击"Next"至图 19-13B 界面,选择"Add another study in the same section"并点击"Continue"回到图 19-13A,如此反复直至所有纳入研究输入完毕。输入完毕后,可直接在图 19-13A 中点击"Finish"完成;或在图 19-13B 中选择"Nothing",

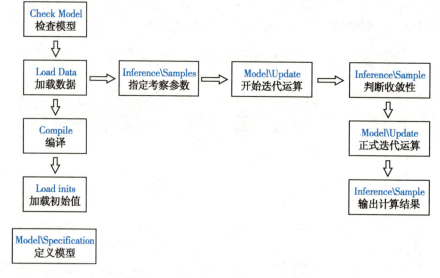

图 19-11 WinBUGS 操作一般流程图

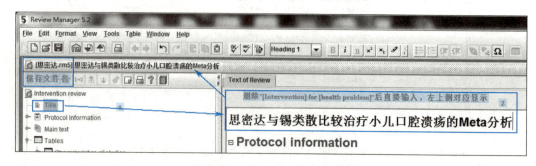

图 19-12 输入 Meta 分析名称

"Continue"将变成"Finish",点击完成。

（二）判定纳入研究的偏倚风险

在图19-14中,从左侧依次展开,再单击研究名下方的"Risk of bias table"即可对应进入到右侧,依次选择各项的风险偏倚程度并填写判定理由。此处需注意:若"Unclear risk",必须在后方输入理由,否则在偏倚风险图中所有的"Unclear risk"全部不会有颜色显示;只有输入内容(譬如输入"1"也可)后,才会以黄色显示。

（三）添加比较及结局指标

按照图19-15中所示流程,即可完成添加比较及结局指标。注意:因RevMan按照不良结局设计,本例是有利结局,故在图19-15D和图19-15E中,填写的标签刚好相反(图19-16)。添加完成后的界面如图19-16所示。

（四）添加纳入研究及数据至结局指标

数据输入有打开、复制及手动输入三种方法,此处我们选择最常用的手动输入方法。在图19-16中,依次展开树形目录分支"Data and Analyses"→"临床疗效"→"总有效率",选中"总有效率"单击右键,按"Add Study Data"按钮后,出现"New Study Data Wizard"对话框,在对话框中依次选中结局指标所需要纳入的研究后,点击"Finish"出现如图19-17的主界面。在图19-17中,逐个输入相关数据,每输入完成一个,则立即自动计算结果并展现森林图。在图19-17中,通过单击"RR"可以实现RR/RD/OR3种效应指标的转换,单击"FE"可以实现FE/RE(固定/随机)两种效应模型的转换。

（五）生成图形及保存

在图19-17中,点击森林图图标即可生成森林

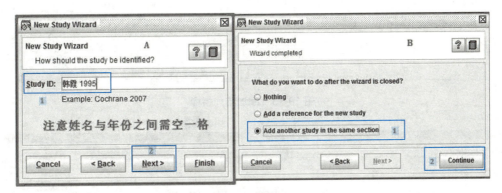

图19-13　逐个输入纳入研究

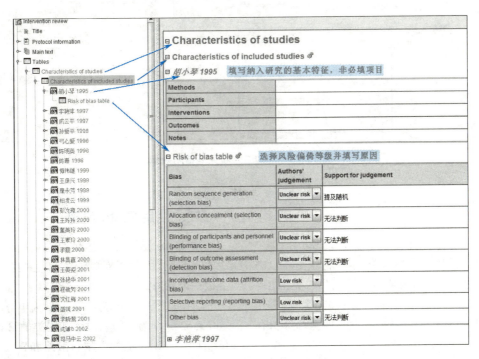

图19-14　判定纳入研究的偏倚风险

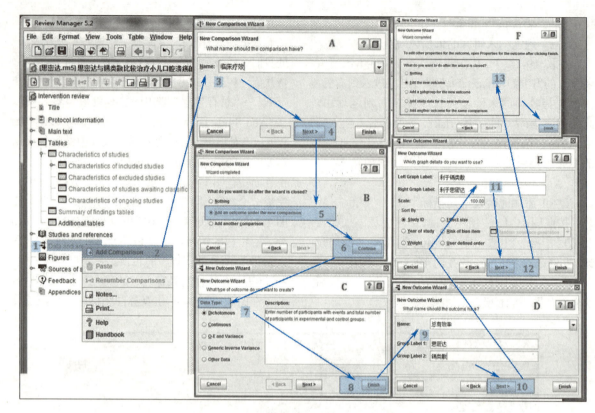

图 19-15　添加结局指标

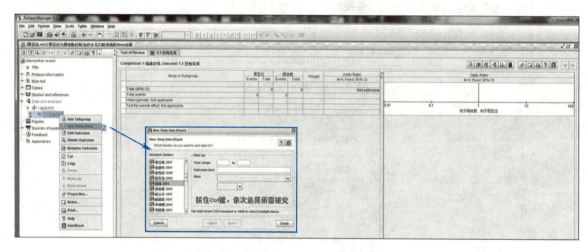

图 19-16　添加纳入研究至结局指标

图。按照图 19-18 中的步骤保存即可。漏斗图的生成及保存方式同森林图。森林图的标尺可通过图 19-15E 中的 Scale 设置，亦可通过拖动图 19-17 下方的滑尺调整。属性设置的功能与图 19-15 中 C-E 的功能相同。偏倚风险图的生成见图 19-19，生成后将鼠标放置图上单击右键，选择"Edit Figure"进入到下一个界面，在此界面上选择保存按钮即可按森林图方法保存。

二、使用 Stata 实现

启动 StataSE12.0，进入数据输入界面，输入以上表格数据，并设置对应变量名，图 19-20 是输入完成后的状态。

其中，变量 author 为作者，year 为年份，youxiao1、youxiao2 分别为蒙脱石散组和锡类散组有效人数，total1、total2 分别为蒙脱石散组和锡类散组总人数。Meta 分析可用命令实现，也可用菜单实现。

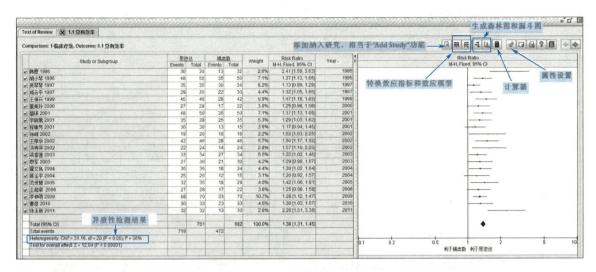

图 19-17 数据录入及录入后界面

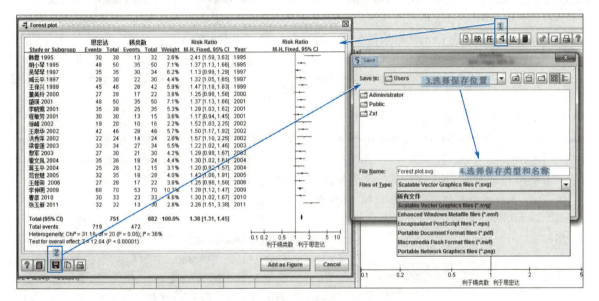

图 19-18 森林图的生成及保存

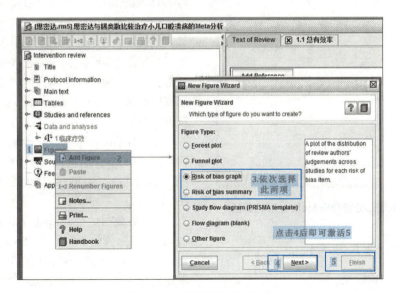

图 19-19 风险偏倚图的生成

	author	year	youxiao1	total1	youxiao2	total2
1	韩殿	1995	30	30	13	32
2	吴翠芹	1997	35	35	32	34
3	董美玲	2000	27	28	17	22
4	程敏芳	2001	30	3	13	15
5	李晓霞	2001	35	38	25	35
6	盛瑛	2001	48	50	35	50
7	徐峰	2002	19	20	10	16
8	洪秀萍	2002	22	24	14	24
9	梁香莲	2003	33	34	27	34
10	黎军	2003	27	30	21	30
11	翟文凤	2004	35	36	18	24
12	蒋玉平	2004	25	26	12	15
13	范世慧	2005	32	35	18	28
14	王娅棣	2006	27	28	17	22
15	李仲明	2009	68	70	53	70
16	智磨	2010	30	33	23	33

图 19-20　二分类数据输入格式

菜单实现的步骤为 User→Meta-analysis→of Binary and Continuous（metan），然后会弹出图 19-21 的对话框，在 Vars for counts 栏依次选择 youxiao1 total1 youxiao2 total2，在 Lables 栏选择 Name 为 author，然后选用固定效应模型合并 OR 值，点击 OK 即可，实际上也可选用随机效应模型合并 OR 或 RR 值。

若采用命令实现，则命令如下：

metan youxiao1 total1 youxiao2 total2, label（namevar = author）fixed or

其中 fixed 和 or 表示用固定效应模型合并 or 值。

事实上，生存资料和基因多态性的 Meta 分析数据都类似于二分类数据，只是数据提取及输入上的差别。

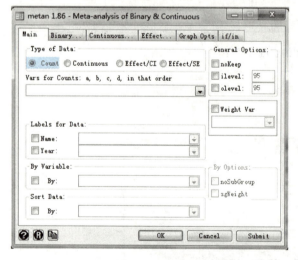

图 19-21　菜单实现二分类数据 Meta 分析的界面

三、使用 WinBUGS 实现

（一）建立 Doodle 模型

建立完成的 Doodle 模型如图 19-22 所示。

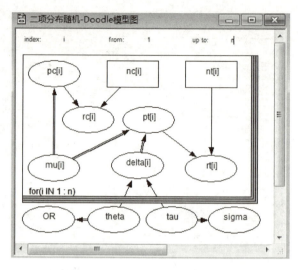

图 19-22　二分类数据的 Doodle 模型图

（二）数据输入

点击"file"，选中"new"单击新建一个默认名"untitled1"的文本框，开始输入数据及初始值，如图 19-23：

（三）模型的确定

选择"Model"下拉菜单中的"Specification"选项，会跳出一个 Specification Tool 对话框，如图 19-24：

模型的确认分以下几步：

（1）检查模型（Check model）：将鼠标单击已建好的 Doodle 模型中任意节点（不可单击模型空白处）后，选中"model"字样，再点击 Specification Tool 对话框的"check model"按钮，若对模型描述的语法正确，则窗口底部左下角会提示 Model is syntactically correct，如图 19-25。

（2）加载数据（Load data）：将光标移到刚才数据输入的文本框中，选中语句前面的 list 处（如图蓝色矩形框），选中 list 字样，再点击 Specification Tool 对话框的"load data"按钮，若对模型描述的语法正确，则窗口底部左下角会提示 data loaded，且"compile"按钮被激活，如图 19-26。

（3）编译（Compile）：点击 Specification Tool 对话框的 compile，编译成功后，窗口底部左下角会提示 model compiled，同时激活初始值的按钮，如图 19-27。

（4）加载初始值（Load inits）：与加载数据类似，选定初始值的 list，点击"Specification Tool"对话框的"load inits"按钮，加载成功后，窗口底部左下角会提示 model is initialized，如图 19-28。

注意：定义模型过程中可根据实际定义 Markov

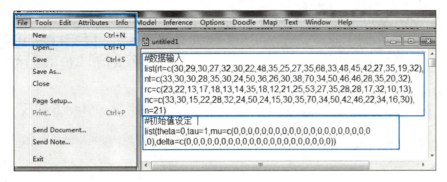

图 19-23　新建数据

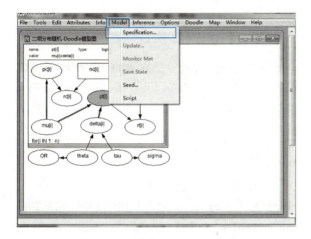

图 19-24　激活模型确定功能对话框

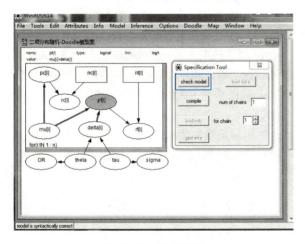

图 19-25　检查模型

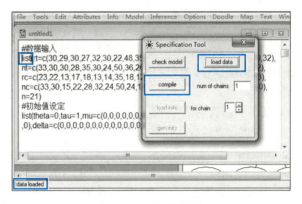

图 19-26　加载数据

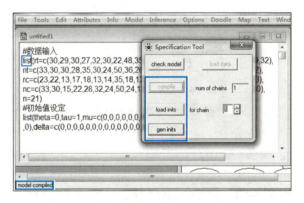

图 19-27　模型的编译

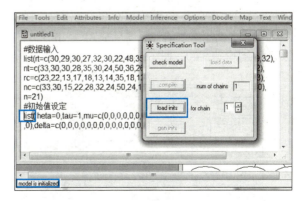

图 19-28　加载初始值后，成功建立模型

链数。定义一条以上链时，当各条链都收敛到差不多的后验量时，可认为迭代收敛，结果正确。有时在定义多条链时或有遗漏的初始值，可点击 gen inits 来生成初始值。

（四）指定考察参数

从 Inference 下拉菜单中选中"Samples"选项，出现"Sample Monitor Tool"对话框，如图 19-29：

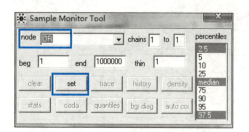

图 19-29　参数设定

于 node 后的输入框中依次输出 4 个回归系数 OR、sigma、tau、theta，每输一个节后点击 set 按钮。beg 处可输入相应数字，如输入 1001 则表示前 1000 次退火用以消除初始值的影响，从 1001 次后开始抽样。后面输出结果时再行设置。其他参数采用默认值即可，也可根据实际需要设定（本处不作详述）。

（五）迭代运算

迭代运算的收敛性可从总的运算结果中判断，因此需再次直接正式迭代运算。选择 Model 下拉菜单中的 Update 选项，会弹出 Update Tool 对话框，在该对话框的 updates 处写入所需迭代的次数，默认为 1000 次，本例指定迭代 10 000 次，如图 19-30。

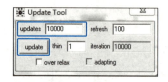

图 19-30　模型迭代设置

（六）输出迭代计算结果

从 Inference 下拉菜单中选中 Samples 选项，出现 Sample Monitor Tool 对话框，再于 node 后的输入框中输入"*"，"*"代表指定的所有参数（图 19-31A）。可获得相应后验分布的相关统计量及迭代是否收敛，如点击 trace 给出 Gibbs 动态抽样图，点击 stats 会给出参数的计算结果（注意点击"clear"按钮将会删除结果），见图 19-31B。

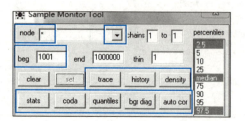

图 19-31A　抽样工具图

第三节　直接比较连续型数据的 Meta 分析

一、使用 RevMan 5 实现

连续型数据的 Meta 分析实现与二分类数据相同。区别在于：如图 19-15，仅需在其中的 C 中选择"Continuous"，在 D 中填写"平均疗程"，在 E 中将标签的位置调换（因为"平均疗程"为不利结局），即可完成，完成后的界面见图 19-32。

二、使用 Stata 实现

为了方便，直接给出在 Stata 数据编辑栏已输入数据状态下的数据资料，如图 19-33。其中，tmean、tsd、ttotal 分别表示服用蒙脱石散组口腔溃疡治愈所需时间均数、标准差、样本总数，cmean、csd、ctotal 则分别表示服用锡类散组口腔溃疡治愈所需时间均数、标准差、样本总数。

进行 Meta 分析 Stata 命令如下：

metan ttotal tmean tsd ctotal cmean csd, label (namevar = study) fixed cohen

这里应注意与二分类数据命令之间的差别。菜单操作步骤同二分类数据，见图 19-21。在图 19-21 中，选择"Type of data"为"Continuous"，在 Vars for Exp 栏依次选择 ttotal tmean tsd，在 Vars for Control 栏依次选择 ctotal cmean csd，在 Lables 栏选择 Name 为 author，系统默认为固定效应模型采用 Cohen 法合并 SWD 值，可按需进行选择，点击 OK 即可。

本例异质性较大（$P = 0.007$，$I^2 = 68.3\%$），需选用随机效应模型（Random）重新进行一次 Meta 分析，只需将命令中的"fixed"改成"random"。

三、使用 WinBUGS 实现

（一）建 Doodle 模型

建立完成后的连续型变量 Doodle 模型见图 19-34。

（二）数据输入及初始值设定

见图 19-35。有兴趣的读者可以通过本图比较与二分类数据的异同点。

（三）结果

迭代运算 10 000 次，前 1000 次退火，即可完成计算。结果见图 19-36。

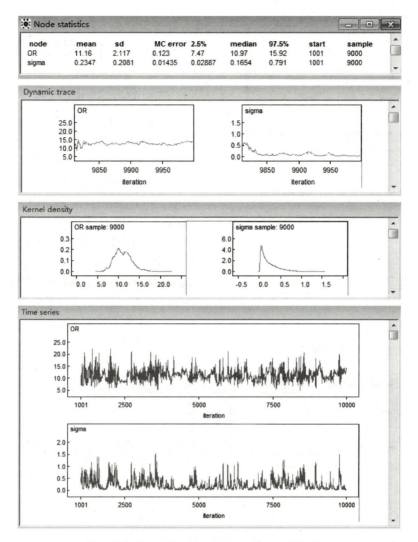

图 19-31B　Meta 分析结果，自上而下依次为 Gibbs 动态抽样图、自相关图、
后验分布核密度估计图及后验分布参数的贝叶斯估计

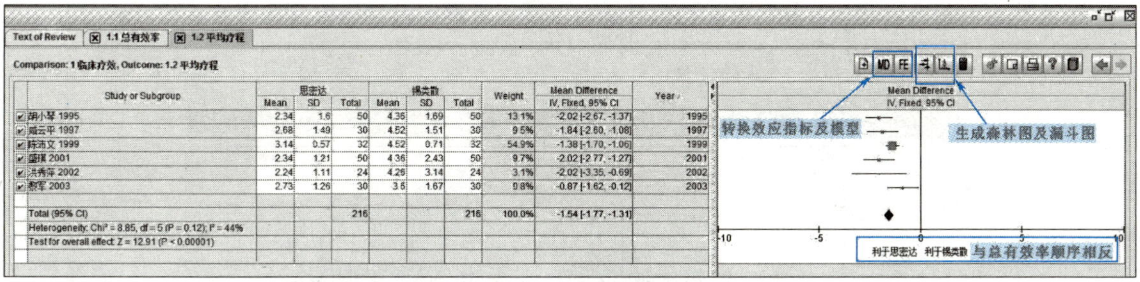

图 19-32　RevMan 完成连续型数据的 Meta 分析界面

	study	tmean	tsd	ttotal	cmean	csd	ctotal
1	胡小翠1995	2.34	1.6	50	4.36	1.69	50
2	盛　瑛2001	2.34	1.21	50	4.36	2.43	50
3	洪秀萍2002	2.24	1.11	24	4.26	3.14	24
4	成云平1997	2.68	1.49	30	4.52	1.51	30
5	黎军2003	2.73	1.26	30	3.6	1.67	30
6	陈沛文1999	3.14	.57	32	4.52	.71	32

图 19-33　Stata 中连续型数据的录入界面

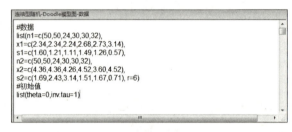

图 19-34 连续型数据的 Doodle 模型图

图 19-35 数据输入及初始值设定

第四节 有序变量的 Meta 分析

一、使用 Stata 实现

Stata 软件提供了很方便的有序数据处理方法，整理表 19-3 的数据，按表 19-4 的格式输入。注意：每个研究均需要重复输入 8 次。

其中，treatment 项 1、0 分别代表蒙脱石散和锡类散 2 种干预措施，effect 项 1、2、3、4 分别代表无效、有效、显效、总样本量，case 项为各等级观察例数。进行有序数据的 Meta 分析需在联机状态下在 Stata 命令窗口中键入"ssc install oglm9""ssc install oglm""ssc install gllamm"，用以在线安装相关命令脚本文件，因官方并未给出脚本文件。Oglm 和 gllamm 命令分别为固定效应模型下和随机效应模型下进行 Meta 分析，命令如下：

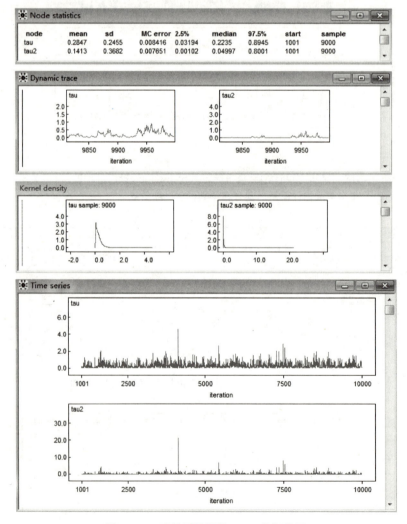

图 19-36 连续型数据的 Meta 分析结果

表 19-4　有序数据输入格式

续表

Study	ID	treatment	effect	case	Study	ID	treatment	effect	case
韩　霞	1	1	1	0	曹　彦	16	1	1	3
韩　霞	1	1	2	7	曹　彦	16	1	2	16
韩　霞	1	1	3	23	曹　彦	16	1	3	14
韩　霞	1	1	4	30	曹　彦	16	1	4	33
韩　霞	1	0	1	19	曹　彦	16	0	1	10
韩　霞	1	0	2	11	曹　彦	16	0	2	14
韩　霞	1	0	3	2	曹　彦	16	0	3	9
韩　霞	1	0	4	32	曹　彦	16	0	4	33
⋮									

（一）固定效应模型

命令为：oglm9 effect treatment [fw = case]，link（logit）or

结果如下：

```
Ordered Logistic Regression          Number of obs    =    2062
                                      LR chi2（1）      =    24.13
                                      Prob > chi2      =    0.0000
Log likelihood = -2464.183            Pseudo R2        =    0.0049
------------------------------------------------------------------------------
effect      |Odds Ratio   Std. Err.      z        P>|z|      [95% Conf. Interval]
------------------------------------------------------------------------------
treatment   |1.507805     .1261172      4.91      0.000      1.279818     1.776406
------------------------------------------------------------------------------
/cut1       |-2.265429    .0920958     -24.60     0.000      -2.445933    -2.084924
/cut2       |-.7341317    .0678394     -10.82     0.000      -.8670944    -.601169
/cut3       |.2385581     .0653292       3.65     0.000      0.1105152    0.3666011
------------------------------------------------------------------------------
```

注：OR（95%CI）为 1.508（1.280，1.776）。

（二）随机效应模型

命令为：gllamm effect treatment，i（study）link（logit）eform

因篇幅限制，随机效应模型的结果不予在此展示。

注意：用 Stata 进行有序数据的 Meta 分析不能绘制森林图及漏斗图。事实上，此类数据还可将它处理为二分类数据进行 Meta 分析，如将本例中有效和显效数据合并即为二分类数据，这样再进行分析就简单很多，且能绘制相关特定图形。

二、使用 WinBUGS 实现

（一）建立 Doodle 模型

建立的有序变量的 Doodle 模型图见图 19-37。

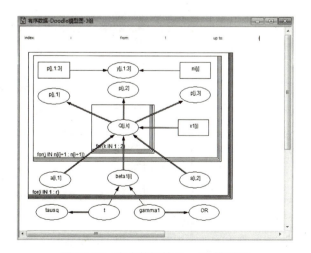

图 19-37　有序数据的 Doodle 模型图

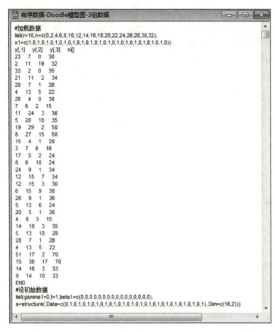

图 19-38 有序数据输入及初始值设定图

（二）数据输入及初始值设定

见图 19-38。

（三）结果

迭代运算 40 000 次，前 10 000 次退火，即可得出结果（图 19-39）。

第五节 网状 Meta 分析

一、使用 Stata 实现

（一）完成网状 Meta 分析

用 Stata 进行网状 Meta 分析可通过多元 Meta 回归或 logistic 回归的思路来做，还可通过调用 WinBUGS 实现，本章介绍后者。

调用需创建几个 .txt 格式的脚本文件，分别为模块文件（netmodel.txt）、数据写入文件（netlist.txt）、初始值设定文件（netInits.txt）、迭代次数设定文件

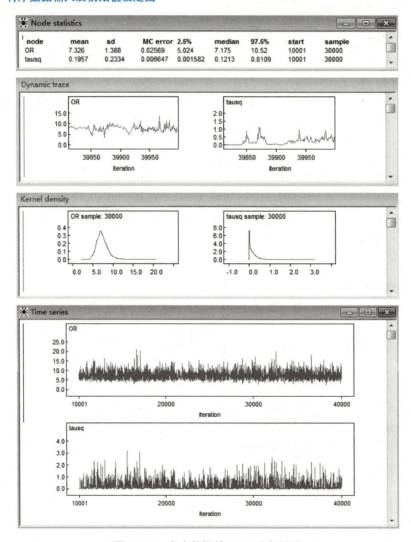

图 19-39 有序数据的 Meta 分析结果

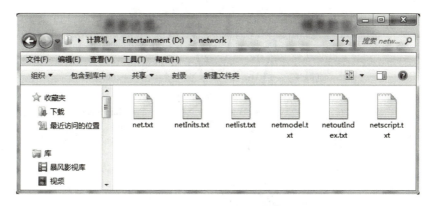

图 19-40　Stata 实现网状 meta 分析的脚本文件

（netOutIndex.txt）、数据文件（net.txt）及 Stata 调用关键 script 脚本文件（netscript.txt），与 winBUGS 进行贝叶斯 Meta 分析的步骤相同。为方便起见，建议把这几个脚本文件放入同一文件夹中，见图 19-40。

模块文件、数据写入文件、初始值设定文件、迭代次数设定文件、数据文件内容与 WinBUGS 中所建模块一致，只需将 WinBUGS 模块一一拆分后粘贴到各脚本文件下即可，注意：Stata 目前只能做双臂网状 Meta 分析，多臂需将其拆分为双臂。Stata 调用关键 script 脚本文件中代码如下：

```
display('log')
check('d: /network /netmodel.txt')
data('d: /network/netlist.txt')
data('d: /network/net.txt')
compile(1)
inits(1, 'd: /network/netInits.txt')
gen.inits()
update(500)
set(or)
set(tau)
set(sd)
update(5000)
coda(*, 'd: /network/netout')
quit()
```

调用命令如下：

```
wbrun, script(d: /network /script.txt) winbugs(F:\
WinBUGS14\WinBUGS14.exe)
wbcoda, root(d: /network /Out) clear
sum
```

wbrun 命令的作用是在 Stata 中启动 WinBUGS 程序并进行相关统计学运算，此时运算结果并未返回到 Stata 中，但网状 Meta 分析的迭代运算已经完成。因此需要通过 wbcoda 命令，将所有数据返回

至 Stata 软件中。sum 命令则是将各迭代运算后的变量值相当于进行收敛，其后面的变量可以省略。省略后表示收敛所有变量，执行完以上命令后，本例结果见下述 WinBUGS 演示。

（二）网状图的绘制

绘制网状图时，必须重新启动另一个 Stata 程序，再按正确的格式输入数据，见图 19-41。Stata 中绘制网状图主要基于 networkplot 命令，命令如下：

```
networkplot  t1  t2, noweight
```

	t1	t2	r1	r2	n1	n2
1	placebo	bupropion	73	76	152	150
2	placebo	bupropion	66	78	124	122
3	placebo	bupropion	55	77	121	120
4	placebo	desvenlafaxine	40	205	161	324
5	placebo	desvenlafaxine	39	52	122	125
6	placebo	desvenlafaxine	48	142	126	249
7	placebo	desvenlafaxine	36	46	121	123
8	placebo	desvenlafaxine	61	132	164	315
9	placebo	duloxetine	61	74	164	159
10	placebo	duloxetine	54	55	141	141
11	placebo	duloxetine	49	64	139	128
12	placebo	duloxetine	26	54	122	123
13	placebo	duloxetine	44	117	137	273
14	placebo	duloxetine	24	32	70	70
15	placebo	duloxetine	51	129	99	196
16	placebo	duloxetine	41	126	93	188
17	placebo	escitalopram	44	112	137	274
18	placebo	fluoxetine	24	15	70	33
19	placebo	fluoxetine	73	76	83	154
20	placebo	fluoxetine	18	132	78	285

图 19-41　Stata 绘制网状图数据输入格式

其中 t1、t2 分别表示 2 种干预措施，noweight 则表示绘制网状图各节点即边缘大小相等，本例网状图见图 19-42。

二、使用 WinBUGS 实现

（一）建 Doodle 模型图

如图 19-43。

（二）数据输入及初始值设定

如下（数据排列详见表 19-3 中网状 Meta 分析实例文中的表 1）：

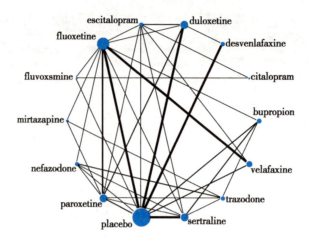

图 19-42　Stata 绘制的网状关系图

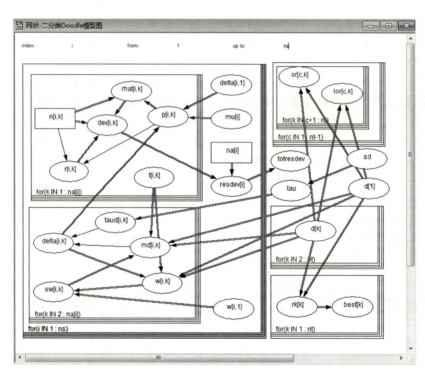

图 19-43　网状 Meta 分析的 Doodle 模型图

list（ns＝64，nt＝14）

t[, 1]	t[, 2]	t[, 3]	r[, 1]	r[, 2]	r[, 3]	n[, 1]	n[, 2]	n[, 3]	na[]
1	2	7	73	76	83	152	150	154	3
1	2	12	66	78	66	124	122	118	3
1	2	12	55	77	79	121	120	119	3
1	4	NA	40	205	NA	161	324	NA	2
……（中间数据省略）									
11	13	NA	48	48	NA	53	55	NA	2
12	13	NA	37	46	NA	60	62	NA	2
12	14	NA	41	49	NA	72	75	NA	2
12	14	NA	56	56	NA	79	84	NA	2
12	14	NA	45	49	NA	82	78	NA	2

END
list(d=c(NA,0,0,0,0,0,0,0,0,0,0,0,0,0),sd=1,mu=c(0,0,0,0,0,0,0,0,0,0,0,0,0,0,0,0,0,0,0,0,0,0,0,0,0,0,0,0,0,0,0,0,0,0,0,0,0,0,0,0,0,0,0,0,0,0,0,0,0,0,0,0,0,0,0,0,0,0,0,0,0,0,0,0,0,0,0,0,0,0,0,0))

（三）结果

迭代运算40000次，前10000次退火，结果如下：

	mean	sd	MC_error	val2.5pc	median	val97.5pc	start	sample
lor[1, 2]	1.877	2.039	0.01451	1.105	1.696	3.638	10001	30000
lor[1, 3]	1.712	96.65	0.5554	0.5519	0.9533	3.085	10001	30000
lor[1, 4]	1.537	0.508	0.00508	1.015	1.452	2.568	10001	30000
lor[1, 5]	1.783	0.4048	0.005526	1.241	1.71	2.751	10001	30000
			……（中间数据省略）					
lor[11, 12]	1.035	1214	6.96	−110.5	4.058	99.11	10001	30000
lor[11, 13]	−3.392	980.7	5.643	−46.55	−2.753	43.48	10001	30000
lor[11, 14]	−9.531	1988	11.65	−74.55	4.546	80.67	10001	30000
lor[12, 13]	−2.849	409.6	2.355	−46.24	−2.8	41.76	10001	30000
lor[12, 14]	6.308	737.7	4.2	−93.34	5.394	95.27	10001	30000
lor[13, 14]	2.591	992	5.708	−30.83	2.486	34.16	10001	30000
	mean	sd	MC_error	val2.5pc	median	val97.5pc	start	sample
or[1, 2]	1.826	0.2961	0.004049	1.316	1.803	2.471	10001	30000
or[1, 3]	3.06	1.208	0.02249	1.354	2.846	6.012	10001	30000
or[1, 4]	2.014	0.3053	0.003357	1.476	1.991	2.679	10001	30000
or[1, 5]	1.806	0.2045	0.002902	1.438	1.795	2.238	10001	30000
			……（中间数据省略）					
or[11, 12]	1.036	0.1557	0.002214	0.7618	1.026	1.372	10001	30000
or[11, 13]	0.8601	0.2361	0.003526	0.4868	0.8302	1.409	10001	30000
or[11, 14]	1.135	0.1884	0.002576	0.8109	1.121	1.547	10001	30000
or[12, 13]	0.8382	0.2241	0.003498	0.4842	0.8099	1.355	10001	30000
or[12, 14]	1.104	0.1539	0.002042	0.8335	1.093	1.438	10001	30000
or[13, 14]	1.406	0.4096	0.006379	0.7792	1.347	2.372	10001	30000

第六节　诊断准确性研究的Meta分析

一、使用RevMan 5实现

系统评价新建过程同干预性，但需在图19-3中选择"Diagnostic test accuracy review"。新建完成后，在如同图19-12中的位置填写Meta分析的名称"MRI和骨扫描对乳腺癌骨转移诊断价值的Meta分析"。纳入研究录入的过程亦与干预性相同，不同的是每输入1个研究名，在"Data and analysis"下方会同步显示（图19-44）。

（一）建立比较组及录入数据

如图19-44所示，即可建立1个比较组，建立后的比较组见图19-45。按图19-45所示方法即可建立数据录入框架。注意：与干预性的Meta分析相比，此处尚不能直接生成森林图。

（二）完成分析

按图19-46所示步骤即可进入到森林图及拟合SROC曲线图界面，点击右上角的图标即可生成相应图形，保存方式同干预性Meta分析。风险偏倚图的生成也如同干预性Meta分析。

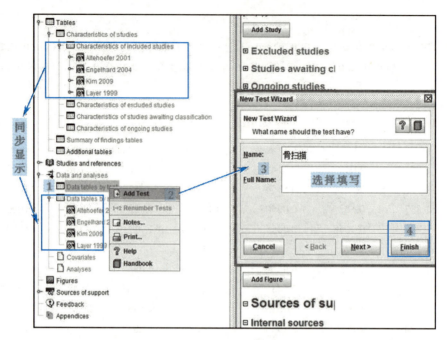

图 19-44 添加比较组

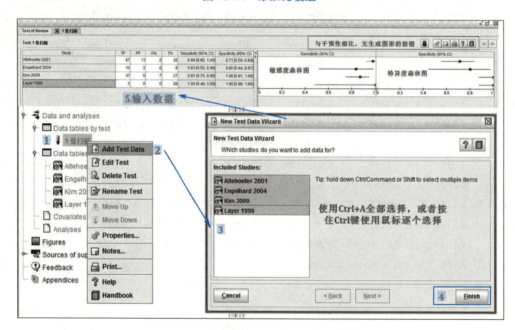

图 19-45 构建数据输入框架及输入数据

二、使用 Meta-DiSc 1.4 实现

（一）资料录入

在图 19-6 中，手工输入纳入研究及相关数据，输入后界面见图 19-47。

（二）完成分析及生成图形

按照图 19-48 所示步骤进入到图 19-49 界面，在此界面中可通过如图中所示完成相关的分析及图形生成。选择"Export"按钮后，可按个人偏好选择保存位置及格式。

三、使用 Stata 实现

Stata 提供了 2 种进行诊断准确性试验 Meta 分析的命令，分别为 midas 命令和 metandi 命令，其数据输入格式与二分类数据类似，输入变量顺序依次是：真阳性数（TP）、假阳性数（FP）、假阴性数（FN）、真阴性数（TN）（图 19-50）。

（一）数据输入

数据提取输入后如下：

其中，author 为作者，year 为年份，tp、fp、fn、tn

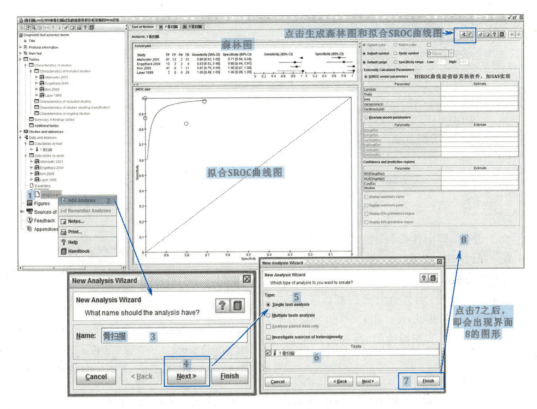

图 19-46　生成分析结果

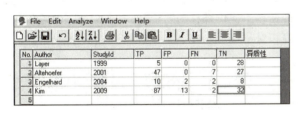

图 19-47　纳入研究及数据输入后界面

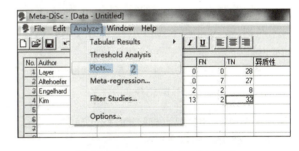

图 19-48　进入到分析图形界面

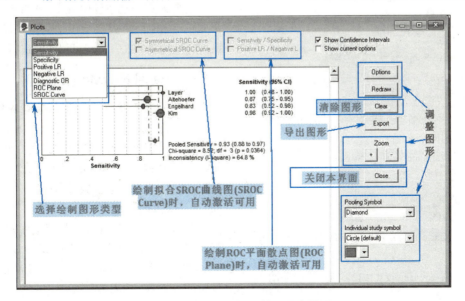

图 19-49　图形生成、调整及导出界面

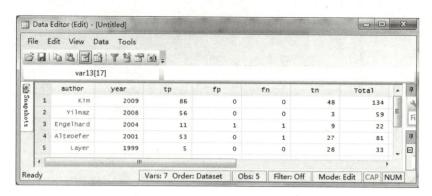

图 19-50　诊断准确性试验的数据输入格式

分别表示真阳性数、假阳性数、假阴性数、真阴性数，Total 为总观察例数。

（二）使用 midas 命令

使用 midas 命令时，首先合并各种统计量，命令为：midas tp fp fn tn，es（x）res（all）

再绘制漏斗图进行异质性检验，命令为：midas tp fp fn tn，fun

然后绘制灵敏度和特异度的森林图，命令为：midas tp fp fn tn，id（author）year（year）ms（0.75）for（dss）es（x）texts（0.80）

最后绘制拟合 SROC 曲线，计算拟合 SROC 曲线下面积（AUC），命令为：midas tp fp fn tn，es（x）plot sroc2

各前缀代码及更多命令请参考在"help midas"帮助窗口中的解释，本例结果如下：

META-ANALYTIC INTEGRATION OF DIAGNOSTIC TEST ACCURACY STUDIES

SUMMARY DATA AND PERFORMANCE ESTIMATES

Bivariate Binomial Mixed Model

Number of studies = 5

Reference-positive Subjects = 213

Reference-negative Subjects = 116

Pretest Prob of Disease = 0.647

Between-study variance（varlogitSEN）= 2.234，95% CI = [0.080-62.688]

Between-study variance（varlogitSPE）= 5.869，95% CI = [0.103-333.237]

Correlation（Mixed Model）= 1.000

ROC Area，AUROC = 1.00[0.99-1.00]

Heterogeneity（Chi-square）：LRT_Q = 0.218，df = 2.00，LRT_p = 0.448

Inconsistency（I-square）：LRT_I2 = 0.00，95% CI = [0.00-100.00]

Parameter	Estimate	95% CI
Sensitivity	0.993	[0.922, 0.999]
Specificity	0.998	[0.522, 1.000]
Positive Likelihood Ratio	538.702	[1.095, 2.7e+05]
Negative Likelihood Ratio	0.007	[0.001, 0.083]
Diagnostic Score	11.304	[3.915, 18.694]
Diagnostic Odds Ratio	8.10e+04	[50.139, 1.3e+08]

（三）使用 metandi 命令

使用 metandi 命令进行诊断性 Meta 分析较之前的 midas 命令简单，合并统计量并绘制拟合 SROC 图只需如下命令：metandi tp fp fn tn，plot，但此命令不提供森林图的绘制，其余命令可参照帮助窗口"help metandi"。

第七节　效应量及其可信区间的 Meta 分析

有些研究如观察性研究中，作者未报告四格表形式的数据，而是直接给出效应量及其可信区间。此时，可直接对效应量和可信区间进行合并。

一、使用 RevMan 5 实现

新建系统评价。研究纳入、质量评价过程均同干预性 Meta 分析。当进入到图 19-15 时，在其中 C 中选择"Generic Inverse Variance"在 D 和 E 中将"蒙脱石散"和"锡类散"分别改为"超重"和"健康"，将"总有效率"改为"超重与糖尿病"。

（一）数据转换

可以看出，此处提取的是校正后的 RR 值及其 95% CI，且给出的数据输入框架为 Log[RR] 及其 SE，因此必须先转换数据。转换需借用 RevMan 5 携带的计算器，使用方法见图 19-51。转换后的数据见图 19-52。

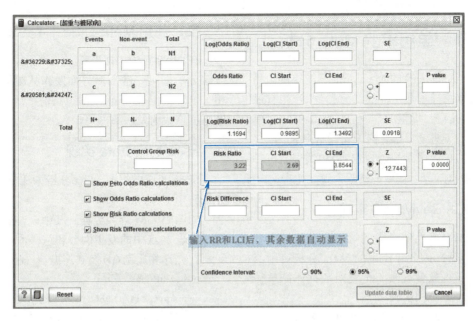

图 19-51　计算器的使用方法

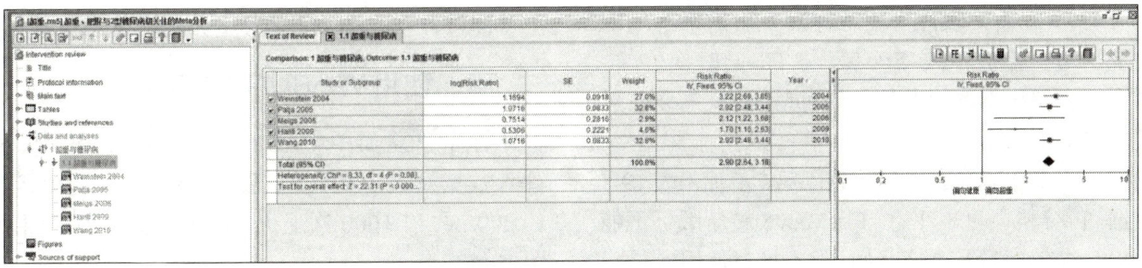

图 19-52　数据录入框架、数据及分析界面

（二）完成分析

如图 19-52 所示，填入 Log[RR] 及 SE 的结果后，即可完成分析。图形的生成及保存同干预性 Meta 分析。

二、使用 Stata 实现

如图 19-53，录入数据。其中，ES 为效应量，此处代表 19-RR，selogES 为效应量的标准误，LCI、UCL 为 95% 置信区间的下限和上限。

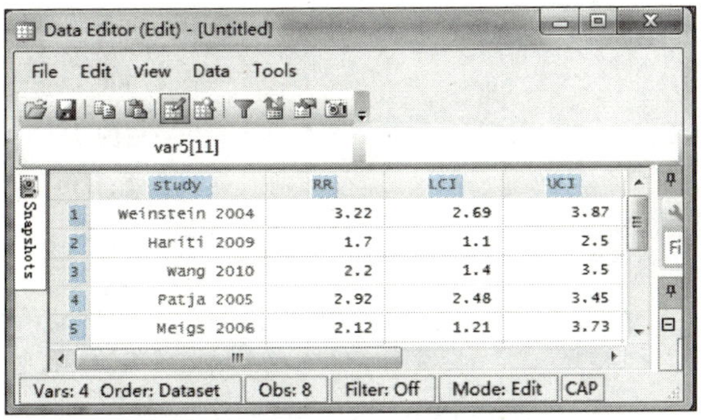

录入完成后，依次：User→Meta-analysis→of Binary and Continuous（metan）→Effect/CI 或 Effect/SE，在变量栏下依次选择 ES、LCI、UCL 或 ES、selogES，然后点击 OK 即可完成 Meta 分析，如图 19-54。

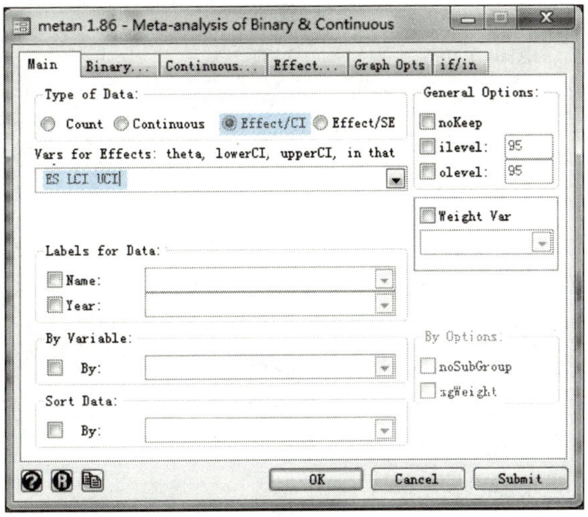

图 19-53　效应量及其可信区间的数据输入格式

图 19-54　单个效应量及其置信区间的 meta 分析

第八节　单组率的 Meta 分析

单组率（incidence）的 Meta 分析一般提供的是病例样本数和总样本数这样的二分类数据；也有通过校正相关的因素，提供的是效应量及其 95% 可信区间的数据。对前者，当前尚无比较成熟的方法，较常用的有加权计算、直接等权相加和调整后再等权相加三种。对后者，实现方法见本章第七节。

一、使用 RevMan 5 实现

因为诊断准确性研究中的敏感度和特异度本身就是率的一种，因此单组率的 Meta 分析可用诊断准确性研究的软件实现。但要对数据作简单转换，转换后数据见表 19-4。

其中，发生例数视为 TP，未发生例数视为 FN。再分别对 FP 和 TN 赋值为 0 或 1（注意不能均为 0，但可均为 1，否则软件不能运行），算出的敏感度即为发病率；或将 TP 与 FP、FN 与 TN 同时换位，再用 1 减去得出的特异度值及其可信区间（需要前后换位）即为发病率。

按照第六节方法，在图 19-45 第 5 步输入表 19-5 数据，再分析即可。注意：RevMan 5 最新版仍不能给出合并效应量及可信区间，故不推荐使用。

二、使用 Meta-DiSc 1.4 实现

在图 19-6 中，纳入表 19-5 数据，再按第六节方法分析即可。输入后界面及森林图见图 19-55。相关解释同 RevMan 5，图中只需使用修图软件将敏感度修改为发病率即可。

三、使用 Stata 实现

Stata 实现单组率 Meta 分析方法有 3 种，此处介绍其中 1 种。

如图 19-56，录入数据。其中，event 和 total 分别对应表 19-5 中的发生例数和总样本量。

首先计算比例（p）及其标准误（se），命令如下：

```
gen p = event/total
gen se = sqrt(p*(1-p)/total)
```

再采用 metan 命令行 Meta 分析，命令为：

```
metan p se, random label(namevar = study, yearvar = year)
```

即可得随机效应模型 Meta 分析结果（图 19-57）。

四、使用 WinBUGS 实现

首先建立如图 19-58 所示 Doodle 模型，再输入数据及设定初始值（图 19-59）。行迭代运算 10 000 次，前 1000 次退火，即可完成计算，结果见图 19-60。

表 19-5　单组率的 Meta 分析数据

纳入研究	发表年	发生例数	FP	未发生例数	TN	总样本量
Lindgren	2005	41	0	245	1	286
Feuchtinger	2006	25	0	150	1	175
Karadag	2006	46	0	38	1	84
Nixon	2007	12	0	97	1	109
Keyurapan	2007	3	0	893	1	896
Aronovitch	2007	9	0	272	1	281
Frankel	2007	25	0	795	1	820
Rademakers	2007	214	0	508	1	722
Lindholm	2008	54	0	581	1	635
Grisell	2008	10	0	56	1	66
Kim	2009	40	0	179	1	219
Schuurman	2009	117	0	87	1	204
Diccini	2009	8	0	52	1	60
Campbell	2010	12	0	60	1	72
Slowikowski	2010	88	0	281	1	369
Kopp	2011	92	0	177	1	269
Carneiro	2011	38	0	144	1	182

No.	Author	StudyId	TP	FP	FN	TN
1	Lindgren	2005	41	0	245	1
2	Feuchtinger	2006	25	0	150	1
3	Karadag	2006	46	0	38	1
4	Nixon	2007	12	0	97	1
5	Keyurapan	2007	3	0	893	1
6	Aronovitch	2007	9	0	272	1
7	Frankel	2007	25	0	795	1
8	Rademakers	2007	214	0	508	1
9	Lindholm	2008	54	0	581	1
10	Grisell	2008	10	0	56	1
11	Kim	2009	40	0	179	1
12	Schuurman	2009	117	0	87	1
13	Diccini	2009	8	0	52	1
14	Campbell	2010	12	0	60	1
15	Slowikowski	2010	88	0	281	1
16	Kopp	2011	92	0	177	1
17	Carneiro	2011	38	0	144	1

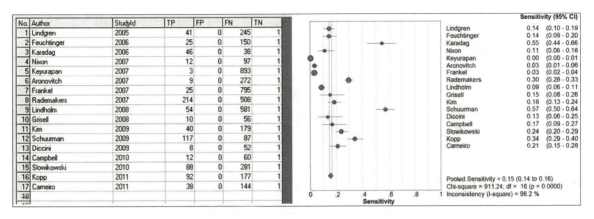

图 19-55 Meta-Disc 数据输入后界面（左）及森林图（右）

	study	year	event	total
1	Lindgren	2005	41	286
2	Feuchtinger	2006	25	175
3	Karadag	2006	46	84
4	Nixon	2007	12	109
5	Keyurapan	2007	3	896
6	Aronovitch	2007	9	281
7	Frankel	2007	25	820
8	Rademakers	2007	214	722
9	Lindholm	2008	54	635
10	Grisell	2008	10	66
11	Kim	2009	40	219
12	Schuurman	2009	117	204
13	Diccini	2009	8	60
14	Campbell	2010	12	72
15	Slowikowski	2010	88	369
16	Kopp	2011	92	269
17	Carneiro	2011	38	182

图 19-56 Stata 实现单组率的数据录入界面

```
           Study          |     ES    [95% Conf. Interval]     % Weight
--------------------------+---------------------------------------------
Lindgren (2005)           |  0.143      0.103     0.184         6.12
Feuchtinger (2006)        |  0.143      0.091     0.195         5.97
Karadag  (2006)           |  0.548      0.441     0.654         4.94
Nixon (2007)              |  0.110      0.051     0.169         5.86
Keyurapan (2007)          |  0.003     -0.000     0.007         6.38
Aronovitch (2007)         |  0.032      0.011     0.053         6.31
Frankel (2007)            |  0.030      0.019     0.042         6.36
Rademakers (2007)         |  0.296      0.263     0.330         6.20
Lindholm (2008)           |  0.085      0.063     0.107         6.30
Grisell  (2008)           |  0.152      0.065     0.238         5.35
Kim (2009)                |  0.183      0.131     0.234         5.98
Schuurman (2009)          |  0.574      0.506     0.641         5.70
Diccini (2009)            |  0.133      0.047     0.219         5.36
Campbell (2010)           |  0.167      0.081     0.253         5.36
Slowikowski (2010)        |  0.238      0.195     0.282         6.08
Kopp (2011)               |  0.342      0.285     0.399         5.89
Carneiro (2011)           |  0.209      0.150     0.268         5.85
--------------------------+---------------------------------------------
D+L pooled ES             |  0.193      0.144     0.243       100.00
--------------------------+---------------------------------------------

  Heterogeneity chi-squared = 1119.48 (d.f. = 16) p = 0.000
  I-squared (variation in ES attributable to heterogeneity) =  98.6%
  Estimate of between-study variance Tau-squared =  0.0101

  Test of ES=0 : z=   7.62 p = 0.000
```

图 19-57 基于随机效应模型的 Meta 分析计算结果

综上，本章介绍四款软件中，WinBUGS 属贝叶斯统计软件，功能强大但需编程；其他三款属经典统计学软件：RevMan 为 Cochrane 协作网官方免费非编程软件，功能强大；Meta-Disc 为免费非编程软件，只能作诊断准确性和单组率的 Meta 分析；Stata 为收费编程软件，功能强大，也可作贝叶斯 Meta 分析。选择何种软件需根据用户兴趣、数据类型等综合考虑。

图 19-58 单组率型数据的 Doodle 模型图

```
#数据
list(k=c(41,25,46,12,3,9,25,214,54,10,40,117,8,12,88,92,38),n=c
(286,175,84,109,896,281,820,722,635,66,219,204,60,72,369,269,182),N=17)

#初始值
list(theta=0)
```

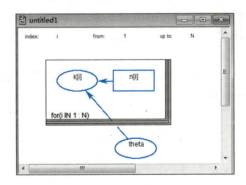

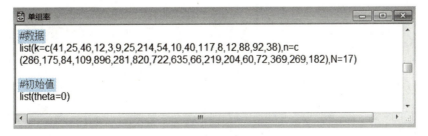

图 19-59 数据输入及初始值设定

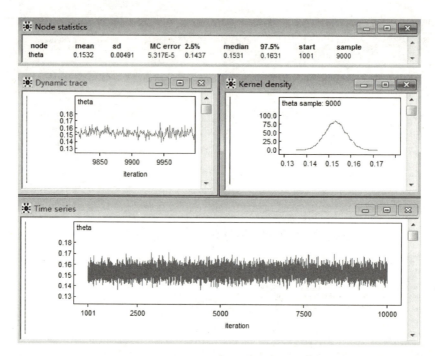

图 19-60　单组率数据的 Meta 分析结果

（郭　毅　曾宪涛）

参 考 文 献

1. 曾宪涛,金晶,向招燕,等. 思密达与锡类散比较治疗小儿口腔溃疡的 Meta 分析. 中国循证医学杂志,2012,12（3）: 326-333.

2. 曾宪涛,张超,郭毅. R 软件 R2WinBUGS 程序包在网状 Meta 分析中的应用. 中国循证医学杂志,2013: In press.

3. 曾宪涛,张超,李胜,等. WinBUGS 软件行 Meta 分析的 Doodle 模型图 19- 的构建. 中国循证医学杂志,2013: In press.

4. 李芸芝,马彬,杨克虎,等. MRI 和骨扫描对乳腺癌骨转移诊断价值的 Meta 分析. 中国循证医学杂志,2010,10（10）: 1159-1163.

5. 刘俊,郭毅,刘晴,等. 超重、肥胖与 2 型糖尿病相关性的 Meta 分析. 中国循证医学杂志,2013,13（2）: 190-195.

6. 罗杰,冷卫东. 系统评价 /Meta 分析理论与实践. 第 1 版. 北京:军事医学科学出版社,2013.

第二十章　卫生技术评估

随着人口老龄化，慢性疾病负担不断加重及人们对医疗服务质量的期望值不断提高，高新技术、设备、材料、诊疗方法和高价药物等推出速度和数量持续增长。一方面增强了医务人员预防、诊断、治疗疾病和促进康复的能力，另一方面使得某些技术滥用、过度或不足使用并存，特别是某些药物、生物制剂、器材等未经监管部门批准违规使用，导致医疗成本上涨，医疗风险增加，服务质量和患者满意度下降。政府和公众越来越意识到应该对使用广泛、费用高、风险大、争议多的卫生技术进行系统研究和综合评价，并制定相应政策，控制卫生技术质量风险和提高成本效果。

第一节　卫生技术评估概述

一、卫生技术

卫生技术（health technology，HT）是指用于卫生保健和医疗服务系统的特定知识体系。包括药物、医疗器械、卫生材料、医疗方案、技术程序、后勤支持系统和行政管理组织，或泛指一切用于疾病预防、筛查、治疗和康复及促进健康、提高生存质量和生存期的技术手段。

卫生技术按医学特征或目的可分为五大类：①诊断技术：帮助诊断疾病和病情严重程度；②预防技术：保护个人免受疾病侵害；③治疗与康复技术：减缓病情或根治疾病；④组织管理技术：保证卫生保健业务活动的高效率；⑤后勤支持技术：为患者，特别是住院患者提供后勤服务。

二、卫生技术评估

卫生技术评估（health technology assessment，HTA）是指对卫生技术使用过程中患者、操作者和环境的安全性、有效性（功效、效果和生活质量）、经济性（成本 - 效果、成本 - 效益和成本 - 效用）和社会适应性或社会影响（社会、伦理、道德与法律）进行系统全面的评价，为各层次决策者制定卫生技

术相关政策提供决策依据，从而优化卫生资源配置、提高有限卫生资源的利用质量和效率。

（一）卫生技术的技术特性

卫生技术的技术特性（technical properties）是指卫生技术的操作特性及符合该技术在设计、组成、加工、耐受性、可靠性、易使用性和维护等方面的规范。

（二）卫生技术的有效性

卫生技术的有效性是指卫生技术在实践应用过程中改善患者健康状况的能力，包括效力（efficacy）和效果（effectiveness）。效力是指在理想情况下将卫生技术用于某一特定的健康问题，如精心设计和管理的随机对照试验，严格选择受试对象并在条件好的研究中心开展所产生的效果。效果是指在一般日常条件下将卫生技术应用于某一特定的健康问题，如在社区医院由全科医师将某一卫生技术应用于各类型的患者所产生的效果。

（三）卫生技术的安全性

卫生技术的安全性（safety）是指经过特定训练，具备特定资质的医师在特定治疗场所应用特定卫生技术时，可能出现的风险（不良反应的发生率和严重程度）及患者的可接受程度。

（四）卫生技术的经济性

卫生技术的经济学特性（economic attributes or impacts）包括微观经济特性（microeconomic attributes or impacts）和宏观经济特性（macroeconomic attributes or impacts）。微观经济学特性主要涉及某一卫生技术的成本、价格、付费情况和支付水平等，也涉及比较分析应用卫生技术时对资源的要求和产生的结果，如成本 - 效果、成本 - 效用和成本 - 效益分析。宏观经济学特性包括：新技术对国家卫生总费用的影响、对卫生资源在不同健康项目或健康领域中分配的影响及对门诊和住院患者的影响。

（五）卫生技术的社会和伦理适应性

某些卫生技术，如遗传试验、辅助生殖技术、器官移植和临终患者的生命支持系统等，均涉及法

律条例和社会规范,蕴含着一些社会和伦理问题(social and ethical concerns)。

三、卫生技术评估产品的类型

卫生技术评估是系统、科学的工作,通常较耗时耗力,但有时决策者希望在短时间内获取评估的信息,因此需要不同类型的卫生技术评估包括卫生技术相关产品(HTA-related products)以满足需求。丹麦的卫生技术评估中心将卫生技术评估产品分为以下几类(见表20-1),通常可结合以下五个因素来考虑如何在特定的情况下选择适宜的卫生技术评估产品:①证据基础;②问题;③决策环境;④技术产品的生命周期;⑤时间表。

四、卫生技术评估与循证医学

国际药物经济学与结果研究协会(International Society for Pharmacoeconomics and Outcomes Research,ISPOR)将技术评估划分为四个阶段:①证据分析阶段,对应的是循证医学中的循证指南部分;②结果分析阶段,比较技术的利弊;③成本

分析和成本效果分析阶段;④技术伦理学及法律特征分析阶段。每项技术评估都始于对这项技术的证据评估,同时循证医学自身也包含循证个体决策方案和循证指南制定。卫生技术评估与循证医学的关系见图20-1。

系统评价是循证医学中常用的研究方法,针对某一具体临床/管理问题系统收集全球所有已发表或未发表的相关研究,用统一的科学评价标准,筛选出符合纳入标准、质量较好的文献,采用定性或定量的方法进行综合,作出决策建议。因此系统评价也是卫生技术评估的主要评价方法之一,但二者之间又存在着差异(表20-2)。

五、卫生技术评估的发展

20世纪80年代卫生技术评估首先在美国兴起。1972年美国国会众议院制定和通过了技术评估条例,建立了技术评估办公室(office of technology assessment,OTA);1973年首次进行了卫生技术评估。1980年以后丹麦、荷兰、瑞典相继开展了卫生技术评估工作。1990年法国、英国、加

表20-1　不同类型的卫生技术评估产品

名称	特点	目的	完成时间	质量控制	报告要求
HTA broad	关注复杂的问题,步骤完整	从多层次为政府管理者或临床医生提供决策依据	1.5～2.5年	外部同行评审	200页
HTA focus	基于特殊问题,关注某一技术	短时间内为该领域用户提供决策依据	1年	外部同行评审	100页
Foreign HTA with comments	基于与本国问题相关的国外卫生技术评估报告进行决策	短时间内为卫生保健系统决策提供依据	3～6个月	专家评审	10-25页
Core HTA	基于欧洲多数国家目前关注的问题	短时间内为卫生保健系统决策提供依据	6个月	未定	50-100页
Mini HTA	基于传统HTA发展的管理和决策工具	用于当地医院引进新技术前的评估	1～2个月	无同行评审	3-5页
Early warning	评估处于技术周期早期的技术	识别、过滤、评估新兴卫生技术	2～4个月	专家评审	4页

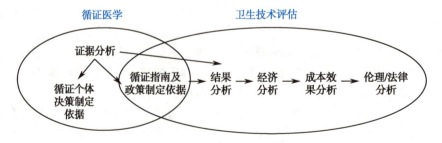

图20-1　循证医学与技术评估的关系

表 20-2　系统评价与卫生技术评估的区别

	系统评价	卫生技术评估
目的	帮助医生基于当前可获得的最佳证据进行临床决策	为各层次卫生决策者提供合理选择卫生技术的科学信息和决策依据
方法	针对具体临床问题，运用系统、规范的方法检索、筛选相关研究，按统一标准严格评价研究质量，并收集分析纳入研究的数据，得出综合结论，作出推荐意见	应用多学科（流行病学、卫生经济学、社会医学、伦理学等）的理论和方法，综合分析卫生技术相关信息；同时采用专家咨询、比较分析、卫生经济分析的方法评估卫生技术，得出综合结论及转化建议
指标	临床安全性、有效性	技术特性、安全性、有效性、经济性、社会和伦理适应性
范畴	特定疾病的病因、诊断、预防、治疗、预后和康复等	卫生保健领域和医疗服务系统
影响	规范医务工作者的行为，为患者制定最佳决策	卫生技术的合理应用和卫生资源的合理配置

拿大、澳大利亚先后建立了国家卫生技术评估规划和相应机构，为这些国家卫生技术的开发、应用、推广与淘汰提供科学、可靠的依据。

为加强国际间的协作，先后建立了一些卫生技术评估的国际组织，旨在全球范围内推广 HTA，确定共同关心的课题，建立包括各成员机构评估报告的数据库，国际卫生技术评估杂志，发展和保持与其他机构的合作关系，帮助建立新的 HTA 网络，扩大在发展中国家的影响等。

我国在 20 世纪 80 年代引入技术评估的概念，1994 年在原上海第一医科大学公共卫生学院成立了卫生部第一家医学技术评估中心，随后相继成立了浙江大学生物医学工程技术评估研究中心和北京医科大学的医学伦理研究中心。1997 年卫生部在原华西医科大学成立我国首家循证医学中心。

在当前疾病负担、环境改变、金融危机和人口剧增等剧烈变化的条件下，医药卫生领域正面临前所未有的挑战，也对卫生技术评估的发展提出新的要求，主要表现如下：

（一）疾病负担剧增超越了有限卫生资源的支付能力

因疾病谱变化，许多疾病如恶性肿瘤、心脑血管疾病等各种慢性疾病的疾病负担加重，在资源有限、需求和费用不断增长的背景下，如何合理选择防治方案成为亟待解决的问题。

（二）医疗费用与医疗服务质量不成比例

2000 年 WHO 用所有人口的健康水平、人群中的卫生保健是否平等、公众对卫生体制的满意度、不同经济状况人口对卫生体制的反应和人群中不同群体的医疗费用由谁承担 5 个指标，评价 191 个成员国的卫生体制和卫生服务绩效，结果显示：美

国耗费了全球最高的人均医疗费用，却只实现了排位第 37 的服务，阿曼人均医疗费用仅居第 62 位，其服务质量却排位第 8，提示卫生资源和卫生服务质量不一定成正比关系。

（三）卫生资源配置与服务的公平性差

根据 WHO 2000 年年报，全球每年用于卫生研究的费用高达 500 亿～600 亿美元，其中 90% 用于发达国家解决 10% 人口的卫生问题；仅 10% 用于发展中国家却要解决全球 90% 人口卫生问题，成为卫生资源不公平性最严峻的现实。这种卫生资源分配的不公平性在我国也不容忽视，一方面卫生资源绝对不足，供需矛盾十分严重；另一方面资源分配严重不均，80% 的资源主要分布在大城市，其中的 80% 又主要分布在大医院。根据 2000 年 WHO 对全球 191 个成员国卫生总绩效的排序，中国位于 144 位，其中公平性排在 188 位，仅领先 3 个国家。2005 年联合国公布医疗公平性全球排名，中国列 193 个国家中的 189 名。警醒我们面临艰巨的卫生资源配置公平性的挑战。

（四）我国医疗改革的要求

2005 年，国务院发展研究中心《中国医疗体制改革的评价与建议报告》指出"中国医疗改革基本不成功"，主要表现在医疗服务的公平性下降，卫生投入的宏观效率降低，现有医疗卫生体制出现商业化、市场化倾向，违背了医疗卫生事业的基本规律。2009 年新医改政策出台，提出在 2009～2012 年期间实现全民医保，初步建立国家基本药物制度，健全基层医疗服务体系，促进基本公共卫生服务均等化和推进公立医院改革试点。清楚表明政府对于影响全局的问题需要科学、正确、高效的决策，强调决策的科学性和经济性。

第二节 卫生技术评估的流程、方法与报告规范

一、评估流程

卫生技术评估的范畴、选择的评估标准和方法在不同的评估机构间差异较大，但基本流程相似（图20-2）：

1. 确定评估主题 需要进行卫生技术评估的项目极多，但因为资源有限，需要在众多项目中进行优选。一般评估项目主要取决于提出评估申请机构的目的、医疗实践的需要、用户和决策者的需要，优选影响大、费用高及有争议的卫生技术项目。如卫生行政部门选择优先评估项目的标准可能主要考虑该项技术的安全性、潜在的社会伦理和道德法律方面的影响、技术经济学效果及准入标准等。企业选择有限评估项目则往往考虑技术潜在的市场规模、能获得多大的市场份额、投资回报率如何、安全有效性如何。

2. 确定评估的具体问题 确定评估的具体问题可借鉴循证医学 PICOS 要素设计，即确定具体的评价对象，干预措施，对照措施，研究内容及研究设计，具体范例见表 20-3。

3. 确定评估中采用的方法 不同类型的研究

其设计方案和相应的论证强度不一致，进行原始研究时应考虑研究类型及配套的最佳设计方案，保证结果的真实性和论证强度。

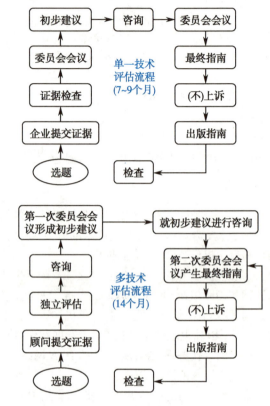

图 20-2 NICE 卫生技术评估的流程（单一技术和多技术）

表 20-3 确定评估具体问题的范例

评价的具体问题	范例
评价目的	对胶囊内镜进行卫生技术评估，综合评估其与类似技术的比较有效性、安全性、适用性、经济性和社会伦理适应性
研究对象（P）	疑似或确诊小肠疾病患者
干预措施（I）	胶囊肠镜
对照措施（C）	诊断小肠疾病常用的方法：推进式小肠镜（PE）、术中小肠镜（IOE）、回肠结肠镜（C+IL）、小肠钡餐造影（SBFT）、小肠灌肠造影（EC）、CT 小肠成像（CTE）、MR 小肠成像（MRE）、血管造影（ANGIO）
结局指标（O）	O_1 有效性：病变检出率：检出增益率（IY）、检出 1 例患者所需检查的人数（NNT）；患者管理；患者结局。 诊断准确性：敏感性（SE）、特异性（SP）、阳性似然比（LR+）、阴性似然比（LR−）、曲线下面积（AUC）。 O_2 安全性：不良反应、滞留、滞留需手术、未完成率 O_3 适用性：主要分析人群适用性 O_4 经济性：成本分析 O_5 社会伦理适应性：确保对患者、操作者和环境无害
研究类型（S）	S_1 二次研究证据：卫生技术评估（HTA）、系统评价（SR）、Meta 分析； S_2 原始证据：随机对照试验（RCT）、非随机对照试验（CCT）、观察性研究； S_3 转化证据：指南、规范； S_4 培训与认证证据； S_5 比较研究证据。

4. **收集资料**　卫生技术评估常用的资料来源包括：公开发表的文献、临床现有数据资料库、政府报告、卫生专业协会的报告与指南、市场研究报告、有关公司的报告、各类媒体报告等（表20-4）。

5. **评价证据**　卫生技术评估的证据主要包括两类，临床及流行病学证据和经济学证据。评价依据为：①研究设计，具体排序见表3；②证据分类分级，根据研究问题类型和方法学的严格性，证据分级标准和论证强度不同。

6. **资料合成**　评估人员必须整合可利用的结果，对大多数卫生技术评估而言，没有一个单一的原始研究能回答某种技术是否比另一个技术好的问题，因此有效的整合资料在卫生技术评估中十分重要。常见的整合方法有：Meta分析、模型分析、系统评价、非结构性文献研究和定性方法（小组讨论和专家意见）。

7. **得出结论和提出建议**　结论和建议必须与证据的质量和强度相联系，基于已有证据和评估发现的结果和结论，证据质量越高越有助于提出明确结果和高强度建议，但有时评估人员只能在有限证据情况下使用理论或其他主观判断进行推断，这时需如实注明当时条件和评估的局限性，并争取在以后有条件时补充更新。

8. **向特定用户宣传普及结果**　在知识产生和整合过程后，知识向宏观政策或微观决策转化是知识产生社会影响的关键环节，必须采用各种方法及时传播评估结果的建议，使相关用户知晓。传播HTA报告结果和建议的方法应从目标人群、媒体和传播技术或策略三方面考虑。

目标人群包括临床医师、患者／用户、技术提供机构、质控机构、政府决策者、生物医学研究人员、健康保健产品生产商、新闻专业人员及教育机构；传播方式包括各种媒体、印刷品、电子产品、网络等；针对不同的目标人群应有不同的传播技巧与策略。

9. **后效评价结果及其实践**

表20-4　常用的数据库资料和网站

数据库及网站	
美国国立图书馆数据库（National library of medicine database）	Medline：生物医学杂志文献的引文信息 Pubmed：进入Medline的国际互联网 HSTAT：美国临床实践指南全文、卫生技术评估等
Cochrane Library	CDSR：Cochrane系统评价资料库，Cochrane协作网评价者已完成的系统评价及正在进行的系统评价计划书 DARE：效果评价文摘库，非Cochrane系统评价的摘要和其他文献数据库发表的系统评价的质量评估 CENTRAL：临床对照试验数据库，收录手检杂志或其他数据库获得的RCT和CCT CMR：方法学数据库，收录对照试验在方法学方面的研究文章 HTA：收录世界范围的已完成或在研的卫生技术评估 NHS EED：收录世界范围内各种数据库和杂志汇总卫生保健干预措施的经济学评价
各国卫生技术评估网站	CDR database：英国国家保健服务系统评价与传播中心网站中的数据库 NCCHTA：英国国家卫生技术评估协调中心 NICE：英国国立健康与临床研究所网站 INAHTA：国际卫生技术评估网站 ICES：加拿大临床评价研究机构指南网站 CADTH：加拿大药物与技术评估协会网站 SBU：瑞典卫生技术评估委员会 DIHTA：丹麦卫生技术评估中心网站 HAS：法国国家卫生监督局网站 PBAG：澳大利亚药物福利咨询委员会网站 NECA：韩国国立卫生经济学评估署 EUROSCAN：欧洲新技术预警网络 European Network for HTA：欧洲卫生技术评估网络 ANZHSN：澳新医疗技术预警网络
其他	EMBASE：生物医学杂志发表文章的引文信息

二、评估方法

（一）安全性及有效性的设计与方法

有效性与安全性是两个独立的概念，有效性借效益定义，安全性借风险定义；二者又相互依赖，一项卫生技术效益的价值在一定程度上取决于使用技术所包含的风险。

系统评价是从海量同类信息中筛选、整合最佳信息的方法与手段，不仅可用于临床研究，也可用于基础研究、经济学研究、政策理论等其他领域。

Meta 分析是将多个具有相同研究主题的研究进行定量综合分析的一系列过程，广义上包括提出问题、检索相关研究文献、制定文献纳入和排除标准、描述基本信息、定量分析等。狭义上 Meta 分析则专指系统评价的定量评价。

RCT 是在一个试验中采用随机化原则抽样、将受试对象随机分配到试验组和对照组，其因严格控制影响因果关系的混杂因素，内部真实性较高。但也限制了患者对治疗结果的变异程度，受试患者群体不能很好地代表目标患者群体，降低了其结果的外部真实性。

非随机对照试验采用非随机方法分配研究对象接受不同的干预措施，因为选择受试对象时未严格控制混杂因素，存在偏倚，研究设计质量不及随机对照试验。

间隔时间序列研究是指在一个试验实施前后多个时间点进行观察，目的是发现一项干预措施是否具有比任何潜在时间趋势更显著的效果。

观察性研究包括横断面研究、生态学研究、病例对照研究和队列研究。病例队列研究对结果发生率很低的事件具有优势；观察性研究没有人为干预，外部真实性更好，但存在较大的偏倚风险，内部真实性不及试验性研究。

定性研究在自然状态下进行，通常从个体、被调查群体或文档中收集叙述性数据，再由研究者对这些数据进行解释。研究设计的结果很大程度上取决于研究者对问题的主观看法。

需要注意的是，普遍认为 RCT 的设计优于观察性研究，但在安全性研究中，RCT 可能因随访时间和样本量的关系，存在未观察到或低估了危害事件的风险。观察性研究则在确定一些发生率较低但较严重的不良事件方面具有优势。

（二）经济性的设计与方法

卫生技术评估常用的经济学评价分为三类：①卫生经济学分析，包括成本 - 效果分析（cost-effectiveness analysis，CEA）、成本 - 效益分析（cost-benefit analysis，CBA）和成本 - 效用分析（cost-utility analysis，CUA）和成本分析（cost analysis，CA），②产业经济分析（Business-economic analyses）；③预算影响分析（Budget-economic analysis）。几种常见的经济学分析方法的比较见表 20-5。

成本 - 效果分析主要是评价使用某卫生技术后的个人健康效果，用非货币、健康相关单位表示，如生命时间的延长，疾病发生、确诊、治愈或死亡数等。指标可以使用单个指标、综合指标或中间指标。具体表示方式采用成本效果比（cost/effectiveness，C/E）和增量成本效果比（incremental cost-effectiveness ration，ICER）。

成本 - 效益分析主要用货币形式表现卫生技术干预结果的价值，即卫生技术干预所获健康结果的一种货币测量。成本效益分析的指标采用：①净效益：效益货币值 - 成本货币值（B-C）；②效益成本比（B/C）。

成本 - 效用分析，本质上是成本效果分析，只是评价效果时不仅注意健康状况，而且注重生存质量（quality of life）。最常用质量调整生命年（quality adjusted life years，QALYs）和伤残调整生命年（disability adjusted life years，DALYs）来测量效果

表 20-5 几种常见经济学分析法的比较

项目	成本 - 效果分析	成本 - 效用分析	成本 - 效益分析
比较方法	C/E 或 ICER	C/U	B-C 或 B/C
成本单位	货币	货币	货币
结果单位	自然单位	QALYs、DALYs	货币
需测定的结果资料	效果	效用	健康效应转化成货币
测定方法	根据不同结果单位而变化	标准概率法 时间权衡法 等级尺度法	人力资本法 意愿支付法
可比性	因结果测定而不同	理论上可比	理论上可比

和描述结果。

成本分析方法很多，包括最小成本法、边际成本法、机会成本法、生命周期成本法、平衡点法、敏感性分析等方法。

产业经济分析主要针对医院和当地医疗机构，评估卫生技术能否以尽可能低的价格达到预期目标，需要评估使用该项卫生技术的支出和收入，评估包括三方面内容：购买安装、操作使用及其他衍生费用。

预算影响分析主要针对政府部门，预估如果引进某种卫生技术将对政府预算造成的影响。

（三）社会适应性及伦理的评估方法

一项卫生技术对社会伦理影响的评价可能是卫生技术评估中最具挑战性的，现有卫生技术社会伦理的评估还没有一个完全客观的评估方法。因此不能保证评估结果均会转化为相关决策。

1. 社会适应性的评估方法 评价卫生技术适应性多采用实地调查的方法，主要包括访谈和观察：

（1）非结构式访谈法：在访谈过程中未设要询问的特殊问题，也无事先规定的可能答案，让访谈对象用自己的语言充分表达自己的看法。

（2）半结构式访谈法：主要根据事先确定的问题进行访谈，但不一定用问题的原话提问，可以讨论交谈中出现的新问题。

（3）结构式访谈法：又称标准化访谈，根据已经设计好的访谈表按照统一的程序向受访者提出问题，再按统一要求记录其答案。主要用在描述受访者观点与分析受访者的文化与行为，其成功与否取决于研究者事先对研究人群观点与认识的了解程度。

（4）小组访谈法：有焦点组访谈和非焦点组访谈，二者在人员组成和操作程序上都有所差异。

（5）观察法：有非参与型观察与参与型观察，二者的主要区别在于观察者是否与被观察者密切接触，参与他们的活动并产生影响。

2. 伦理的评估方法 卫生技术的伦理学评估有两种形式，一是卫生技术评估方案的伦理审核，主要考虑评估方案的主题、评估方案的设计和实施是否符合社会伦理道德。二是卫生技术的伦理学评估，包括：①被评估的卫生技术在医疗卫生应用的目的、技术特征和技术发展阶段；②被评估的卫生技术对患者生活的影响；③对患者家庭的影响；④对社会总体的影响；⑤对法律政治系统的影响；⑥对经济的影响。

3. 合法性的评估方法 国家的法律法规对卫生技术发展与利用有重要影响，法律法规可促进一项卫生技术的发展和利用，也可延缓、减少和禁止一项卫生技术的发展与利用。在卫生技术发展与利用中，合法性评价包括卫生技术发展的合法性评价和利用中的合法性评价两个方面。

（四）评价的角度

卫生技术评估应当明确表明评估角度，如卫生服务提供方（政府、医院）、支付方（保险付费方）、患者和社会。选取何种适宜的评价角度主要取决于评价目的，不同评价目的应使用不同的评价角度。如向监管机关提供是否允许某卫生技术销售/使用的评价；向支付方（卫生当局、医疗保险计划等）提供有关卫生技术偿付、保险范围、支付金额的评价；向临床医生和患者提供有关合理使用卫生技术的评价；帮助医院和其他医疗机构的管理人员决定采用何种卫生技术；支持卫生技术公司对技术开发和销售做出评价等。评价应从公正、客观的角度综合考虑各利益相关方的利益，不仅应考虑卫生技术的实施和中间结果，更要考虑长期结果和潜在的负面效应。

三、评估的报告规范

2001年，INAHTA起草出版卫生技术评估报告清单，用于评价一些具体的报告。2003年David Hailey撰写《卫生技术评估的透明性》，提出提高卫生技术评估的有效性和普遍性重点在于提高评估过程的透明性。需要注意的是，卫生技术评估报告的规范和细节不同，评价方法的完全标准化不现实。清单一共分为4个部分14条（表20-6）。

表20-6 卫生技术评估报告清单（2007）

结构	具体条目
预备信息	相关信息提供是否完整
	是否将准备卫生技术报告的人等同于作者或其他
	是否有关于利益冲突的声明
	是否有关于报告已经被外部评论过的声明
	有没有一个简短的能够被非技术人员理解的摘要
为什么要进行评估	提供的参考能否解决所涉及的问题
	研究问题是否明确
	评估的范围是否明确
	有无对该技术已有的评估/描述
评估是如何执行的	采用了哪些信息资源
	对于数据分析过程是否已有足够的信息
评估结果的意义	有没有对结果进行讨论
	有没有清晰的阐明结论
	对未来的行动有没有什么建议

第三节　卫生技术评估的应用

实例：达芬奇刀快速评估研究

一、研究背景

达芬奇刀这一类高端智能手术治疗设备造价昂贵，其应用涉及技术引进培训、应用监管和医保支付等一系列问题，已成为各国卫生体系管理的重点内容。"十二五"期间我国政府更加注重民生改善，为满足人民群众不同层次医疗需求，将逐步增加引进和应用投入高新技术。作为重大复杂疾病尤其是中晚期肿瘤可能有效的治疗手段，微创治疗技术将成为增加投入的目标项目。为协助政府推行相关决策者制定有关采购政策，卫生部卫生研究发展中心与四川大学华西医院中国循证医学中心合作进行达芬奇刀的快速卫生技术评估，分析其成本效果及预算影响，并形成相关政策建议供决策者参考。

二、评估目的和目标

基于当前可获同类技术的文献资料，分析达芬奇刀的主要技术特点和临床特性，临床应用安全性、有效性、经济性和伦理适应性，为决策者对达芬奇刀引进、操作和监管提供决策参考。

三、评估角度

从卫生部门角度收集分析达芬奇刀临床效果和成本效果证据，评估其本土化应用的适应证和应用前景。

四、确定具体问题

根据 PICOS 要素将原始问题转化为如下形式：

P：达芬奇刀的临床效果、经济学研究及政策建议；

I：达芬奇刀；

C：常规/传统腹腔镜手术或开腹手术；

O：临床效果：有效性、安全性；经济性：成本分析、成本效果分析；预算影响分析及社会伦理适应性；

S：HTA、系统评价。

五、评估结果

（一）临床有效性及安全性

HTA 及 SR 结果显示针对不同系统疾病达芬奇刀的有效性和安全性结果不一致。目前的研究主要针对前列腺根治术、肾切除术、子宫切除术和结直肠手术，其余疾病的手术因缺乏证据无法证明达芬奇刀的临床效果。总体看，与开放性手术相比达芬奇刀手术时间长，住院时间短，手术过程中转换率低，失血量少，输血率低；与传统腹腔镜手术相比，达芬奇刀手术时间短，住院时间短，手术过程中转换率低，失血量少，输血率低。但尚需高质量、大样本随机对照试验或设计良好的观察性研究报道长期结果。

（二）经济学评价结果

与开腹手术比，达芬奇刀在围术期出血量、输血量、合并症发生率和保护部分患者生活质量（如前列腺患者性功能保存）方面具明显优势，但与腹腔镜手术相比效果不明确。三类手术时间比较结果不明确，但基本结论是机器人手术时间长短主要受医生经验和技能影响。

影响达芬奇刀成本效果分析的主要因素包括设备购置和维护费用，住院时间缩短和合并症发生率。

（三）预算影响分析

以北京市为例，模拟达芬奇刀替代传统手术进行前列腺癌根治术的相关成本，并分别从公立医疗机构、患者和政府角度讨论技术应用带来的成本和预算的影响。医疗机构成本分析发现，按5万元/例的收费标准，机构收入不足以覆盖其成本，需要将收费调整到6万元才能收支持平并保证略有盈余。患者角度看，新农合患者的自付费用增加较大，但费用增加绝对值并不高。说明城乡医保制度对前列腺癌根治术患者的保障力度较高，新技术引进对于其整体影响并不大。从政府角度看，决定引进达芬奇刀提供前列腺根治术，将对北京市公共卫生预算产生较大影响。公共财政对达芬奇刀辅助前列腺根治术的人均投入为2.03万元。当达芬奇刀替代5%的传统手术，按年实施400例前列腺根治术计算，达芬奇刀5年应用的预算增加额超过千万元。

（四）社会、伦理和公平性评价

引进达芬奇刀技术，将加剧不同医保制度之间的纵向不公平。进行"试验性"临床治疗对患者是有违伦理的做法。应用机器人手术设备改变了传统的医患关系，存在医疗事故责任认定的新问题，及过度依赖机器操作可能导致医生技能减退的问题。

六、结论及建议

存在大量临床效果和成本效果证据（质量不高），

大多数认为对部分疾病(如妇科和泌尿系统外科手术)达芬奇刀比开腹手术减少出血量、缩短住院时间、减少合并症等方面具有绝对优势,与腹腔镜手术临床效果近似。但一些成本效果证据显示,达芬奇刀价格昂贵,且不具成本效果优势。预算影响分析结果表明,在我国当前定价、收费和支付制度下引进该技术对卫生投入影响较大。同时,应用还可能引发一些社会、伦理和公平性问题。

鉴于上述发现建议:

①开展本土化多中心临床效果评价研究,随访长期效果;

②循证明确适应证,据适应证患者数配置设备;

③建立此类大型设备采购评估程序,基于成本效果分析进行购置决策;

④测算机构成本,合理定价,探讨建立可持续的治疗支付办法;

⑤建立临床应用指南,提供技术规范和标准操作准则,确定操作者培训要求及资质认定标准;

⑥加强设备监管,防止滥用和过度使用;

⑦鼓励手术机器人应用的社会性讨论,正确引导医患双方就相关社会伦理问题进行沟通。

七、后效评价

卫生部相关部门采纳该技术评估报告,将采购量降为计划的 1/5,具体实施情况需要进一步开展后效评价。

总之,为了合理利用我国有限的卫生资源,在主管部门周密顶层设计下,建立结构优化、布局合理且具有权威性的卫生技术评估机构,科学规范地进行卫生技术评估,将卫生技术评估结果与卫生决策结合,合理配置和使用卫生技术,改进卫生技术管理中存在的问题,具有十分重要的意义。

(李幼平 喻佳洁)

参 考 文 献

1. Cochrane Collaboration. Cochrane Handbook for Systematic Reviews of Interventions. Chichester: The Cochrane Collaboration and John Wilely & Sons Ltd, 2008.

2. David Eddy, 郑亚明, 吴晶. 卫生技术评估与循证医学:我们研究的是什么?中国药物经济学, 2010(1): 66-69.

3. Goodman C. 卫生技术评估概述. 见第二届中国卫生技术评估经验交流会会议材料.

4. Hailey D. Toward transparency in health techology assessment. A checklist for HTA reports. *Int J Technol Assess Health Care*, 2003, 19: 1-7.

5. International Network of Agencies for Health Techology Assessment. Health Technology Assessment Handbook. 2007. http://www.inahta.org/Publications/Briefs-Checklist-Impact.

6. Li X, Shen J, Li Y, et al. Rapid Health Technology Assessment(RHTA)for Capsule Endoscopy(CE)in Diagnosis of Small Bowel Diseases. *Chinese Journal of Evidence-based Medicine*, In press.

7. 陈洁. 卫生技术评估. 北京:人民卫生出版社, 2008.

8. 邓可刚. 循证医学证据的检索与利用. 第2版. 北京:人民卫生出版社, 2007.

9. 李幼平. 循证医学. 第1版. 北京:高等教育出版社, 2003.

10. 李幼平. 循证医学. 第2版. 北京:高等教育出版社, 2009.

11. 王家良. 临床流行病学——临床科研设计、测量与评价. 第3版. 上海:上海科学技术出版社, 2009.

12. 喻佳洁, 王应强, 李幼平, 等. 达芬奇手术系统安全性和有效性的快速评估. 中国循证医学杂志, In press.

13. 赵琨, 肖月, 池延花, 等. 英国 NICE 技术评估和临床指南的实施对我们的启示. 中国卫生资源, 2011, 14(3): 193-195.

第二十一章　临床实践指南的制定、使用与评价

循证临床指南是广泛实施循证临床实践的规范化技术性文件,是科学证据与医疗实践之间的重要桥梁。临床实践指南的制订与评价方法充满争议,但仍在动态发展并不断完善。本章重点介绍指南的基本概念及国内外指南制定方法的发展与现状,介绍常见指南的制定方法、评价方法和应用原则。同时指出指南制定过程及使用时应注意的问题。

第一节　概　述

一、临床实践指南的概念和发展

（一）概念

临床实践指南（clinical practice guidelines,CPGs）指针对特定临床情况,系统制定出帮助临床医生和患者做出恰当决策的指导性文件(以下简称指南)。在指南指导下,结合患者具体病情做出诊断和治疗的决策,有助于循证医学的原则和证据在临床医疗实践中更好地贯彻和实施,规范临床医生的医疗行为,提高医疗服务质量。曾使用过的指南同义词有:方案（protocols）、标准（standards）、实践选择（practice options）、推荐（recommendations）、规则系统（algorithms）、实践政策（practice policies）和实践参数（practice parameters）等。一个好的指南应包括:①证据的综合及概括,以得出一种干预措施对典型患者平均效果的证据。②对如何将这一证据用于具体患者提出推荐意见。在我国除临床指南外,常见其他规范性文件还有:①共识,多为一些专家发表的观点;②临床路径,行政单位或医院自己制定的流程;③单病种管理,行政单位组织的管理文件;④教科书,专家个人撰写;⑤说明书,药物上市时厂家经SFDA批准公布。

（二）发展

60年前指南开始成为临床实践的一个部分,但近20余年发展很快并迅速成为临床各专业的热点。20世纪90年代以来,指南制定在英、美、欧洲迅速发展,各发达国家的医学专业团体,政府机构及其他组织纷纷发表诊治各种疾病的临床实践指南,试图借此合理地规范紊乱的临床实践。我国政府和各专业学会也陆续制定发布了多种疾病的临床诊治指南,主要涵盖心脑血管、内分泌、血液、神经/精神和肿瘤等系统疾病。中国临床指南文库（China Guideline Clearinghouse,CGC）是目前国内收录发表临床实践指南较全面的临床指南数据库,方便读者迅速获取相关专业指南。

临床实践指南的出现和发展主要与以下因素有关:

1. 临床实践的极大差异　人们很早就注意到临床实践不合理的差异现象。20世纪80年代以后很多研究发现:同样一个临床问题,不同国家或同一国家的不同地区甚至在一个州内的不同社区,其处理方法各不同。如在美国4个州的16个社区,颈动脉内膜切除术使用率的差异达20倍。同一个州内,儿童扁桃体切除率在一个社区是8%,而在另一个社区则高达70%。心房纤颤患者华法林的使用率在美国南部和中西部之间的差异达4倍。1997年1项关于中国和英国对急性缺血性脑卒中处理方法的对比研究发现(表21-1),19%~69%的中国医生常规使用表中的7种治疗方法,除阿司匹林外,仅<1%英国医生使用这些疗法……临床实

表21-1　中英急性缺血性脑卒中治疗实践差异比较

治疗方法	中国(%)*	英国(%)**
甘油/甘露醇	69	1
中药	66	0
阿司匹林	54	39
钙通道阻滞药	53	<1
低右	44	0
蛇毒	30	0
激素	19	<1

*:回答常规使用各种疗法的中国医生频率;**:回答常规使用各种疗法的英国医生频率

（摘自:Chen ZM et al. Hospital management of acute ischemic stroke in China. *J Stroke Cerebrovasc Dis*,1997;6: 361-367）

践的这些极大差异已超越了临床、人口学及地域等差异所能解释的范围，令人怀疑这些差异的合理性及使用这些治疗措施的科学性。基于研究证据的临床实践指南可缩小这些差异从而规范医疗行为，使患者得到应有的合理医疗服务。

2. 医疗措施的不当使用　20 世纪 80 年代以来有研究显示，所有医疗保健行为中约 1/4 至 1/3 的医疗措施属于滥用（overuse），同时还存在误用（misuse）或使用不足（underuse）等问题。如抗生素对普通感冒几乎没有益处，但美国的一项研究提示约 1/2 普通感冒患者接受了抗生素治疗。

3. 医疗费用问题　有限卫生资源不能满足对医疗保健无限增长的巨大需求是全球面临的难题。研究表明，我国近年医疗费用的平均年增长率（约21%）大大超过国民生产总值的增长率。大多数中国人的收入水平难以支付不断攀升的医疗费用，即使美国这样的发达国家也感到医疗保健费用成为不堪承受的压力。各国政府和医疗保险机构面对种类繁多的治疗措施，特别是昂贵的方法需要确定哪些费用该报销，应该更明智而不是盲目地使用有限的卫生资源已成为共识。因此，对一组类似患者，根据科学证据（包括成本 - 效益分析）制定一套规范化的治疗措施，对于制定医疗费用补偿政策、合理及高效使用有限的卫生资源具有重要意义。

二、临床实践指南与其他证据的关系

循证医学倡导在临床实践中尽可能使用当前可得到的最佳证据，结合临床经验和患者意愿选择诊治方案。循证医学的证据按研究方法分为原始研究证据、二次研究证据；按研究问题分为病因、诊断、预防、治疗和预后研究证据等。

指南与其他证据的关系主要有两点：①研究证据是指南的重要基础；②证据应该客观，不带主观推荐意见。

指南可在客观证据的基础上提出有主观成分的推荐意见。原始研究和系统评价等证据对临床实践有重要参考和指导价值，但其主要作用是客观提供研究结果和对结果的解释，可作为临床决策参考，而不应该提出主观推荐意见。临床实践指南是针对具体临床问题，分析评价已有的研究证据后提出具体的推荐意见以指导临床医生的医疗行为。临床研究证据会越来越多，但临床医生每天面临的多数临床问题仍然缺乏相应的高质量临床研究证据，但又必须及时为患者做出诊治决定。指南则可对此提出指导意见以供临床医生参考，为一线临床医生特别是基层的全科医生提供方便。因此，指南更加贴近临床实践的需要。

三、临床实践指南的意义

近 20 年因临床实践极大且难以解释的差异、医疗措施明显不恰当地使用及人们对医疗费用的关注等原因，使临床医学界非常重视制定临床实践指南。一个基于证据的好的临床指南已经完成了对当前最佳证据的收集和评价，并将证据与具体实践相结合，对临床实践提出具体和实际的指导意见。即使对某一临床问题当前尚无可用的研究证据，指南也会根据共识提出相应的处理建议，对基层临床医师特别有帮助。因此，指南是连接研究证据与临床实践的桥梁，并可成为提高和保障医疗服务质量、降低医疗成本及改进医学教育的工具。

第二节　临床指南制定方法及应注意的问题

一、临床实践指南制定的方法类型

用恰当方法制定的指南对指导临床实践意义重大，但制定方法若不当则可能产生不可靠甚至错误的推荐意见而引起误导，指南也就失去了意义。因此 20 世纪 90 年代后，制定指南的方法学问题越来越被重视。

制定临床实践指南的方法大致分为四类：

（一）非正式的共识性方法（informal consensus development）

早期的临床实践指南多基于专家意见。由一组专家开会讨论，将一次或多次开会讨论后达成的共识形成推荐意见作为指南，由专业学会或政府机构发布。这种指南文件只包括推荐意见而缺乏形成推荐意见的证据基础及制定指南的背景及方法介绍，有学者将其描述为全面主观判断（global subjective judgment）。20 世纪 90 年代以前的指南多采用这种方法。缺点是：①专家意见的可靠性不能保证，因为一组专家认为有益的措施并不能保证事实上真正有益；②缺乏达成共识应遵循的客观标准及明确的方法和程序，由开会产生的指南易受参会人员的动机、优势、性格及组织和专业、政治因素等影响；③缺乏形成指南的方法学介绍，读者难以判断指南是否有科学证据的支持或是否因专家们的偏见而忽略了相关证据。因此这种指南的质量和可靠性较差。

（二）正式的共识性方法（formal consensus development）

就某一疗法给专家组提供相关研究证据的综述文章及可能的适应证清单。在第一次专家组会议前，专家组成员各自对每个可能的适应证打分评价其适用性，量表共9分，1分代表完全不适用，9分代表特别适用，5分代表可用可不用。开会时专家们将小组集体打分的情况与自己的打分相比较，讨论不一致的原因，再重复打分评价，在会议讨论的基础上修改打分。最后的打分情况反映了专家组成员关于某疗法适应证意见的一致性程度。其局限性是：①冗长的适应证打分清单使临床医生难以在实践中应用；②同上述共识性方法一样，专家的主观意见仍是确定适用性的基础，虽然也考虑了研究证据，但未将推荐意见与相关证据的质量明确联系在一起。

（三）明晰指南制定法（explicit guideline development）

指南制定者应特别说明治疗措施的益处、危害和花费，并明晰地估计出现每种结局的概率。尽可能使用科学证据和正式的分析方法（如数学模型）来估计。也可通过专家意见估计，但一定要在文件中写明估计值的来源。其局限性是复杂的分析方法和任务对忙碌并缺乏时间和资源的指南制定者可能不实用。此法目前使用不多。

（四）循证指南制定方法（evidence-based guide-line development，EBD）

即将推荐意见强度与相关的证据质量明确地联系起来，依据对现有证据的评价结果确定推荐意见制定指南。循证制定指南的方法是当前国际上脑血管病等指南制定的主流方法。注意：循证指南受当前可得证据相关性、质量和数量限制，不能解决所有临床诊治难题。但其最大优点是增加了指南的透明度和客观性，减少了主观片面性，能帮助临床医生知晓某一疗法当前临床研究证据质量和现状，做到知证决策（evidence-informed policy making），可更科学合理地选择诊治方法。

二、循证临床实践指南制定的步骤

循证制定指南的方法可系统归纳为7步：

1. 确定指南拟解决问题的重要性（发病率、结局的严重性、经济花费）及制定指南的必要性、目的和适用范围；

2. 成立专门小组，确立制定指南的规范程序；

3. 全面收集全球相关研究资料，进行系统分析，根据质量对证据进行分级；

4. 依据对证据客观评价结果提出推荐意见，并参照证据水平和推荐意见强度对照表（各指南的此表可能有一定差异，但原则上基本一致，我们建议参见表21-2）标注推荐意见强度。国内外指南推荐意见强度的表达方式各异，如：美国心脏协会指南多以Ⅰ、Ⅱa、Ⅱb、Ⅲ表达（表21-3），欧洲指南常以A、B、C、D表示。表21-2的制定借鉴了欧美相关指南的优点，结合国人文化习惯，考虑了国内当前实际应用的可操作性等问题。表21-2提出推荐意见强度分级，不仅要考虑证据质量的级别，还要加上专家共识。因为对同一级别的证据，不同专家有自己的不同解释，特别是非一级证据时。故与其他推荐强度分级不同，在每级推荐强度中加了专家共识。而且，当不能开展随机对照研究的情况下，专家高度一致的共识也可作为Ⅰ级推荐。证据充分时，多根据证据提出推荐意见；证据很弱或无证据时，根据讨论达成的共识（或一致）性意见提出推荐意见是合理的。

表21-2　治疗指南的推荐强度和证据水平标准

推荐强度	
Ⅰ级	基于A级证据或专家高度一致的共识（如：不能做随机对照试验的情况）
Ⅱ级	基于B级证据和专家共识
Ⅲ级	基于C级证据和专家共识
Ⅳ级	基于D级证据和专家共识
证据水平	
A级	多个随机对照试验的Meta-分析或系统评价；多个随机对照试验或1个样本量足够的随机对照试验。（高质量）
B级	至少1个较高质量的随机对照试验
C级	虽未随机但设计良好的对照试验；或设计良好的队列研究或病例对照研究
D级	无同期对照的系列病例分析或专家共识

摘自：刘鸣，杨杰，王一平. 对循证指南制定方法与临床应用的新思考. 中国循证医学杂志，2009，9（2）：127-128.

5. 组织指南制定专门小组外的专家评审、试用和修改指南，最后完成正式指南。

6. 发布指南文件。

7. 定期更新指南。新的临床研究证据发表后，以前的推荐意见可能已不再恰当，应及时更新。

此方法使指南的推荐意见有科学客观的证据基础，令人信服；同时又标注了推荐意见的强度，便于读者根据其强度决定是否遵循其推荐意见。其

表 21-3　Applying Classification of Recommendations and Level of Evidence

ESTIMATE OF CERTAINTY(PRECISION) OF TREATMENT EFFECT	SIZE OF TREATMENT EFFECT			
	CLASS I *Benefit >>> Risk* Procedure/Treatment SHOULD be performed/administered	**CLASS IIa** *Benefit >> Risk* *Additional studies with focused objectives needed* IT IS REASONABLE to perform procedure/administer treatment	**CLASS IIb** *Benefit ≥ Risk* *Additional studies with broad objectives needed; additional registry data would be helpful* Procedure/Treatment MAY BE CONSIDERED	**CLASS III** *No Benefit* or **CLASS III** *Harm* Procedure/Test — Treatment COR III: No benefit — Not Helpful — No Proven Benefit COR III: Harm — Excess Cost w/o Benefit or Harmful — Harmful to Patients
LEVEL A Multiple populations evaluated* Data derived from multiple randomized clinical trials or meta-analyses	■Recommendation that procedure or treatment is useful/effective ■Sufficient evidence from multiple randomized trials or meta-analyses	■Recommendation in favor of treatment or procedure being useful/effective ■Some conflicting evidence from multiple randomized trials or meta-analyses	■Recommendation's usefulness/efficacy less well established ■Greater conflicting evidence from multiple randomized trials or meta-analyses	■Recommendation that procedure or treatment is not useful/effective and may be harmful ■Sufficient evidence from multiple randomized trials or meta-analyses
LEVEL B Limited populations evaluated* Data derived from a single randomized trial or nonrandomized studies	■Recommendation that procedure or treatment is useful/effective ■Evidence from single randomized trial or nonrandomized studies	■Recommendation in favor of treatment or procedure being useful/effective ■Some conflicting evidence from single randomized trial or nonrandomized studies	■Recommendation's usefulness/efficacy less well established ■Greater conflicting evidence from single randomized trial or nonrandomized studies	■Recommendation that procedure or treatment is not useful/effective and may be harmful ■Evidence from single randomized trial or nonrandomized studies
LEVEL C Very limited populations evaluated* Only consensus opinion of experts, case studies, or standard of care	■Recommendation that procedure or treatment is useful/effective ■Only expert opinion, case studies, or standard of care	■Recommendation in favor of treatment or procedure being useful/effective ■Only diverging expert opinion, case studies, or standard of care	■Recommendation's usefulness/efficacy less well established ■Only diverging expert opinion, case studies, or standard of care	■Recommendation that procedure or treatment is not useful/effective and may be harmful ■Only expert opinion, case studies, or standard of care
Suggested phrases for writing recommendations	should is recommended is indicated is useful/effective/beneficial	is reasonable can be useful/effective/beneficial is probably recommended or indicated	may/might be considered may/might be reasonable usefulness/effectiveness is unknown/unclear/uncertain or not well established	COR III: No Benefit is not recommended is not indicated should not be performed/administered/other is not useful/beneficial/effective	COR III: Harm potentially harmful causes harm associated with excess morbidity/mortality should not be performed/administered/other
Comparative effectiveness phrases	treatment/strategy A is recommended/indicated in preference to treatment B treatment A should be chosen over treatment B	treatment/strategy A is probably recommended/indicated in preference to treatment B it is reasonable to choose treatment A over treatment B			

A recommendation with Level of Evidence B or C does not imply that the recommendation is weak. Many important clinical questions addressed in the guidelines do not lend themselves to clinical trials. Although randomized trials are unavailable, there may be a very clear clinical consensus that a particular test or therapy is useful or effective.

*Data available from clinical trials or registries about the usefulness/efficacy in different subpopulations, such as sex, age, history of diabetes, history of prior myocardial infarction, history of heart failure, and prior aspirin use.

†For comparative effectiveness recommendations (Class I and IIa; Level of Evidence A and B only), studies that support the use of comparator verbs should involve direct comparisons of the treatments or strategies being evaluated.

摘自：Jauch E C, Saver J L, Adams H P Jr, et al. Guidelines for the early management of patients with acute ischemic stroke: a guideline for healthcare professionals from the American Heart Association/American Stroke Association. *Stroke*, 2013, 44(3): 870-947.

中I级推荐根据最有力的证据提出，强度最高，应尽可能遵循；III或IV级推荐所依据的证据可靠性最低，临床医生可有较大的灵活性，可结合自己的经验和判断来执行。II级推荐意见介于二者之间。

目前越来越多的指南基于临床研究证据来制定，每条推荐意见均有相应的支持证据，证据强弱不等，最有价值的证据则是与临床结局和患者意愿密切相关的证据。笔者分析了国内中华医学会制定的22个指南，发现指南平均更新时间3～5年，参考文献数量为10～218篇，采用AGREE II量表对纳入指南循证制定的方法学质量评价，得分在4～7分（满分8分）之间，表明当前国内已有一些指南（>5分）较重视高质量证据对推荐意见的支持作用，并能综合考虑健康获益及风险。如急性缺血性脑卒中指南描述：I级推荐尽可能以A级证据为支持，即多个RCT的系统评价或大样本RCT，同时尊重专家高度一致的共识。

需要说明：虽然国际上建议指南推荐标准采用GRADE 2011版，但考虑到当前的国情与可行性问题，在此不予赘述，有兴趣者请参阅本书相关章节内容。

三、临床实践指南报告内容

指南报告应至少包括证据描述和推荐意见两部分内容，还应在前面介绍本指南制定的原则与方法。制定临床指南常以系统评价证据作为基础，但临床指南第一要素证据的综合方法与系统评价证据的综合方法不同。临床指南拟帮助进行迅速的临床决策，故证据收集由"需要驱使"，可能包括质量高和不高的证据。而系统评价证据的纳入是受"证据驱使"的，对纳入证据有一定的质量标准要求。因此临床指南第二要素临床实践推荐意见就可能根据高质量、可靠的证据提出（高强度的建议），也可能根据较低质量、较不可靠的证据提出（低强度的建议）。当将证据与推荐意见相联系时一定要说明某条推荐意见是根据何种级别证据提出的，让读者使用时可权衡如何执行指南中的推荐意见。

据笔者初步研究，国内指南的推荐意见和证据水平表述形式还有待进一步明确和规范。除少数指南明确交代了证据检索的来源、时间和方法外，多数指南尚未交代或交代不够充分；少有提及指南发表前是否经过外部专家评审及指南如何进行更新。建议指南除发表完整版本外，还应有针对基层实际操作所需的简化版，有助于提高指南的推广应用。

四、指南制定与使用应注意的问题

1. 制定指南应该规范化；应正确处理以下似乎对立但又必须统一的问题，即循证与共识、国际接轨与本土特点、高端标准与基本要求、研究进展与实际应用、清楚界定与模糊描述。

2. 使用指南应注意规范化与个体化等问题。

3. 指南要完美处理上述问题十分困难，容易从一个极端走向另一个极端。指南制定小组应尽可能考虑到多方面问题，抓住主要和关键方面，努力使指南既科学又实用。

五、证据充分/不充分时指南应如何进行推荐

循证医学提倡在临床实践中尽可能使用当前可得到的最佳证据、结合临床经验和患者的意愿选择诊治方案。证据生产过程从原始研究证据——系统评价证据——到临床实践指南。临床的循证过程则相反，遇到一个需要解决的临床问题后，最好先寻找和使用临床指南，如无则寻找系统评价证据，再无则寻找原始研究证据。

十几年的循证临床实践显示，若一种疗法有高质量大样本RCT证据（A级或一级证据），其使用一般不存在或较少有争议。但现实是有A级证据的疗法非常少。以急性卒中治疗为例，仅卒中单元、缺血性卒中4.5小时内静脉溶栓、急性期使用阿司匹林和开颅减压术治疗恶性大脑中动脉梗死的效果有充分可靠的RCT或系统评价研究证据（A级证据）。临床医生特别是发展中国家的临床医生往往面临很多无A级证据的疗法需要选择，其中不少疗法是当地长期广泛使用的特殊疗法。若一种疗法缺乏A级证据，究竟用或不用往往在发达国家或发展中国家都存在激烈争论，但发展中国家使用各疗法的态度似乎更积极。如对急性缺血性卒中是否静脉使用尿激酶的问题，美国指南推荐不能在临床试验外的情况下使用，欧洲指南没有推荐使用。中国指南基于一个RCT（B级证据），推荐可选择性使用（II级推荐）。对这种不一致现象，笔者基于多年对临床循证实践争议的观察思考和对各种指南的分析，提出如下观点，即当一种疗法有一些证据但无A级证据时，建议：

1. 指南应提倡积极开展或参加高质量临床试验尽量提供A级证据，增强临床医生参加研究提供高质量证据的意识。

2. 指南提出推荐意见时，要考虑疗效、副作

用、价格和易使用性等多方面因素。对高风险、高费用疗法的推荐应特别慎重。可酌情提出用或不用或在什么条件下使用的推荐。

3. 指南应承认共识的作用。如对有 B 级证据的尿激酶，假如要推荐使用，则标明为"Ⅱ级推荐"，后面再标注是基于"B 级证据"。建议将"Ⅱ级推荐"定义为基于"B 级证据和专家共识的"推荐，其他级别的推荐类似（表 21-2）。此处专家共识是指南制定组的共识。这就客观地承认此推荐不但参考了证据，还是对证据讨论后达成的共识，是证据与共识的结合。而当前的指南推荐级别都只与证据级别相对应，如"Ⅱ级推荐"只与"B 级证据"简单对应，其局限是未明确承认当证据级别较低时共识在做出推荐时所起的不可忽视的作用及推荐的不确定性。真实反映共识的作用能使指南制定方法更加透明、客观和尊重事实，更能反映当地当时对证据的认识水平和现状。反映共识是公开承认当时当地指南制定现状的真实性，有助于人们权衡推荐意见客观性和可靠性，从而促进认识证据缺乏和有利于产出更多高质量证据。因此，指南的推荐意见不是证据的简单罗列，而是对证据评价解释并达成共识后做出的指导临床决策的参考意见。受多种因素的影响，指南的推荐可能难以保证绝对正确，但应尽量做出当地当时相对最好的推荐。

综上所述，目前因大量临床常见而重要的医疗问题还缺乏充分的 A 级证据，实践中治疗方法的选择存在极大不一致和争议，特别是已经长期在临床使用而缺乏 A 级证据的疗法更需要指南指导。但基于同级证据，不同的指南可能给出不同或完全相反的推荐意见。这种不同提示人们对非 A 级证据有不同的解读，这种解读就代表了指南制定组的共识，所做出的推荐意见就是证据和共识相结合的结果，临床医生可优先参考本国指南的推荐意见并结合具体临床实际来为患者选择治疗方案。

第三节　临床实践指南的评价方法

对发表的指南，读者应有评价和鉴别其质量高低的能力。全球著名临床医学专家，循证医学的奠基人之一 David Sackett 指出，确定某个指南的质量主要应根据：①是否收集了所有最新（过去 12 月内）的有关证据，并进行了分析、评价和对其真实性（validity）进行了分级；②是否对每一条推荐意见标注了其依据的证据级别和相关文献出处。

临床使用指南时，应评价其真实性和可靠性，

评价要点是：①指南的制定者是否在过去 12 个月内对文献进行了全面复习？②对作为每一条推荐意见的支持证据是否标记了级别和注明了出处。目前最主要的问题是证据的收集、评价及合成，及将推荐意见与其相关证据质量紧密联系起来。

当评价结果显示指南真实可靠，下一步就要看该指南是否适用于你的患者/实践/医院/社区。一个好的指南应该能将证据成分（接受干预的典型患者所达到的效果）与具体详细的推荐意见（如"收住到强化护理单位（ICU）的患者应该进行 ELISA 试验检查，每分钟检测病情，神经外科医生应检查病情每天两次。"）区别开来。如果你不具备 ICU 的条件，患者无钱进行 ELISA 检查，附近没有神经外科医生应该怎么办呢？因此一个指南的成功应用依赖于其与 4 个地区性因素（疾病负担、信仰、花费和障碍）的吻合程度。是否应该使用指南主要是看有无不适宜应用指南的 4 个因素存在：①疾病负担：指南所涉及的疾病是否在本地区发病率太低而没有理由使用指南；②患者和社区关于干预措施价值和后果的看法及信仰是否与指南相符；③应用指南的花费与精力和社区的资源是否不相匹配而成为应用指南的困难；④地域、结构、传统、权威、法律，或行为的障碍是否太大以至于不值得去克服这些障碍？对这些情况患者和医生最清楚。若无这些情况就可考虑应用指南。但应注意指南的推荐意见是原则性的，应在指南的原则指导下根据个体化的患者情况灵活安排诊断或治疗措施。

第四节　临床实践指南应用原则和方法

一、临床实践指南应用的原则

①应明确临床实践指南只是为临床医生处理临床问题制定的参考性文件，不是法规；②不应不分患者具体情况强制性、盲目、教条地照搬使用。指南是对多数（或典型）患者或多数情况提供的普遍性指导原则，不可能包括或解决每一个体患者所有复杂、特殊的临床问题；③临床医生应在指南指导下，根据具体病情及多方面因素为个体患者选择治疗方案；④应用临床技能和经验迅速判断患者的健康状况和建立诊断的能力，及判断患者对干预措施可能获得的效益和风险比的能力是临床医生正确使用指南做出恰当临床决策的基础；⑤患者意愿

即患者的关心和期望也是做出诊断和治疗等决策时应当考虑的因素。

二、临床实践指南的应用方法

临床决策是医生根据指南结合个体患者选择治疗方案的过程。正确使用指南是临床医生做出正确临床决策的重要方面。

1. 了解指南制定过程 一个真正循证的指南比非循证指南的可靠性更高。

2. 阅读证据级别与推荐意见强度对照表的解释、了解其意义，以便判断推荐意见的可靠程度。

3. 根据推荐意见强度确定临床应用 以表21-2为例：①若一种疗法的使用为Ⅰ级推荐，则基本上多数患者若无禁忌证就可使用；②若为Ⅱ级推荐可以选择性使用，但应注意其证据并不充分，存在不确定性，在理由充分时可用或不用，应随时注意新证据的发表，共识的作用相当重要；③若为Ⅲ或Ⅳ级推荐则提示证据更加缺乏，不确定性更大，共识的参与更多。临床可以使用，但医生应更加灵活，只要理由充分则可选择用或不用；④但总原则是：若无充分理由，就应该参考指南意见，因为即使是Ⅲ或Ⅳ级推荐，也是大量复习文献结合多人多次讨论达成的共识，在多数情况下相比个人有限的经验，其参考价值相对更大。

4. 考虑患者方面的意愿 临床上患者病情常很复杂，面对两难选择的情况并不少见，特别是对高风险、高费用的疗法，应与患方充分沟通，取得知情同意。

指南的制定应与国际接轨，循证制定指南是目前国际发展趋势，由于国情、文化差异，使用指南时要注意因人因地制宜，我国循证指南制定方法的推广普及与国外尚有较大差距，应当引起更多关注。

（刘　鸣　卫茂玲）

参 考 文 献

1. Brouwers M，Kho E，Browman P，et al. The AGREE Next Steps Consortium. AGREE II: Advancing guideline development，reporting and evaluation in healthcare. *Can Med Assoc J*，2010，182（18）：E839-842.

2. Geyman P. Evidence-based medicine in primary care: an overview. In: evidence-based clinical practice: concepts and approaches. Eds: Geyman J P，Deyo R A，Ramsey S D. Boston: Butterworth Heinemann，2000：1-11.

3. Paul S，Steven W，Martin E，et al. Developing Guidelines. *BMJ*，1999，318：593-596.

4. Pinsky E，Deyo A. Clinical guideline: a strategy for translating evidence into practice. In: evidence-based clinical practice: concepts and approaches. Eds: Geyman P，Deyo A，Ramsey D. Boston: Butterworth Heinemann，2000：119-123.

5. Sakett L，Straus E，Richardson S，et al. Evidence-based medicine: how to practice and teach EBM. 2nd ed，London: Churchill livingstone，2000.

6. Woolf S H. Practice guidelines: a new reality in medicine. I. Recent developments. *Arch Intern Med*，1990，150：1811-1818.

7. Woolf H. Practice guidelines，a new reality in medicine. II. Methods of Developing Guidelines. *Arch Intern Med*，1992；152：946-952.

8. 刘鸣，杨杰，王一平. 对循证指南制定方法与临床应用的新思考. 中国循证医学杂志，2009，9（2）：127-128.

9. 刘鸣，张苏明，郝子龙. 中国急性缺血性卒中诊治指南2010版的制定及解读. 中华神经科杂志，2011，44（6）：369-374.

10. 刘鸣. 关于急性缺血性脑卒中诊治指南中有关分型、分期治疗问题的答复. 中华全科医师杂志，2011，10（2）：151-152.

11. 刘鸣. 临床实践指南意义、建立方法和评价. 中国卒中杂志，2006，（1）：33-36.

12. 刘鸣. 脑血管病循证医学与个体化处理不相对立. 中华神经科杂志，2006，39（9）：577-579.

13. 刘鸣. 系统评价、Meta-分析设计与实施方法. 北京：人民卫生出版社，2011.

14. 刘鸣. 循证神经病学的发展、问题与展望. 中国循证医学杂志，2005，5（2）：91-93.

15. 刘鸣. 循证医学在美国. 华西医学，1999，14（1）：2-3.

16. 刘鸣. 应正确评价和使用循证医学证据. 中国循证医学杂志，2006，6（2）：77-79.

17. 饶明俐. 中国脑血管病防治指南. 北京：人民卫生出版社，2007.

18. 王清芳，刘鸣. 自发性蛛网膜下腔出血治疗的临床证据及临床指南. 中风与神经疾病杂志，2004，21（1）：89-91.

19. 卫茂玲,刘鸣. 中国指南循证制定的方法学现状分析. 中国循证医学杂志,2013,13(8): In press.

20. 许予明,谭颂,刘鸣. 脑血管疾病诊断与治疗临床指南. 内科急危重症杂志,2005,11(5): 243-245.

21. 阳清伟,刘鸣. 脑出血治疗指南及临床研究证据. 中国神经精神疾病杂志,2003,29(6): 477-479.

22. 杨杰,刘鸣. 急性缺血性脑卒中临床实践指南的现状及趋势. 中国神经精神疾病杂志,2002,28(5): 400-附2.

23. 杨杰,刘鸣. 偏头痛循证指南—美国神经病学院质量标准分委会报告. 中国循证医学杂志,2003,3(1): 60-67.

24. 杨杰,刘鸣. 偏头痛循证指南制定方法. 中国循证医学杂志,2003,3(1): 50-53.

25. 詹思延. 临床指南研究与评价工具简介. 中国循证儿科杂志,2007,2(5): 375-377.

26. 中华医学会神经病学分会脑血管病学组急性缺血性脑卒中诊治指南撰写组. 中国急性缺血性脑卒中诊治指南2010. 中国神经科杂志,2010,43(2): 146-153.

第二十二章　知证卫生决策工具及应用

源自临床医学领域的循证医学经20余年发展，其理念和方法已逐渐渗透到卫生决策管理等更广阔的领域。2020年实现"人人享有健康"的世纪目标是各国政府对WHO的庄严承诺，但在不断增长的卫生保健需求与医疗卫生资源短缺的矛盾背景下，如何提高决策的科学性及优化卫生资源配置已成为摆在我国卫生决策者面前的重大课题。

2004年墨西哥峰会发表了卫生研究对改善健康及加强卫生体系重要性的宣言，表明了各国卫生部长推动证据转化的决心。2009年WHO与Cochrane协作网建立战略合作关系，要求成员国推进基于卫生体系和机制问题的循证研究与知证决策；第17届Cochrane年会提出的Cochrane协作网未来战略规划的重点之一是促进Cochrane系统评价在各层次卫生决策者及卫生决策机构的应用。知证卫生决策应运而生。2013年8月15日WHO世界卫生报告《全民健康覆盖研究》在北京发布，呼吁进一步密切研究者与决策者之间的合作，让研究走出学术机构，融入卫生服务供应，和要求更接近的公共卫生规划，呼吁并支持各国开展研究，以及采取正确、高效和经济的措施，更好地实现全民健康全覆盖。

本章介绍知证卫生决策（evidence-informed health policymaking）的概念、知证卫生决策工具及其应用，以期为决策者更好地利用证据进行决策提供借鉴，同时鼓励学者在卫生政策领域开展更多高质量研究，为知证决策提供证据支持。

第一节　概　　述

一、知证卫生决策的概念

知证卫生决策是一种制定卫生政策的方法，旨在确保知晓最佳可及的研究证据后做出决策，其特点是将系统、透明地获取和评价证据的方法贯穿到决策的全过程。知证决策包括知晓证据和做出决策，忽略任一方面都是对概念的不完整理解。

知证卫生决策强调政策制定者的重点是决策。多数情况下，决策证据尤其是本土化高质量高针对性证据不多，知晓他国相关证据对帮助决策有参考价值。

二、传统卫生决策与知证卫生决策的区别

传统卫生决策与知证卫生决策最主要的区别在于是否有系统获取并评价证据的过程。知证卫生决策力求找到证据与背景环境间适当的平衡点，而传统卫生决策受背景环境影响较大，常忽视证据的提示（见表22-1）。

表22-1　传统卫生决策与知证卫生决策的区别

	传统卫生决策	知证卫生决策
背景环境	重视	重视
证据	不大重视	重视
证据收集	不系统、不全面	系统、全面
证据评价	几乎没有	严格评价
后效评价政策执行效果	少有评价	常有监测与评价
参与者	决策者	决策者、利益相关者、公众等

三、知证卫生决策工具

知证卫生决策工具是第六届欧洲组织委员会资助的国际协作项目（即支持政策相关系统评价和试验项目——SUPPORT项目）开发的一套工具，旨在帮助决策者及其支持者确保所作决策基于当前可及的最佳研究证据。该工具的目标使用者为政策制定者及其决策支持者（研究者），介绍了四个领域的相关方法，即支持知证决策、确定政策制定三个阶段的证据需求、寻找并评价所需证据和根据研究证据进行决策。本章以证据为主线，介绍知证卫生决策工具及其应用，以期为决策者及研究者更好地开展工作提供帮助。

第二节　卫生决策中证据的含义、特征及其作用

一、卫生决策中证据的含义及特征

卫生决策领域通常将证据理解为用于支持某结论的事实，这种事实是实际的或是声称的。通过经验或观察得到的事实都可作为支持结论的证据，但因其获得方法存在差异（如偶然性观察与科学设计并严格实施的研究），并非都具有同等的说服力，因此应评估不同证据的可信度或证据质量。此外，证据在特定条件下产生，具有"环境敏感性"，在与证据生产环境不同的情况下使用证据支持决策时亦需评价其适用性。

二、证据在卫生决策三个阶段中的作用

（一）明确问题

确定问题是卫生决策的开始，问题提得恰当与否直接关系到该问题能否被提上议事日程。问题通常可来源于：相关机构发布的卫生统计数据或报表、新闻媒体的报道、相关学者的研究报告、项目监测指标的变化、卫生系统方面的个人经验等。无论何种来源的问题，均需以证据的形式呈现并解释，并尽可能提高其质量。同时需检索相关研究证据并进行严格评价，了解该问题是否为普遍性问题，其严重程度如何。常需采用科学的设计方案调查研究暴露的问题，将研究结果以方便决策者理解的形式报告出来。

（二）选择、评估与优化方案

问题确定后，需使用证据拟订、评估或优化方案，即：①给出解决问题的备选方案供决策者选择；②在决策过程中评估不同方案的利弊；③在决策后考虑如何使方案发挥最优的成本效果。方案决策又是一次收集证据、生产证据的过程，需关注的问题包括：①已有哪些方案；②是否有确切证据证明方案利大于弊；③实施方案的现实条件是否具备；④实施方案的资源消耗与预期效果的对比是否表明其值得实施；⑤实施方案所带来的不良影响（对环境、人群等）是否在可接受的范围内等。

（三）制订实施、监测与评估计划

卫生政策制定后，需考虑如何使其真正落地并得以持续执行。对决策时证据基础较差又确有必要实施的方案，还需进一步制定监测与评估计划及时发现问题并调整改进。制定实施计划需要考虑的问题包括：①实施方案将会遇到哪些已有或潜在的障碍；②是否需要进行必要的机构或制度准备；③是否需要促成相关人员的行为改变等。制定监测与评估计划可了解政策的执行是否符合预期，但需注意监测的投入较大，可考虑能否在已有监测系统基础上实现（如增加某些指标等）。这取决于是否有合理的监测指标，该指标是否敏感，是否稳健（受政策措施之外其他因素的影响较小）等。评估计划的制定更需进行科学设计，以切实显示某健康结局的变化可真正归功于所实施的政策。以上各类计划的制定均需足够的高质量证据支持。

第三节　知证卫生决策证据的查找与评价

一、证据的分类

卫生决策领域的证据可分为系统评价与其他证据2大类。

（一）系统评价

卫生政策领域的系统评价在本书十五章已有详细叙述，在此作如下补充：

卫生决策领域的系统评价日益受到关注，但对其重要性的认识远不及临床医学领域，尤其在我国。一方面是理念及数据库建设发展落后的反映，另一方面是人们认识上的误区造成：如认为系统评价只关注临床医学主题、一般只纳入RCT、通常需得到定量合成结果等。系统评价用系统透明的方法搜集并评价证据，得出定量或定性的合成结果，增大了样本量，提高了把握度；同时对结论作出客观的解释，从而减少决策者被单个研究结果误导的可能。如实施得好，可比原始研究提供更大的信息量及更高的可信度。

（二）其他证据

卫生决策领域除系统评价外的各种证据都可归入此类，是决策不可缺少的重要证据组成，常贯穿于决策的全过程。这类证据虽不像系统评价那样富含信息，但常可提供有价值的参考，尤其是找准当地问题及评价系统评价的适用性。当地证据中的绝大多数属于此类，包括本地人口构成、疾病流行情况，本地资源分布情况（如医疗卫生机构与卫生技术人员、相关设施设备等），相关制度与措施，居民购买力情况，居民行为习惯与价值观，当地相关卫生问题的原因及对策分析，政策实施的效果评价，医疗卫生政策或项目的成本分析等。

二、查找证据

（一）系统评价的检索

系统评价的检索可参看前面相关章节。注意：除 Cochrane 图书馆（尤其是其中的 Cochrane 系统评价数据库和效果评价数据库）、PubMed/MEDLINE 及 EMBASE 外，检索卫生政策领域的系统评价还需关注以下数据库：政策制定项目/加拿大网络和中央数据库（PPD/CCNC）、牛津大学的 Cochrane Library（http://www.cochrane.org）系统评价数据库、加拿大 MCMASTER 大学的 HSE（health systems evidence）系统评价数据库（http://www.mcmasterhealthforum.org/healthsystemsevidence-en）、中国循证实践和政策数据库（http://www.chichildwelfareclearinghouse.org/），以及相关专题数据库如 WHO 生殖健康图书馆（reproductive health library，RHL，http://apps.who.int/rhl/en/）等。随着全球各 Cochrane 中心的发展及其卫生政策领域系统评价数据库建设的进展，及相关机构/组织为推进证据生产与转化而建设网站所付出的努力，越来越多的数据库正呈现在决策者及其支持者面前，需与时俱进，适时调整获取途径，尽可能全面地检出与所关注主题相关的系统评价证据。确实检索不到相关系统评价时，决策者可委托有关机构生产系统评价证据或自己完成该过程，但需要非常高效率高质量地进行。

（二）其他证据的检索

其他证据的检索也强调系统化。当地研究证据需检索常用中文数据库（参看相关章节），注意：①有些当地研究证据发表在英文杂志上，有必要结合主题词、关键词等检索 PubMed/MEDLINE、EMBASE 等英文数据库，检索时限制地域或人群可能有助于在海量文献中找到相关研究；②注意检索有关机构网站、搜索引擎及定期发布的统计年鉴、卫生统计年鉴、疫情信息、人群健康调查报告、卫生服务调查报告、收集当地数据进行的研究、相关信息系统等；③检索时还需联系有关研究机构或组织及研究者获取灰色文献，包括在研课题和重要的会议论文、相关未发表的研究结果等。

三、评价证据

证据须经评价后使用，这是循证医学一条极重要的原则。不同证据因其生产方法与过程不同，质量各异。

（一）系统评价及其质量评价

系统评价在证据分类分级标准的演进历程中，一直被定为分级标准中的最高质量证据，但从理性分析到实证研究都表明系统评价证据质量同样存在差异，推动了系统评价的质量评价工具不断发展。比较有代表性的如方法学评价工具 OQAQ（overview quality assessment questionnaire）和 AMSTAR（a measurement tool to assess systematic reviews）；及报告质量评价工具 PRISMA（preferred reporting items for systematic reviews and Meta-analyses）。由于制作过程的严谨程度不同，其可信度各异。评价系统评价可从 2 方面进行：可信度评价和适用性评价。

1. 可信度评价 可信度评价应从其制作全过程的各关键环节展开。如：①提出的决策问题是否恰当；②该问题是否在进行系统评价前即已提出（对 Cochrane 系统评价必须事先发表系统评价计划书）；③检索原始研究是否全面及是否评价了发表偏倚，④纳入及排除标准设置是否恰当；⑤文献筛选、资料提取及原始研究质量评价过程是否有质量控制措施（如至少两人独立地进行）；⑥是否提供了纳入研究特征表或用文字表述；⑦综合各研究结果的方法是否恰当；⑧得出结论时是否考虑了纳入研究的质量；⑨是否申明利益冲突等。对系统评价进行评价是当前方兴未艾的方向，有很多评价工具已被开发或正在研发中。注意：①无论何种工具都有其适用条件及局限性，使用者须结合专业知识及决策环境有选择地合理使用；②各工具仅能评价报告内容的可信度，若所评价的系统评价未报告某些重要影响因素的信息，则评价并不全面；③有的工具未提供总评价条目，就不必强求非要得出一个总评分，因为这样做涉及各条目的权重，本身就是一个需要研究的问题；④关键是使用者应结合具体决策环境，对影响系统评价可信度的各个方面作出自己的判断。综上，评价系统评价可信度的核心问题是评价其可重复性及偏倚控制情况，从而为决策提供有参考价值的证据。

2. 适用性评价 在循证医学日益普及的今天，医生诊治患者需结合当前可得的最佳证据，但同时需评价相关系统评价的适用性以更好地指导临床实践。同样，卫生政策领域的系统评价也存在适用性评价的问题。"卫生体系间的差异往往使得在某一背景下适用的卫生政策或规划在其他情况下不可行或不被接受。这些差异也可能使同一决策在另一背景下不能以同样方式发挥作用或产生不同的影响"（引自知证决策系列文章）。适用性评价的重要信息可以从系统评价的纳入研究特征表或相关部分中找到。若系统评价未报告这些信息，则需检索系统评价纳入的原始研究或直接联系其作者，以了解决策环境与系统评价纳入研究的环境是否有重要差异。若存在重要差异，而研究提示或理性推理表明这些差异会影响到策略措施的效果时，对系统评价结果的当地适用性应持审慎态度。此时应重点考虑：①卫生系统的制度和资源限制、能力限制和利益相关者的影响等问题。②决策者可利用相关资源了解适用性评价所需的重要信息。如《欧洲卫生体系和政策观察》出版并定期更新大量来自中、高收入国家的卫生体系资料文件；《卫生政策监督》提供了一个在线检索数据库用以检索上述国家中一部分国家卫生系统的主要特征；WHO的许多地区办事处同样提供本地区内国家的卫生系统资料文档。③如仍不能满足需要，决策者还可查找反映系统评价实施环境的相关原始研究，如政策分析类、评论性、相关影响因素分析类文章等。注意：①评价适用性需决策者的积极参与；②要求决策者对所处环境的现实条件和制约因素有清晰的把握，包括国家及地方大政方针及文化背景，政府相关部门的工作计划与重点，相关问题的影响范围及程度，资金支持与机构及人员配置情况，政策或项目的实施是否可能加剧人群健康不公平性等。

（二）其他证据的评价

对原始研究须评价其是偶然观察得到的结果，或个人经验总结，或有科学设计后实施的研究？对有科学设计的研究，须判断其是观察性还是干预性研究？研究实施过程采取了哪些控制偏倚的措施等。GRADE（grades of recommendation, assessment, development, and evaluation）2011方法为卫生保健中的证据质量评价与推荐强度评级提供了最新方法学指导。2008年笔者就撰文指出，"将证据按研究者和使用者关注的问题先进行分类，再在同类信息中按事先确定的标准经科学评价后严格分级，是快速筛选海量信息的重要手段和方法。对不同性质的信息应有能反映不同信息本质的研究设计和质量分级标准，如流行病学科学的设计类型成为循证医学证据分级的基础"。由于其他证据的研究设计各异甚至没有科学设计、生产过程的严谨程度变异很大，尤其需要对其进行严格评价。GRADE方法可看本书相关章节，GRADE工作组网站（http://www.gradeworkinggroup.org/publications/JCE_series.htm），及已发表的文献（原文见 *Journal of Clinical Epidemiology*，译文见《中国循证医学杂志》）。此外，需结合此类证据的"先天"属性（如研究设计类型）及生产过程（如数据的采集是源于信

息系统还是专题调查或个人经验，采取了哪些控制偏倚的措施等），抓住对决策有重要价值的方面，考虑影响质量的重要因素进行深入分析，以更好地支持决策。若评价结果发现证据受偏倚影响的风险较高和（或）样本量较小时，决策需谨慎。

第四节　使用证据进行决策

一、证据的使用

（一）政策的利弊权衡

从证据到决策是一个跨越。知证决策是一个基于证据又高于证据的过程，需综合判断某一政策或方案的获益、危害及成本，并结合当地实情。决策过程包含了很多判断，包括如何：①优选问题；②确定作为对照的方案或措施；③检索证据；④决定使用哪些证据；⑤解读证据；⑥确定我们对证据质量和可转化性的把握度；⑦采用哪些重要结局指标作为比较不同方案、选择利弊平衡点的基础等。利弊权衡时可将结果分为期望和不期望2大类，期望的结果包括健康改善、卫生服务可及性提高、卫生服务利用更合理、节约支出、降低不公平性、增加自主权（伦理影响）等；不期望的结果正好相反，包括：对健康的非预期的影响（危害）、卫生服务可及性降低、卫生服务利用更不合理、增加成本、增加不公平性、降低自主权（伦理影响）等。

1. 开发证据评价和推荐强度的方法学工具　可借鉴重点关注临床实践指南的GRADE方法，其基于证据质量分级并结合利弊判断以确定临床干预推荐意见的思想可为卫生决策领域的策略或方案选择提供借鉴。解读证据注意关注效应估计值采用的指标（如：是相对效应还是绝对效应）、其假设检验结果及其95% CI。95% CI的宽窄为我们提供了效应估计精确性的重要信息。对系统评价证据，森林图中各原始研究95% CI短线的方向及长短给我们提供了效应是否具有一致性（是否绝大多数短横线均位于无效线同侧）、是否有统计学意义（短横线是否跨过无效线）、是否有实际意义（短横线是否跨过阈值线，需结合实际确定有效阈值）、估计值是否精确等诸多信息。

2. 确定我们对证据的把握度　注意：降低把握度的因素包括：①研究设计论证强度低；②不精确性；③偏倚控制差（如选择偏倚、测量偏倚、失访偏倚等）；④效应量小（小到何种程度需结合实际意义阈值来判断）；⑤间接证据；⑥替代指标等。对

系统评价证据还有不一致性、发表偏倚等。注意：①高质量证据并非必然做出强推荐。有时虽然研究设计论证强度较低，但效应量足够大且偏倚因素的影响方向是降低效应量时可考虑升级证据质量。可见把握度的确定绝非僵化的教条，应掌握相关方法的思想后灵活运用。想当然地认为高质量证据必将做出强推荐、低质量证据必将做出弱推荐是机械理解证据与决策间关系的表现。②强调利弊平衡点的选择。因为证据及其质量只能作为决策依据的一部分，决策还需考虑：①现实制约条件（包括资源的消耗）；②做出某决策对人群及环境等影响的利弊权衡；③问题的关注度及政府相关机构对解决某问题的总体考虑及决心等。

3. 平衡表及其他表格工具的使用　知证卫生决策工具提出使用平衡表帮助知证决策。平衡表是陈述不同选择利弊时一种简单有效的方式，旨在帮助决策者准确理解所比较的决策方案的重要结果，该表通过一系列方式达此目的。①凝练最重要信息使有效思考成为可能；②平衡表关注最重要的结果，提高决策者准确把握问题的可能，即对所考虑的决策影响展示我们已经知道什么及有哪些重要结果；③构造平衡表为组织思路、构建证据分析和聚焦争议提供了有用的技术手段；④平衡表有助于更准确地判断某政策方案最重要的结果及潜在证据，及随后对不同选择相对优势和劣势的权衡；⑤平衡表可向其他决策者提供"原始信息"，帮助他们用于权衡期望和非期望结果的判断。但平衡表也有重要的局限性，如：①权衡多种结果时决策者作出的判断需进行高水平的信息处理；②权衡多种结果时决策者所采用的价值判断可能是隐含的。正规的经济学模型通过使任何潜在假设（包括价值判断）变得更加外显而有助于解决这些局限，并能用敏感性分析来探讨不确定性及对结果的不同假设。笔者建议除平衡表外，对其中的关键利弊信息结合 GRADE 证据概要表的形式来展现，这样的证据概要表使决策者及其支持者对相关信息一目了然，可作为决策者进一步考察证据情况的依据及决策者间进行交流的基础。

（二）证据不足的处理

尽管我们置身信息的海洋，很多时候当需要证据进行决策时却常发现缺乏相关证据或证据不足。若时间和资源允许，可委托有关机构或由决策者自己的团队生产相关系统评价。若时间和资源不允许，可先作快速评估，但必须说明评估过程的不确定性和局限性，决策后应动态监测实施效果及不良

影响且事先有调整或终止方案的相关准备。

如前所述，证据质量高低不应作为决策信心的充分依据。同理，某些情况下，虽缺乏相关证据或证据不足，决策者仍可做出有把握的决策。注意：无论证据基础如何，做出决策都要尽量避免被偏倚或机遇误导，既体现科学原则，又兼顾实际情况，且有持续改进的机制，惟其如此，才能做出对公众负责任的决策。

二、政策简报

知证决策中的证据总结与呈现很大程度上决定了证据转化的效果。以研究报告形式呈现的证据其目标读者是同行研究者及执业者，决策者及相关参与者由于时间有限、专业背景差异等，常无暇也不需阅读所有研究报告全文。政策简报是近年提出并专为决策者打包研究证据的一种方法。其读者包括决策者、可能参与决策者、受决策影响的利益相关者等。包括了优先问题及其背景/环境证据，方案相关证据（包括利弊权衡），证据检索与合成方法，对相关问题的考虑如证据质量、实施时应考虑的关键问题（如资源消耗、对公平性的影响等）、当地证据等。此外，政策简报要尽量保证其本身的科学性与卫生决策的相关性；用便于阅读与记忆的格式呈现，尽量写得通俗易懂；对专业或技术性较强的内容可结合框图解释，或放在附录中作为补充阅读材料。政策简报的框架示例见表 22-2。正如 SUPPORT 工作组所指出，政策简报的准备和使用仍需在实践中不断发展。我们尤其需要探索适合我国的政策简报制作过程、表述格式及评价方法，并通过收集反馈信息、进行科学研究使之不断完善。

三、利益相关者参与决策

证据是知证卫生决策中影响决策过程的重要但非唯一的因素，尽管决策者将做出最终决策，决策过程的参与者应涵盖更广的范围。除决策者外，还应包括决策支持者/研究者、利益相关者甚至受决策影响人群的代表。组织和开展政策对话可以使决策过程参与者间的互动成为决策的重要信息源，如可以考虑：①利益相关者的价值观及偏好；②参与者的隐性知识及公众的想法与关注点；③可收集方案选择意见及决策执行过程中潜在障碍和需要特别关注的问题；④可在更大范围内解读证据并增加研究证据被采纳的可能性等。开展政策对话在很大程度上依赖于一个国家或地区知证决策

表22-2　一份政策简报的大体框架

题目（可以一个吸引人的问题作为题目）

关键信息（可以要点形式列出）

1. 问题是什么？

2. 对解决问题的方案我们知道什么（和不知道什么）？

3. 实施时应牢记哪些需考虑的问题？

报告

1. 简介（描述解决的问题及其背景）

2. 定义问题，以便从以下一个或多个方面理解问题的特征：

（1）卫生保健系统必须预防和治疗的常见病和伤害的性质和疾病负担；

（2）用于预防和治疗的价有所值的项目、服务和药品；

（3）决定价有所值的项目、服务和药品的可及性和使用的卫生系统安排（包括其如何影响特殊群体）；

3. 解决问题的方案，每个方案都用表格评价（例子如下）

研究结果的类型	系统评价和其他可得研究证据结果的性质
获益	
危害	
成本和成本效果	
关于获益和潜在危害的不确定性	
方案的关键要素（方案如何和为什么起作用）	
利益相关者的意见和经验	

4. 实施时应考虑的问题　[用表格评价实施方案时可能遇到的障碍（例子见下表），每个可行的实施策略也用表格评价（请参见上面的例子）]和监测和评估计划的建议

水平	方案1	方案2	方案3
消费者			
卫生保健提供者			
组织机构			
系统			

可出现在封面或附录中的附加内容

1. 作者列表及所属机构；

2. 参与编写政策简报参考术语的人员名单及所属机构；

3. 曾被联络过为问题提供其他视角、为所需数据和研究证据提供相关信息的人员名单及其所属机构；

4. 生产政策简报的组织和政策简报本身的资助者列表；

5. 作者间利益冲突的声明。

可出现在方框或附录中的附加内容

1. 检索、筛选和评价合成研究证据的方法（包括质量评价、当地适用性和公平性考虑）；

2. 确保政策简报质量科学和内容系统相关的评价过程。

的氛围，循证医学思想与方法的普及，及人们参与决策的积极性与能力。同时需要在实践中不断发展其组织方式及相关方法、原则等。使公众参与卫生政策制定及策略实施是利益相关者参与决策的另一方面，也是政策的目标之一，有助于促进政策执行、改善健康结局。可考虑与大众媒体及民间社团合作，其策略及相关方法有待结合我国实际进一步探索。

第五节　知证卫生决策工具应用实例

一、系统评价证据生产与决策支持案例

背景：全球范围内医护专业人员短缺的现状使得一种任务转移（task-shifting）成为现实，即非专业卫生工作者（lay health worker，LHW）广泛参

与提供许多卫生服务。但在医疗卫生服务体系中，这种干预措施的作用如何我们知之甚少。为此，WHO 及 Cochrane 协作网的专家们开展了该研究并于 2005 年发表 Cochrane 系统评价，于 2009 年更新该系统评价，并在 Cochrane 图书馆 2010 年第 3 期发表了长达 206 页的更新研究报告。

概念：非专业卫生工作者（LHW）：社区成员之一，接受过促进健康或提供某些卫生服务的培训，但不是医护专业人员。

题目：初级（社区）妇幼保健及传染病控制中的非专业卫生工作者

目的：评价非专业卫生工作者在初级（社区）妇幼保健及传染病控制中的作用。

检索策略：检索了 The Cochrane Central Register of Controlled Trials；MEDLINE，Ovid；MEDLINE In-Process&Other Non-Indexed Citations，Ovid；EMBASE，Ovid；AMED，Ovid；British Nursing Index and Archive，Ovid；CINAHL，Ebsco；POPLINE；WHOLIS；Science Citation Index and Social Sciences Citation Index（ISI Web of Science）等数据库，并报告了上述各库的时间区间及实施检索的时间。还检索了纳入研究及相关综述的参考文献，及联系该领域有关作者及研究者以获取其他发表和未发表的研究。

纳入标准：初级（社区）卫生保健及传染病控制中采用 LHW（付费的或志愿的）提供卫生服务干预的、以改进妇幼健康及传染病控制为目的的随机对照试验。

排除标准：在学校开展的健康咨询项目、教师完成的健康促进或相关活动、LHW 接受培训后为其家庭成员提供的服务、服务接受者非社区成员、直接比较不同 LHW 干预的研究。

数据提取与质量评价：两名作者采用标准化表格背靠背地提取数据并评价偏倚风险。偏倚风险的评价包括两名作者：①独立评价每个纳入试验的偏倚风险；②独立对每一重要结局评价证据群的质量，用高、中、低、极低四级表示每一重要结局的评价结果。

数据分析：比较同类干预措施的研究被划分为一组，如可能，则定量合并研究结果。

主要结果：纳入了 82 项研究。这些研究的目标健康问题、目的、内容及干预结果差异明显。研究开展国家包括高、中（含中国）、低收入国家。半数以上（N=55）的研究在高收入国家中实施但其中大多数关注低收入和少数民族群体。结果表明（具体指标数据略）：LHW 在以下方面有效（证据质量中等）：①提高儿童免疫接种率；②促进母乳喂养；③提高肺结核治愈率；但对结核预防性治疗完成率无效或几乎无效（证据质量中等）。LHW 在其他方面的结果（证据质量低）：①降低儿童发病率（有效）；②降低儿童及新生儿死亡率（无效）；③促进儿童疾病就医的可能性（无效）。LHW 对其他健康问题的干预效果评价的研究证据不足以得出结论；证据亦不足以明确哪种 LHW 培训或干预策略最为有效。

研究结论：与通常的卫生服务提供相比，LHW 在改进儿童免疫接种及母乳喂养、改善结核治疗结局、降低儿童发病率等方面有发展前景。对其他健康问题，当前证据尚不足以对其作用作出评价。

上述系统评价证据用于支持决策：该证据被 WHO 生殖健康图书馆（reproductive health library，RHL）收入用于支持决策。WHO RHL 是一电子综述类杂志，由 WHO 生殖卫生与研究署出版，从 Cochrane 系统评价中选取生殖健康领域的最佳可得证据并以方便临床医生或决策者（尤其是发展中国家者）采取实际行动的形式呈现，以改善健康结局。WHO RHL 还包括独立的专家评论、实用建议、干预措施效果排序、操作培训录像、方法学资源等。作为决策支持资料，WHO RHL 有对该 Cochrane 系统评价的独立专家评论，该评论用简明扼要的语言介绍研究背景、实施过程、研究方法与研究结果，并详细讨论结果的适用性及对进一步研究的启示等。结果适用性评价讨论了：①研究实施环境的差异；②成本效果评价证据的不足；③LHW 策略在不同卫生体系中的角色差异；④不同研究中 LHW 数量、受教育水平、遴选方式及培训时间的差异等。对进一步研究的启示，指出了以下三个领域尚缺乏研究证据，即：①LHW 干预的成本效果分析；②LHW 提供服务的质量；③LHW 干预与卫生系统的整合。尤其强调了成本效果分析证据对决策者权衡利弊并做出决策的重要辅助作用。

二、国际组织确保应用系统化和透明化方法的案例

获取和评价研究证据是否系统是知证卫生决策与传统卫生决策最重要的区别，采用什么样的策略以确保该过程的系统、透明是实现知证决策的重要前提。WHO 为此进行了系列探索：

2003 年 WHO 便开始研发指导指南制定的指

南,强调使用分析证据效果的系统评价、采用充分考虑了其他类型信息的过程和知证传播和实施策略。但直到 2007 年系统评价仍很少被用于推荐意见。相反,这一过程通常高度依赖某特定领域的专家而不是那些受推荐结果影响的人或某些特定方法学领域的专家。为了确保使用系统和透明的方法,WHO 从对自身工作的审查和其他机构使用方法学方面采取了以下行动:

1. 基于 WHO 经验和最新成果,修改和更新之前所用的方法学手册;

2. 建立专门委员会在建议实施和出版前对其进行审查和批准;

3. 基于手册制定推荐意见计划,评估推荐意见制定清单;

4. 建立秘书处和网络对手册提及的方法学进行培训和支持;

5. 监测和评估这些措施的影响,以确保使用系统和透明的方法。

三、利益相关者参与卫生决策案例

英国国家卫生与临床优化研究所(the National Institute for Health and Clinical Excellence,NICE),作为英国国家医疗服务体系(NHS)的组成部分,是负责为英格兰和威尔士民众利用 NHS 提供国家医护指南的独立机构。NICE 已成为全球制定高质量医疗保健指南的领跑者。NICE 让利益相关者(尤其是患者及其看护者)充分参与决策,制定了诸多有效策略:

1. 研究所拥有专职人员专门从事病人和公众参与的项目;

2. NICE 独立咨询委员会招募利益相关者,包括非专业人员;

3. NICE 委员会对非专业人员实施培训和支持;

4. 利益相关者团队实施注册并定期联系或召开会议商讨;

5. 利益相关者应积极参与委员会制定指南和决策的全过程,包括从研究问题的筛选到草案拟定各环节;

6. 系统而透明地在草案中反映利益相关者的意见;

7. 针对非专业人员、利益相关者、大众媒体、医生和管理者出台和传播不同版本的指南;

8. 利益相关者参与指南实施意见。

NICE 的经验表明,利益相关者参与卫生决策不但可操作性强且收效甚好,但需强有力的支持和具体安排,成本也很高。虽然 NICE 吸纳利益相关者参与决策受到广泛好评,但何种利益相关者适合全程参与、个人以何种程度参与才能代表最广泛利益相关者团体等问题尚不明确。此外,NICE 实施策略是否达到预期效果、投入产出是否最优也无定论。尽管利益相关者的依从性有所提升,但利益相关者团体内个人参与水平尚未达到预期。

知证卫生决策工具的开发、完善与应用是一个渐进过程,相关方法学的发展及决策模式的变化将进一步改善卫生决策的科学性、促进策略实施的依从性,更好地为改善人群健康服务。

(杨晓妍　李幼平)

参 考 文 献

1. Guyatt H, Oxman D, Akl A, et al. GRADE guidelines: 1. Introduction-GRADE evidence profiles and summary of findings tables. *J Clin Epidemiol*, 2011, 64(4): 383-394.

2. Lavis N, Oxman D, Souza M, et al. SUPPORT Tools for evidence-informed health Policymaking(STP)9: Assessing the applicability of the findings of a systematic review. *Health Res Policy Syst*, 2009, 7(Suppl 1): S9.

3. Lavis N, Permanand G, Oxman D, et al. SUPPORT Tools for evidence-informed health Policymaking(STP)13: Preparing and using policy briefs to support evidence-informed policymaking. *Health Res Policy Syst*, 2009, 7

(Suppl 1): S13.

4. Lomas J, Culver T, McCutcheon C, et al. Conceptualizing and Combining evidence for health system guidance. 2005. Canadian Health Services Research Foundation. http://www.chsrf.ca/other_documents/evidence_e.php

5. Oxman D, Lavis N, Fretheim A, et al. SUPPORT Tools for evidence-informed health Policymaking(STP)16: Using research evidence in balancing the pros and cons of policies. *Health Research Policy and Systems*. 2009, 7(Suppl 1): S16.

6. Oxman D, Lavis N, Lewin S, et al. SUPPORT Tools for evidence-informed health Policymaking(STP)1: What

is evidence-informed policymaking? *Health Res Policy Syst*, 2009, 7（Suppl 1）: S1.

7. WHO. World Health Organization: The Mexico statement on health research. 2004. http://www.who.int/rpc/summit/agenda/Mexico_Statement-English.pdf

8. 李幼平，王莉，文进，等. 注重证据，循证决策. 中国循证医学杂志，2008，8（1）: 1-3.

9. 张鸣明，李幼平. 从循证医学到知证卫生决策与实践——世界卫生组织与 Cochrane 协作网工作会和第 17 届 Cochrane 年会要览. 中国循证医学杂志，2009，9（12）: 1247-1248.

10. 张鸣明. Cochrane 协作网的工作促进了医疗、科研、教育及卫生政策等方面的改变. 华西医学，1999，14（2）: 136.

第二十三章 临床试验与系统评价注册及伦理监管

循证决策和知证决策均需基于当前可及的高质量证据。证据来源包括已发表、已完成和正在进行研究的资料。证据的完整性、可及性和质量直接影响循证决策或知证决策的科学性。卫生研究领域中做得最好也是最活跃的是临床试验。各国家药品与食品监督管理局（SFDA）通过注册把关药品、食品、保健食品、化妆品和医疗器械上市的批准。世界卫生组织（WHO）临床试验注册平台（WHO ICTRP）则通过对公众开放的注册平台，将上市后的药品、医疗器械等在个体、人群和人体标本上开展的临床试验注册，并成功运行，将临床试验开始、过程、结果及后效评价的全过程便捷、免费置于公众视野，提高了临床试验的透明化，保证了证据的完整性和可及性，成为临床医学领域的里程碑事件，并将对临床医师的循证实践产生深刻而长远的影响。临床试验注册的成功运行促进了系统评价的注册，同时临床试验注册平台的透明化，促进更多决策者和研究者思考如何运用临床试验注册平台真正实现临床试验的伦理监管。本章主要介绍临床试验注册和系统评价注册及临床试验伦理监管的历史沿革、现状、挑战与探索及其发展趋势。

第一节 临床试验与系统评价注册的定义与意义

一、临床试验的定义

目前临床试验注册的范畴包括临床试验和观察性研究。Clinicaltrials.gov 对临床试验定义如下：临床试验，又称干预性研究，指受试者根据研究者制定的研究计划或研究方案，接受具体的干预措施，包括医疗产品如药物或器械、手术、受试者行为改变如节食。临床试验可以指与当前或获得标准方法、无有效成分的安慰剂或不干预比较。有些临床试验比较两种已存在的干预措施。一个新产品在研究阶段，其有利、有害或与可获得的替代措施是否一样并不确定。研究者试图通过测量受试者的某些结果指标来衡量干预措施的安全性和有效性，如研究者对高血压病患者通过用药或治疗来测量其血压是否降低。

观察性研究是指据研究计划或研究方案评价某人群的健康结果，受试者可接受干预措施，包括医疗产品如药物、医疗器械、医疗保健中一部分如手术，但受试者未被研究者分配接受某种具体干预措施如研究者可能观察一年老年人的不同生活方式对心脏健康的影响。

我们平时称临床试验注册，但实际注册了临床试验和观察性研究。

系统评价的定义见 Cochrane 协作网。

二、临床试验注册的定义与意义

（一）临床试验注册的定义

临床试验注册是指将临床试验的设计、实施、监管和研究结果的相关信息在国际认可的注册机构中公开，任何人均可免费获取卫生研究的相关信息，实现卫生研究设计、实施过程和结果的透明化，并可溯源。

（二）临床试验注册的意义

1. 伦理意义

（1）临床试验透明化是履行对公众的伦理义务：临床试验结果用于个体或群体将会产生一定影响。因此卫生研究是公众事件，公众有权了解研究过程并获取试验所有信息以权衡其研究结果所产生的利弊。公众同意参与卫生研究实际上是在为提高人类健康水平作贡献。潜在受试者、医务工作者、研究者、机构审查委员会/独立伦理委员会、研究资助者都有权获取研究从开始至结束的所有真实信息，以便在与健康相关的生活与工作中基于证据科学决策。因此，若不能确保研究方法的科学性、研究结果的真实性并将研究结果公之于众就违背了伦理原则。同时，公开所有已启动研究的无偏倚信息也有利于全球共享知识，符合公众利益。

（2）提高公众对临床试验的信任和信心：决策

者、研究者和公众主要通过已发表文献获取卫生研究信息。大量事实表明发表偏倚误导决策，甚至引起极大错误。由于基金资助者或研究者隐瞒阴性试验结果而伤害人类的事件不断发生，大大降低了公众对卫生研究的信任和信心。卫生研究透明化充分体现了公众对卫生研究信息的知情权和监督权，利于提高卫生研究的公信度。

2. 科学意义　临床试验透明化利于公众获取研究方案信息（经伦理委员会/伦理审查委员会批准）和研究结果，将有助于：①尽量减少由于重复已验证过的干预措施所造成的风险和潜在危害；②公开既往临床试验的经验可推动未来研究发展；③识别并避免不必要的重复性研究和文献发表；④识别并避免选择性报告研究结果（报告偏倚）；⑤便于比较伦理学认可的原始研究方案和研究的实际实施情况；⑥通过提供正在进行研究的信息来加强研究者之间的合作；⑦唯一注册号也可帮助研究者追踪系统评价或卫生研究的应用情况及其产生的影响；⑧有助于全球研究者获取有关健康或疾病准确而无重复的数据。此外，临床试验透明化利于发现并控制研究设计偏倚，保证证据的完整性，保证普通文献收藏机构不遗漏任何试验结果等，利于鉴定和避免发表偏倚。

系统评价注册的意义同临床试验。

（三）临床试验与系统评价注册发展沿革

1. 临床试验注册　1976 年，美国国立卫生研究院（National Institutes of Health，NIH）癌症研究所首先对全球的癌症临床研究进行注册，是真正意义上的公共临床试验注册机构。

1997 年，美国通过立法将临床试验注册纳入食品和药物管理局（Food and Drug Administration，FDA）管理。

2004 年 9 月，国际医学杂志编辑委员会（International Committee of Medical Journal Editors，ICMJE）召开关于临床试验注册的第 1 次正式会议并发表宣言，宣布从 2005 年 7 月 1 日起，ICMJE 成员杂志只发表已在公共临床试验注册机构注册的临床试验结果，对此前已开始招募受试者的试验，延迟至 2005 年 9 月 13 日。

2004 年 10 月，世界卫生组织（world health organization，WHO）组织了一些官方研究机构、药物公司代表、杂志编辑，研究人员和著名专家在美国纽约洛克菲勒基金会召开会议，探讨与临床试验注册有关的共同问题。会后各方达成共识并发表了《纽约宣言》（New York statement-general consensus of

stakeholders）。该宣言认为 WHO 应牵头制定正规程序以引领全球实行统一的临床试验注册体系。

2004 年 10 月，由 8 位国际知名的临床试验方法学家、统计学家、研究者发起成立关于临床试验注册的渥太华工作组（Ottawa group），在加拿大卫生研究院支持下，邀请了 Cochrane 协作网成员单位、用户、杂志编辑、政策制定者及企业代表，于第 12 届国际 Cochrane 协作网渥太华年会期间举行工作会议，讨论临床试验注册事宜。会后发表了《渥太华宣言》（Ottawa statement on trail registration），旨在建立国际公认的临床试验注册原则。中国 Cochrane 中心代表参会并签署了《渥太华宣言》，之后，中国 Cochrane 中心和其他一些国家 Cochrane 中心启动建立各国临床试验注册机构。

2004 年 11 月 16~20 日，在墨西哥城举行关于卫生研究的各国卫生部长峰会，会后发表的《墨西哥宣言》（Mexico statement on health research）明确建议，由 WHO 牵头建立国际临床试验注册平台（international clinical trials registry platform，ICTRP）。该建议于 2005 年 1 月提交给第 115 届 WHO 执行局会议（WHO executive board），同年 5 月提交给第 58 届世界卫生决策会议（world health assembly）讨论。

2005 年 8 月 1 日，WHO 国际注册平台秘书组成立，于 2006 年 5 月正式启动建立 ICTRP，并发表 WHO ICTRP 的宗旨——保证将研究信息完整地纳入医疗卫生决策，提高研究透明度，最终提高科学证据的真实性和价值。

2007 年 5 月，澳大利亚新西兰临床试验注册机构（Australia-New Zealand Clinical Trial Registry，ANCTR）、美国 Clinical Trial. gov 和设在英国的国际标准随机对照试验统一注册号（international standard randomisation controlled trial number，ISRCTN）3 个临床试验注册机构被认证为第一批 ICTRP 一级注册机构。同年 7 月 25 日，中国临床试验注册中心（Chinese Clinical Trial Registry，ChiCTR）和印度临床试验注册机构（India clinical trial registry，InCTR）成为第二批 ICTRP 一级注册机构。到 2008 年 12 月，荷兰、斯里兰卡、德国、伊朗、日本等国的临床试验注册机构又相继被认证为 WHO ICTRP 一级注册机构。

2008 年 10 月，《赫尔辛基宣言》2008 版第 19 条称"每个临床试验必须于纳入第 1 例试验参与者前在供公众使用的公共注册机构注册"，使临床试验注册成为医学研究伦理学国际公约的重要规定。

2008 年 11 月,在马里巴马科举行的全球卫生研究部长论坛上发表的卫生研究行动宣言呼吁各国政府"研发、建立和实施为确保研究过程公平、负责和透明的标准、规章及规范,包括伦理审核和实施,产品研发和生产,病人护理质量和安全,临床试验注册和结果报告,公开公正地获取试验数据、方法和信息。使临床试透明化成为各国政府的行动。

2. 系统评价注册

(1) Cochrane 系统评价的注册:Cochrane 图书馆:最早注册的系统评价是 Cochrane 系统评价,Cochrane 图书馆 1999 年开始发行。Cochrane 图书馆现有 53 个专业系统评价小组。与系统评价小组编辑联系后,首先注册系统评价题目,通过同行评审后方能提交研究方案;研究方案通过同行评审后才可发表于 Cochrane 图书馆,才能开始制作系统评价全文。Cochrane 系统评价因严格的方法学把关和严密的组织运作,比其他非 Cochrane 系统评价质量高、影响大,2012 年影响因子达 5.703。至 2013 年 6 月,Cochrane 图书馆已有 7930 个记录:研究方案 2339 个,系统评价全文 5591 篇;共有来自 100 多个国家的 28 000 名作者。

(2) 非 Cochrane 系统评价的注册平台——PROSPERO:非 Cochrane 系统评价仅通过同行评审即可在杂志发表,其制作过程和方法学质量监管缺位,因而偏倚风险高。鉴于临床试验注册的成功经验,2009 年在第 6 届国际生物医学出版与同行评审会议讨论系统评价报告指南(PRISMA)时倡导注册系统评价研究方案,2010 年 PRISMA 发表后,York 大学评价和传播中心(CRD)开始发起,利用有效性评价摘要(DARE)数据库和英国卫生部经济评价数据库(NHS EED)和卫生技术评估(HTA)数据库的网络平台,2011 年正式启动国际前瞻性系统评价注册库(International Prospective Register of Systematic Reviews,PROSPERO)。截至 2013 年 5 月 1 日,PROSPERO 已注册系统评价 1531 个,尚无中国作者。

在 PROSPERO 注册系统评价是指在开放的电子数据库中提交和发表制作系统评价和设计的主要信息。只要系统评价主题范围符合要求,申请注册者只要求提供必要的信息,不要求质量评价和同行评审。注册信息可按计划修改,每个版本均永久保存在 PROSPERO 中,并与结果发表链接。PROSPERO 给每个注册的系统评价分配一个唯一注册号。系统评价注册号有三个特点:①注册号与系统评价永久绑定,是鉴定系统评价的一部分;②保存在研究方案中,用于任何时候的系统评价交流;③报道系统评价时应纳入,发表论文时也应纳入。

第二节　临床试验与系统评价注册进展与问题

一、注册标准

(一)临床试验注册标准:WHO 临床试验注册最低要求标准

经 WHO ICTRP 专家指导委员会和在国际范围内反复讨论、协商,一致同意公布 20 项临床试验信息,并成为当前 WHO ICTRP 的最低注册标准(见表 23-1)。

表 23-1　WHO ICTRP 临床试验注册最低要求 20 个条目

序号	条目	序号	条目
1	唯一试验注册号	11	募集国家
2	试验注册日期	12	条件(疾病状况)
3	二级注册号	13	干预措施
4	资助来源	14	主要纳入和排除标准
5	主要主办者	15	研究类型
6	次要主办者	16	首次研究开始时间
7	公众问题联系人	17	目标样本量
8	科学问题联系人	18	募集状态
9	公众题目	19	主要结局
10	科学题目	20	重要的次要结局

(二)系统评价注册标准

1. Cochrane 系统评价注册标准参见 Cochrane 图书馆中系统评价手册。

2. PROSPERO 系统评价注册标准包括 4 个部分,22 个必需条目(带 * 号)和 18 个可选条目(见表 23-2)。

(三)存在的问题

目前临床试验注册和系统评价注册的注册数量不够多,注册数据库未能涵盖足够数量和研究类型的临床试验和系统评价,因此目前尚不能通过注册数据库了解临床试验和系统评价的全貌。我国由于中国临床试验注册中心的成功运行,临床试验注册数量和质量均有大幅度上升。但尚无系统评价注册平台,PROSPERO 数据库中也无我国知识产权的系统评价注册。中国循证医学中心、中国循证医学杂志、*Journal of Evidence-Based Medicine*、

表 23-2　PROSPERO 系统评价注册条目

序号	条目名称	序号	条目名称
一	**系统评价题目和进度时间表**	20	干预措施 / 暴露因素*
1	系统评价文题*	21	比较 / 对照*
2	母语文题	22	预纳入研究类型*
3	预期或实际开始日期*	23	前言
4	预期完成日期*	24	主要结果*
5	注册系统评价阶段*	25	次要结果*
二	**系统评价研究团队**	26	数据提取（选择标准和编码）
6	确定的联系人*	27	偏倚风险（质量）评价*
7	确定的联系 email*	28	数据合成策略*
8	确定的联系地址	29	亚组分析或亚类*
9	确定的联系电话号码	**四**	**总的信息**
10	研究团队成员及其单位	30	系统评价类型
11	系统评价所属单位名称*	31	语种
12	物质 / 基金来源*	32	国家
13	利益冲突*	33	其他注册信息
14	协作者	34	参考文献 / 发表研究方案的域名
三	**系统评价方法**	35	传播计划
15	评价问题*	36	关键词
16	检索*	37	已有同一作者同一主题系统评价信息
17	检索策略的域名	38	系统评价状态*
18	研究疾病或领域*	39	其他信息
19	研究对象 / 人群*	40	最终报告发表链接

中国胸心血管外科临床杂志等正在基于已有的工作基础筹备原始研究和二次研究的注册，探索合适的机制促进更多临床试验注册，并提高注册质量；同时寻找合适契机创建与国际接轨的系统评价注册平台，推进非 Cochrane 系统评价的注册。

二、临床试验与系统评价注册平台与机构简介

（一）临床试验注册：WHO ICTRP 及 ICMJE

从 WHO ICTRP 检索平台（http://apps.who.int/trialsearch/）或一级注册机构均可检索到临床试验注册信息，但在检索平台上无法注册临床试验，在 WHO ICTRP 或 ICMJE 认可一级注册机构网站上均可免费注册临床试验。至 2013 年 4 月，WHO ICTRP 正式批准认可的一级注册机构有 14 个（表 23-3）。

WHO 注册网络（WHO Registry Network）由一级注册机构（primary registry）、成员注册机构（partner registry）和与 WHO ICTRP 一起工作并即将成为一级注册机构者构成。一级注册机构和成员注册机构均向 WHO 中央数据库（WHO Central Repository）输送数据。WHO ICTRP 的检索入口直接与中央数据库连接，并与一级注册机构链接，查询临床试验的所有信息（图 23-1）。WHO ICTPR 只在一些重要或有代表性的国家设置数量有限的一级注册机构。

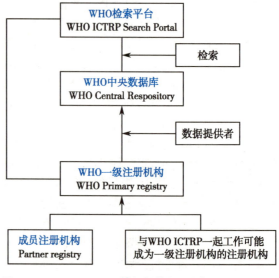

图 23-1　WHO ICTRP 的组织构架（引自 WHO ICTPR）

表 23-3　WHO ICTRP 和 ICJME 一级注册机构名称及网址

编号	注册机构名称	网址	编号	注册机构名称	网址
1	中国临床试验注册中心	www.chictr.org	8	伊朗临床试验注册中心	www.irct.ir
2	澳大利亚 - 新西兰临床试验注册中心	www.anzctr.org.au	9	ISRCTN.org	www.isrctn.org
3	韩国临床研究服务平台	http://cris.nih.go.kr/cris/en/use_guide/cris_introduce.jsp	10	日本一级注册网	http://rctportal.niph.go.jp
4	印度临床试验注册中心	http://www.ctri.in	11	荷兰国家试验注册中心	www.trialregister.nl/trialreg/index.asp
5	古巴临床试验注册中心	http://registroclinico.sld.cu	12	泛非洲临床试验注册中心	www.pactr.org
6	欧洲临床试验注册中心	http://registroclinico.sld.cu	13	斯里兰卡临床试验注册中心	www.slctr.lk
7	德国临床试验注册中心	https://drks-neu.uniklinik-freiburg.de/drks_web	14	巴西临床试验注册中心	http://www.ensaiosclinicos.gov.br/

（二）系统评价注册平台

系统评价注册平台包括 Cochrane 协作网（http://www.cochrane.org/）和非 Cochrane 系统评价在 PROSPERO 平台（http://www.crd.york.ac.uk/NIHR_PROSPERO/）。PROSPERO 注册的系统评价范围包括与卫生结果相关的系统评价：①干预措施有效性评价；②预防措施；③诊断；④治疗；⑤卫生监测等。注意：①系统评价再评价也在注册范围内；② Scoping reviews（系统评价文献范围）和方法学评价由于其结果指标与卫生无关不予注册；③动物实验系统评价因其目的和方法不一致，也不需注册。理想状况下，在 PROSPERO 注册系统评价时间应在纳入与排除标准确定之前。目前系统评价的资料提取尚未完成之前均可在 PROSPERO 注册。在 PROSPERO 注册系统评价只需提供表 23-1 中要求的 22 个必须条目的信息，不需经过同行评审。注册语种为英文。Cochrane 系统评价不需在 PROSPERO 上重新注册，通过一种软件直接将 Cochrane 系统评价研究方案转换到 PROSPERO 数据库中。

第三节　临床试验与系统评价注册的发展方向

目前全球人口快速增长，人类生存期更长，由此带来的人口压力和社会老龄化促使健康模式快速转变。这种变化趋势在不同地区、时间和不同年龄、性别的人群中有差异。医疗卫生决策者意识到在循证决策或知证决策过程中急需但奇缺有关疾病、伤害和潜在可预防危险因素的完整、标准化证据。决策证据的研究对象是群体，研究起点和标准高，研究方法复杂、综合，更加关注研究的时效性和结果的可转化性。如 2003 年非典（SARS）的暴发与防控和 2009 年禽流感的控制与预防，2008 年汶川地震医疗救援均需具有时效性和可转化性的证据生产。2004 年印度海啸后，证据助手（evidence aid）利用注册的 Cochrane 系统评价或非 Cochrane 系统评价为机构或个人在计划或应对自然灾害和卫生应急环境，了解哪些干预措施或行为有效，哪些无效甚至有害，哪些正在研究，哪些还需要研究方面发挥了重要作用，进而催生了开放公用系列证据注册平台。目前的临床试验和系统评价注册无法满足决策者对决策证据的需求。因此，在决策需求驱动下必将催生更大范围的卫生研究注册。

一、卫生研究注册的范畴

卫生研究注册的范畴涵盖与健康相关的所有研究，包括原始研究、二次研究、转化研究。原始研究包括随机对照试验、对照研究、队列研究、病例对照研究和病例报告。二次研究包括系统评价 / Meta 分析，转化研究包括政策研究、经济研究和效果研究（outcome research）。

目前，临床试验是卫生研究领域最活跃、最成熟的领域。除临床试验外，卫生研究中决策证据最重要的来源是效果研究。效果研究指在临床或群体中优化卫生保健的最终结果即患者或社会的利益，旨在发现实践中存在的问题并采取措施提高卫生保健结果。效果研究是指在某种环境下某类患者采用何种干预措施最有效的证据。干预措施不仅包括医疗或新的临床干预措施,还包括提供某种服务、资源或强制性执行由立法机构或金融机构提供的法规或政策。与临床试验主要关注治疗效果和安全性不同,效果研究还关注其他参数,如成本、时效性、方便性、区域可及性和终端用户价值取向。因此效果研究综合性更强,参与者更广泛,包括医疗器械和药物的生产厂家、医学经济学家、社会学家、公共卫生研究者、患者或公众。

二、卫生研究注册的其他平台

除了我们前面述及的临床试验注册平台和系统评价注册平台,还有一些卫生研究注册平台如卫生技术评估平台、卫生研究促进与发展理事会等。

(一)卫生技术评估注册平台

Cochrane 图书馆也有卫生技术评估(HTA)注册平台,包括全球所有完成和正在进行的卫生技术评估,内容有医学、社会学、伦理学和卫生保健干预措施的经济学指标。HTA 数据库的宗旨为提高卫生保健的成本 - 效益和质量。HTA 数据库由 York 大学评价和传播中心(the centre for reviews and dissemination, CRD)生产,数据来源于卫生技术评估国际网络(international network of agencies for health technology assessment, INAHTA)成员和其他卫生技术评估机构。它与 PROSPERO 使用同一套网络平台。

(二)卫生研究促进与发展理事会

卫生研究促进与发展理事会(council on health research for development, COHRED, http://www.cohred.org)是 1993 成立的一个国际民间组织,致力于加强中低收入国家卫生和创新体系研究。COHRED 支持从国家层面上运用卫生和创新体系研究提高卫生水平,减少卫生不公平性;2010 年与全球卫生研究论坛(the Global Forum for Health Research)合并,总部设在日内瓦。

(三)中国循证医学中心的工作

2001 年创办全球第一本中文循证医学杂志——中文版《中国循证医学杂志》;2007 年由 WHO ICTPR 和中国卫生部共同批准,由四川大学华西医院中国循证医学中心承办的 WHO ICTPR 一级注册机构——中国临床试验注册中心正式建成运行;2008 年与 Wiley-Blackwell 共同创办亚太地区第 1 本英文循证医学杂志——*Journal of Evidence-Based Medicine*;2009 年中国临床试验注册中心根据目前我国医学研究伦理审查制度建设情况,提出由医学研究伦理审查委员会在审查伦理的同时审查临床试验的科学性;2010 年由美国中华医学基金会卫生政策循证研究合作项目资助开发了系统评价数据库;2013 年加入中国医学期刊编辑与出版伦理专家委员会。在临床试验注册和伦理监管领域做了大量基础工作和创新探索。拟在 WHO-ICTPR 临床试验注册基础上将注册范围扩展到政策研究、经济研究和效果研究。

三、卫生研究注册面临的挑战

卫生研究比临床试验的范畴更广,研究方法更综合、更复杂,更具挑战性,如何选取合适的注册条目既能充分公布卫生研究的重要信息,又能让研究者操作可行,使用者易于理解和方便应用,值得进一步探讨。

第四节 临床试验注册与伦理监管

伦理监管包括完备的法律体系、明确的监管主体、标准化的操作流程和伦理审查的认证等。只有伦理审查方法规范,伦理审查数据具可及性和透明性,伦理监管机构才可能认证伦理审查机构的审查能力,评估伦理审查质量。卫生研究注册平台为临床试验伦理审查的注册备案管理提供了基础,从而为临床试验伦理监管提供了共享、透明、可及性强的运行机制,并促进临床试验注册、伦理审查、伦理监管一体化,打破各级伦理审查机构独立分割,提高伦理审查质量,加强伦理监管力度,最终提高卫生研究质量,促进人类健康。

临床试验注册如何与伦理监管结合,全程监督临床试验全过程,如不同类型试验研究方案的审查方法与标准等,伦理审查委员会如何保存临床试验研究方案等大量临床试验信息,并通过卫生研究注册平台使临床试验透明化,均是我们今后需研究和探索的问题。伦理监管机构采用何种机制通过临床试验注册平台实施有效的伦理监管值得进一步探讨。

世界卫生组织西太平洋地区办公室(WHO regional office for the western pacific, WHO WPRO)和联合国在卫生研究注册和伦理监管方面有很多数据共享,但采用何种培训方法、机制在各成员国制定合理、可行的卫生研究注册、卫生研究伦理审查和监管规则、方法并对相关人员进行培训急需进一步探索。

我国临床试验的伦理审查机构包括国家、地区、机构三个层次。我国现有医院伦理审查委员会主要审查新药、辅助生殖及器官移植领域的研究。近年医疗机构伦理审查委员会相继成立、发展，并向多学科协作发展，但各级审查机构的数据分割，伦理审查监管不足，导致伦理审查数据的可及性、透明性不高，各伦理审查机构的伦理审查质量良莠不齐，无法认证或考核伦理审查工作。因此伦理监管的重要性提上议事日程。

（刘雪梅　李幼平）

参 考 文 献

1. Al-Marzouki S, Roberts I, Evans S, et al. Selective reporting in clinical trials: Analysis of trial protocols accepted by The Lancet. *Lancet*, 2008, 372: 201.

2. Bian Z X, Wu T X. Legislation for trial registration and data transparency. *Trials*, 2010, 11: 64.

3. Booth A, Clarke M, Dooley G, et al. The nuts and bolts of PROSPERO: an international prospective register of systematic reviews. *Syst Rev*, 2012, 1: 2.

4. Booth A, Clarke M, Ghersi D, et al. An international registry of systematic-review protocols. *Lancet*, 2011, 377(9760): 108-109.

5. Booth A, Clarke M, Ghersi D, et al. Establishing a minimum dataset for prospective registration of systematic reviews: an international consultation. *PLoS ONE*, 2011, 6(11): e27319.

6. Chang M, Slutsky J. Debunking myths of protocol registration. *Syst Rev*, 2012, 1: 4.

7. Chien F W, Khan S, Siassakos D. Registration of systematic reviews: PROSPERO. *BJOG*, 2012, 119(8): 903-905.

8. Davies S. The importance of PROSPERO to the National Institute for Health Research. *Syst Rev*, 2012, 1: 5.

9. DeAngelis D, Drazen M, Frizelle A, et al. International Committee of Medical Journal Editors. Clinical trial registration: a statement from the International Committee of Medical Journal Editors. *JAMA*, 2004, 292(11): 1363-1364.

10. Duley L, Tharyan P. Ensuring health care decisions are informed by all of the evidence: the role of trial registration. *Cad Saude Publica*, 2008, 24(12): 2732.

11. Furberg C D, Pitt B. Withdrawal of cerivastatin from the world market. *Curr Control Trials Cardiovasc Med*, 2001, 2(5): 205-207.

12. Ghersi D, Pang T. 从墨西哥到马里：临床试验注册发展历程四年回顾. 中国循证医学杂志, 2009, 9(2): 123-126.

13. Godlee F. Clinical trial information: An international standard for disclosure of clinical trial. *BMJ*, 2006, 332(7550): 1107-1108.

14. Graham I D. Knowledge synthesis and the Canadian Institutes of Health Research. *Syst Rev*, 2012, 1: 6.

15. Horton R. GBD 2010: understanding disease, injury, and risk. *Lancet*, 2012, 380(9859): 2053-2054.

16. Hróbjartsson A, Gøtzsche S, Gluud C. The controlled clinical trial turns 100 years: Fibiger's trial of serum treatment of diphtheria. *BMJ*, 1998, 317(7167): 1243-1245.

17. Irwin S. Clinical trial registration promotes patient protection and benefit, advances the trust of everyone, and is required. *Chest*, 2007, 131(3): 639-641.

18. Kirkham J, Altman G, Williamson R. Bias due to changes in specified outcomes during the systematic review process. *PLoS ONE*, 2010, 5: e9810

19. Krleza-Jerić K. Clinical trial registration: the differing views of industry, the WHO, and the Ottawa Group. *PLoS Med*, 2005, 2(11): e378.

20. Liu X, Li Y, Yu X, et al. Assessment of registration quality of trials sponsored by China. *J Evidence-Based Med*, 2009, 2: 8-18.

21. Liu X, Li YP, Song S, et al. Ethical review reporting of Chinese trial records in WHO primary registries. *JME*, 2011, 37: 144-148.

22. Moore N, Juillet Y, Bertoye P H, et al. Integrity of Scientific Data: Transparency of Clinical Trial Data. Therapie, 2007, 62(3): 211-216.

23. Reveiz L, Krleza-Jerić K, Chan W, et al. Do trialists endorse clinical trial registration? Survey of a Pubmed sample. *Trials*, 2007, 23(8): 30.

24. Silagy A, Middleton P, Hopewell S. Publishing protocols of systematic reviews: comparing what was done to what was planned. *JAMA*, 2002, 287: 2831-2834.

25. Stewart L, Moher D, Shekelle P. Why prospective registration of systematic reviews makes sense. *Syst Rev*, 2012, 1: 7.

26. Straus S, Moher D. Registering systematic reviews. *CMAJ*, 2010, 182(1): 13-14.

27. Tricco C, Pham B, Brehaut J, et al. An international survey indicated that unpublished systematic reviews exist. *J Clin Epidemiol*, 2009, 62(6): 617-623.e5

28. Van P, Qaseem A, Kaila M, et al. Board of Trustees of the Guidelines International Network(G-I-N). Prospective systematic review registration: Perspective from the Guidelines International Network(G-I-N). *Syst Rev*, 2012, 1: 3.

29. Van P, Qaseem A, Kaila M, et al. Prospective systematic review registration: perspective from the Guidelines International Network(G-I-N). *Syst Rev*, 2012, 1: 3.

30. Viergever F, Ghersi D. The Quality of Registration of Clinical Trials. *PLoS ONE*, 2011, 6(2): e14701.

31. Yang Z, Zhan S. PROSPERO: the new register of non-Cochrane reviews. *Zhong Hua Yi Xue Za Zhi*, 2012, 92(6): 422-425.

32. Zarin D A, Tse T. Moving towards transparency of clinical trials. *Science*, 2008, 319(5868): 1340-1342.

33. 涂玲. 辅助生殖技术从业机构伦理管理的研究. 长沙: 中南大学, 2008.

34. 吴泰相, 李幼平, 李静, 等. 中国临床试验注册和发表机制及实施说明. 中国循证医学杂志, 2006, 6(6): 395-396.

第二十四章 医学研究报告规范

全球现有生物医学期刊超过 30 000 种,且以每年 7% 的速度递增。2012 年,仅 PubMed 就收录了 6000 余种生物医学期刊的 915 671 篇文献。据此推算,每年全球发表的生物医学文献将超过 400 万篇。

这些海量文献中真正高质量的不多(即使是随机对照试验),很多文献因缺乏重要信息而难以使用。吴泰相等从国内 1452 篇文献中筛选出随机方法正确的 103 个随机对照试验(RCT),发现仅 3 篇 RCT 能获得所需信息的 80%,6 篇能获得 65%~56%,51 篇能获得 50%~31%,43 篇仅能获得 30%~9%。加之不同期刊对同一研究的报告内容、撰写格式要求不尽相同,有些甚至差别极大。当读者就同一主题使用来自不同期刊的文献时,由于要在不同报告内容与撰写格式间跳转,花费大量时间,获得的信息十分有限。

1987 年,加拿大 McMaster 大学 Brain Haynes 教授及其同事联合 18 个国家的 358 名专家在《内科学年鉴》上提出结构式摘要,并最终形成包括目的、方法、结果、讨论的四段式摘要撰写格式,大大提高了摘要的质量、信息容量和可读性,现几乎被所有医学期刊所采用。

结构式摘要的巨大成功促使研究者将目光移向全文。但全文因研究类型等差异,不可能制定针对所有医学研究的统一报告规范。基于 1948 年英国著名生物统计学家 Bradford Hill 在《英国医学杂志》(BMJ)上发表的第 1 篇 RCT 展示出设计科学、偏倚最小,公认为判断干预措施疗效的金标准。首先尝试规范 RCT 的报告,再拓展到其他研究类型,可能获益最大。

第一节 国际主流医学研究报告规范

一、随机对照试验——CONSORT

(一)简介

1993 年,来自医学杂志、临床试验、流行病学和方法学领域的 30 位专家在加拿大渥太华召开工作会,讨论制定一种用于评估 RCT 报告质量的新量表。会后发表了试验报告规范(the standards of reporting trials,SORT)声明。由一个包括 32 个条目的清单和一份流程图组成,以指导研究者如何规范报告 RCT。1994 年,另一群专家(Asilomar 工作组)在美国加州 Asilomar 独立地做了类似工作,提出在试验报告中应该包括的条目清单,并建议杂志编辑将其写进稿约。

为更好地吸引杂志采纳并推动其传播,在《美国医学会杂志》副主编 Drummond Rennie 的建议下,1995 年 9 月 20 日,两个工作组的 9 位代表(包括杂志编辑、临床流行病学家和统计学家)在芝加哥召开工作会,探讨将两份清单合二为一,清单条目的筛选使用改良的 Delphi 法,并尽可能循证,即研究此条目未报告和报告相比是否会带来偏倚。若会带来偏倚,则将该条目纳入清单。于 1996 年发表了随机对照试验报告的统一规范(consolidated standards of reporting trials,CONSORT)声明。

CONSORT 声明随新证据的不断出现持续定期更新,其成员也据其参与该工作的程度而更替。1999 和 2000 年工作组两次开会修订 CONSORT 声明,并于 2001 年史无前例地在 3 种著名国际医学杂志(内科学年鉴、JAMA 和 Lancet)上同时发表了修订版 CONSORT 声明。2007 年,CONSORT 工作组再次召开工作会,启动再次修订 CONSORT 声明,并在 2010 年发表了《CONSORT 声明 2010 版》。

CONSORT 声明旨在改进 RCT 的报告,促进读者对试验设计、实施、分析和解释的理解,有助于评价试验结果的真实性(包括内部和外部真实性),还可用于指导审稿和编辑,因此 CONSORT 本身就是很好的教材。

CONSORT 声明的制定尽管遵循循证原则、纳入了大量参考文献,并附有清单,但由于过于简单、不够具体、甚至教条,没有说明纳入每个条目的理由(科学背景)并解释其重要性,较难使用和理解。因此在 1999 年和 2000 年召开工作会议修订 CONSORT

时，工作组同步制定了与之配套的详尽说明文件。以实例加解释的形式，阐述了清单中每个条目纳入的意义和原理，以便帮助使用者正确使用、理解和推广 CONSORT 声明。

（二）报告清单及说明

CONSORT 2010 版清单包含 25 个条目（表 24-1）。清单条目包括题目与摘要、背景、方法、结果、讨论和其他信息 6 个部分。清单条目的筛选原则包括：①有研究证据表明不报告该条信息会给干预效果的评价带来偏倚；②有助于判断试验结果的可靠性和相关性。与 2001 版清单不同，2010 版清单新增了其他信息部分，包括试验注册、试验方案和资助 3 个条目；另外，2010 版清单中的部分条目（第 1、2、3、4、6、7、8、11、12、13、14、17 条）被扩展为 a、b 两个子条目，使针对的内容更清晰，可操作性更强。

随着 CONSORT 的推广和使用，CONSORT 清单条目的报告情况虽有改善，但仍不尽如人意。特别是：①在方法部分，绝大多数研究仍未报告样本量的计算依据，对中期分析和试验中止条件的解释，随机序列的产生方法，分配方案隐藏，随机化如何实施，盲法，对附加分析如亚组分析和校正分析的说明。②在结果部分，多数研究仍未报告流程图；在讨论部分，报告局限性的研究仍较少。对新增条目包括试验注册、试验方案和资助情况的报告，虽无具体数据，但从各临床试验注册中心注册的临床试验数和发表的临床试验之间的差距，及支持 CONSORT 声明的期刊数和生物医学期刊总数间的差距判断，情况也不乐观。

（三）流程图

流程图（图 24-1）旨在描述受试者在 RCT 中的变动过程，包括登记、干预分配、随访和分析 4 部分。2010 版流程图在 2001 版流程图的基础上，仅修改了一个单词。明确显示出进入原始数据分析的各干预组的受试者数目，有助于读者判断作者是否进行了意向性分析。

二、非随机试验——TREND

（一）简介

RCT 常被认为是评价干预措施效果的"金标准"，其设计核心是通过随机分配最大限度地保证干预组与对照组间除干预措施不同外，在其他非处理因素上基线一致，能真实反映干预效果的差异。但受伦理学等问题的限制，有些研究难以实现随机化分组，尤其在预防医学研究领域，而只能采用非随机试验设计。非随机试验是指试验分组过程为非随机，包括非随机交叉试验、非随机同期对照试验和前后对照试验。这类研究因缺少随机化分组，结果受偏倚因素影响的可能性增大，只有提高其报告质量，才能充分发挥其使用价值。

TREND（the transparent reporting of evaluations with nonrandomized designs）声明由美国疾病预防控制中心 HIV/AIDS 综合防治研究小组为提高对艾滋病防治研究的综合能力而制定。TREND 清单

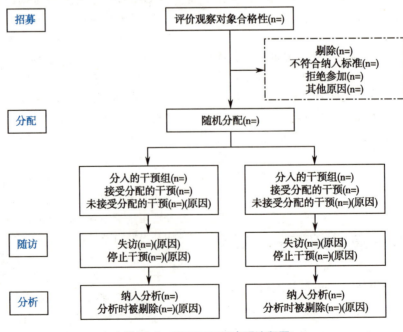

图 24-1 CONSORT 声明流程图

表 24-1 CONSORT 清单（2010 版）

内容与主题	条目	描述
题目和摘要	1a	题目能识别是随机试验
	1b	结构式摘要，包括试验设计、方法、结果和结论（具体指导建议见"CONSORT for Abstracts"）
引言		
背景和目的	2a	科学背景与原理解释
	2b	具体的目的或假设
方法		
试验设计	3a	描述试验设计（如平行设计、析因设计），包括将受试者分配入各组的比例
	3b	试验开始后对试验方法所作的重要改变（如受试者选择标准），并说明原因
研究对象	4a	受试者选择标准
	4b	资料收集的环境和地点
干预	5	详细描述各组干预措施的细节（以便他人重复），包括它们实际上是如何和何时实施的
结局	6a	完整定义事先确定的主要和次要结局指标，包括它们是如何和何时测评的
	6b	试验开始后对试验结局所做的任何改动，并说明原因
样本量	7a	样本量的确定方法
	7b	如果存在中期分析和试验中止的情况，则应对中期分析和试验中止的条件进行解释
随机化		
顺序的产生	8a	用于产生随机分配序列的方法
	8b	随机化类型；详细描述限制措施（如区组和区组长度）
分配隐藏	9	执行随机分配序列的方法（如顺序编码的容器），描述分配干预措施前为隐藏分配顺序所采取的步骤
实施	10	谁产生随机分配序列，谁招募受试者，谁将受试者分配到各干预组
盲法	11a	若实施了盲法，分配干预措施后对谁施盲（如受试者、医疗服务提供者和结局评估者），以及盲法是如何实施的
	11b	若有必要，描述干预措施的相似之处
统计学方法	12a	用于比较各组主要和次要结局指标的统计学方法
	12b	附加分析方法，如亚组分析和校正分析
结果		
受试者流程（强烈推荐用流程图）	13a	随机分配到各组的受试者例数，接受已分配治疗的例数，纳入主要结局分析的例数
	13b	随机分组后各组失访和排除的例数，并说明原因
招募	14a	明确招募期和随访时间
	14b	试验结束或中止的原因
基线资料	15	用表格列出各组的基线资料，包括人口学资料和临床特征
分析的人数	16	各组纳入每一种分析的受试者例数（分母），以及是否按最初的分组分析
结局和估计	17a	各组每一项主要和次要结局指标的结果，估计效应量及其精确度（如95%可信区间）
	17b	对二分类结局，建议同时提供绝对和相对效应量
辅助分析	18	报告进行的其他所有分析，包括亚组分析和校正分析，并说明哪些分析是预先设定的，哪些是探索性的
危害	19	各组发生的所有重要危害或非预期效应（具体指导建议参见"CONSORT for harms"）
讨论		
局限性	20	试验的局限性；阐述潜在偏倚的来源；不精确性；多重分析（如果存在这种情况）
可推广性	21	试验结果的可推广性（外部真实性、适用性）
解释	22	与结果一致的解释，权衡利弊，并且考虑其他相关证据
其他信息		
注册	23	试验注册号和注册机构名称
方案	24	如有试验方案，那么在何处可以获取完整的试验方案
资助	25	资助和其他支持（如提供药品）的来源，资助者的角色

基于 2001 版 CONSORT 清单制定,对部分针对行为干预研究或公共卫生干预研究的条目进行了补充。注意:TREND 声明只适用于非随机设计的干预效果评价研究,而非所有非随机试验研究。

(二)报告清单及说明

TREND 清单(表 24-2)包括 22 个条目,由于其主要针对行为和公共卫生干预,因此,与 RCT 相比,除未采用随机分组外,因研究对象单位可能的不同(如研究对象可为个体、群组或社区),其在研究对象选择、干预措施、分配方法、分析单位、基线数据等方面与 CONSONT 清单有较大差异。如研究对象分组单位是群组或社区,而统计分析单位是个体时,则分析时需要考虑群间差异。另外,研究对象分配的非随机性,容易导致组间基线不一致。因此,对组间基线一致性的判断很重要,若基线不一致则需在分析干预效应时进行调整和控制。

表 24-2 TREND 清单

内容与主题	条目	描述
题目与摘要		
	1	• 研究单位如何分配到各干预组; • 推荐采用结构式摘要; • 目标人群或研究样本的信息
引言		
背景	2	• 科学背景与原理解释; • 行为干预设计中应用的理论
方法		
研究对象	3	• 研究对象的纳入标准,包括不同招募水平/抽样方案(如城市、诊所、对象)的标准; • 招募方法(如推荐、自选),包括抽样方法(如果采用了系统抽样方案); • 招募环境; • 数据采集的环境和地点

干预措施	4	• 各组干预的细节以及何时、如何实施,具体包括:
		  ○ 内容:给予什么干预?
		  ○ 实施方法:干预内容如何实施?
		  ○ 实施单位:是否将研究对象分成小组来实施?
		  ○ 干预分配者:谁负责分配干预?
		  ○ 环境:干预是在什么地方实施的?
		  ○ 暴露的总量和持续时间:预订实施多少次干预?持续多长时间?
		  ○ 时间跨度:预订每次干预实施多长时间?
		  ○ 增加依从性的措施(如奖励)

目的	5	• 具体目的和假设
结局指标	6	• 明确定义主要和次要结局指标; • 描述数据收集方法和提高测量质量的方法; • 经验证工具的相关信息,如心理和生物学特性的测量
样本量	7	• 样本量如何确定,解释中期分析和中止试验的条件(如存在这种情况)
分配方法	8	• 分配单位(各单位被分配到研究组的情况,如个体、组群、社群); • 各单位分配到研究组的方法,包括任何限制细节(如区组、分层和最小化法); • 为减少因非随机化而可能产生的偏倚所采取的措施(如配对)
盲法	9	• 研究对象、干预实施者和结局评估者是否并不知晓分组情况;若是,盲法如何实现?如何评价?
分析单位	10	• 描述用于评估干预措施效果的最小分析单位(如个体、组群或社群); • 如果分析单位与分配单位不同,给出换算方法(如通过设计效应调整标准误的估计值或采用多水平分析)
统计分析方法	11	• 比较各组主要结局使用的统计方法,包括相关数据的复杂方法; • 其他分析方法,如亚组分析和校正分析; • 处理缺失数据的方法(如果用了的话); • 使用的统计软件或程序

续表

内容与主题	条目	描述
结果		
研究对象流程	12	● 各阶段研究对象的流动情况,如登记、分配、分配和实施干预、随访、分析(强烈推荐使用流程图) ○ 登记:筛选研究对象数,发现合格和不合格研究对象数,拒绝参与和入选研究对象数 ○ 分配:分配到各研究组的研究对象数 ○ 分配和实施干预:分配到每个研究组的研究对象数和接受每种干预措施的研究对象数 ○ 随访:各组完成或未完成随访(如失访)的研究对象数 ○ 分析:各组主要分析纳入或排除的研究对象数 ● 说明与研究方案的差异,并给出原因
招募	13	● 明确招募期和随访时间
基线数据	14	● 各研究组基线人口学和临床特征; ● 与具体疾病预防研究相关的每个研究组的基线特征; ● 在总体和研究组层面对失访与在访研究对象的基线比较; ● 研究人群和关注目标人群的基线比较
基线相似性	15	● 各研究组基线相似性的数据和用于控制基线差异的统计方法
分析的数量	16	● 针对每个分析,纳入各研究组的研究对象数目(分母),尤其是对不同结局分母要发生改变时,如果可行,用绝对数来表达结果 ● 是否进行了意向治疗分析,如未采用,应说明分析中如何处理不依从的研究对象
结局和效应估计	17	● 对每个主要和次要结局,报告各组的综合结果,估计效应量大小及其可信区间(显示其精确度); ● 包含无效和阴性结果; ● 包含测试预设的干预实施的因果路径所产生的结果
辅助分析	18	● 对所做的其他分析进行总结,包括亚组分析和限制性分析,说明哪些分析是事先设定的,哪些是探索性的
不良事件	19	● 对各组所有重要危害和非预期效应进行总结(包括对测量方法、估计效应量和可信区间的总结)
讨论		
解释	20	● 结合研究假说、潜在偏倚来源、测量的不精确性、多重分析和研究其他的局限性和缺点,对结果进行解释; ● 关于结果的讨论,应考虑干预措施的作用机制(因果路径),或其他替代机制或解释; ● 讨论实施干预的成功之处和障碍,干预的真实性; ● 对研究、临床实践或决策意义的讨论
可推广性	21	● 结合研究人群、干预措施的特征、随访时间长短、激励措施、依从率、研究实施的具体场所和环境,以及其他相关因素,讨论试验结果的可推广性(外部真实性)
证据汇总	22	● 结合现有证据和理论,对结果进行解释

三、诊断准确性试验——STARD

(一)简介

诊断性研究一般可分为两类:①观察采用不同诊断方法对患者结局的影响,多采用随机对照设计。如对可疑肺炎患者,随机采用 A、B 两种诊断方法,对诊断为细菌感染阳性的患者给予抗生素,而阴性患者不用抗生素,并观察两种诊断方法下患者病死率的差异。②评价诊断试验的准确性,其设计类似于队列研究设计。如要研究一种新诊断方

法对肺炎患者的诊断准确性,对可疑肺炎患者同时采用新方法和金标准方法进行诊断,从而获得真阳性、假阳性、真阴性和假阴性患者数,并据此计算新方法的诊断敏感度、特异度、阳性似然比、阴性似然比、诊断比值比,绘制 ROC 曲线并计算曲线下面积。这是经典的诊断准确性试验设计,诊断准确性试验报告规范也主要针对该类设计,而前者可参考随机对照试验的报告规范——CONSORT 声明。还有一类评价诊断试验准确性的设计类似于病例对照研究设计。如同样是研究一种新诊断方法对

肺炎患者的诊断准确性,对已通过金标准确诊的肺炎患者(病例),配一组健康对照(对照),再采用新的诊断方法对病例和对照分别进行诊断,也可获得真阳性、假阳性、真阴性和假阴性患者数,并据此计算新方法的诊断敏感度、特异度、阳性似然比、阴性似然比、诊断比值比,绘制ROC曲线并计算曲线下面积。但这类设计因在患者选择上违背了诊断性试验对"可疑"患者的要求,一般不推荐。

对疾病的准确诊断是开展有效治疗的前提和基础,不准确的诊断可能导致错误的治疗决策。因此,评价诊断试验的准确性十分必要,不仅可减少因错误估计而导致意外临床结果发生,还能避免不必要的检查,降低医疗费用。但因许多诊断准确性报告缺乏关于诊断性研究设计、实施和分析的重要信息,导致难以评价。与其他任何类型的研究一样,研究设计的缺陷可能导致结果出现偏倚。有报告称,带有特定设计特征的诊断研究,比没有这类缺陷的研究更可能做出偏倚、乐观的诊断准确性评估。

1996年版CONSORT声明对RCT报告质量的成功改善,让研究者看到了改善诊断准确性研究报告质量的前景。1999年在罗马召开的Cochrane学术年会上,Cochrane诊断与筛查检查方法工作组讨论了诊断性试验方法学质量低、报告不标准的问题。工作组认为解决这些问题的第一步在于提高诊断性研究报告的质量。2000年9月,由荷兰阿姆斯特丹大学的Patrick M. Bossuyt等组成的诊断性研究报告标准委员会在阿姆斯特丹举行的共识会上,正式启动STARD(The standards for reporting of diagnostic accuracy)声明的制定,并配以说明文件,于2003年正式发表,一直沿用至今。

(二)报告清单及说明

STARD清单(表24-3)包含25个条目,清单条目包括题目/摘要/关键词、引言、受试者、检查方法、统计学方法、受试者、检查结果、评价和讨论9个部分。清单为循证制定,旨在帮助读者判断研究中潜在偏倚和评价研究结果适用性的条目。工作组首先检索出33个已发表的诊断性研究临床指南表单,基于这些表单及指导委员会和STARD小组成员的建议,指导委员会制定出一个包括75项条目的列表,通过几次共识会合并、删除部分条目,最终形成包含25个条目的清单。

(三)流程图

鉴于诊断性研究采用的设计方案各异,流程图对诊断性研究的意义更重要。流程图(图24-2)提供了患者募集方法(如基于有某种特定症状患者的连续序列、病例对照)、试验执行的顺序、接受被评价

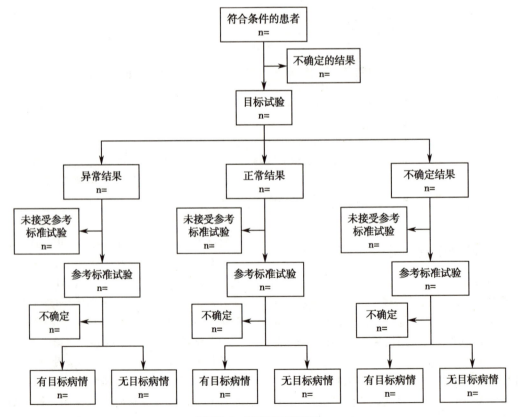

图24-2 STARD流程图

表 24-3　STARD 清单

章节及主题	条目[#]	页数[#]
题目 / 摘要 / 关键词	1	确定文章为诊断准确性研究(推荐采用 MESH 主题词:"灵敏度和特异度")
引言	2	陈述研究问题或目的,如评估诊断准确性或比较不同诊断措施间或不同受试人群间的准确性方法描述
方法		
受试者	3	研究人群:纳入和排除标准,数据收集的环境和地点
	4	受试者募集:基于症状、既往试验结果或受试者已接受过目标试验或参考标准试验的事实?
	5	样本抽样:研究人群是否是根据条目 3、4 中的选择标准确定的样本序列?若"否",具体说明是如何进一步选择样本的
	6	数据收集:数据收集是在目标试验和参考标准试验进行之前(前瞻性研究)还是之后(回顾性研究)?
试验方法	7	描述参考标准试验及其原理
	8	描述相关资料与方法的技术说明,包括何时和怎样进行测量,和(或)引用参考文献说明目标试验和参考标准试验
	9	描述目标试验和参考标准试验结果的单位、临界值和(或)种类的定义及原理
	10	描述执行和读取目标试验和参考标准试验的人员数量、培训及其专业技能
	11	描述目标试验和参考标准试验结果的人员是否不知道另一组试验的结果(盲法),描述其他任何可获得的临床信息
统计学方法	12	计算和比较诊断准确性的方法,及不确定性的定量统计方法(如 95% 可信区间)
	13	如果已做,则描述计算试验可重复性的方法
结果		
受试者	14	研究何时完成,包括样本募集的起始日期
	15	研究人群的临床特征和人口统计学特征(如年龄、性别、出现的症状谱、合并疾病、现有治疗、样本募集中心)
	16	符合纳入标准,参与了或未参与目标试验和(或)参考标准试验的人数;说明受试者未参加试验的原因(强力推荐使用流程图)
试验结果	17	从目标试验至参考标准试验间的时间间隔,及在此期间是否给予了任何治疗
	18	在出现目标情况的受试者中描述疾病严重程度(定义标准)的分布;在未出现目标情况的受试者中说明其他诊断
	19	目标试验结果(包括不确定和丢失结果)和参考标准试验结果的四格表;及为获得进一步结果,试验结果的分布和参考标准试验结果的四格表
	20	进行目标试验和参考标准试验的过程中是否出现了任何不良事件?
评价	21	诊断准确性评估及统计学不确定性衡量(如 95% 可信区间)
	22	目标试验的不确定结果、丢失结果及异常值如何处理
	23	如果可能,评估诊断准确性在受试者亚组间、结果读取者间、各中心间的变异度
	24	如果可能,评估试验的可重复性
讨论	25	讨论研究结果的临床适用性

的试验(目标试验)和参考标准试验的患者人数等信息。其可提示抽样和选择研究对象的过程(外在真实性)、研究对象的流向与试验时间及结果关系等。

四、观察性研究——STROBE

(一)简介

在临床流行病学研究设计分类中,观察性研究是相对于干预性(试验性)研究而言,按事先有无专门设计的对照组又可分为描述性研究(包括横断面研究、病例报告和病例系列)与分析性研究(包括队列研究和病例对照研究)。描述性研究主要用于描述疾病或某种特征在不同时间、地点、人群中的分布(三间分布)及发生发展的规律,如描述某地区肺癌的患病率。但描述性研究不能确定因果联系，既不能由因推果（吸烟→肺癌），也不能由果推因（肺癌→吸烟）；只能提出病因假说。分析性研究主要是分析疾病和健康状态与可能的致病因素间的关系，从而筛选致病因素并形成和检验病因假说，如研究吸烟（暴露）与肺癌的关系——队列研究：由因（吸烟）推果（肺癌）；病例对照研究：由果（肺癌）推因（吸烟）。临床上观察性研究是探索病因和观察不良反应时经常用到的一类研究方法。

观察性研究本身的特点决定了其容易实施，发表在医学专业杂志上的论文约 90% 为观察性研究。观察性研究伦理学问题相比干预性研究较少，但其结果易受偏倚和混杂因素等影响。目前观察性研究普遍存在报告不完整和不规范的问题，充分报告这些问题有助于读者科学阅读和评价。

为了规范观察性研究的报告，一些流行病学家、方法学家和统计学家及顶级杂志（如 *JAMA*、*Lancet*）的编辑于 2004 年 9 月在英国 Bristol 大学启动了该项工作，并成立了 STROBE（strengthening the reporting of observational studies in epidemiology）工作组，于会后公布了第 1 版清单。同年 12 月工作组在伦敦根据对第 1 版的意见和建议进行修改，形成了第 2 版清单并于 2005 年 4 月发布。2005 年 9 月和 2007 年 10 月，工作组发布了清单的第 3 版和第 4 版。目前推荐使用的是 2007 年第 4 版清单。

（二）报告清单及说明

STROBE 第 4 版（表 24-4）清单包括六大部分（题目与摘要、引言、方法、结果、讨论、其他信息）共 22 个条目。其可用于横断面研究、队列研究和病例对照研究 3 类研究设计。其中 18 个条目为 3 种研究设计共用，4 个条目（条目 6、12、14、15）根据研究设计而异。通过 STROBE 的官方网站（www.strobe-statement.org/），可以下载针对这 3 种设计的独立版本和组合版本及其配套说明文件（说

表 24-4　STROBE 清单（第 4 版）

	条目	推荐
题目与摘要	1	题目和摘要中应有常用专业术语指明研究设计 摘要内容要丰富，且能准确流畅地表述研究中做了什么、发现了什么
引言		
背景/原理	2	解释研究的科学背景和原理
目的	3	阐明研究目的，包括任何预设假设
方法		
研究设计	4	陈述研究设计的关键点
研究地点	5	描述研究环境、具体场所和相关时间范围（包括研究对象募集、暴露、随访和数据收集时间）
研究对象	6	①**队列研究**：描述选择研究对象的合格标准、来源和方法。描述随访方法 **病例-对照研究**：描述选择确诊病例和对照的合格标准、来源和方法。描述选择病例和对照的原理 **横断面研究**：描述选择研究对象的合格标准、来源和方法 ②**队列研究**：对于配对研究，描述配对标准和暴露与非暴露数目 **病例-对照研究**：对于配对研究，描述配对标准和每个病例配对对照数目
研究变量	7	明确定义结局、暴露、预测因子、潜在混杂因子和效应修饰因子。如果可能，给出诊断标准
数据来源/测量	8*	对每个所关注的变量，描述其数据来源和详细的评估（测量）方法；若有多个组，还应描述各组间评估方法的可比性
偏倚	9	描述为找出潜在的偏倚来源所做的任何努力
样本大小	10	解释样本大小的确定方法
计量变量	11	解释分析中如何处理计量变量；若可能，描述怎样选择分组及分组原因
统计学方法	12	①描述所有统计学方法，包括如何控制混杂因素； ②描述用于检验亚组和交互作用的方法； ③解释处理缺失数据的方法； ④**队列研究**：如果存在失访，解释处理失访的方法； **病例-对照研究**：如果进行了配对，解释病例和对照的配对方法； **横断面研究**：如果可能，描述根据抽样策略确定的分析方法； ⑤描述所做的敏感性分析

右上角：续表

	条目	推荐
结果		
研究对象	13*	①报告研究各阶段研究对象的数量，如可能合格的数量、被检验是否合格的数量、证实合格的数量、纳入研究的数量、完成随访的数量和分析的数量； ②给出各阶段研究对象未参与的原因； ③考虑使用流程图
描述性资料	14*	①描述研究对象的特征（如人口学、临床和社会）及关于暴露和潜在混杂因素的信息； ②指出每个关注变量的研究对象数量及其缺失数量； ③队列研究：总结随访时间（如平均时间及总和时间）
结局资料	15*	队列研究：按时间报告结局事件数或汇总测量结果； 病例 - 对照研究：报告各暴露类别的数量或暴露的汇总测量结果； 横断面研究：报告结局事件数或汇总测量结果
主要结果	16	①给出未校正和校正混杂因素（如存在混杂因素）的估计值及其精确度（如 95% CI），阐明根据哪些混杂因素进行校正及纳入这些因素的原因。 ②将连续性变量转化为分类变量时报告分类界值。 ③若相关，可考虑将有意义时间范围内的相对风险估计值转换为绝对风险估计值
其他分析	17	报告进行的其他分析，如亚组和交互作用分析及敏感度分析
讨论		
重要结果	18	参考研究目的小结重要结果
局限性	19	结合潜在偏倚和不精确性的来源，讨论研究的局限性；讨论潜在偏倚的方向和大小
解释	20	结合研究目的、局限性、多重分析、类似研究结果和其他相关证据，谨慎给出一个总体的结果解释
可推广性	21	讨论研究结果的可推广性（外部真实性）
其他信息		
资助	22	给出本研究的资助来源和资助者的角色，如果本文是基于先前的研究开展的，给出先前研究的资助来源和资助者的角色

* 在病例 - 对照研究中，分别给出病例和对照的信息，如可能，在队列研究和横断面研究中分别给出暴露和非暴露组的信息。

明每个清单条目的选择原因、方法学背景及高质量报告范例）。

五、随机对照试验的系统评价 /Meta 分析——PRISMA

（一）简介

系统评价和 Meta 分析在医疗卫生保健中的重要性日益凸显，但其报告质量却并不令人满意。国内外研究均显示，系统评价 /Meta 分析的总体报告质量较低，且并未显示出随时间明显改善的趋势。低质量报告带来的误导和负面影响远超单个的原始研究。因此，系统评价 /Meta 分析报告规范的研究几乎与系统相依而生、相伴而行。

1999 年，由加拿大渥太华大学 David Moher 牵头成立了 Meta 分析质量制定委员会，并召开了"The quality of reporting of meta-analyses of randomised controlled trials"工作会议，对 RCT 的 Meta 分析报告进行方法学质量评价，并在 Lancet 上发表了针对随机对照试验 Meta 分析的统一报告规范——QUOROM 声明（Improving the quality of reports of meta-analyses of randomised controlled trials：the QUOROM statement）。

之后工作组考虑到不仅需要关注 Meta 分析，还应关注系统评价。2005 年 6 月，包括系统评价作者、方法学家、临床医生、医学编辑及用户在内的 29 名参与者在渥太华召开会议，修订和扩展 QUOROM，最终将 QUOROM 更名为 PRISMA，并在 PLoS 上发表了 PRISMA 声明（Preferred reporting items for systematic reviews and meta-analyses：the PRISMA statement）及其说明文件，以提供针对每个条目规范报告的实例，需要报告的基本原因及证据基础。虽然 PRISMA 只适用于 RCT 系统评价 /Meta 分析的报告，但也可作为其他类型研究系统评价 /Meta 分析报告的基础规范。

（二）报告清单及说明

PRISMA 清单（表 24-5）包括 7 个部分（题目、摘要、前言、方法、结果、讨论和资金支持）27 个条目。与原来的 QUOROM 清单有诸多不同，其在条目清单细节上的差异见表 24-6。

（三）流程图

PRISMA 在 QUOROM 流程图的基础上进行了调整（图 24-3），包括：①在提供排除研究的原因之前，对检索结果的详细记录；②针对有的文章可能同时报告多个研究，有的研究可能在多篇文章中报告的问题，PRISMA 流程图做了相应的改进。

表 24-5 PRISMA 清单

项目	编号	条目清单
题目		
标题	1	明确本研究报告是系统评价、Meta 分析，还是两者的结合
摘要		
结构式摘要	2	如果可以写成结构式摘要，则应提供结构式摘要，包括：背景；目的；资料来源；研究纳入标准，研究对象和干预措施；研究的评价和合成方法；结果；局限性；结论和重要发现的意义；系统评价的注册号
背景		
理论基础	3	阐述已知背景下系统评价的理论基础
目的	4	参考 PICOS 原则（研究对象、干预措施、对照措施、结局指标和研究设计），对系统评价关注的问题进行清晰阐述
方法		
方案和注册	5	指出是否有系统评价方案，是否能获取该方案，以及在何处能获取该方案（如网址）；并且，如果可以获取注册信息，则应提供注册信息（包括注册号）
纳入标准	6	详述作为研究纳入标准的研究特征（如 PICO 和随访时间长短）和报告特征（如年限、语种和发表状态），并给出合理解释
信息来源	7	在检索策略中描述所有信息来源（如检索的数据库及其时间范围，与研究作者联系以补充获取相关研究）和最后检索日期
检索	8	提供至少一个数据库的完整检索策略，包括所采用的任何限制措施，以便对检索进行重复
研究选择	9	说明研究筛选过程[如初筛、是否符合纳入标准、纳入系统评价、纳入 Meta 分析（如果可以进行 Meta 分析）]
资料收集过程	10	描述从原始研究报告中进行资料提取的方法（如预提取表格、独立地、重复地），以及向原始研究作者获取或确认资料的过程
资料条目	11	列出并定义所有变量，包括资料提取项目（如 PICOS 和资金来源），以及假设和简化的制定
单个研究的偏倚风险	12	描述用于评估单个研究偏倚风险的方法（包括明确该方法是针对研究水平还是结局水平），及在数据合并时如何使用偏倚风险评估结果
合并效应量	13	说明主要的合并效应量（如风险比、均数差）
结果综合	14	描述处理数据和合并研究结果的方法，若进行了 Meta 分析，则说明所进行的每个 Meta 分析的一致性检验效应量（如 I^2）
各研究的偏倚风险	15	说明对可能影响累积证据的偏倚风险进行的评估（如发表偏倚和研究中的选择性报告偏倚）
附加分析	16	如果做了附加分析，描述附加分析方法（如敏感性分析或亚组分析、Meta 回归），并说明哪些分析是预设的
结果		
研究选择	17	给出初筛、评价是否符合纳入标准及最终纳入系统评价的研究数，并给出每一阶段排除的原因，最好提供流程图

续表

项目	编号	条目清单
研究特征	18	对每个研究,呈现其提取资料的特征(如样本量、PICOS、随访时间)并提供其引文出处
研究内偏倚风险	19	呈现每个研究的偏倚风险评估结果,如果在结局水平进行了评估,还应给出结局水平的评估结果(见条目12)
单个研究的结果	20	针对所有结局指标(有益或有害),呈现每个研究中:(a)每个干预组的简单数据小结和(b)效应估计值及其可信区间;最好以森林图的形式展示
结果合成	21	呈现所做的每个Meta分析的结果,包括可信区间和一致性检验的效应量
研究间偏倚风险	22	呈现研究间的偏倚风险评估结果(见条目15)
附加分析	23	如果做了附加分析,给出附加分析结果(如敏感性或亚组分析、Meta回归,见条目16)
讨论		
证据总结	24	总结研究的主要发现,包括每个主要结局的证据强度;分析其与主要利益群体的关联性(如卫生保健提供者、使用者及决策者)
局限性	25	在研究、结局水平(如偏倚风险),及系统评价水平(如检索不全面、报告偏倚)讨论局限性
结论	26	结合其他证据对结果进行解释,并提出对未来研究的意义
资金		
资金	27	描述系统评价的资金来源和其他支持(如提供资料);以及资助者在系统评价制作过程中所扮演的角色

表24-6　QUOROM与PRISMA在条目清单细节上的差异

项目	条目	QUOROM	PRISMA	解释
摘要		√	√	二者均要求作者报告摘要,但PRISMA未在格式上做特殊要求
前言	目的		√	该新条目(4)要求按PICOS列出详细问题(包括对系统评价的研究对象、干预措施、对照和结局的描述),再结合研究的设计类型;本条目与条目6、11和18均有关联
方法	方案		√	该新条目(5)要求作者报告本系统评价是否已发表研究方案,并要求告知获取该发表方案的途径
方法	检索	√	√	尽管QUOROM和PRISMA都包含报告检索方法的条目,但在PRISMA中要求作者至少提供对1个数据库的详细检索策略(条目8),以便对作者的检索结果进行重复
方法	评价纳入研究的偏倚	√	√	对QUOROM中的"质量评价"作了重命名,该条目(12)与报告结果(条目19)相关,对新概念"结局水平"的分析评估前面已提及
方法	评价研究间的偏倚		√	该新条目(15)要求作者描述系统评价中任何可能存在的偏倚风险,如对纳入研究的选择性报告偏倚。该条目也与结果报告(条目22)相关
讨论		√	√	尽管二者的条目中都包含了讨论部分,但PRISMA条目中讨论部分占了3条(条目24~26)。其中局限性被特别强调要求说明
资金			√	该新条目(27)要求作者提供本系统评价所有资金支持的详细信息

六、观察性研究的系统评价/Meta分析——MOOSE

(一)简介

已发表医学研究的90%为观察性研究,观察性研究的Meta分析也占已发表医学研究Meta分析的50%,并呈快速增长趋势,主要针对病例对照研究和队列研究。观察性研究比试验性研究更易受偏倚和混杂因素等影响的特点,决定了对其进行Meta分析可能加大这些偏倚,更易获得"假"结果。如已有对遗传关联性研究的Meta分析的进一步分析显示,多数经Meta分析发现的阳性结果被

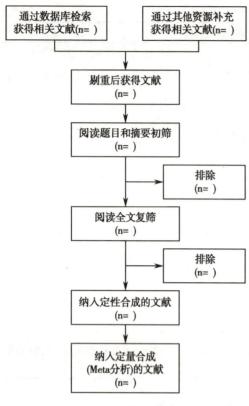

图 24-3　PRISMA 流程图

证实为假阳性。提高观察性研究 Meta 分析的报告质量，是客观正确认识和使用其结果的途径之一。

　　1997 年 4 月，受美国疾病预防控制中心资助，由临床实践、现场干预、统计学、流行病学、社会科学和医学编辑等 27 名专家组成的研究小组，制定了观察性研究 Meta 分析的报告规范 MOOSE（Meta-analysis of observational studies in epidemiology），并于 2000 年正式发表于 *JAMA* 杂志。

（二）报告清单及说明

　　MOOSE 清单（表 24-7）包括 6 个部分（研究背景、文献检索策略、研究方法、研究结果、讨论和研究结论），共 35 个条目。

七、动物研究——ARRIVE

（一）简介

　　动物实验不属于临床研究，但动物实验与临床试验密切相关，虽有研究显示约 40% 的动物实验结果不能在人体试验中得到重复，但它却是连接基础研究和临床试验的重要桥梁。此前对动物实验报告质量的研究结果显示，动物实验报告质量远不如临床试验，这一结果加大了基于动物实验结果进行临床试验的风险。

表 24-7　MOOSE 清单

报告要求	条目
研究背景	定义研究问题 陈述假设 描述研究结局 暴露/干预措施类型 研究设计类型 研究人群
检索策略	检索的资质（如图书管理员和研究者） 检索策略，包括文献检索的时间范围和使用的关键词 尽可能获取所有文献，包括联系作者 检索的数据库和注册库 使用的检索软件、名称及版本，包括使用的特殊功能（如进行扩展检索） 手检的使用（如对所获文献的参考文献进行检索） 列出纳入和排除的文献及判断标准 处理非英语文献的方法 处理摘要和未发表研究的方法 描述与作者的联系情况
方法	描述检索文献与研究假设是否相关和恰当 资料整理和编码的原则（如有完善的临床编码规则或便于编码） 资料分类和编码的记录（如多位文献评价者、盲法，及文献评价者间的信度） 混杂因素（如研究中病例和对照的可比性）评估 评价研究质量，包括对质量评价者采用盲法，对研究结果的可能预测因素进行分层分析或回归分析 异质性评价 描述统计分析方法（如完整描述固定效应模型或随机效应模型，采用该研究模型分析研究结果的理由，剂量-效应模型，或累积 Meta 分析），以便进行重复 提供恰当的统计图表
结果	以森林图的形式总结单个研究估计值和总体估计值 列表描述每个纳入研究的信息 敏感性分析（如亚组分析） 指出研究结果的统计学不确定性
讨论	偏倚（如发表偏倚）的定量评价 排除的理由（如排除非英语文献） 纳入研究的质量评价
结论	思考所得结果的其他解释 结论的可推广性（与呈现的数据相匹配，并且在文献评价的领域内） 对未来研究的启示 公布研究资助来源

为了规范动物实验报告，提高其报告质量，Carol Kilkenny 等基于 CONSORT 声明，结合动物实验的特殊性，制定了《动物实验研究报告规范》（animals in research: r eporting in vivo experiments，ARRIVE），并于 2010 年正式发表于 *PLoS Biology* 杂志。在国际实验动物 3R 中心（national centre for the replacement，refinement and reduction of animals in research，NC3Rs）的网站（www.nc3rs.org.uk/page.asp?id=1357），可下载其清单。

（二）报告清单及说明

ARRIVE 清单包括六大部分 20 个条目，具体见表 24-8。

表 24-8 ARRIVE 清单

内容	条目	描述
题目	1	尽可能对文章内容提供一个准确和简明的描述
摘要	2	对研究背景、目的（包括所用动物的种/系的细节）、关键方法、主要发现和结论提供一个准确的总结
引言		
背景	3	a. 包括充分、科学的背景（既往工作的相关参考文献），以明确研究目的和环境，并解释实验的方法和原理； b. 解释所用动物种类模型的选择方法和依据，阐述科学目的、该研究与人体生物学的关联程度（如有）
目的	4	清楚描述研究的主要和次要目的，或将被验证的具体研究假设
方法		
伦理声明	5	指出伦理审查许可，相关证书[如动物（科学程序）法案 1986]，与研究相关的国家或机构的动物照护和使用指南
研究设计	6	对每个实验，给出简明扼要的研究设计细节： a. 实验组和对照组的例数； b. 旨在减少主观偏倚影响而采取的任何步骤，分配实验动物（如随机化程序），评估结果（如是否施盲并描述施盲对象和时间）； c. 实验单位（如以单个动物、群组或一笼动物为单位） 用时线图或流程图呈现复杂的研究设计如何实施
实验步骤	7	对每个实验或每个实验组（包括对照组），应提供所有实施过程中精确详细的资料。如： a. 何法（药物处方和剂量、给药部位和途径、麻醉镇痛药物应用和监测、手术步骤、动物处死方法），提供所使用的任何专业设备的详细信息，包括供应商； b. 何时（实验日期和时间）； c. 何处（饲养笼、实验室和水迷宫）； d. 何因（特定麻醉药的选择原理、给药途径和药物剂量）
实验动物	8	a. 提供动物的详细资料，包括种类、品系、雌雄、发育阶段（年龄均值或中位数）和体重（均值或中位数及其范围）； b. 提供进一步的相关信息，如动物来源、国际种属命名、遗传修饰状态（如基因敲除或转基因）、基因型、健康/免疫状况、未使用药物或未进行测试和先前的程序等
饲养和场所和饲养	9	详细描述： a. 饲养场所[如设备类型（如无特定病原体）、笼舍类型、垫底材料、同笼同伴数量、饲养鱼类水箱的形状和材料等]； b. 饲养条件（如繁殖计划、光/暗周期、温度、鱼类饲养的水质、食物的种类、食物和水的获取和环境净化等）； c. 实验前、中和后期动物福利有关的评估和干预
样本量	10	a. 详述每个实验中使用的动物总数和每个实验组中分配的动物数； b. 解释动物实验所需样本量的算法及计算公式； c. 标明每个实验独立重复的动物数量
实验组分配	11	a. 完整描述动物如何分配到各实验组的详细信息，包括随机化和配对（如果进行了）； b. 描述各实验组对实验动物进行处理和评估的顺序

续表

内容	条目	描述
实验结果	12	明确界定主要和次要实验测量指标的评估（如细胞死亡、分子标记和行为学变化）
统计方法	13	a. 提供每个分析所使用统计方法的详细信息； b. 详述每个数据集的分析单位（如单个动物、一组动物和单个神经元）； c. 描述用来评估数据是否满足统计学方法的假设及所采用的任何方法
结果		
基线资料	14	对每个实验组，报告治疗或测试前动物的有关特征和健康状况（如体重、微生物状况和药物测试），通常以表格形式表示
分析数量	15	a. 报告进入每个分析中每组的动物数量，报告绝对数（如 10/20，而不是 50%）； b. 对分析中未纳入的任何动物或数据，需说明原因
结果和估计	16	报告每个分析的结果及其精确度的测量（如标准误或可信区间）
不良事件	17	a. 给出每个实验组所有重要不良反应的详细信息； b. 描述为减少不良反应而对实验计划书所作出的修改
讨论		
解释／科学意义	18	a. 解释结果时需考虑研究目的、假设及文献报道当前的理论和其他相关的研究； b. 评价研究的局限性，包括造成偏倚的任何潜在来源、动物模型的局限性及与结果相关的不精确性； c. 描述该研究方法或研究发现对替代、优化或减少动物使用（3R 原则）的意义
可推广性／转化	19	评论是否或如何使本研究成果转化到其他物种或系统，包括与人体生物学相关的研究
资助	20	列出本研究涉及的所有资金来源（包括授权号）和研究资助者及其作用

八、动物实验的系统评价

（一）简介

目前基于临床试验的系统评价仅少部分得出所评价干预措施安全、有效的肯定结论，更多结论是不确定，甚至害大于利。这一现象引发了一些学者更深层次的思考。如源于对钙通道阻滞剂与安慰剂比较治疗缺血性卒中 RCT 的系统评价，发现钙通道阻滞剂的不利结局、随访末病死率、治疗末病死率、不良事件发生率均较安慰剂高，促使作者进而系统评价尼莫地平治疗局灶性脑缺血模型的动物实验，结果发现梗死面积和脑水肿发生率尼莫地平均高于安慰剂。动物实验的系统评价结果提示，临床试验在动物实验已提示有不安全结果，并尚未结束之前被错误地提前启动了。更令人震惊的是第一个临床试验启动（1982 年）和最后一个动物实验结束（1997 年）之间竟有 15 年的时间重叠。迄今，已发现多个临床试验的系统评价结果显示干预措施无效和有害时，追溯其动物实验的系统评价结果早已表明干预措施无效甚至有害。

显然系统评价动物实验，可提高对一项新干预措施能否进入临床阶段和进一步开展临床试验的决策水平。目前，动物实验的系统评价／Meta 分析已成为临床前研究的新趋势。

但 2006 年英国莱特斯特大学 Jaime L，Peters 等对 103 个动物实验系统评价／Meta 分析的系统评价结果发现：这 103 个系统评价／Meta 分析的报告质量普遍不高。因此，他们借鉴 QUOROM 和 MOOSE，制定了动物实验系统评价／Meta 分析的报告规范。

（二）报告清单及说明

动物实验系统评价／Meta 分析的报告规范包括 6 个部分，共 17 个条目，具体见表 24-9。

九、其他

除上面介绍的主要研究类型的报告规范外，一些工作组对其相关研究类型进行了扩展（表 24-10），如 CONSORT 工作组在 CONSORT 声明的基础上，已扩展出三类 9 种扩展报告规范，且该工作仍在进行中，如目前正在制定 CONSORT-for-TCM（中医药）报告规范及其说明文件。在观察性研究领域也已扩展出 STREGA（strengthening the reporting of genetic association studies）（加拿大人类遗传学流行病学首席科学家、渥太华大学的 Julian Little 领衔制定，2009 年发表）和 STROBE-ME（molecular epidemiology）（英国帝国理工学院／伦敦卫生及热带医学学院的 Valentina Gallo 牵头制定）报告规范。

表 24-9　动物实验系统评价 /Meta 分析的报告清单

标题	副标题	描述
题目		能识别出其为动物毒理学实验的 Meta 分析（或系统评价）
摘要		使用结构式摘要
	目的	明确描述科学问题或假设
	资料来源	描述数据库及其他信息来源
	评价方法	描述纳入标准（如种、属、干预 / 暴露、结局和研究设计）；真实性评价、数据提取和实验特征，及数据定量合成的方法
	结果	描述纳入与排除的实验特征，定性及定量分析结果（如点估计值及可信区间、标准误），清楚描述剂量 - 效应曲线，半致死剂量等；及亚组分析
	结论	陈述主要结果及其意义
引言		明确描述科学问题，干预 / 暴露的生物学原理和评价的理由
方法		
	检索	详细描述信息的来源（如数据库、注册库、个人档案、专家信息提供者、代理机构、手工检索），包括关键词、检索策略和对检索的限制（如年份、发表状态及发表语种）；描述为纳入所有可能获取的研究资料所做的努力（如联系研究作者、搜索灰色文献）
	选择	描述纳入及排除标准（定义干预 / 暴露、主要结局和实验设计）；列出排除的实验和排除理由
	真实性和质量评价	描述评价标准和过程（如盲法的实施、质量评价方法及评价的结果）
	资料提取	描述提取的过程和步骤（如完全独立地、重复地），包括可重复性及评价者间信度的详细信息；描述实验的总体资料或单个动物的资料提取情况
	研究特征	描述设计的类型，动物特征（如种、属、年龄、性别），干预 / 暴露细节（包括给药途径、剂量及持续时间），结局定义
	数据定量合成	描述主要的效应量，结果合并的方法（如固定和随机效应模型、Meta 回归），缺失数据的处理，统计学异质性的评估，不同种属资料的处理，可能的混杂变量的校正，所有事先确定的敏感性分析和亚组分析的原理，发表偏倚的评估方法。上述提供的细节应足够充分以便重复
结果		
	检索流程	提供可展现纳入实验总数进行 Meta 分析的检索流程图
	研究特征	提供每个实验的描述性数据（如种、属、年龄、性别、样本量、干预 / 暴露、剂量、持续时间）
	数据定量合成	报告研究筛选、真实性评估，以及与科学问题 / 假说相关性的一致性；呈现简单的结果汇总（如森林图），呈现需要计算效应量和可信区间的数据；鉴定异质性来源、研究质量的影响和发表偏倚
讨论		
		总结重要发现；根据内、外部真实性讨论科学 / 临床推断及可推广性；根据已有的各种证据解释结果，包括来自于人类研究的数据；讨论应用动物实验数据指导人类健康的理论基础；严格评价分析过程中潜在的偏倚（如发表偏倚）；给出未来研究的计划

表 24-10　报告规范的扩展

工作组		扩展版
CONSORT	研究设计扩展	整群试验
		非劣效和等效性试验
		实况试验
	干预措施扩展	草药干预
		非药物治疗干预
		针刺干预
	数据扩展	患者报告结局
		危害
		摘要
STROBE	STREGA（STrengthening the REporting of Genetic Association studies）	基因相关性研究
	STROBE-ME（Molecular Epidemiology）	分子流行病学

第二节 医学研究报告规范的应用与后效评价

一、医学研究报告规范的实施效果

制定任何报告规范的目的都是为了提高研究的透明度和报告质量。在修订 CONSORT 之前，Moher 等评价了 *BMJ*、*JAMA* 和 *Lancet* 使用 CONSORT 前后 RCT 的报告质量，并与当时尚未使用 CONSORT 的《新英格兰医学杂志》(*NEJM*) 进行比较，结果发现：CONSORT 声明虽尚不完善，但能够改善 RCT 的报告质量。之后进行的系统评价（纳入 8 个研究）也得出相似结果。

但报告规范的实施效果至今仍然有限，如 2013 年田金徽等评价了《中国循证医学杂志》发表的干预类系统评价/Meta 分析的报告质量，结果显示：PRISMA 评分为 21~27 分的高质量系统评价/Meta 分析 <7%，>1/3 的文献评分 <15 分。主要问题：①近 1/3 的文献未完整报告结构式摘要；②方法部分：仅 2 篇文献报道了注册和方案，可能导致研究的计划性和前瞻性受影响。检索不全面，近 2/5 的文献未完整报告所有检索策略，部分研究缺乏对灰色文献纳入、追踪参考文献、检索式的报道等。完整报告研究选择、资料条目（如 PICOS 和资金来源）、其他分析（如敏感性分析或亚组分析，Meta 回归分析）、研究偏倚（如发表偏倚和研究中的选择性报告偏倚）的文献较少；③结果部分：充分交代了研究间偏倚的系统评价/Meta 分析 <16%，反映出研究者对研究间偏倚未予重视；>270 篇文献中其他分析（如敏感性分析或亚组分析，Meta 回归分析）未得到有效使用；④资金部分：资金支持即描述本系统评价的资金来源和其他支持（如提供资料）及资助者在完成系统评价中所起作用，未完整报告 >73%，仅少部分报告了与主要利益集团的相关性。

因此，单纯依靠报告规范的制定和推广不能有效提高医学研究的报告质量，尚需：①加快建设临床试验和系统评价/Meta 分析的注册平台，从入口进行质量把关；②加强对包括临床医生、研究者、医学生和编辑的培训，提升他们对报告质量的认识，并规范培训方法；③加强报告规范清单在杂志审稿中的应用，采用清单式审稿来提高清单条目报告率。

二、医学研究报告规范的影响

CONSORT 系列因其科学性和广泛的适用性，逐渐获得包括国际医学杂志编辑委员会、科学编辑委员会、世界医学编辑联合会和 >400 种医学杂志的支持，被译成 10 种语言，在全球广为传播。其影响已渗透到卫生保健领域之外，如教育研究和软件工程。基本科学指标（essential science indicators, ESI）的统计结果显示，CONSORT 声明及其说明文件、CONSORT for Harms 和 CONSORT for Cluster Trials 在 ESI 排名中，均位居前 100 位，具有重要影响并被广泛引用。CONSORT 工作组主席 Doug Altman 因此获得科学编辑委员会最高奖——年度卓越成就奖。

CONSORT 及其扩展版及其他报告规范共同构成了医学研究报告规范（good publication practice, GPP）的雏形，并推进了 EQUATOR（Enhancing the quality and transparency of health research）协作网的建设。GPP 将推动医学研究的报告由混乱逐渐走向规范，不仅有助于提高医学研究的报告质量，也有助于改善未来研究的实施，节约研究者时间。

GPP 还有助于改善杂志的审稿和编辑质量。GPP 中各研究类型报告规范的清单能在更大程度上避免因审稿者的专业和水平不同而带来的审稿结果差异，避免各种疏漏。杂志编辑可以更科学、规范地对审稿意见逐条取舍整合，提高编辑水平和速度。

不同杂志在 GPP 规范下发表的文章一致性会更好，将给文献阅读、评价和使用带来前所未有的便利，并减小阅读偏倚的影响。也为文献分析和研究（如系统评价）提供了极大的便利，能减小文献间的不一致性和提高有用信息的提取率。

2001 年，《中国循证医学杂志》率先撰文介绍 CONSORT，并将其写进杂志稿约，将 GPP 理念引进中国。《中华医学杂志》汪谋岳等初译了 CONSORT，并一直作为 CONSORT 官方网站的中译版。但 CONSORT 真正在国内全面推广、应用和研究始于 2005 年 6 月。David Moher 博士应中国循证医学中心邀请在"循证医学与医学杂志编辑高级研修班"上就 CONSORT 声明做了 11 场讲座。并先后代表 CONSORT 工作组授权中国循证医学中心牵头制定 CONSORT for TCM 和 CONSORT for Acupuncture。之后，《中国循证医学杂志》连载了 CONSORT 声明及其扩展版。2005 年 10 月，以 CONSORT 为核心的 GPP 与临床试验注册共同构成了中国临床试验注册与发表协作网，加入该组织的医学期刊已有近 50 家。2007 年 7 月，中国临床试验注册中心经中国卫生部认证成为 WHO 国际临床试验注册平台第四个一级临床试验注册机构，这三者的优势集成和全方位服务将助推 GPP 在中国的推广、应用和研究。

综上所述，医学研究报告规范已逐渐从试验性研究扩展到观察性研究、诊断准确性研究、经济学研究、方法学研究（如统计方法），从临床研究扩展到基础研究、社会学研究，从原始研究扩展到二次研究，从定量研究扩展到定性研究，从标准设计（如两组平行设计的随机试验）扩展到特殊设计（如整群随机试验、非劣效和等效性试验），从普遍适用扩展到具体疾病（如 HIV）和具体操作（如颈动脉血管成形术和支架更换），从已完成研究扩展到研究方案，从报告整体扩展到报告中的某个部分（如摘要、图表）……生动和真实地展示了一个医学研究透明化报告的完整体系形成和发展的全过程（表 24-11）。临床研究报告规范也在使用中不断完善，随着报告规范的更新，新的报告规范操作性更强，清单条目的证据基础更充分。但推广和普及报告规范只是科研活动全过程中后端极重要的一环，报告规范的作用不应被无限夸大，对报告规范的使用也不应教条。只有准确定位其作用，动态清楚分析其问题，及时通过深入研究和及时转化，解决问题，报告规范推动研究透明化、报告规范化的价值才能得到最大限度地发挥。

表 24-11　主要报告规范的首发时间及更新情况

首发时间（年）	报告规范		
	第 1 版	第 2 版	第 3 版
1996	CONSORT 1996	CONSORT 2001	CONSORT 2010
1997	—		
1998	—		
1999	QUOROM 1999	PRISMA 2009	
2000	MOOSE 2000		
2001	STRICTA 2001	CONSORT-STRICTA 2010	
2002	—		
2003	STARD 2003		
2004	STROBE 2004	STROBE 2005	STROBE 2007
	TREND 2004		
	CONSORT- 整群试验 2004	CONSORT- 整群试验 2012	
	CONSORT- 危害 2004		
2005	—		
2006	CONSORT- 草药干预 2006		
	CONSORT- 非劣效和等效性试验 2006	CONSORT- 非劣效和等效性试验 2012	
2007	—		
2008	CONSORT- 实况试验 2008		
	CONSORT- 非药物治疗干预 2008		
	CONSORT- 摘要 2008		
2009	—		
2010	ARRIVE 2010		
2011	—		
2012	—		
2013	CONSORT- 患者报告结局 2013		

（杜　亮　蒋　茜）

参 考 文 献

1. A medical research council investigation. Streptomycin treatment of pulmonary tuberculosis. *Br Med J*, 1948, 2: 770-782.

2. Ad Hoc Working Group. A proposal for more informative abstracts of clinical articles. *Ann Intern Med*, 1987, 106: 598-604.

3. Altman G, Schulz F, Moher D, et al. The revised CONSORT statement for reporting randomized trials: explanation and elaboration. *Ann Intern Med*, 2001, 134: 663-694.

4. Altman G. CONSORT 说明文件的制定. 中国循证医学杂志, 2005, 5(9): 708-711.

5. Begg C, Cho M, Eastwood S, et al. Improving the quality of reporting of randomized controlled trials. *JAMA*, 1996, 276(8): 637-639.

6. Bossuyt M, Reitsma B, Bruns E, et al. Standards for Reporting of Diagnostic Accuracy. Towards complete and accurate reporting of studies of diagnostic accuracy: the STARD initiative. Standards for Reporting of Diagnostic Accuracy. *Clin Chem*, 2003, 49(1): 1-6.

7. Boutron I, Moher D, Altman G, et al; for the CONSORT group. Methods and Processes of the CONSORT Group: Example of an Extension for Trials Assessing Nonpharmacologic Treatments. *Ann Intern Med*, 2008, 148(4): W60-W66.

8. Calvert M, Blazeby J, Altman G, et al; CONSORT PRO Group. Reporting of patient-reported outcomes in randomized trials: the CONSORT PRO extension. *JAMA*, 2013, 309(8): 814-822.

9. Campbell M, Elbourne R, Altman G, for the CONSORT Group. CONSORT statement: extension to cluster randomised trials. *BMJ*, 2004, 328: 702-708.

10. Campbell K, Piaggio G, Elbourne R, et al; for the CONSORT Group. Consort 2010 statement: extension to cluster randomised trials. *BMJ*, 2012, 345: e5661.

11. Cooper S, Cookson D, Davey P G, et al. Introducing the ORION Statement, a CONSORT equivalent for infection control studies. *J Hosp Infect*, 2007, 65 (Suppl 2): 85-87.

12. Des Jarlais C, Lyles C, Crepaz N; TREND Group. Improving the reporting quality of nonrandomized evaluations of behavioral and public health interventions: the TREND statement. *Am J Public Health*, 2004, 94 (3): 361-366.

13. Fernández E. Observational studies in Epidemiology (STROBE). *Med Clin (Barc)*, 2005, 125 (Supl.1): 43-48.

14. Gagnier J, Boon H, Rochon P, et al. Reporting randomized, controlled trials of herbal interventions: an elaborated CONSORT statement. *Ann Intern Med*, 2006, 144(5): 364-367.

15. Gallo V, Egger M, McCormack V, et al. STrengthening the reporting of OBservational studies in Epidemiology-Molecular Epidemiology (STROBE-ME): an extension of the STROBE statement. *Eur J Epidemiol*, 2011, 26 (10): 797-810.

16. Hopewell S, Clarke M, Moher D, et al. the CONSORT Group. CONSORT for reporting randomised trials in journal and conference abstracts. *Lancet*, 2008: 371 (9609): 281-283.

17. Hopewell S, Clarke M, Moher D, et al. the CONSORT Group. CONSORT for reporting randomized controlled trials in journal and conference abstracts: explanation and elaboration. *PLoS Med*, 2008, 5(1): e20.

18. Ioannidis A, Evans W, Gøtzsche C, et al. Better reporting of harms in randomized trials: an extension of the CONSORT statement. *Ann Intern Med*, 2004, 141: 781-788.

19. Kilkenny C, Browne J, Cuthill C, et al. Improving bioscience research reporting: the ARRIVE guidelines for reporting animal research. *PLoS Biol*, 2010, 8(6): e1000412.

20. Klassen P, Jadad R, Moher D. Guides for reading and interpreting systematic reviews. *Arch Pediatr Adolesc Med*, 1998, 152: 700-704.

21. Liberati A, Altman G, Tetzlaff J, et al. The PRISMA Statement for Reporting Systematic Reviews and Meta-Analyses of Studies That Evaluate Health Care Interventions: Explanation and Elaboration. *PLoS Med*, 2009, 6(7): e1000100.

22. LinksDean E, Coulter K, Fisher P, et al. Delphi Panel of the CONSORT Group. Reporting data on homeopathic

treatments（RedHot）: a supplement to CONSORT*. *Forsch Komplement Med*, 2006, 13（6）: 368-371.

23. Little J, Higgins P, Ioannidis P, et al. STrengthening the REporting of Genetic Association Studies（STREGA）: An Extension of the STROBE Statement. *PLoS Med*, 2009, 6（2）: e22.

24. MacPherson H, Altman G, Hammerschlag R, et al. STRICTA Revision Group. Revised STandards for Reporting Interventions in Clinical Trials of Acupuncture（STRICTA）: extending the CONSORT statement. *PLoS Med*, 2010, 7（6）: e1000261.

25. MacPherson H, White A, Cummings M, et al, for the STRICTA Group. Towards better standards of reporting controlled trials of acupuncture: the STRICTA statement. *Complementary Therapies in Medicine*, 2001, 9（4）: 249-249.

26. McShane M, Altman G, Sauerbrei W, et al. Statistics Subcommittee of the NCI-EORTC Working Group on Cancer Diagnostics. REporting recommendations for tumour MARKer prognostic studies（REMARK）. *Eur J Cancer*, 2005, 41（12）: 1690-1696.

27. Moher D, Berlin J. Improving the reporting of randomized controlled trials. See: Maynard A, Chalmers I, editor-in-chief. Non-random reflections on health services research: on the 25th anniversary of Archie Cochrane's Effectiveness and Efficiency. *BMJ publishing group*. 1997: 250-271.

28. Moher D, Cook D J, Eastwood S, et al. Improving the quality of reports of meta-analyses of randomised controlled trials: the QUOROM statement. Quality of Reporting of Meta-analyses. *Lancet*, 1999, 354（9193）: 1896-1900.

29. Moher D, Jones A, Lepage L. Does the CONSORT statement improve the quality of reports of randomized trials? A controlled before and after evaluation. *JAMA*, 2001, 285: 1992-1995.

30. Moher D, Liberati A, Tetzlaff J, et al. The PRISMA Group. Preferred Reporting Items for Systematic Reviews and Meta-Analyses: The PRISMA Statement. *PLoS Med*, 2009, 6（7）: e1000097.

31. Moher D, Schulz F, Altman G, 代表 CONSORT 小组. 汪谋岳, 译. CONSORT 声明提高平行随机试验报告质量的修订建议. http://www.consort-statement.org/mod_product/uploads/CONSORT%20Statement%202001_Chinese.pdf.

32. Moher D, Schulz F, Altman G. The CONSORT statement: revised recommendations for improving the quality of reports of parallel-group randomized trials. *Lancet*, 2001, 357: 1191-1194.

33. Peters L, Sutton J, Jones R, et al. A systematic review of systematic reviews and meta-analyses of animal experiments with guidelines for reporting. *J Environ Sci Health B*, 2006, 41（7）: 1245-1258.

34. Piaggio G, Elbourne R, Altman G, et al. Reporting of noninferiority and equivalence randomized trials: an extension of the CONSORT statement. *JAMA*, 2006, 295（10）: 1152-1160.

35. Piaggio G, Elbourne R, Pocock J, et al; CONSORT Group. Reporting of noninferiority and equivalence randomized trials: extension of the CONSORT 2010 statement. *JAMA*, 2012, 308（24）: 2594-2604.

36. Plint C, Moher D, Schulz K, et al. Does the CONSORT checklist improve the quality of reports of randomized controlled trials? A systematic review. Firth International Congress of Peer Review and Biomedical Publication, 2005.

37. Schulz F, Altman G, Moher D, for the CONSORT Group. CONSORT 2010 Statement: updated guidelines for reporting parallel group randomised trials. *Ann Int Med*, 2010, 152（11）: 726-732.

38. Standards of Reporting Trials Group. A proposal for structured reporting of randomized controlled trials. *JAMA*, 1994, 272（24）: 1926-1931.

39. Stroup F, Berlin A, Morton C, et al. Meta-analysis of observational studies in epidemiology: a proposal for reporting. Meta-analysis Of Observational Studies in Epidemiology（MOOSE）group. *JAMA*, 2000, 283（15）: 2008-2012.

40. von E, Altman G, Egger M, et al. The Strengthening the Reporting of Observational Studies in Epidemiology（STROBE）Statement: guidelines for reporting observational studies. *Ann Intern Med*, 2007, 147（8）: 573-577.

41. Working group on recommendations for reporting of clinical trials in the biomedical literature. Call for comments on a proposal to improve reporting of clinical trials in the biomedical literature: a position paper. *Ann Intern Med*, 1994, 121（11）: 894-895.

42. Zwarenstein M, Treweek S, Gagnier J, et al; CONSORT group; Pragmatic Trials in Healthcare（Practihc）group. Improving the reporting of pragmatic trials: an extension

of the CONSORT statement. *BMJ*, 2008, 337: a2390.

43. 李幼平, 李静, 刘雪梅. 建立 CONSORT 声明中国传播网, 提高中国临床试验报告质量. 中国循证医学杂志, 2005, 5(8): 591-592.

44. 李幼平, 吴泰相, 李静. 创建中国临床试验注册和发表机制的联合宣言. 中国循证医学杂志, 2005, 6(6): 393-394.

45. 罗杰. 系统评价/Meta 分析理论与实践. 第 1 版. 北京: 军事医学科学出版社, 2013: 9-44.

46. 吴泰相, 李幼平, 卞兆祥, 等. 实施临床试验报告规范, 提高临床试验透明度. 中国循证医学杂志, 2007, 7(8): 551-554.

47. 吴泰相, 李幼平, 卞兆祥, 等. 中医药临床随机对照试验报告规范(征求意见稿). 中国循证医学杂志, 2007, 7(8): 601-605.

48. 中国临床试验注册中心公告. 中国循证医学杂志, 2007, 7(8): 557.

49. 中国循证医学杂志编辑部, 译. 刘建平, 审校. CONSORT 报告修订版: 提高平行随机对照试验报告质量的建议. 中国循证医学, 2001, 1(3): 182-184.

第二十五章 循证卫生管理与决策

卫生服务需求的不断攀升已成为全球面临的重大挑战。21世纪是以人为本、老龄化和高速发展的时代，实现社会公平、正义和人人享有基本健康保健成为各国政府和民众普遍关注的问题。这种前所未有的远大目标和快速发展使世界充满了不确定性，由此增加了管理者决策的难度和风险。我国正处于医疗卫生改革的关键时期，高质量证据作为科学决策的参考正受到广泛关注。临床个体患者的预防、诊断和治疗需要正确选择，如何组织、实施和支付医疗保健的政策制定同样需要科学管理。只有当循证管理与循证临床实践匹配，才可能持续为患者提供满意的医疗服务。

第一节 循证卫生决策与管理的历史

一、西蒙及其决策理论

著名管理决策大师赫伯特·西蒙20世纪40年代起提出的决策理论的核心思想包括"有限理性"与"满意准则"两点。

人类行为的理性方面长期存在着两个极端。①从弗洛伊德开始，试图把所有人类的认知活动都归因于情感支配。西蒙对此提出了批评，他强调情感的作用并不支配人的全部。②经济学家的经济人假设赋予了人类无所不知的理性。似乎人类能拥有完整、一致的偏好体系，始终十分清楚到底有哪些备选方案；可以进行无限复杂的运算确定最优备选方案。西蒙对此也进行了反驳。他指出：单一个体的行为不可能达到完全理性的高度。现实的任何人都不可能掌握全部信息，也不可能先知先觉。决策者只能通过分析研究，预测结果，只能在综合考虑风险和收益等情况下做出自己较满意的抉择。人类行为是理性的，但并非完全理性，即"有限理性"。

从有限理性出发，西蒙提出了"满意型决策"的概念。从逻辑上讲，完全理性会导致人们寻求最优型决策，有限理性则导致人们寻求满意型决策。即决策只需要满足两个条件即可：①有相应的最低满意标准；②策略选择能够超过最低满意标准。如某医院管理者的决策是提高患者满意度，最低满意标准是患者满意度达到90%。最优型决策要求患者满意度达到100%，这意味着医院不能有任何医疗差错和医院必须满足患者所有期望，这对任何医疗机构都是几乎不可能实现的目标。而满意型决策可通过培训医护人员，促进医疗质量和与患者有效沟通，从而实现最低满意标准。

西蒙的决策理论很快被用于经济学、心理学和组织行为学中。但西蒙担心某些组织盲从其决策理论，造成即便有可能做出理性的最优化决策时也不再追求理性决策这样的后果。

二、循证卫生决策与管理理念的诞生

自19世纪近代科技文明发展以来，许多决策均基于实践真知做出。20世纪后半叶起，一方面对疾病诊断、治疗、预防、康复、卫生管理与政策等方面大量研究绝大部分以论文发表后就被束之高阁，鲜见被卫生决策者采用；另一方面决策者面对浩如烟海的研究报告无所适从。随着现代研究方法和手段发展、研究者和决策者更紧密的合作及信息技术与互联网普及，使充分利用、整理、整合及挖掘卫生领域已有海量信息成为可能。

1990年，David Eddy在 *JAMA* 杂志上撰文，首次明确提出"医疗决策要以证据为基础，且要对相关证据进行甄别、描述与分析"。1992年前后发展起来的循证医学明确提出：临床决策应基于系统和全面检索、严格评价后的当前最佳证据基础，综合考虑患者意愿、医师临床经验和当前可得最佳外部证据等因素做出。

三、循证卫生决策与管理的发展

1997年前后公共卫生领域里的循证卫生保健（evidence-based healthcare，EBHC）逐渐成熟，主要关注公共体系、公共产品、公共服务等公共卫生领域的问题。1999年英国政府白皮书《现代化政府》

中写道：政策制定应基于已有最佳证据，而不是为了应对短期的外界压力；应治本而非治标；应看结果，而不只是看采取了什么行动；应该灵活、创新，而不是封闭、官僚；对民众应促进依从，而非回避或欺骗。2000 年李幼平提出广义循证观，赋予其内涵为：强调做任何事情都应该以事实为依据，需要不断更新证据和后效评价实践的效果；强调实事求是，提高决策的科学性，注重决策质量，提高决策的成本—效果；并认为这是管理理念上的一个飞跃。

2004 年 WHO 的墨西哥峰会上，各国政府首脑和卫生官员提出应更充分、科学、便利、快捷地使用高质量证据，倡导循证公共卫生决策的理念和研究，呼吁为公共卫生决策者提供一套科学决策方法。2005 年世界卫生大会呼吁 WHO 成员国：①建立或加强信息转换机制来支持循证公共卫生决策，并号召其对建立更有效的信息转换机制提供有效资助，促进证据生产和使用；②重点强调加强低、中收入国家研究和政策的联系，确定在发展中国家建立知证决策网络（evidence-informed policy network，EVIPNet）；③提倡发展中国家的决策者根据本国国情和高质量证据制定政策，以避免在本国决策中直接套用发达国家的模式，造成不应有的损失。

2006 年斯坦福大学商学教授罗伯特·萨顿（Robert Sutton）借鉴循证医学理念，在他的著作《真相、危险的半真相和胡言乱语：从循证管理中获益》（hard facts, dangerous half-truths and total nonsense: profiting from evidence-based management）中，批评以前的一些管理方式是"信念、恐惧、迷信和没有头脑的仿效"，强调基于证据和执行良好的管理才是有效管理。该书推出后受到管理学界的广泛好评。

与此同时，循证决策与管理方法学研究也不断深入。如 2003 年 Vivian Lin 和 Brendan Gibson 出版了《循证卫生政策：问题和可能性》；2009 年 Anthony R. Kovner 等人出版了《医疗保健中的循证管理》；一个里程碑式的事件是 Andy Oxman、Simon Lewin 和 John Lavis 等人于 2009 年推出系列知证决策工具（support tools for evidence-informed health policymaking, STP）文章；2012 年 Denise M. Rousseau 等人编辑出版了《循证管理牛津手册》。这些专著从理论、实践到案例分析，为传播和推动循证决策和管理提供了坚实的方法学基础。

循证决策与管理在一定程度上挑战了西蒙的"有限决策"理论。因为在当前某些情况下，循证决策和管理可以获取系统全面的研究证据，从而更好地估计决策后果，甚至做出当前最佳决策。但循证

决策和管理绝不是被一些人错误理解为刻板地仅仅依据客观证据的决策和管理，而是强调平衡西蒙的"有限理性和满意型决策"原则与当前可得最佳证据来帮助决策。循证决策已逐渐被作为评判现代医疗保健机构有效管理和提升组织竞争力的重要标准之一。

第二节 循证卫生管理

一、临床实践与卫生管理的比较

医疗卫生领域开展循证管理必须先全面理解临床实践与医疗卫生管理的差异，才可能合理利用证据，推动循证卫生管理的实践（表 25-1）。

二、循证卫生管理的驱动力

循证卫生管理的驱动力主要表现为：①近几十年已有大量社会科学和管理研究开展了与医疗管理绩效相关的个体、社会和组织因素层面的研究；②互联网扩展了证据检索途径，使查找证据成为可能；③人们对管理决策后果的持续关注促使决策者关注并改进质量。一个错误的卫生决策可能导致大量的资源浪费与损失；④在当前资源匮乏、卫生改革压力之下，越来越多的管理者接受循证决策的理念。

三、循证卫生管理的内涵

循证卫生管理是指将科学证据整合到卫生决策过程和环境，进行系统知证管理实践的过程。实施循证卫生管理意味着将循证决策的理念应用到卫生服务机构的服务过程、运营和战略决策中，也即系统应用当前可得最佳证据来帮助管理决策以改善卫生服务机构的绩效。循证管理区别于其他管理方法之处在于：只要有可能，卫生服务管理者在决策时就应当考虑借鉴当前可得最佳的管理研究证据。管理者的个人经验、同行经验、专家意见、简单粗糙的数据趋势或模型等都可能是当前可得最佳证据，在管理决策中均可被采用。与临床循证实践相似，循证管理中的高质量研究证据并非替代而是作为其他信息或知识的补充。

循证管理是审慎、明确、明智地应用不同来源信息做出决策的活动过程（图 25-1）。图 25-1 中的四要素是实施循证管理的重要因素，但在针对不同问题的不同决策时其影响力不尽相同，直观来讲四要素的权重（可使用圆圈大小表示）随不同决策而

表 25-1　临床实践与医疗卫生管理的比较

	临床实践	医疗卫生管理
文化	– 高度职业化。有很强的职业入门控制标准和知识体系，行业内常有一致的知识、态度和信仰	– 较少职业化，无入行控制；管理者来自多种学科背景常缺乏正规培训的管理知识；
	– 高度重视科学知识和研究，许多研究者本身是医生（反之亦然）	– 高度推崇个人经验；对研究结果理解不透；对研究者的动机和价值存在疑虑；研究者和实践者两个阵营缺乏交流
研究和证据	– 很强的生物医学和实证模式，聚焦于实验方法和定量数据	– 较弱的社会科学模式，多使用定性研究方法；实证研究少
	– 信任研究结果的客观性及推广性	– 研究结果更多带有主观性和偶然性，推广性受限
	– 常来自组织良好和被索引的文献，侧重有明确学科界限的专业杂志；系统评价和合成证据较可靠	– 文献分类和索引欠规范，学科边界不清，文献异质性大，不易开展系统评价和合成证据
决策	– 每天都有许多临床决策；通常由临床医生个体做出；决策很少其他因素影响	– 管理决策相对较少，较大的决策通常是集体决定并通常是多方谈判和妥协的结果
	– 相同疾病诊治决策同质性较高	– 相同管理问题决策异质性较大
	– 具有较长的使用决策支持系统（如指南和手册）的传统	– 无使用决策支持工具的习惯
	– 决策结果通常相对清晰	– 决策后果与决策间的因果关联很难确定

资料来源：Walshe K，Rundall T G. Evidence-Based Management: From Theory to Practice in Health Care. *The Milbank Quarterly*, 2001，79（3）：429-457

变化。如某些情景下，利益相关者的价值观或伦理考虑可能被决策者认为比外部证据更重要而成为主要的决策依据。另一些情况下，可能来自内部的证据非常有限，此时决策主要依靠外部证据或决策者经验。

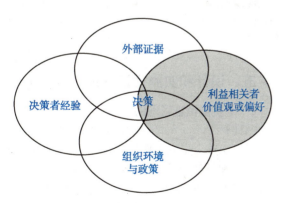

图 25-1　循证管理四要素

表 25-2 列举了循证管理是什么、不是什么的一些重要特征，有助于更清晰全面地理解和实践循证管理。循证管理包括了一系列方法，涵盖决策、实施和评价。注意：①管理问题来自管理实践者而非学者；②医疗卫生决策是管理者的职能，学者不是告诉决策者应该做什么，但可以告诉决策者怎么

做；③研究证据很重要，但不能替代其他类型信息例如风俗习惯、法律法规等在决策中的作用。

表 25-2　正确理解循证管理内涵一览表

	循证管理是……	循证管理不是……
1	在一定程度上一些实践者已经开展	完全全新的决策方式
2	关于管理的实践	关于开展特定类型的学术研究
3	决策相关的一系列方法	一种单独的决策方法
4	一种关于如何决策的思维方式	一种刻板且适用于各种情形的决策公式
5	根据特定问题广泛采纳不同类型研究证据	仅仅使用特定类型研究证据而不考虑何种问题
6	研究证据仅为不同决策信息来源之一	学者或研究证据告诉决策者应该做什么
7	将管理研究结果呈现给决策者的手段	仅开展管理实践的研究
8	可能对决策过程和结果均有帮助	所有管理问题的解决手段
9	使用不同类型信息	总优先考虑学术研究证据

节选自：Briner B. Evidence-Based Management: Concept Cleanup Time? 2009，23（4）: 19-32.

循证卫生管理是灵活而非刻板的科学：①证据分级且强调使用当前最佳，意味着证据的层次性及需要不断更新；②并非所有决策或管理都需要查找证据。当因果关系非常明确或存在明确逻辑关系时，决策或管理变得简单。如降落伞的使用没有RCT，但没有人会怀疑降落伞对预防死亡或伤害的作用；③逻辑分析和推理在循证管理中可能发挥重要作用。如当内部和外部证据均缺乏时，利用既往经验和理论进行合理的逻辑分析和推理，也有助于科学决策。

实施循证管理要求决策明确和透明。即使证据有限或不明确，也应明确这样的证据被利用的程度、决策环境、证据质量及决策者对解决问题的假设是什么。

四、管理问题的分类与证据分级

（一）管理问题的分类

管理问题若按管理职能大致分为计划、组织、领导和控制4类；若按功能可分为决策、人力资源、领导力、信息系统、结构、战略、市场营销、运营、财务、绩效等类别。由于管理问题本身的复杂性，上述分类未必完全合理，某些问题也可能涉及多个类别。但管理实践者应当清楚所面对的问题属于或涉及什么类别。

医疗卫生机构可在对自身常见的管理问题进行分类管理的基础上收集、整理和定期更新内部和外部证据，为科学决策提供支持。表25-3提供了一些医疗卫生领域常见的三类管理问题实例。

表25-3　可采用循证管理的医疗管理问题类型举例

管理问题类别	举例
核心业务交易	医疗保险公司如何才能更准确、高效、快捷地提供赔偿服务？
	卫生信息系统如何才能提供更准确的患者信息？
运营管理	减少患护比能改进患者结局吗？
	医院出院计划和随访能改善患者结局吗？
	医务人员开展手卫生项目能否减少医源性感染？
战略管理	医院合并如何影响管理成本？
	采用电子医疗系统能否改善医疗质量？
	按绩效支付能否真正改善医疗服务过程？

改编自 Kovner R, Rundall G. Evidence-Based Management Reconsidered. *Frontiers of Health Service Management*, 2006, 22 (3): 3-22.

（二）管理证据的分级

管理证据的分级可参见表25-4。注意：表25-4中的证据分级主要针对管理干预或措施。医疗卫生管理领域"最佳证据"取决于特定问题的种类。若问题是"管理措施X对结局Y的效应是什么？"则RCT的Meta分析可能是最佳证据；若问题是"护士如何看待自己在促进患者满意度中的作用？"则定性研究是最佳证据；若问题是"为什么或怎样设定目标才能提高团队绩效？"则需要从理论和管理过程监测的证据进行解释。因此，最佳证据可能是定量、定性甚至是理论的。

表25-4　管理研究证据分级

证据分级	证据来源
1级	随机对照试验或meta分析
2级	a. 可重复的高质量文献综述，提供了摘要及基于综合证据可操作的推荐意见； b. 系统评价
3级	有比较、来自多中心的案例研究或大样本定量研究
4级	小样本、单中心定性或定量研究。这些研究基于理论驱动并由经过培训的管理研究者完成
5级	描述性研究和（或）自我报告案例。这些研究通常包括了提供给管理者的观察、告诫及推荐
6级	缺乏额外数据支持的权威或专家意见

资料来源：摘编自 Reay T, Berta W, Kohn K. What's the Evidence on Evidence-Based Management? *Acad Manag Perspect*, 2009, 23 (1): 5-18.

五、设计和实施循证管理

（一）实施循证管理的原则

循证管理不是记忆、模仿或使用系列技术；而是贯穿组织整个生命周期的理念，一种个人和组织知道什么和不知道什么、什么有效和什么无效、下一步应尝试什么的思维方式……组织的各种需求总是持续不断，而证据或信息可能并不完整，决策者会面临一个接一个的决策挑战。因此，要求采用循证管理方法的决策者每个决策都正确不现实，但掌握以下实施循证管理的原则有助于组织获益：

1. 面对事实，建立一种鼓励人说出事实或真相的文化，即使是不愉快的事实。

2. 致力于"基于事实"的决策，即获取当前最佳证据并将其用于指导行动。

3. 将您所在组织视为未完善的实体，鼓励试验和从实践中学习。

4. 应注意别人推荐方案的风险和不足，即使最好的药品也存在副作用。

5. 避免基于那些根深蒂固而未经检验的信仰进行决策。

6. 敢于面对失败。实施循证决策与管理并不意味着一定会带来好结果。

尽管循证管理并非完美，但有无好的证据支持，其结果可能大相径庭。参考当前可得最佳证据，决策者更有把握做出好的决策。

（二）实施循证管理需考虑的因素

有效开展基于证据的管理实践需考虑以下因素（框 25-1）。

框 25-1　促进证据使用的因素

环境因素
- 有国家级、受人尊重的组织机构支持和推动循证管理
- 有管理类证据的数据库及交换场所
- 更多更好的证据
- 有管理证据的交流和传播工具（例如管理证据博客、专家联系、政策简报等）
- 有关于组织行为和变化的证据
- 证据与相关法律法规不抵触
- 决策者与大学或研究机构建立伙伴关系

当地因素
- 地方、省及国家水平的领导力
- 循证管理教育
- 促进证据检索和收集的工具
- 资源（时间、经费等）
- 将证据整合到工作流程的结构
- 倡导循证文化（例如注重证据的价值）
- 促进证据使用的激励因素

来源：Kovner R，Fine D J，Aquila D. Evidence-Based Management in Healthcare. Michigan：Health Administration Press，2009：13.

（三）实施循证管理的步骤

循证管理和循证决策都是一个过程，理论上循证管理包含了决策过程。管理职能除决策（计划）外，尚包括组织、领导和控制等内容。但二者的实施步骤非常类似，主要包括：①勾勒并形成需要回答的问题；②检索并获取相关研究信息；③评估当前可得证据的效度、质量、可用性及可操作性；④将证据以恰当形式呈现给利益相关者；⑤知证决策；⑥决策的执行与后效评价（详细的介绍参见本章第三节）。

六、实施循证卫生管理可能的障碍

现有证据往往来自有限地区有限人群，利用这样的证据进行管理或决策时，可能会遇到来自更大医疗保健环境和当地情景的障碍（框 25-2）。来自环境的障碍（如证据与法律法规相悖）通常要求实质性的努力来改变，且这些障碍往往超越任何单个组织的影响力；而来自当地情景的障碍（如缺乏领导力）则常可通过个体组织掌控而消除。

框 25-2　实施循证卫生管理的障碍

环境障碍
- 与决策相联系的人力资源政策、法律法规等的限制
- 政治和机构环境障碍，例如外部环境不支持循证管理
- 方法学或证据不充分
  - 证据不充分、不明确、相互矛盾
  - 方法学不透明
  - 用于决策实践的证据缺乏

当地障碍
- 文化、价值观、信仰、优先权
- 资源（经费、时间、技术、数据）
- 应用循证管理的困难
  - 获取、评价及应用证据的困难
  - 需耗费更多时间
  - 管理问题和情景存在太多变异
  - 特定人群随访的困难
- 缺乏循证管理的知识
- 组织领导力支持不足
- 基于证据决策的结局测量困难
- 缺乏支持使用证据的正式组织结构

来源：Kovner R，Fine J，Aquila D. Evidence-Based Management in Healthcare. Michigan：Health Administration Press，2009：12.

七、促进循证卫生管理应用的策略和行动

（一）促进循证卫生管理应用的策略

可以从战略、结构、文化和技术四个维度制定策略推动循证管理的应用。

1. **战略维度**　战略维度强调显著的组织变革——即明确开展循证管理实践，聚焦于医疗卫生领域的重要问题。只有当医疗卫生系统里的管理者在决策时优先考虑并采纳循证管理，循证管理才可能被广泛采用。

2. **结构维度**　结构维度指组织机构支持循证管理的总结构，包括指定的委员会、任务工作组及

负责实施和促进循证管理实践的个人。

3. 文化维度 文化维度包括卫生体系中人群的信仰、规则、价值观和行为。拥有一个敢于质疑权威或他人观点的文化是开展循证管理的前提之一。

4. 技术维度 技术维度意味着实施循证管理的相关人员需具备一些必备知识、培训和技能，可获取信息技术及设施的支持。

要开展组织机构真正意义的循证管理实践，上述四个策略缺一不可。缺乏战略维度时，重要决策常不会考虑系统全面的证据；且当员工努力实践循证管理时常常收效甚微，因为缺乏来自组织机构的优先战略支持。缺乏结构维度时，因缺乏专人/工作组负责培训和推广循证管理，可能存在散在、无关联的整合研究证据的决策，但系统层面少有。当组织文化不支持基于证据的决策时，推行循证管理举步维艰，员工并不认可循证决策更好。缺乏技术维度时，组织开展循证管理必然受挫。推动循证管理所需的 4 个策略在很大程度反映了当前循证管理很少被医疗保健机构真正采纳的原因。只有同时做好了这四个维度的准备，组织机构才可能真正开展循证管理实践。

（二）传播和推动循证卫生管理的行动

未来迫切需要采取以下行动来传播和推动循证管理与决策：①在医学和商学院开设循证决策与管理课程，培养专业人才或未来的领导者；②出版循证决策与管理的书籍或手册；③开展管理类证据分类和分级研究，考虑内部真实性与外部真实性，制定管理证据推荐指南；④建立循证卫生决策与管理中心，推动循证管理的传播并为决策者提供证据和培训等支持；⑤收集、整理和创建医疗管理证据数据库，提高管理证据可及性。

从循证管理利益相关者角度出发，不同利益相关者在推动循证管理科学方面均可发挥自己的作用。

1. 学者和研究者可发挥以下作用 开展系统评价、传播系统评价结果、利用社会媒体报道研究结果、撰写吸引人的摘要、创建"研究所 - 组织"伙伴关系并维持对话、理解每个组织内起作用的影响策略以便传播信息、及时呈现组织所需证据、坦诚面对证据可能的局限性。

2. 教育者和咨询者可发挥以下作用 传授社会科学研究方法、给学生讲授系统评价结果、维护网络更新分类研究结果、利用社会媒体促进学生、管理者和研究者交流、将循证管理作为决策准确性的创新手段、构建与既往管理实践兼容的循证管理

程序、开展循证管理 podcasts/ 网络研讨会 / 演讲、组织循证管理会议。

3. 组织机构和管理者可发挥以下作用 创建善于质疑的组织文化、资助感兴趣领域的系统评价、成立研究结果阅读小组、利用社会媒体联系管理者和研究者、在组织内建立研究结果内部网站、评估管理者变革的开放度、提供循证管理培训和技能训练、在组织内先接受循证管理的人群开展预研究、广泛传播结果及征求反馈、要求组织决策采纳循证决策。

第三节 循证卫生决策

一、决策与卫生决策

决策是从可供挑选的多个方案中择优选择，目的是建立并实现一个机构的目的和目标。管理者做的几乎所有事情都离不开决策，从某种意义讲管理就是决策。管理和决策都不仅要解决当前问题，还应考虑将来可能发生的情况，常需对未来趋势作出最佳预测，尽可能减少盲目性，规避风险。一个不当决策可能带来严重损失。

1. 决策方法包括定性和定量两大类 定量决策方法指利用数学模型优选决策方案的决策方法。主要包括风险型、确定型和非确定型决策三种。卫生领域绝大多数决策属于风险型决策，决策树是常用的一种定量方法。定性决策法又称主观决策法，主要依靠决策者或有关专家智慧的决策方法，是一种"软技术"，常用方法有头脑风暴法、德尔斐法（delphi technique）等。

2. 决策可分为宏观决策、中观决策和微观决策三类 宏观决策反映国家及以上层面的重大决策，常具有深远影响；中观决策反映某一地区或部门的决策，如某省或系统所做出的决策；微观决策指单个个体（个人或机构）的决策。宏观决策需要维持一定的稳定性，改动较少，因此科学的决策机制和可靠的决策支持系统尤为重要。传统卫生决策分两个层次：①针对个体的微观决策，如疾病诊断、治疗方案的制定和临床路径制定；②关于群体的宏观决策，如国家的卫生政策、法规、行动计划等的制定。

二、循证卫生决策的概念与内涵

（一）循证卫生决策的概念

循证卫生决策（evidence-based decision making

in healthcare）指面临≥2 个卫生干预策略／方案时，通过获取全球当前可得最佳证据，考虑当地可得的卫生资源和利益相关者价值取向，同时结合管理者实践经验和当地环境等因素，做出价有所值并可行的选择过程。

循证决策强调证据的重要性，但决策者必须清楚：①证据本身既不等于也不构成决策；②采用循证决策不能确保决策方案就一定会取得好的结局，因为管理环境复杂且决策效果受多个因素影响；③基于证据的决策从逻辑上比没有证据的决策更科学、可行且有效，因其提供了对决策方案更完整的理解；④无论个体疾病诊治还是卫生政策制定，在拥有最佳证据基础上，均应充分考虑决策对象价值取向及其所处环境，尽量减少决策者主观偏好对决策的影响；⑤循证决策的最大特点体现为"全球证据，本地决策（global evidence, local decision-making）"。

（二）循证管理与决策的关系

管理始于决策，决策依赖管理。整个管理活动就是决策－执行－反馈－再决策－再反馈的循环往复、不断进步和发展的过程。决策是管理的首要和中心环节，并贯穿管理全过程。被誉为"管理之父"和"决策奇才"的西蒙坦言："管理就是决策"。事实上决策与管理很难割裂开，卫生领域也不例外。循证卫生管理与决策的过程也具有极大相似性。

（三）循证临床决策与循证卫生决策

广义卫生决策包含了临床决策，但通常指宏观卫生决策。"循证"理念在临床领域和宏观卫生领域许多原则上一致，但也存在一些重要区别（表25-5）。注意：循证临床决策是以患者为中心的实践过程，医生在诊疗时应向患者提供当前可得最佳

表 25-5　循证临床决策与循证卫生决策的主要区别

特征	循证临床决策	循证卫生决策
证据质量	随机对照试验；系统评价	类试验或观察性研究；系统评价
证据数量	较多	较少
干预到结局时间	较短	较长
职业培训	较正规，有证书或执照	缺乏标准
决策对象	个体	群体
决策主体	患者	决策者和利益相关者

资料来源：改编自 Brownson R C, Baker E A, Leet T L, et al. Evidence-Based Public Health. New York: Oxford University Press, 2003

诊疗证据或方案，诊疗方案的选择由患者自己决定，或医患共同决策。尽管实际诊疗过程很多时候患者因缺乏医疗知识而委托医生决策，但开展循证实践医生必须清楚临床决策的主体是患者。循证卫生决策的决策主体则涉及决策者和利益相关者。一方面，开展循证卫生决策意味着以利益相关者为中心，尊重其价值取向和偏好；另一方面，医疗卫生管理者的天然职责是做决策，面对证据、资源、文化、价值取向等可能不一致的挑战，决策者必须做出选择。

（四）循证卫生决策与传统卫生决策

传统决策很多时候主要依据管理者个人经验或专家意见进行。实施循证决策并非否定专家意见；事实上，管理与药品一样，总是需要从实践和经验中获取知识。管理者若能在最佳证据指导下不断更新组织内外的新知识和技能，并结合当地实际情况的实践经验，决策将会更有效。传统决策理念下大众和管理者都认为决策只是决策者的事，不同决策者做出的决策变异可能性极大。而循证决策强调内、外证据并充分考虑利益相关者偏好，其决策的变异度可能较小且可行性较好。尽管管理者有权最后做出决策，循证决策的主体绝不只是管理者，决策主体尚包括目标受益人和其他利益相关者。

不断增加的资源紧缺压力，推动世界各国卫生决策模式正在由传统领导加专家决策转向新的循证决策模式。即在准确、全面把握影响人群健康相关因素的基础上，结合可用资源和资源分配中的价值取向及不同决策的成本效果，综合权衡后决策；再动态监测实施效果，不断改进，止于至善。传统决策和循证决策的主要区别见表25-6。

三、循证卫生决策需要考虑的因素

（一）证据及其呈现形式

证据是决策者应首先考虑的因素。引入新的医疗政策或措施必须基于利大于弊的证据。应同时考虑内部、外部证据和证据的呈现形式。如绝对效应指标和相对效应指标；决策者不需要过于学术化的证据表述，政策简报和政策对话都是较好的证据呈现形式。

（二）决策者经验、素质与能力

决策最终靠人做出。应提高决策者的社会责任感和循证理念，最大限度地利用决策者经验并减少决策者决策时的个人偏好。

（三）资源可得性

资源是决策赖以实施的基础。评价证据可行

表25-6　传统决策与循证决策的区别

	传统决策	循证决策
1. 决策依据	多依据主观臆断、专家意见或可能过时或不全的证据	强调证据及其级别,考虑资源、价值取向、伦理等因素
2. 出发点	把事情做好	做好应该做的事情:针对具体问题,整合当前可得的最佳内部和外部证据,先把事情做对,再把事情做好
3. 决策模式	以专家/决策者为中心	以利益相关者为中心
4. 决策风险	相对较大,不利于重复和监督	相对较小,利于重复和监督
5. 决策变异性	相对较大,取决于决策者个体	相对较小,循证决策步骤和原则减少了变异
6. 决策可行性	不确定	较好,因考虑了利益相关者偏好
7. 效果判定	常注重短期效应	重视长期效应,强调后效评价,持续改进
8. 对数据库、证据或研究的依赖和贡献	无或小	必须,且不断补充完善
9. 对决策者要求	无明确规定	具备多学科相关知识,不断更新知识

性时,必须考虑有无可用资源,包括人力、物资、经费、信息、技术、品牌、时间等资源。

(四)利益相关者价值观

利益相关者(stakeholder)指对组织的决策和活动施加影响或可能受组织的决策和活动影响的所有个人、群体和组织。若利益相关者对决策的接受性好,则实施可能顺利,效果较好;反之,即使基于最佳证据和资源的决策也难以取得好的效果。

(五)当地法律法规

卫生决策或政策很大程度上受相关法律法规影响,制定卫生政策和决策时必须考虑是否与当地法律法规一致。

(六)经济性

经济学分析结果多数时候出现在纳入证据范畴,但也常常单独呈现。理想决策方案应该是成本较低而效果较好,但现实中常是效果较好的方案成本也较高。

(七)宗教、伦理与文化等环境特征

决策方案的选择除科学性外还必须考虑目标人群所处环境的宗教、伦理和文化等环境特征。

(八)水平公平与垂直公平

主要涉及卫生筹资。垂直公平强调不同支付能力的人要区别对待,即不同支付能力的人支付不同的卫生费用,富人多支付,穷人少支付。水平公平则强调对相同支付能力的人给予同等对待。

注意:单纯从决策要素看,循证卫生决策和循证临床决策区别不大。但宏观循证卫生决策的决策依据及争论极大。对多数临床个体决策,高质量RCT和基于RCT的系统评价/Meta分析可以回答存在的争论。而宏观决策的效果很难采用RCT评价,更难取得共识。因为不同国家和地区的现行政策、环境和利益相关者的价值观差别可能很大。这并非指循证决策中证据质量不能被评价或科学方法没有价值,而是宏观循证决策与传统循证临床决策的差异不可避免。如证据分级及人们对干预措施(政策)预期结果的认可度;影响决策的多种要素在宏观和微观决策中作用的差异也需要综合权衡。

四、循证卫生决策的步骤

管理层次上,决策包括识别和减少选择项两个步骤;其范围可从极有限的几个到几乎无限多的选择项。决策是一个过程而非仅仅选择某实施方案。图25-2显示了常见决策遵循的8个步骤。

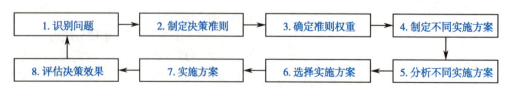

图25-2　决策的8个步骤

资料来源: Robbins S P, Decenzo D A. Fundamentals of Management: Essential Concepts and Applications. 4th edition. Upper Saddle River, NJ: Pearson Prentice Hall, 2004

循证卫生决策步骤的思路与常规决策相似，不同点为：①循证决策方案及其分析是建立在系统全面的文献检索和质量评价基础上，提高了决策的科学性；②循证决策强调决策需平衡内外证据、利益相关者价值观和法律法规等环境因素，增强了决策的可行性；③循证决策步骤通过非学术化证据呈现形式来加速证据的利用和研究到实践的转化，加强了决策的可转化性。

根据循证卫生决策的特点，笔者提出循证卫生决策的步骤如表25-7：

(一)构建研究问题

提出管理问题后，第一步是将管理问题转化为研究问题，以便查找有用的研究文献。通常一个具体的管理问题转化为研究问题时需要适当扩大范围，但应避免太宽泛、模糊和抽象的研究问题。如某医院院长想了解实施住院医师规范化培训项目后对一个西部农村地区县级医院心血管疾病患者医疗费用和质量的影响。若不转化为研究问题，很难查找出满足上述所有条件的文献；因为原始的管理问题太窄、太具体。此时可将该管理问题适度扩展转化为研究问题（如转化为：住院医师规范化培训后对医疗费用和质量的影响）；同时应避免过度扩展（如转换为：住院医师规范化培训项目对医疗服务体系的影响），否则会检索出许多与具体管理问题不相关的文献。

构建管理问题，可参照PITOS原则，即明确阐述适用对象（participants）、干预措施（intervention）、时间框架（time frame）、结局指标（outcomes）及实施环境（setting）。但管理问题影响因素很多，常不能也不是必须在构建研究问题时满足PITOS全部五个要素。构建管理类研究问题时通常可考虑管理措施、情景和关注的结局三要素：①关注或考虑的管理工具、技术或措施是什么？②上述管理工具、技术或措施在什么情景下可以应用？③关注的管理过程或结局是什么？

注意：①每个陈述应聚焦于回答一个单独的问题。管理决策常涉及几个问题，此时应将决策相关问题分解为具体的单个研究问题；②研究问题应聚焦于客观指标而非基于价值观（注意：此时是查找客观证据，与决策时必须考虑利益相关者价值观不同）。如"哪个方案更佳？"属于价值取向决策问题，而"哪个方案更可能带来第一年获益？"则聚焦于客观结果；③某些问题应包含管理和赔付环境信息；④考虑其他重要的决策影响因素，如市场或政治环境、利益相关者的观点等。

还需要注意：构建研究问题与随后为查找文献而制定的检索策略是否恰当是相对的，应根据研究目的、经费、时间、人员、对研究问题的熟悉程度、初步检索结果等因素进行调整。

(二)整理现有"内部证据"

内部证据来源于组织内已有的研究或数据库及决策者通过职业培训和经验获取的知识。获得现有内部证据后，可先评估能否回答提出的管理问题。该过程应在查找外部证据前完成，便于循证决策过程中及完成后决策者与利益相关者更新知识，并比较内外证据差异，不断改进。

目前，一些组织或机构已通过收集、整理和更新，建立了内部的管理和临床数据库及决策支持系统。

(三)查找"外部证据"

与管理研究问题相关的外部证据来源广泛，包括官方网站、数据库、灰色文献及制药公司、同行、

表25-7 循证卫生决策的步骤

步骤	行动	解释
1	将需要解决的卫生问题转化为3~5个明确的部分	用PITOS原则构建管理问题：适用对象（participants）、干预措施（intervention）、时间框架（time frame）、结局指标（outcomes）及实施环境（setting）
2	整理现有"内部证据"	即组织内已有的研究证据及决策者通过职业培训和经验获取的知识。应在步骤3前做好记录
3	查找"外部证据"	即来源于数据库、杂志、网站、课本、专家；外部证据的价值差别可能巨大，见步骤4
4	严格评价外部证据	需要回答4个问题（4As）：准确（accurate）、适用（applicable）、可操作（actionable）和可及（accessible）
5	整合并呈现证据	整合内外证据，以政策简报形式呈现证据
6	将证据用于决策	综合权衡证据、资源、法规、伦理、利益相关者价值取向等作出决策
7	实施决策，后效评价	评价决策实施过程及结局，持续改进

咨询者和专家等。许多管理者通过互联网查找研究论文，而医疗机构或大学院校则可通过图书馆数据库查找相关文献。通过互联网获取研究证据的常见途径为：

1. 检索可提供系统评价或 Meta 分析的网站
如 Cochrane 图书馆下属的医疗保健有效实践和组织（effective practice and organization of care，EPOC）小组的研究成果。

2. 检索文献数据库　如 MEDLINE、Pubmed 或 Google Scholar 等，查找发表和未发表的文献。

3. 检索专业网站　许多机构或组织在网络提供了卫生管理和决策相关的原始研究、研究综述或摘要。网络检索已成为开展循证卫生决策最主要的证据来源途径。常见的卫生决策和医疗管理研究的证据资源网站如下（表 25-8）。此外，与卫生管理和决策领域密切相关的网络资源还包括某些国际组织或相关机构如 WHO（http://www.who.int/en）、世界银行（http://www.worldbank.org）、经济合作组织（http://www.oecd.org）等；及某些政府机构网站如美国国立卫生研究所（http://www.nih.gov）、疾病预防控制中心（http://www.cdc.gov）、食品药品监督管理局（http://www.fda.gov）等。

若缺乏相关外部证据，而时间和资源许可，也可开展原始研究提供证据。

（四）评价证据

1. 证据质量与研究设计　不是所有证据质量都相同，高质量证据在决策中发挥更重要的作用。评估研究证据质量前必须全面理解不同研究设计及其优缺点见表 25-9。

2. 评价证据需考虑的因素　证据的质量评价一般采用质量评价指南或清单，常考虑以下因素：①研究设计的强度；②研究所在环境和情景；③样本来源及大小；④混杂因素的控制；⑤测量的信度和效度；⑥研究采用的方法和程序；⑦结论的合理性；⑧研究的资助者；⑨研究结果与其他研究结果是否一致。

表 25-8　常见的卫生决策与医疗管理相关的证据来源

数据库或组织	主要资源	网址
Pubmed 或 Medline	收录公共卫生、卫生服务、社会医学、卫生政策、卫生经济方面期刊 600 余种，系统评价和循证医学期刊 10 余种	www.pubmed.org
Embase	收录卫生管理、卫生经济、卫生政策、公共卫生、社会医学类期刊 420 余种	www.embase.com
POPLINE	人口、计划生育、卫生保健、法律法规等	www.popline.org
Google Scholar	免费综合性搜索引擎，涵盖自然科学、人文科学、社会科学等多种学科	scholar.google.com
Cochrane Collaboration Effective Practice and Organization of Care Group	改善医疗卫生服务提供、实践和组织方面的系统评价	www.epoc.uottawa.ca
Campbell 图书馆	社会福利、犯罪、社会教育和公共卫生等方面的系统评价	www.campbellcollaboration.org/lib
Agency for Healthcare Research and Quality	关注医疗质量，提供了专门的卫生决策者信息版块和检索入口	www.ahrq.gov/research
AcademyHealth	医疗保健成本、卫生服务提供改革和人群健康	www.academyhealth.org
Canadian Health Services Research Foundation	医疗保健效率、患者/家庭为中心、协同医疗等	www.chsrf.ca
Institute for Healthcare Improvement	医疗保健改进和管理的工具、案例、视频等	www.ihi.org
Consumers and Communication Review Group	患者沟通方面的系统评价	www.latrobe.edu.au/chcp/cochrane-consumers-and-communication-review-group
Health Research and Educational Trust	质量、成本、公平性、协同服务、支付改革、领导力等	www.hret.org
European Observatory on Health Systems and Policies	关注欧洲卫生体系和政策的动态，倡导循证卫生决策	www.euro.who.int/observatory

数据库或组织	主要资源	网址
PAIS International	公共政策、联合国出版物、WHO 出版物等	www.csa.com/factsheets/pais-set-c.php
Global Health	社区卫生、社会医学、传染病、非传染病、环境卫生、职业卫生等	www.cabi.org/datapage.asp?iDocID＝169
NLM 卫生服务/公共卫生信息网	卫生服务在研项目数据库,卫生服务/科学研究资源,技术评估资源,PubMed 卫生服务研究查询平台。	www.nlm.nih.gov
ODI RAPID	政策制定过程中证据的作用;为政策和实践改进交流和信息系统;为发展机构,更好地管理和学习;提供循证政策方法	www.odi.org.uk/rapid
EVIPNet	在中低收入国家加强研究与政策的联系	www.who.int/rpc/evipnet/en
Health Evidenced Network	WHO 知证决策网络	www.euro.who.int/HEN
GDN	用系统评价方法缩短理论与实践的差距,开展对国家和地区有关的高质量政策研究	www.gdnet.org/cms.php?id=gdn_development_research
DFID	开展政策和研究,关注贫困人口医疗服务,注重证据,合作伙伴包括 NGO,发展中国家政府部门等。	www.dfid.gov.uk

表 25-9　不同研究设计主要的优缺点

研究设计	优点	缺点
Meta 分析或系统评价	证据合成最严格的方法	研究质量取决于原始研究
随机对照试验	消除偏倚最好的研究设计,可论证因果关联	研究对象纳入标准严格,限制了研究结果的外推性
类试验研究	最严格的类试验包括设有同期对照组,具有多个时点的测量结果,干预组和对照组均有前后测量结果	不如 RCT 严格,研究质量可能受某些因素影响
前瞻性队列研究	前瞻性随访两组或多组观察对象,因果关联较清楚	需较多人财物资源支持;政策队列研究受其他因素影响大
回顾性队列研究	数据收集起点为过去,突出优点是节省时间与经费	可能无法获取需要的结局指标及测量精度
病例对照研究	节省时间与经费	可能存在回忆偏倚等
无对照的观察性研究	数据收集快捷,可行性好	可能存在各种偏倚,无法证实决策与效应的联系
定性研究	探索和发现新措施、识别最佳实践或理解某现象背后原因的有用方法	研究样本常常较小,且结果主观性较强;推广可能受限

此外尚有许多因素可能影响研究质量及其结果。进行知证决策时需考虑:①证据必须准确、适用、可操作和可及(框 25-3);②不准确的证据可导致错误的决策,错误的证据导致的决策可能比没有证据更糟;③不适用的证据可能对决策的影响极小;④不具备操作性的证据很难使用或实施;⑤很难获取(需耗费大量时间或金钱)的证据可能让人望而却步;⑥证据评价是决策过程中的一个关键环节。

3. 有用决策证据的特点(框 25-3)

(五)整合并呈现证据

1. 获取外部证据后应及时与内部证据整合　内部和外部证据可能一致、不一致甚至矛盾,应客观呈现内外证据并仔细分析可能的原因。证据整合推荐采用分类分级方式并列出证据评价结果的要点。整合后的证据应采用恰当的形式传递给决策者和利益相关者;否则证据就会被束之高阁而难以发挥应有的作用。

2. 循证决策证据表述要求　循证临床决策时,除医疗人员向患者解释证据时需用通俗语言外,多数时候证据只需以学术方式表述即可。循证卫生决策则要求以清楚、简洁且非专业术语的形式描述证据,同时说明证据涉及的管理问题是什么? 在何

框25-3　有用决策证据的4A's

有用的决策证据应满足准确（accurate）、适用（applicable）、可操作（actionable）和可及（accessible）。

准确

- 存在因果关联，而非"专家意见"；
- 提供了完整、权衡了各方利益的观点；
- 提供统计特征的信息，并避免基于随意的精确标准而剔除数据（管理研究的检验效能通常有限，即研究精确性较差。此时仍应提供全面的统计信息，如某管理者说："我并不期望管理决策需要有95%的确定性，能有70-80%的确定性就很好了"。无论决策相关研究结果的精度如何，决策时均需权衡现有可得证据；无统计意义的研究结果仍然可能对决策有用，而有统计意义的结果并不表示实施层面就一定有效，对微弱效应的结果尤其如此）；
- 证据来源可信—无偏的资助（经费）及实施；
- 提供了现有证据的局限性；
- 证据生产过程公开透明—明确阐述了数据如何收集及数据分析结果

适用

- 研究与决策问题相关
- 研究阐述了适用什么条件
- 证据适用于决策者所在组织和环境

可操作

- 与最初决策的时间框架一致
- 包含需要被完成任务的信息
- 提供完整的证据引申信息，包括成本、总体重要性及价值
- 识别最佳的实践方式
- 包含可测量的质量指标
- 应评估技术的有用性
- 考虑环境因素，包括其他可得信息，例如隐性知识

可及

- 容易获取证据
- 证据呈现形式与决策者需求一致

资料来源：改编自 Kovner R，Fine J，Aquila D. Evidence Based Management in Heathcare. Michigan: Health Administration Press，2009：90-91

种情景下获得的研究结果？证据强度及其对实践的影响是什么？决策者和所有医疗决策利益相关者都应关注"谁生产的证据？"、"证据适用人群和环境"及"证据解释的合理性"等，都需要以通俗易懂的形式来呈现证据给决策者和使用者。

政策简报（policy brief）是为决策者打包研究证据的方法。卫生决策中准备和使用政策简报需考虑的问题有：①是否解决一个最优问题，并描述了该问题的相关背景；②是否描述了用于解决问题各方案的问题、成本和效果及实施时需考虑的关键

问题；③该政策简报是否运用系统、透明的方法查找、筛选及评价合成的研究证据；④在讨论合成的研究证据时是否考虑了证据的质量、当地适用性及公平性；⑤是否使用分级阐述格式，即为便于决策快速了解主要问题和解决方案，政策简报可采用重点总结（take home message）- 执行摘要（executive summary）- 简报全文格式，通常3部分页码分配为1：3：25；⑥是否评价了该政策简报的质量科学性和系统相关性。

（六）将证据用于决策

1. 证据与循证决策　循证管理过程中最困难的一步是让决策者采用研究证据进行决策。证据在决策中的作用常常未能被正确地理解。许多决策者认为循证决策就是严格依照证据进行决策而忽略其他因素，结果是一方面很多时候没有证据决策者就不知所措，另一方面单纯依据外部证据决策常常无法实施或取得良好的预期结果。此外，一些决策者希望可得证据能像工具一样使用快速帮助决策，但证据通常无法达到那样的效果。

对研究证据用于决策作用的正确理解是：①研究证据是通过增加管理者对研究问题本质的理解而增进管理者对决策问题的启发；②促进管理者与其他利益相关者之间公开交流；③促进管理者产生创造性的解决方案及提升管理者估计不同解决方案带来不同可能结局概率大小的能力。

有了这样的理解就不难发现：除非某管理措施或方案的研究证据有极明显的优势和正向结果（或劣势和负向结果），多数情况下证据只是给决策者提供启示或参考，只是决策考虑的因素之一。为了避免对循证决策的误解和面对目前决策证据质差量少、管理者培训不够的现实，有学者提出知证决策（evidence-informed policy making）概念，其实二者本质完全一致，即在决策时，证据只是考虑的因素之一，还必须权衡资源、经验、法规、伦理、利益相关者价值取向等多个因素。

2. 卫生决策的利益相关者　循证决策过程中，管理者必须考虑决策利益相关者的偏好。常见的卫生决策利益相关者如表25-10：

3. 政策对话　为促进对证据的理解及深层理解决策方案实施环境与可行性，本阶段可开展政策对话。政策对话允许综合考虑研究证据与受未来决策问题影响并参与决策的个人的观点、经验和隐性知识。诸多因素激起了对使用政策对话越来越多的关注，包括认识到：①对决策者和其他利益相关者而言本土化"决策支持"的必要；②研究证据

表 25-10　卫生决策利益相关者类型

类型	举例
消费者	医疗保健支持团体、当前和潜在的服务使用者、公众、患者及患者家庭和朋友
提供者	医疗保健机构、医护药检技师、公共卫生医师、社会工作者
研究者	基础科学研究者、临床医学研究者、公共卫生研究者、社会科学研究者
决策者和费用支付者	临床指南制定者、政府官员、资助机构、管理者
企业	医疗器械和药品厂家
非政府组织	非盈利性慈善机构

仅是影响决策者和其他利益相关者决策过程的因素之一；③许多利益相关者能给决策过程注入自己的价值观或偏好；④不仅决策者、许多利益相关者也能采取行动解决优先问题。

4. 证据与政策　卫生决策常与政策联系，决策时不仅应考虑研究证据，还必须考虑决策环境的文化、政治和技术合理性。改变政策是极困难的事。图 25-3 显示了现有政策和相反证据之间的二维关系。实际决策时，需考虑的因素更多更复杂。决策者可能重视证据及利益相关者偏好等因素，但最终决策常常是在政策环境下考虑经费和时间约束性做出的相对最优选择。

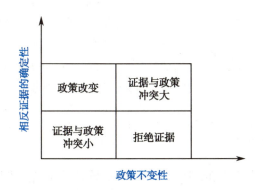

图25-3　现有政策与相反证据关系图

改编自：Lin V，Gibson B. Evidence-based Health Policy：Problems and Possibilities. Oxford：Oxford University Press，2003

当缺乏可靠证据而需要快速决策时，实地访谈利益相关者或关键信息者的定性数据也能为决策提供有用的信息。

（七）实施决策，后效评价

好的决策并不一定确保好的效果。确定决策方案后，尚需精心组织和实施，评价决策执行过程和结局。若效果不好，总结原因；若效果好，总结

经验。循证决策强调以结局为导向，这是未来医疗保健管理领域的发展方向。

注意：上述步骤并非绝对按部就班进行。循证决策与管理实践过程中灵活性及不断更新证据非常重要。如从问题识别到决策方案的实施，所有阶段均需收集证据；新的证据可能促使管理者重新定义问题；提出的解决方案也可能因为实施中无效而要求决策者重新制定新方案。特定情况下，某些步骤可合并、缩减甚至删除。此外，决策者通常没有时间也没有技能快速查找和评价证据，这就需要推行循证决策与管理的组织有专门的证据生产者，或委托相关学术机构提供证据以帮助决策。

第四节　循证卫生管理与决策面临的挑战

循证决策真比传统决策更有效吗？循证决策和管理一定是未来的趋势吗？循证决策和管理从一开始就处于极大的争论之中。即使在其已取得显著进步的今天，循证决策在许多国家也很大程度上被低劣的卫生保健措施所充斥。传统决策和管理实践中，决策者采用证据进行决策是一种自发行为，而不总是有意识或目的明确的。循证管理则强调明确地评估和使用证据帮助决策。实际工作中管理者采纳循证决策与管理会面临诸多障碍和挑战，如完成任务的时间压力、来自外界权力的干扰、个人经验的偏好、获取证据困难、依赖外在咨询者及缺乏资源等。

一、外部力量对医疗保健机构改善绩效责任的要求高

外部力量如管理机构不断对医疗保健机构绩效提出更高的要求，对实施循证管理产生双重影响。一方面外部力量如卫生管理部门、各专业协会、质量认证机构（如美国的 JCI）等会提出医疗保健质量和绩效目标，促使医疗保健机构认识到循证管理的重要性；另一方面由外部机构设立的质量改进过程、结局和绩效指标等可能并不完全符合某些医疗保健机构内在的特点，并可能导致这些医疗保健机构员工失去创新动力。

二、开展循证管理实践的医疗卫生机构较少

当前循证卫生决策与管理尚未被广泛使用，主要原因：①循证管理的有效性研究证据缺乏。管理

者很难找到一个类似药品治疗患者非常有效地用于组织管理的方案，通常证据太多但缺乏好证据，即便有好的证据但其适用性常较差；②卫生政策或决策转化涉及面广，实施时间长，效应滞后，且易受多种因素影响，增加了客观评价循证决策方案绩效的难度；③实施循证决策和管理可能削弱高年资管理者的权威，因为低年资的年轻管理者常有能力获取并解读可得最佳证据，而前者很少具备这样的能力；④管理层并未形成常规评价其决策后果及质量的习惯。若管理者或决策者没有敢于和善于承认自己不足或存在需要改进地方的态度，很难做到循证决策和管理；⑤循证理念的普及性及认同性不够。循证理念已超出临床医学和卫生领域，一些决策者在决策时开始强调和重视"证据"的重要作用。但许多决策者循证意识不足，很少关心科学研究证据和循证决策的组织。2007年，Andrew D Oxman等人对WHO总部部门负责人的抽样调查显示，决策仍以主观方式和专家意见为依据，极少重视和应用系统评价和证据摘要。未来需要商学院、管理学院和医学院合作开展循证决策与管理的培训、教育和传播。

三、管理证据缺乏，可及性较差

利用证据帮助决策不是医疗卫生领域的新理念，但循证管理首次系统全面地定义了证据，强调了证据在决策中的作用。强调实践循证决策和管理不仅需要证据的使用者（user），还需要证据的生产者（doer），尤其是本土化证据生产者。现实中医疗管理类证据尤其是系统评价这样高质量的整合证据严重缺乏；更缺乏像Cochrane协作网一样致力于发表和传播高质量证据的管理类证据协作网。此外：①开展基于证据的管理实践文献并未标识"循证"字样，因为"循证管理"衍生于"循证医学"，术语较新；②缺乏可及和高质量的管理实践领域的系统评价；③检索、研究和加工证据能力有限。检索、研究和加工证据需要多方面技能，而多数决策者或管理者并不具备这样的能力；④已有多数证据来自发达国家，缺乏发展中国家和欠发达地区卫生政策数据。

四、弥合研究与实践的裂痕

医疗保健研究证据生产与使用间长期存在巨大裂痕，可能因：证据生产不及时或与政策重点关联不大、研究结果未能有效传播、证据缺乏适用环境或研究结果未能给出可操作的应用步骤。某些

决策可能缺乏高质量的有用证据；且决策者可能需要不同数量和类型的证据。未来需要以管理实践者为中心，以实际管理问题为导向来开展科学研究，而非研究者主导未来管理研究。

管理者的知识来源和结构与研究者差异很大。一般不会阅读学术论文，更关注可读性和实用性强的商业评论如《哈佛商业评论》。此外，学术杂志论文与商业评论的写作风格和内容差异也较大。卫生体系中的管理者可粗分为：①管理学背景，往往缺乏解读医疗卫生专业学术论文的能力；②医学背景，主要依靠经验管理，缺乏正规的管理培训和知识。如何弥合卫生研究与管理实践的巨大裂痕是当前医疗卫生改革面临的巨大挑战。图25-4概述了当前管理学术研究与实践的障碍及可能的解决方法。

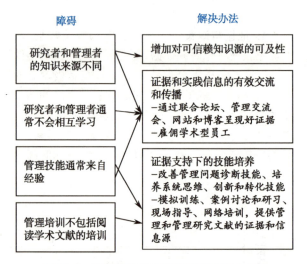

图25-4 管理研究与实践的障碍及解决办法

改编自：Rousseau D M. The Oxford Handbook of Evidence-Based Management. Oxford: Oxford University Press，2012: 167

五、很难定义实施循证决策和管理是否成功的标准

管理和决策效果受制于诸多因素；加上管理实践很难有好的对照，很难测量和评价循证管理效果。若不能很好定义循证决策与管理是否成功的标准，就更难评价和推动循证决策和管理实践。

六、"循证"和"循证管理"正成为决策者追求时尚的口头禅

一些机构并不具备包括组织文化等在内的实施循证管理的内部和外部条件，"循证"只是决策者追求医疗改革浪潮的口头禅。组织机构应真正从

内部和外部、软件和硬件等方面推动循证管理。一个解决办法是对真正倡导开展循证决策与管理的组织机构实行认证及后效评价。

七、实施循证管理与组织创新的矛盾

实施循证管理意味着一定程度上"复制"别人的模式，可能限制了组织和决策者创新和冒险的文化。对决策者和组织均是很大的挑战：若忽略已有外部证据很不明智，若外部证据质量较差或不适合内部组织环境则可根据自身情况进行管理创新。实际上实施循证管理本身就是一种管理创新，可催化针对特定重要相关的实际问题开展新的研究，还可提高决策的科学性和效率。

八、基于证据的决策/循证决策与知晓证据的决策/知证决策

国际上顶级的方法学家为推动 WHO 循证决策，针对当前管理者的认识能力和管理证据质量、数量和可及性现状提出知证决策的概念，认为其更符合宏观决策影响因素多和环境复杂等特点，倡导决策者或管理者在决策时应被告知或知晓相关证据。事实上，循证决策与知证决策完全一致，循证决策从没有将证据与决策画上等号，而是强调决策时应知晓并考虑当前可得的最佳证据。

九、决策环境的复杂性

卫生管理或决策者除重视证据外，还需仔细研究决策环境、利益相关者价值观、资源、文化和政策法规等。理想的证据应用环境与现实之间常存在差异，应以系统和整体观看待和处理决策所需证据。此外，应急情况下的决策与管理，一开始常依据经验和专家意见为主决策，再过渡到基于证据的决策。

卫生决策还需要充分考虑利益相关者的偏好。但医疗卫生领域的预防与干预决策具有较强的专业性，利益相关者未必具备相应专业知识而理解。当决策者偏好与决策影响人群价值取向冲突时，应充分沟通和交流，取得信任后再决策。此外，决策者需具有前瞻眼光，需平衡短期利益与长期效益等。

第五节　循证卫生管理与决策应用实例

实例 1　证据及其在卫生决策中的作用

（资料来源：Clancy M，Cronin K. Evidence based decision making，global evidence，local decisions.

Health Affairs，2005，24（1）：151-62）

表 25-11 列举了目前美国卫生保健系统中的一些决策类型及证据在其中的作用。可见：①证据可用于医疗产品准入、购买、临床决策和宏观卫生政策等；②不同类型决策对证据的依赖程度有别，医疗产品准入要求最严，必须有明确利大于弊的证据方可批准；③决策者未必一定是管理者或行政领导，医生，患者和非患者个体都可能成为卫生领域的决策者；④需要倡导一个循证决策的文化和环境，使多数人真正从高质量证据中获益。

表 25-11　证据在不同类型决策中的作用

决策类型	决策者	证据作用
产品批准	FDA	Level Ⅰ
产品购买：例如处方集筛选	美国药品利益管理公司（PBMs）	Level Ⅱ
临床决策		
指南	临床医生	Level Ⅱ
共同决策	临床医生，患者	Level Ⅲ
评估和改善卫生保健质量		
内部改善	卫生保健组织	Level Ⅱ
公众报告	筹资者/购买者；州	Level Ⅱ
按绩效支付	筹资者/购买者	Level Ⅱ
方案或提供者的选择	消费者；使用者	Level Ⅲ
选择利益和覆盖面	保险公司；使用者	Level Ⅱ～Ⅲ
组织和管理决策	卫生系统管理者	Level Ⅳ
保健选择	个体；患者和疾病组	Level Ⅲ～Ⅳ

Level Ⅰ：必须有严格的证据结果；Level Ⅱ：如果证据可得，将被优先考虑，同时辅以专家意见；Level Ⅲ：可得证据是决策需要考虑但并非唯一因素；Level Ⅳ：证据有限，其余因素重要。FDA：美国食品药品监督管理局。PBM：药品利益管理机构。

实例 2　美国政府医疗保险（Medicare）项目循证管理和决策过程

（资料来源：http://www.cms.gov/index.html；http://en.wikipedia.org/wiki/National_coverage_determination）

美国政府医疗保险（Medicare）项目是≥65 岁、或 < 65 岁但有残疾、或患肾衰竭的各年龄段人的医疗保险。分国家和地方水平两种，由医疗保险和医疗补助服务中心（Center for Medicare and Medicaid Services，CMS）负责监督。

国家医疗保险项目决议（National Coverage Determination，NCD）是全美范围关于 Medicare 是

否支付某个医疗项目或服务的决议,提供如何决定医疗保险覆盖项目申请规则的指南。国家医疗保险项目决议适用于所有 Medicare 受益人且描述了何时及何种情况下某医疗项目或服务符合保险支付条件。通常 NCD 只负责复杂或存在潜在争议的项目,包括药品、诊断技术和医疗器械。NCD 遵循"合理和必需"的原则,循证评价申请项目。

新技术或项目可能被送交到医疗保险证据生产和项目建议委员会(Medicare Evidence Development & Coverage Advisory Committee,MEDCAC),该委员会类似独立的第三方专业评估机构,针对特定项目为 CMS 提供外部证据。作为 CMS 内部专家意见的补充,MEDCAC 提供公正客观的文献评价和技术评估结果,同时判断可得证据的强度并基于当前可得最佳证据为 CMS 做出推荐。MEDCAC 由临床医学及相关领域(例如公共卫生、流行病学、经济学、伦理学、临床试验设计方法学等)的专家构成。

NCD 过程允许包括厂家在内的利益相关者参与决策,决策过程公开透明,发布在 CMS 网站上接受公众监督。NCD 决策过程通常持续 6~9 月,取决于外部技术评估或 MEDCAC 提供外部证据的速度。对不需要外部评价的申请项目,NCD 决策过程一般不超过 6 月。具体决策过程如下:

- 初始 6 个月阶段:
- ✓ 初步讨论;
- ✓ 获益归类;
- ✓ 医保项目正式申请;
- ✓ 内部评审;
- ✓ 外部技术评估和(或)医疗保险证据生产和项目建议委员会评审;
- ✓ 内部评审。
- 决议草案及备忘录发布:
- ✓ 最后 3 个月阶段;
- ✓ 公众评论(30 天);
- ✓ 最终决议及实施指导意见(必须在 60 天内完成)。

实例 3 研究者呈现证据:一个支持非洲国家广泛使用新型、高效疟疾治疗方法的政策简报框架

(资料来源:Lavis N,Permanand G,Oxman D,et al. SUPPORT Tools for evidence-informed health Policymaking(STP)13. Preparing and using policy briefs to support evidence-informed policymaking. *Health Research Policy and Systems*,2009,7(Suppl 1):S13.)

1. 已确定的问题 首要问题就是撒哈拉以南的非洲使用青蒿素类药物为基础的联合用药(artemisinin-based combination therapies,ACT)治疗无并发症恶性疟疾的覆盖率很低。问题的主要特征包括:

(1)疟疾在该地区的发病率、死亡率均很高;

(2)现有疗法的治愈率远低于 ACT。但因病人过去的经验及 ACT 的较高费用,病人仍喜欢使用现有疗法;

(3)许多国家的国家疟疾控制政策、治疗指南和处方集均不支持 ACT 的处方、配送和使用;

(4)ACT 的配送主要依靠医生,不是每个人都可常规获取。财政措施也有利于现有疗法而不是价格较贵的 ACT。监管措施一般不允许社区卫生工作者开 ACT 处方药,且未制止假药和不合格药品。

2. 关于三个可行解决问题的方案,系统评价提供了哪些信息?

(1)评价了三个方案可能的获益、危害、成本(和成本效果)、政策方案的关键要素(若方案已在其他地方试行)及利益相关者的意见和经验:

1)扩大社区卫生工作者的执业范围,包括诊断疟疾和开 ACT 处方药;为达到某一规定的 ACT 覆盖率而采用 / 引入目标支付款项;为社区卫生工作者提供快速诊断试验和开处方的培训和监督管理;

2)城市地区大部分保健服务都由私立医疗机构提供,应给私立医疗机构提供部分经费补助以支持快速诊断试验和 ACT;

3)限制进口抗疟疾药物的种类并处罚分发假药或不合格药品的人,修改国家疟疾控制政策和处方集以确保 ACT 被推荐为一线治疗药物。

(2)已说明各方案重要的不确定性获益和危害以便在实施任何监测和评估计划时给予特殊关注。

3. 实施过程中应牢记的要点 实施过程中存在诸多障碍,如一些熟悉现有治疗方案的病人和卫生保健提供者不愿意改变其原有习惯。系统评价结果表明:通过大众传媒宣传、改变卫生保健提供者行为尤其是影响其开处方和分发药品的策略均有助于扫清这些障碍。

4. 关于证据基础的备注

(1)自从 2006 年 WHO 指南发布后,已发表 6 个关于抗疟疾药物的系统评价,结论均进一步支持推荐 ACT 作为一线治疗药物;

(2)在查找的系统评价中:2 个涉及相关监管措施,6 个涉及财政措施,5 个涉及卫生人力资源的具体配置,15 个涉及实施策略,大多数都补充了当地研究。

总之，实践循证管理具有重要意义。尽管循证管理采用的多数方法早已存在于各学科，但其首次系统明确地阐述了管理证据分级、来源及其在决策中的作用，明晰了决策科学性、公信力和转化实效性，是知识转化的最佳途径，可减少或预防管理实践的过度使用、利用不足或误用，可消除研究与实践的裂痕，及消除最佳和常规实践的鸿沟。但要真正实践循证管理，尚需研究者、实施者、决策者、教育者和公众共同努力。

（文　进　李幼平）

参 考 文 献

1. Briner B，Denyer D，Rousseau M. Evidence-Based Management：Concept Cleanup Time? Acad Manage Perspect，2009，23（4）：19-32.

2. Brownson C，Baker A，Leet L，et al. Evidence-Based Public Health. New York：Oxford University Press，2003.

3. Gray M. Evidence-based Health Care. How to make health policy and management decisions. London：Churchill Livingstone，1997.

4. Kovner R，Fine J，Aquila D. Evidence-Based Management in Healthcare. Michigan：Health Administration Press，2009.

5. Kovner R，Rundall G. Evidence-Based Management Reconsidered. *Front Health Serv Manage*，2006，22（3）：3-22.

6. Lin V，Gibson B. Evidence-based Health Policy：Problems and Possibilities. Oxford：Oxford University Press，2003

7. Pfeffer J，Sutton I. Hard Facts，Dangerous Half-truths，and Total Nonsense：Profiting from Evidence-based Management. Massachusetts：Harvard Business School Press，2006.

8. Porzsolt F，Ohletz A，Thim A，et al. Evidence-based decision making—the six step approach. *Evid Based Med*，2003，8：165-166

9. Reay T，Berta W，Kohn K. What's the Evidence on Evidence-Based Management? *Acad Manag Perspect*，2009，23（1）：5-18.

10. Rousseau M. The Oxford Handbook of Evidence-Based Management. Oxford：Oxford University Press，2012.

第二十六章 循证医学在公共卫生领域的探索与实践

　　循证医学的基本思想和循证实践虽然起源于临床医学，但与公共卫生许多活动所遵循的原则和诸多专业领域的实践有很高的一致性。循证公共卫生作为一个全新的理念，在公共卫生领域日益突显，并逐步成为现代公共卫生实践的主流方向之一。本章将从循证公共卫生的产生和发展、探索与实践及挑战与展望三方面阐述循证公共卫生理念及其在公共卫生领域的应用实践及产出，有助于理解现代公共卫生决策的科学基础，更合理地利用现有公共卫生资源，更有效地促进人民群众的身体健康。

第一节　循证公共卫生的产生和发展

一、定义和范畴

（一）公共卫生观念的演进

　　公共卫生观念漫长的演进过程同人类文明史发展一样经历了不同的阶段，近年公共卫生领域的政策和措施已逐渐采用了规范指南和管理服务。

　　1. **宗教和超自然的公共卫生观**　公共卫生观最早来自宗教典籍，把禁食猪肉的宗教信条看做是早期公共卫生立法行为，不是因为猪会携带寄生虫，而是因为猪不是反刍动物，所以不洁净，这是犯了"唯医学主义"的错误。在启蒙运动前，人们通常将疾病归因于超自然的力量，认为疾病是上帝的愤怒或他人诅咒的结果。

　　2. **基于美学的公共卫生观**　18世纪西方的启蒙运动使人们开始怀疑对病因和预防的超自然观，并逐步用理性的科学方法在自然界中寻找病因。人们开始接受自然的病因观，用科学方法防治疾病逐渐成了主流。19世纪新的细菌学、病理学和生理学的发生、发展，对改善公共卫生起了重要作用。结核、斑疹伤寒、霍乱等传染性疾病的流行，造成的大众心理恐惧推动了社会变革，改变了公众对公共卫生的态度，疾病预防成为一个重大的社会问题。受益于维多利亚时代人们对秩序和清洁的重视，公共卫生措施的聚焦在加强环境整齐和清洁，提高环境优美和舒适度。

　　3. **基于统计学和流行病学的公共卫生**　19世纪后半叶，经验主义方法盛行的弊端导致了统计学的发展和应用，基于几个简单的假设和唯一的推论方法，统计资料开始在控制疾病中发挥作用。清洁的饮用水、适宜的居住环境和良好的膳食已确认为预防疾病的基础。但简单地收集发病和死亡的统计资料没能将病因的实质性探索推向一个新的高度。1848年John Snow首次详细研究了伦敦霍乱流行，并通过干预成功地控制了进一步的流行，成为流行病学现场调查、分析与控制的经典实例。到20世纪，流行病学领域建立了新的产生和检验病因假设的方法，提出和发展了重要的寻找病因和评估公共卫生措施干预效果的流行病学研究方法。

　　4. **基于证据的公共卫生**　公共卫生旨在通过有组织的社会行为来改善整个人群的健康状况，因此，公共卫生策略必须建立在高质量科学研究证明有效的措施之上。如何利用越来越有限的资源提供期望值越来越高的最佳服务是决策者必须考虑的问题。公共卫生专家需要具有从经典流行病学到卫生经济学、管理技术、政治学和社会学等方面的知识和技能，基于科学证据，综合考虑资源和价值的情况下进行的决策才能达到这样的目的。因此，公共卫生医师不但有责任遵循证据制定健康促进的策略，而且也应充分发挥作用，推动循证医学整体事业的发展。

（二）循证公共卫生的定义

　　1997年循证公共卫生（evidence-based public health，EBPH）的定义由Jenicek提出并首次公开发表，即：尽责、明白和明智地运用当前最佳证据，对有关社区及人群的健康保护、疾病预防、健康促进作出决策。

　　1999年，Brownson进一步扩展了循证公共卫生的概念，归纳为：通过应用科学论证的原则，包括系统地应用资料和信息系统，适当运用项目计划模型，制定、执行、评价公共卫生项目和政策的有效性。

2004 年，Kohatsu 提出了新的循证公共卫生定义：把基于科学的干预项目同社区的优先选择结合，以提高人群健康的过程。强调社区优先选择（community preferences）的作用，即强调公共卫生中"以人为中心"的研究方法，并将"基于科学"引入循证公共卫生的定义。包含：①学科范围，包括流行病学、社会学、心理学、毒理学、分子生物学、人类学、营养学、工程学、经济学、政治学等；②获得科学资料的途径和方法，包括运用定量和定性方法获得可能影响公共卫生实践的信息。

综上所述，循证公共卫生是以当前可得最佳科学证据为基础，以社区及人群为对象，制定及评价公共卫生政策和项目以提高人群健康的过程。循证公共卫生决策（evidence-based public health policy）则是用循证医学的理念和证据去处理和解决群体的公共卫生问题，即慎重、准确和明智的应用现有最佳研究证据，根据当地实际情况和民众的服务需求，将三者有机结合，制定出切实可行的卫生政策。

（三）循证公共卫生与循证医学的异同

循证公共卫生的概念得益于循证医学的启迪，但不是循证医学应用领域的简单扩展。二者在许多原则上一致，但公共卫生政策影响更广泛的人群，应用的背景和环境也更复杂，二者也存在一些重要的区别（表 26-1）。

表 26-1 循证公共卫生与循证医学的区别

特征	循证医学	循证公共卫生
证据类型	随机对照试验、严格的流行病学研究、系统评价	类试验或观察性研究、系统评价
证据数量	较多	较少
干预至产生效果的时间	较短	较长
决策主体	临床医生，单个医生	公共卫生政策制定者，决策小组
决策关注对象	个体	群体

（改编自：杨明亮，吴廉. 循证公共卫生、公共卫生与预防医学，2008，19（4）：1-3.）

二、产生和发展

（一）循证公共卫生产生的大环境

全球化进程加速和互联网技术的发展推动我们全面迈入信息化社会。环境改变、人们健康期望不断增高、各国资源短缺的矛盾迫使我们重新审视医疗卫生决策的科学性。为保护和促进大众健康，许多健康促进项目在各国家和地区都开展了多年，投资者、决策者及项目实施者们都希望知道经费、时间、精力等投入是否价有所值。但因未对已有研究结果进行系统评价和再利用，随后的决策、投资、政策制定过程仍缺乏客观依据，造成资源浪费。此外，在经济全球化带来的公共卫生国际化，对突发公共卫生事件的预测、预警与处理提出了更高要求的形势下，公共卫生如何筹资、如何实现快速应对、高效运行也是决策者需要考虑的重要问题。只有基于科学证据，综合考虑资源和价值才能作出切合实际的公共卫生决策。越来越多的人意识到：公共卫生实践同样需要"循证"。

（二）循证公共卫生的发展

1997 年前后公共卫生领域里的循证卫生保健（evidence-based healthcare，EBHC）逐渐成熟，主要关注公共体系、公共产品、公共服务等公共卫生领域的问题。2004 年 WHO 的墨西哥峰会上，各国政府首脑和卫生官员提出应更充分、科学、便利、快捷地使用高质量证据，倡导循证公共卫生决策的理念和研究，为公共卫生决策者提供一套科学决策方法。2005 年世界卫生大会呼吁 WHO 成员国建立或加强信息转换机制来支持循证公共卫生决策，并号召其对建立更有效的信息转换机制提供有效资助，促进证据生产和使用。重点强调加强低、中收入国家研究和政策的联系，确定在发展中国家建立知证决策网络（evidence-informed policy network，EVIPNet）；提倡发展中国家的决策者根据本国国情和高质量证据制定政策，以避免在本国决策中直接套用发达国家的模式，造成不应有的损失。目前我国也参与到其中的一个循证决策网络，即 WHO 西太平洋地区亚洲循证决策网络（EVIPNet Asia）。

三、目的和意义

人口流动增加、区域经济发展不平衡、年龄老化、公共卫生经费不足、群众对卫生保健服务需求层次的提高，使公共卫生面临严峻挑战。公共卫生决策与广大民众健康息息相关，其决策的科学性尤为重要。要求各级卫生管理者应基于科学、可靠的研究结果制订公共卫生政策，合理分配卫生资源，提高有限卫生资源的利用率。

开展循证公共卫生可：①促进公共卫生领域研究结果的整合与更新，保证得到最新的可靠信息，及时了解哪些决策能解决所针对的公共卫生问题及哪些干预措施无效；②加强公共卫生领域的证据转化与利用，保证公共卫生决策基于科学证据并有效实施；③合理有效利用公共卫生资源，依据证据进行卫生决策使决策基于事实和被证明有效的经验，以提高决策的科学性和合理性，减少决策失误。尤其在资源有限的情况下，基于现有最佳证据进行决策有助于充分利用可及的资源；④将循证医学方法学引入公共卫生研究领域，并不断开拓公共卫生循证研究的新方向，探索解决公共卫生领域具体问题的新方法，可促进公共卫生学科和理论的发展。

第二节　循证公共卫生决策的探索与实践

一、方法与步骤

2004 年 Kohatsu 等人对比了循证医学与循证公共卫生的实践过程（表 26-2）。

（一）提出问题

公共卫生政策领域涉及的问题远比临床问题更复杂、更广泛。通过循证实践需要回答：①需要解决什么问题；②需要优先考虑什么问题；③什么策略比较有效；④该策略跟哪些人有关，牵涉到哪些部门，⑤该策略的成功和失败之处是什么？为什么？即总结在什么背景环境下，对哪些人，实施何种方案有效，为什么？

（二）收集证据

需要确定哪些是证据。循证公共卫生项目和政策制定所需证据来源更广泛，包括"专家知识、发表研究、现有统计资料、相关人员的咨询意见、以前的相关政策、网络资源、咨询结果、多种政策方案的成本估算、经济学和统计学模型推算的结果"等。注意：①循证公共卫生政策的制定不是仅有医学领域的科学技术就能解决，非医学领域的社会学、经济学、教育、伦理、司法等方面的证据同样起关键作用；②证据既可是定量研究证据，也可是定性研究证据；研究类型可以是实验性研究（评价干预措施的效果），也可以是描述性研究（疾病的分布和流行情况），还可以是分析性研究（确定问题的影响因素）。对不同证据还要考虑它们的互斥性或互补性；③循证公共卫生政策的决策过程就是充分、合理地权衡当前所有相关证据，制定出在当前社会、经济、政治背景下效果最优、成本最低、效率最高的政策。

（三）综合证据的方法

系统评价是循证医学中综合证据的重要方法。公共卫生领域的系统评价，既可利用 Meta 分析等专门的统计学方法，确定干预措施效应的性质，定量估计效应的大小，及确定不同研究中的效应是否同质；也可采用定性的叙述性综合法（narrative synthesis），写出结构式摘要，讨论各研究的特征和结果。且因公共卫生领域干预措施及其结局的复杂性，定性综合方法常常更适用。

二、公共卫生中的循证实践

循证实践是寻找、评价和应用科学证据进行决策和系统管理的全过程，在公共卫生的许多专业领域都可以开展循证实践。如在社区卫生决策中通过调查社区疾病谱、疾病负担、卫生资源及其配置，了解当地重要疾病防治的最佳证据和全球情况，统筹规划，制定防治方案，完善三级防治网络。制定公共卫生计划的过程中，同样可运用循证医学方法帮助决策者制订卫生技术的生产、维护和再利用等方面的标准，根据具体情况合理选择卫生保健措施。

许多发达国家和地区已积累大量循证公共卫生决策与实践的成功经验。1993～2003 年间，美国

表 26-2　循证医学与循证公共卫生的实践过程比较

步骤	循证医学	循证公共卫生
1. 明确科学问题	将需要的信息（关于预防、诊断、治疗、预后、因果关系等）转化成一个可以回答的问题	提出并陈述公共卫生问题
2. 查找相关证据	检索最佳证据以回答所提问题	检索文献，整合获取信息
3. 确定哪些信息可用于回答这一科学问题	严格评价证据的真实性、可靠性和适用性	基于现有的数据来源来量化问题
4. 确定符合病人或目标人群的最佳行动方案	根据病人实际情况、个体差异及价值观，将严格评价后的证据与医生的临床经验相整合，制订科学合理的诊疗方案	制定若干公共卫生项目选项，并进行优先排序；根据选项制定行动计划并实施干预
5. 评估实施过程和效果	评估上述 1～4 项的效果和效率，不断改进	评估公共卫生项目或政策的成效

传染病协会(IDSA)、美国疾病预防控制中心(CDC)、美国儿科协会(AAP)、国家结核病防治协会和加拿大传染病协会等5个组织举行一系列座谈,将获得的最新流行病学证据、医疗技术及其他卫生预防指南投入到控制结核病的实践中,到2003年美国的结核发病率降低了44%,并达到历史最低水平。2004年美国CDC开始促进循证方法在公共卫生领域疾病预防和干预中的应用。用循证方法评价公共卫生项目在人群干预过程中的有效性,即不同健康问题、可改变的危险因素与干预措施的相互关系,及控制危险因素可能减少的健康负担。发展中国家的循证公共卫生决策起步较晚,但也取得了一些成绩。如南非Cochrane中心结合本国实际,与Cochrane协作网HIV/AIDS评价组共同建立了一系列有价值的合作项目,生产了大量高质量证据,为艾滋病的防治工作提供了科学依据。

我国在循证公共卫生的研究和实践中也进行了大量探索,如在疾病预防控制、突发公共卫生事件处理、卫生标准和指南的制定等多种公共卫生实践活动中都遵循了循证的基本原则。

(一)疾病预防控制的循证研究

以往疾病预防控制决策主要考虑价值和资源,很少考虑支持决策的科学证据,决策存在较大的随意性和盲目性。疾病控制多年主要靠行政干预和群众运动,导致技术含量、服务水平和质量效率均低。利用循证思想解决疾病预防控制问题,制定疾病控制策略措施不仅要考虑资源和价值,还要以当前科学研究的最佳成果为依据。参考现有最佳证据做出适合当地的疾病控制决策,以最低的成本、最优的质量和最高的效率,提供有效的疾病预防控制服务。

以艾滋病预防控制为例。过去几十年中全球实施了大量针对不同人群的艾滋病控制和干预项目,积累的经验认为:艾滋病预防控制措施有减少输血、减少伤害、减少接触、注射疫苗、宣传教育、针具交换、清洁针具、减少性伴数、避免肛交、使用安全套等。面对众多干预措施,决策者应当如何抉择呢?

按照循证公共卫生的步骤:

1. 提出艾滋病预防控制实践中的问题"在某社区中如何制定艾滋病预防控制措施?"

2. **检索和收集有关艾滋病预防控制的证据**　可通过图书馆、电子数据库、网站、咨询等途径检索和收集有关艾滋病预防控制的文献和信息。经检索得到多项已被证实有效的措施,包括:①宣传教育;减少共用注射器吸毒行为;②美沙酮替代疗法;③减少与危险性伴发生性行为;大力推广正确使用安全套;④及时规范地接受性病治疗;⑤完善感染者与病人管理;⑥加强艾滋病监测等。

3. **严格评价证据,筛选最佳干预措施**　认真阅读文献,针对有关艾滋病预防控制的相关证据进行二次研究,评价证据质量、结果整理和综合。采用系统评价(Meta分析或叙述性综合法)、决策分析、经济学分析等方法,从多项证据中选出最佳证据。

4. **应用最佳证据,指导艾滋病预防控制决策**　严格按照循证步骤,比较和评价以上证据得出:①基于健康教育、行为干预的"在高危场所推广使用安全套";②"对吸毒者开展美沙酮维持治疗";③"清洁注射针具"。这三项措施是目前对艾滋病高危人群最有效的干预措施。

注意:在疾病控制循证决策时还应考虑最佳证据用于当地实践时,在目标人群、文化信念、经济水平、卫生资源、卫生服务等方面的差异。

5. **评估效果和效率,不断改进**　循证实践的最后一步就是后效评价,实际上评价应贯穿于循证实践的全过程。应不断评估目标问题、找出的证据和证据应用情况,并持续改进,才可能得到最好的效果和效率。

(二)突发公共卫生事件中的循证决策

突发公共卫生事件的预防、应急处理与及时有效地控制和消除,同样需要循证决策,以便及时提供合理的医疗救治与服务。

如2003年在我国暴发流行传染性非典型肺炎(SARS)。最终战胜SARS的经验告诉我们,由国家或地区、部门制定的医疗卫生决策既要依靠科学,又要依靠法制和循证决策。

1. **提出问题**　突如其来的SARS疫情,面对层出不穷的预防和治疗方案,哪一种对SARS最有效?怎样面对现有困难?如何借鉴循证医学的理念及方法,促进SARS治疗决策科学化?

2. **检索和收集有关SARS预防控制的证据**　鉴于SARS是新发呼吸系统传染病且来势汹涌,几乎无相关研究证据。中国循证医学中心整合各方资源,应用循证医学的原理和方法,组织公共卫生专家、统计学专家、临床流行病学专家、流行病学专家、临床医生、医学信息专家等迅速开展了多方面研究,探索无证创证用证,为SARS防治提供了重要证据。从2003年7月到2004年10月,《中国循证医学杂志》连续12期发表系列论文25篇,筛选文献17 000余篇。原始研究主要涉及现场调研SARS暴露危险及相应预防措施、对确诊 SRAS 患者的药物利用、药品不良反应、计算机分型、信息数据库建设等内容。

3. 严格评价证据,筛选最佳干预措施　相关二次研究主要为 SARS 治疗提供当前最佳证据,包括完成:①中西医结合治疗 SARS 的系统评价并及时提交 Cochrane 图书馆,评估药物治疗、非药物治疗、药物不良反应、机械通气的有效性、安全性、适用性等;②经济学研究重点评价了住院病人费用、SARS 定点医院防治费用及对医院收入和运作的影响;③绩效研究涉及对比研究各国公共卫生应急反应体系,根据其质量分级,分析其信息发布的科学性、时效性及成效,为健全我国公共卫生及信息体系的信息收集、识别和发布系统提供决策参考。

4. 应用最佳证据,指导 SARS 预防控制决策　国家根据及时准确的传染性非典型肺炎疫情报告、流行病学调查研究和流行趋势分析等相关证据,根据各地实际情况,制定并发布了一系列疫情控制的坚决、果断、有效的决策和法规,最终取得抗击“非典”的胜利。

5. 评估效果和效率,不断改进　在整个事件的应对过程中,不断评估找到的证据和证据应用情况,及时调整改进,促进抗击“非典”的最终胜利。

注意:像 SARS 这样紧急的疫情,在没有 SARS 防治可靠证据的最初阶段,专家和临床医生的意见或经验也可作为防治决策的参考依据。在突发公共卫生事件的循证实践中,除预防和临床决策领域外,行政决策、药物研究及医疗管理等方面都涉及循证的应用,包括国家从法律层面进一步确立了应对突发公共卫生事件的快速处理机制,出台《突发公共卫生事件应急条例》,对新发传染病治疗药物的评价和病人的规范化管理等。

(三) 循证制定卫生标准和指南

卫生标准的制定应当遵循循证医学的原则和理论,从而保证标准制定的科学化。国际劳工组织(international labour organization,ILO)161 号公约指出需要向消费者提供质量导向的循质服务

(quality-oriented services)和循证服务(evidence-based services)。国际癌症研究机构(international agency for research on cancer,IARC)判定环境(职业)致癌物时,依据循证原则评价致癌资料来源,可信度的证据,根据评价结果进行分类。如评价化合物或暴露环境的致癌性时,首先分别评估有关人类和动物致癌的证据,依据统一的标准分为证据充分、证据有限、证据不足三个级别,再综合两方面证据评价致癌性。综合证据的类型和强度将致癌物分为四大类(表 26-3)。

目前,国际上都提倡使用规范的方法来制定基于证据的循证指南,并根据证据的可信程度对指南分类。我国高血压防治指南就是遵循循证医学原则的实践。它参考《1999 WHO/ISH 高血压处理指南》,美国预防、检测、评估与治疗高血压全国联合委员会第七次报告(JNC7)和《2003 欧洲高血压治疗指南》,在 1999 年《中国高血压防治指南》(试行本)的基础上,结合我国高血压流行病学证据,由中华人民共和国卫生部和中国高血压联盟于 2004 年 10 月修改,制定了适合我国国情的《2004 年中国高血压防治指南—实用本》。

美国疾病预防控制中心下设的社区预防服务工作组(task force on community preventive services,TFCPS)运用循证思想和方法系统评价了减少烟草使用和环境烟草烟雾暴露各项干预措施的效果,在此基础上制定了循证社区控烟指南。通过组建由社区预防服务工作组成员、系统评价方法学专家、经济学专家及来自国家和当地公共卫生系统、学术组织、联邦组织和志愿者组织的控烟方面专家等组成的专题研究小组,针对环境中烟草烟雾暴露、首次吸烟和烟草依赖等三个主要环节,经充分讨论确定了控烟系统评价的逻辑框架。系统评价方法学专家通过检索已有文献研究证据并咨询专题小组专家意见全面查找证据,按照纳入标准筛选后,再评估纳入 166 项研究的真实性和有效性。根据现有研究数量、研究设计和有效性方面的合理性、研究质量、结果的一致性及效应大小,进一步将有效

表 26-3　致癌物分类及证据强度

分类	亚组	致癌物类别	证据级别和强度
第 I 类		确定的人类致癌物(carcinogenic to humans)	有充分人类研究证据证实有致癌性
第 II 类	IIa	可能人类致癌物(probably carcinogenic)	仅存在有限研究资料支持人类致癌证据
	IIb	可疑人类致癌物(possibly carcinogenic)	动物实验致癌性证据充分,而人类致癌证据不足
第 III 类		尚无法判断的可疑致癌物	人类和动物致癌性证据都不充分
第 IV 类		非致癌物	无人类和动物致癌的证据

性证据的强度分为强效、充分和不充分三类,对应的推荐建议强度依次为强烈推荐、推荐和证据不足。最终归纳出三类社区控烟干预策略和14项干预措施,并制定社区控烟指南。

三、应用实例

例1　直接督导短程化疗(directly observed therapy shortcourse,DOTS)策略的实施进展及系统评价

1. 研究背景　1991年我国卫生部就制定了《全国结核病防治工作规划(1991—2000年)》,强调通过加强病例发现和提高治愈率来减少结核病负担,采用DOTS策略来发现和治疗结核病患者,从而降低结核病疫情。1993年WHO宣布全球结核病紧急状态,并引入了全球性结核病控制策略DOTS策略。到2007年有180个国家实施DOTS策略,但目前结核病疫情依然严峻。为全面了解DOTS实施情况及策略实施的效果,成诗明等采用系统评价方法,全面描述和评价各国已经实施DOTS策略的效果。

2. 方法　由研究主题相关的专家和检索人员讨论后确定检索词,共检索12个数据库,4个卫生机构网站和Google Scholar搜索引擎,纳入所有描述或评价已经实施的DOTS策略、成本效益分析、防控经验等文章,并提取文章信息。

3. 结果　共纳入26篇文献及11篇WHO年报,含10篇评价实施DOTS策略的文章,5篇分析DOTS策略实施成本效益的文献,结果表明:通过实施DOTS策略提高了病例发现率,治愈率和登记率,降低了失败率及丢失率等。实施DOTS策略符合成本效益。

4. 结论　强有力的政府承诺是保持DOTS策略可持续实施的前提,实施DOTS策略有效降低了结核病的疫情,扩展并实施高质量的DOTS策略同时加大人力资源建设等是有效控制结核病的保证。

例2　2008年汶川地震的医疗救援与疾病防治——西部高山峡谷地带突发公共卫生事件模式的循证评价

2008年5月12日,发生在拥有东部人口密度的西部高山峡谷地带的里氏8.0级汶川地震造成广大灾区交通堵塞,信息中断,房屋倒塌,人员伤亡,水源污染,余震不断,次生灾害频发,对包括公共卫生在内的整个应急体系是一次前所未有的严峻考验。我国政府第一时间动员全国相关力量现代立体抢救与接受国际社会无私专业医疗救援参与

的决策,使我们在特大地震医疗救援中创造出许多奇迹,刷新一个个地震医疗救援史上的纪录,取得了可喜的成绩。

《中国循证医学杂志》编辑部立即启动地震医疗救援原始研究证据的收集加工,中国循证医学中心立即启动地震医疗救援二次研究证据的系统评价。震后5周在《中国循证医学杂志》上开辟汶川地震医疗救援专栏,系列报道高质量的原始研究、二次研究和经济学研究、方法学研究、政策研究、管理研究的文章,全方位,多角度,多层次科学报道地震救援的情况。截至2008年第10期,共有37个部门(含省市级医院14家,各级政府卫生机构11家,其他教学科研单位12家)310位作者,短短5月内全面分析了全球近5000篇相关文献后,结合实际救援工作,共发表53篇高质量论文,涉及管理、应急、身心干预、用药、康复、信息、财务、后勤、保卫等数十个领域,评价了受灾地区各级政府与卫生机构救援的绩效,比较了不同国家地震医疗救援应急管理的措施,探索了循证制定灾害救援的模式与方法,为国内外提供了今后地震及其他灾害救援的决策依据。

例3　美国《社区预防服务指南》的制定

美国疾病预防控制中心下设的美国预防服务组本着循证的思想,通过系统评价的方法,基于当前以人群为基础的有效预防策略的最佳科学证据和专家意见,该指南制定了《社区预防服务指南》(guide to community preventive services)。为基于人群的卫生服务的实施者和决策者提供重要的参考依据,引导公共卫生专业人员采用有效的干预措施促进人群健康,为政策制定者或立法者的决策提供科学依据,为研究者提供进一步研究的线索和方向。

美国CDC负责人指定15个独立非联邦专家组成社区预防服务工作组,他们是来自多个领域(如传染病、慢性病、环境卫生、妇幼保健、心理健康等),代表不同公共卫生角度(包括州和地方的卫生部门、行为和社会学、传播学、流行病学、学术界、决策和成本效益分析、信息系统、初级保健、管理和政策)的专家。该工作组决定通过最适当的方法来查找有效且基于人群成本效益的干预证据;评估证据质量;转化证据。来自不同领域的主要专家分别从其自身领域进行研究。工作组进行系统评价时,并不局限于RCT、保健干预或健康的"生物医学模式"。对证据强度的评价也综合考虑了研究的数量、设计的适用性、研究执行的质量、一致性和效果大小等多种因素。其中,对研究设计的评

价没有沿用循证医学以 RCT 为最佳证据的评价标准，而是针对公共卫生领域中更常使用的观察性研究制定了自己的标准。同时考虑影响研究执行质量的因素，如干预和研究人群的特点、抽样过程、对暴露和结局的测量、数据的分析方法、对结果的解释（包括随访、混杂及其他偏倚）等。他们的工作成绩受到了公共卫生领域的广泛关注。

《社区预防服务指南》旨在实施以人群为基础的服务和政策，以改善社区和国家的健康水平。使用者可通过本指南得到最相关、有效且有成本效益的公共卫生决策及其社区项目信息。该指南被认为是"公共卫生的必备手册"，将对教育、科研与公共卫生实践产生重要影响。

第三节　循证公共卫生的挑战与展望

一、问题与挑战

（一）方法学的探索与改革

公共卫生循证实践过程不能完全照搬循证医学的全套理论，需要结合公共卫生领域研究和实践的特殊性和复杂性，发展和完善相应的循证研究方法。

1. 证据检索　循证公共卫生政策制定的证据来源广泛，需要大量社会科学文献，其检索相对复杂。如发表方式多样化，既有同行审议的学术期刊，也有未正式发行的报告文献；灰色文献需要通过有效途径获取，数据库多样化但缺乏规范的检索主题词等，增加了证据检索的难度。

2. 证据质量评价方法　公共卫生政策发展领域涉及众多类型证据的质量评价，不仅要关注证据的科学质量，还要考虑所得证据与当前政策、背景环境的相关性，对覆盖人群的代表性等问题。尽管国内外的研究者们已经尝试制定了一些定性研究的质量评价标准，但尚未达成一致。

3. 证据综合方法　公共卫生领域针对人群所采取的干预措施往往是综合性的，干预效果不能通过单一结局指标全面反映，更关注干预成败背后蕴含的内容，即干预实施的背景环境和条件。系统评价中的 meta 分析，通过合并效应量客观反映干预效果，但却忽略了干预背后重要的解释性信息，掩盖了项目间可能迥异的背景环境、起效机制和复杂结局。

改进公共卫生领域系统评价方法的探索一直在进行，如系统评价中的叙述性综合法。相对于 meta 分析对结局的关注，该方法涵盖了更丰富的背景和过程信息，即按照一定的框架结构归纳总结原始研究信息，使读者对每个项目实施的复杂背景有所了解。近年来又兴起一种新的方法理论——现实主义综合法（realist synthesis）。这种方法理论同样关注成功和失败的例子，避开了系统评价"重复最好的措施和示范性案例"的原则。因为社会干预措施非常复杂，基本上不可能完全重复；即使可重复，措施对实施的背景环境也非常敏感，常常是实施完全一样的措施，结果没有达到预期的效果。现实主义综合分析方法关注的是：在何种背景环境下，对哪些人采取哪种措施有效，为什么有效？

（二）证据的可得性和利用度

公共卫生领域原始研究证据的生产和利用还有待加强，如传染病监测与疫情报告系统虽能较准确及时地收集相关疾病信息，但海量信息的深度加工和迅速应对能力尚待加强，通过该系统向政府动态提供高质量决策证据的能力和条件有待改善；慢性非传染性疾病及危险行为因素监测系统也亟待建设，从而实现相关数据的长期动态监测和利用。公共卫生领域大量二次研究还停留在个别专家学者零星发表综述文章的层次，高质量系统评价不多，针对重大健康问题的二次研究专题数据库匮乏且更新缓慢。公共卫生相关指南及技术规范大多数还是专家意见。导致公共卫生决策者想要获取证据时，常会发现所需证据难以获得，尤其缺少发展中国家和欠发达地区的公共卫生研究证据。亟须提高证据生产者的素质，针对重大公共卫生问题，不断生产高质量证据；还要提高各级卫生行政领导人综合运用决策证据的能力。

（三）决策层循证意识不足

公共卫生管理机关、研究机构、服务机构尚未把循证公共卫生的应用列入重要议事程序。一些决策者在决策时开始强调和重视"证据"的重要作用。但许多决策者循证意识仍然不足，很少关心科学研究证据和循证决策的组织。2007 年，Andrew D Oxman 等人对 WHO 总部部门负责人的抽样调查显示，决策仍以主观方式和专家意见为依据，极少重视和应用系统评价和证据摘要。

（四）决策者与研究者的协作

在应用循证公共卫生决策时必须加强政策制定者与研究者在循证公共卫生政策实践中的协作。循证公共卫生决策不只是针对政策制定者提出的要求，实际上也是对研究者提出的新挑战，它需要两者的紧密联系和有效沟通，形成一个围绕制定高质量政策这一共同目标相互支撑、优势互补的网络和系统。一方面决策者需要转换角色，将自己变成研究证据的需求方，主动反映需求并参与到证据生产过程中；另一方面研究者也需要主动参与政策制定过程，了解决策者的需求，主动提供证据，并尽可能地改进证据展示的方式方法，完善证据发布和获取的途径，促进政策制定的科学化、合理化。

二、展望

以往的循证公共卫生实践告诉我们：①公共卫生事关全局，必须循证科学决策，后效评价，止于至善；②要重视公共卫生决策的需求和高质量证据的生产，加强循证公共卫生的学科、平台、梯队和知名度建设，更好地发挥决策者和研究者在循证公共卫生政策实践中的作用；③循证公共卫生可在公共卫生决策与研究间架起一座桥梁，促进公共卫生研究证据更好地得以利用，并保障公共卫生决策更加科学，使其成为公共卫生决策者科学决策的重要方法，对公共卫生事业的改革和今后的发展也必将产生深远的影响。

"循证"理念和方法在公共卫生政策制定领域中的产生和发展，方法学及其理念进步的意义远远大于方法学发展的价值。循证医学诸多成功方法用于公共卫生政策制定领域时的不足，在给应用者提出挑战的同时也指出了今后研究的重点方向，循证公共卫生将在解决新问题、完善新方法的不断实践中发展和完善。

（刘　琴　文　一）

参 考 文 献

1. Franco G. From scientific evidence to operative practice: towards a model of occupational medicine based on efficacy evidence. *Med Lav*, 2001, 92: 159-165.

2. Kohatsu D, Robinson G, Torner C. Evidence-Based Public Health An Evolving Concept. *Am J Prev Med*, 2004, 27 (5): 417-421.

3. McKay R. Stem cells in the central nervous system. *Science*, 1997, 276 (5309): 66-71.

4. Pappaioanou M, Evans C Jr. Development of the Guide to Community Preventive Services: a U.S. Public Health Service initiative. *J Public Health Manag Pract*, 1998, 4 (2): 48-54.

5. 陈泽涛, 张彬. 从循证医学看 2004 年中国高血压防治指南. 心血管康复医学杂志, 2006, 15 (1): 102-103.

6. 成诗明, 刘二勇, 王芳, 等. DOTS 策略的实施进展及系统评价. 中国防痨协会科普宣教委员会漠河学术会议论文汇编. 2012.

7. 董继锋. 引入循证医学理念提高疾病控制决策质量和效率. 河南预防医学杂志, 2006, 17 (1): 57-58.

8. 李汉凡, 张瑜. 循证医学及在公共卫生的应用. 公共卫生与预防医学, 2006, 17 (6): 1-4.

9. 李立明, 吕筠. 关注循证公共卫生决策. 中华流行病学杂志, 2006, 27 (1): 1-4.

10. 李幼平, 杨晓妍, 陈耀龙, 等. 我国公共卫生领域的循证决策与管理——挑战与探索. 中国循证医学杂志, 2008, 8 (11): 945-950.

11. 邱五七, 马彦. 公共卫生概念的历史演进和思考. 预防医学情报杂志, 2006, 22 (3): 375-376.

12. 苏雪梅. 公共卫生领域中的循证医学. 预防医学情报杂志, 2003, 19 (2): 128.

13. 王娜, 姜宝法. 循证公共卫生决策的发展现状及其前景. 中国公共卫生, 2006, 22 (10): 1272-1274.

14. 王小万, 杨莉, 胡善联, 等. 公共卫生的证据基础: 为疾病与预防控制中心提供决策依据. 中国循证医学杂志, 2009, 9 (1): 4-7.

15. 杨明亮, 吴廉. 循证公共卫生. 公共卫生与预防医学, 2008, 19 (4): 1-3.

第二十七章　循证药物评价与决策

循证药物评价（evidence-based drug evaluation）指全面、系统收集药物临床研究与使用证据，严格综合评价药物用于疾病预防、治疗实际过程中的安全性、有效性、经济性和适用性。循证药物评价的证据多来自新药Ⅱ～Ⅲ期临床研究和药品上市后的研究，有时也考虑上市前的药理和独立研究。

与传统药物评价相比，循证药物评价克服了新药临床研究和新药临床前研究中动物种属、时间、条件和数量等局限；评价过程涵盖新药上市前临床研究→上市后Ⅳ期研究→Ⅳ期后延续研究→药物淘汰全过程，为药物在实际使用过程中的安全性、有效性、经济性等提供全面综合证据（图27-1）。本章主要介绍上市后药物的循证评价（Ⅳ期及后续研究）方法与决策应用。

第一节　循证药物评价方法

一、范畴

（一）安全性循证评价

药物的安全性循证评价通常指药物在正常使用情况下出现不良事件的发生率、严重性、关联强度、因果等的综合评价，旨在全面提供药物安全性信息。由于上市前临床研究的限制，其安全性评价多限于受试者严格筛选、样本量有限、随访时间较短的临床试验。药物的长期、罕见不良作用可能无法完全暴露。药物安全性循证评价不仅考虑上市前临床研究数据，也评价药物在上市后实际正常使用过程中的安全性情况。这需要开展大样本的观察性研究获取数据。

理想的安全性循证评价是一个持续往复的过程。尤其在药物上市后，上市前研究阶段未发现的不良作用会逐渐暴露出来。此时，需要针对这些不良作用进行研究，确定其对患者的危害程度、发生率高低、不良作用的效应大小、是否存在因果关系等。

安全性循证评价常按以下方式进行（图27-2）：

（二）有效性循证评价

有效性循证评价通常是指对药物的效能和实际有效性进行综合、全面的评价。在有效性循证评价中，首先评价和确认药物是否能有效降低不良事件风险、提高身体功能或生存质量等。这些研究通常在较严格的条件下进行，受试人群通常对药物反应较好。Ⅱ期和Ⅲ期临床试验提供了重要的证据基础。

若药物的效能得到证实，下一步将在更宽泛的范围开展研究和评价，包括：

◇ 其他疾病状态下的药物效能；
◇ 实际使用情况下的药物效果；
◇ 长期随访条件下，药物对终点结局的影响；
◇ 同类药物的比较；

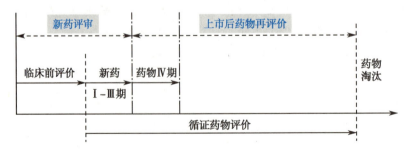

图 27-1　循证医学在药物研发全过程中的应用

（循证药物评价贯穿于药物研究全过程，严格评价药物的安全性、有效性、适用性、经济性等。循证药物评价是制作和合成药物相关证据的重要方法手段，可为权威决策机构提供重要研究证据。决策机构根据相关证据做出决策。）

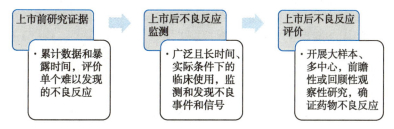

图 27-2　上市后药物安全性循证评价常见方式

◇ 同种疾病不同类别药物的比较。

（三）适用性循证评价

药物的适用性是一个相对宽泛且缺乏标化的术语。其定义可因不同情况和疾病有别。通常情况下，适用性是指药物对患者的可及、方便。如药物注射剂相对片剂而言，会导致使用不便；仅在医院药房出售的药物会使患者购买不便；多次用药通常要比单次给药麻烦，且容易忘记。

适用性的另一重要方面是患者的用药依从性问题。由于用药的简繁、频次、不良反应等导致患者在用药过程中擅自终止用药或间歇性停药显然是药物适用性的重要特征。适用性的评价通常在实际用药条件下进行观察和评价。

（四）经济学评价

药物的经济学评价通常是在确认药物效果和安全性的基础上，对用药造成的相关成本和用药带来的益处而降低未来成本的综合估算，及对不同药物的成本 - 效果进行综合分析。经济学评价对药品监管的作用有限，但对优化药物和医疗资源分配起到重要作用。因此，药物经济学评价证据更多用作制定医疗和保险目录参考。

二、证据的类型及使用

循证药物评价的证据通常因研究问题不同而异。严格说没有一种设计满足所有的评价需求。

对安全性循证评价而言，观察性研究尤其是队列研究和病例对照是评价药物上市后安全性的重要证据，其优势是在实际条件下，通过长时间、大样本的观察（尤其是前瞻性观察），全面收集相关混杂因素，客观评判不良事件，可为药物长期和罕见不良反应提供重要证据。早期的上市前临床研究通过数据累积和时间暴露的累积有可能发现单个研究难以发现的安全性问题。但上市前评价自身的限制（人群选择、随访时间有限、结局评价方式等），不大可能清楚地反映药物的不良作用。最佳方式可能是综合全面的收集和评价所有相关研究，权衡各种设计的利弊，得到更全面和客观的评价结果。

有效性循证评价涵盖的范围和内容较多；评价目的不同，所需证据可能有异。对药物效能的评价常基于 II 和 III 期临床研究开展系统评价和 Meta 分析，可较全面地反映在严格实施条件下，患者对药物的反应。实况随机试验（pragmatic RCT，pRCT）适用于评价患者在临床实际条件下用药的效果。但目前相关研究仍较少；部分方法学问题仍未得到很好解决。目前开展较多的是前瞻性队列研究和基于数据库的回顾性队列研究，用于评价药物在实际条件下的"终点"结果；但未实行随机导致了混杂因素不能很好控制，现有的调整方法常无法处理未测量到的重要混杂。此外，绝大多数的临床前试验都以安慰剂作为对照；缺乏与相关阳性药物的直接比较，影响了临床和卫生决策的效率。在同类药物比较和同病种不同类别药物的比较中，运用统计学模型（如混合治疗比较，mixed treatment comparison，MTC）可提供药物间比较的直接或间接证据。但这些模型本身需要较强的假设，影响了结果的可靠性和稳定性。

药物的适用性评价，尤其是依从性评价，常基于队列研究设计，评价患者在实际用药条件下的药物依从性、相关影响因素。II/III 期临床试验虽能在多数情况下提供患者依从性的数据，但试验方案与实际情况的差异、试验的严格控制导致依从性在这些研究中的评价很有限。目前，越来越多的 RCT 评价提供药物依从性的相关干预证据。药物依从性研究可为确保药物的合理使用提供重要参考证据。

药物经济学评价通常基于模型或临床研究中的数据。这两种方式各有利弊，适用性也有差异。多数情况下，基于模型的药物经济学评价用于卫生决策；基于临床研究的分析可因临床研究本身的局限，影响结果的外延性，因而也较少见。

三、决策程序与影响因素

药物决策包括多方面，如制定医院药品清单、国家基本药物目录和省级补充目录、基本医疗保险目录、新农合医疗药品报销目录；WHO 基本药物目录、处方集等。循证药物评价与决策紧密相连。得到药物循证评价证据后,决策者将其用于药物的遴选过程。

不同的决策内容在决策程序上存在或多或少的差异,但这些决策总体上会考虑以下因素和问题(图27-3),而并非在所有决策过程中都需要全面考虑这些因素和问题。多数情况下,药物遴选和决策存在以下特征:

◇ 决策者对这些因素的考虑是渐进的。如在未证明药物满足有效和安全的要求时,通常不会考虑适用性和成本-效果的问题。

◇ 根据不同的决策问题,决策者关心的重点有差异。如医院药品清单的制定和国家基本药物目录的制定考虑的侧重点可能区别较大。前者通常注重安全、有效、适用,兼顾成本;后者则需要全面考虑所有相关问题。不同的决策问题,对证据的需求也存在差异。

◇ 并非所有决策都需要考虑每个环节。如上市后药物监测部门的核心通常是药物安全性问题,对其他方面的药物属性则不在其考虑范围。

◇ 并非需要考虑药物属性的每一个问题。如对刚上市药物的遴选,不大可能有系统评价。对其临床使用的实际效果可在将来做后续评估。

总之,药物的遴选与决策需要考虑的因素较多。不同情况下需要考虑的问题可能有差异。研究者通常需要和决策者共同确定研究的重点和问题,以便为药物决策提供重要且相关的研究证据。

第二节 循证药物评价与决策实践

一、WHO基本药物评价、遴选与使用

(一)WHO基本药物理念与定义

1946年,世界卫生组织(WHO)宪章定义健康为"健康是人的身体、精神和社会的完好状态,而不仅仅是没有疾病",并指出健康是基本人权,要求人人公平享有。20世纪70年代,全球几乎所有主要疾病已有有效治疗药物,但高质量有效药物全球一半人群不可获得。1975年世界卫生大会引入了"基本药物(essential medicine)"理念,即"不同

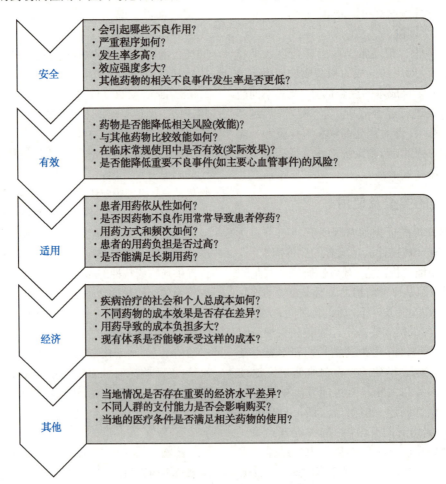

图27-3 上市后药物决策因素

卫生保障系统所需药物不同,任何一个公共部门和卫生保障系统不可能也没必要提供所有上市药物,根据实际需求精心选择有限的药品目录就可满足绝大多数人的基本需要",并要求 WHO 按药品质量和成本帮助成员国遴选与获得基本药物。1977年,WHO 制定了第一个基本药物示范目录,含 186种药品,要求每两年更新目录。1978 年阿拉木图世界卫生大会提出了"2000 health for all"战略,基本药物成为 8 项基本卫生服务之一。

"基本药物"概念很快被全球接受,虽然其最初为发展中国家设计,但已被越来越多的中、高收入国家所采纳。之后基本药物的概念修改多次(表 27-1),但其理念从未改变。

表 27-1 WHO 基本药物概念演变

时间	定义
1977 年	最重要、基本、不可缺少、能满足人们卫生保健必需的药品。
1985 年	基本药物不仅能满足大多数人的卫生保健需要,且国家应保证其生产和供应,还应高度重视合理用药。
1999 年	满足大部分群众的卫生保健需要,在任何时候均有足够数量和适宜剂型,其价格被个人和社区承受的药品。
2002 年	基本药物是能满足人群优先卫生保健需要的药物,在适当考虑公共卫生相关性、药品有效性、安全性和成本效果的基础上选定,在卫生系统中的任何时间都应有足够数量和适宜剂型,价格也应让个人和社区能支付。

(二) WHO 基本药物目录设计与方法

WHO 根据不同层次医疗机构药品需求设计了不同基本药物目录(essential medicine list,EML)遴选与使用的同心圆模式,如图 27-4。自第一版 WHO-EML 发布以来,虽然目录的药品数目有所增加(图 27-5),但其结构基本不变。目录分为核心药物和补充药物两类,核心药物是对重点疾病安全性、有效性、成本效果最佳的药物,补充药物指对重点疾病安全有效,但可能需要特殊的医疗设施或经验。

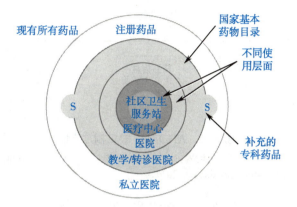

图 27-4 不同层次医疗卫生机构的 EML 设计
(WHO. The Selection of Essential Medicines. WHO Policy Perspectives on Medicines,2002)

WHO 推荐各国制定本国基本药物目录的流程如图 27-6。已有 156 个 WHO 成员国制定了本国的基本药物目录,同时也被联合国儿童基金会(UNICEF)、联合国难民事务高级专员办公室(UNHCR)和其他非政府组织与非营利供应机构所采纳。

(三) WHO 基本药物评价与使用创新

1. 遴选方法 WHO-EML 的专家委员会最初主要由有经验的科学家与临床专家组成,制药企业作为专家委员会会议的观察员。基本药物的遴选主要基于专家委员会的经验,没有系统检索支持药物遴选的证据。2002 年,探索基本药物遴选引入循证方法,整个过程更加系统透明。要进入 WHO-EML 需用标准化格式提出申请,提供系统评价结果作为支持证据,并经外部评审。专家委员会除临床专家

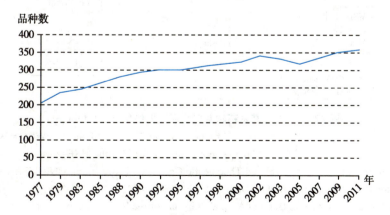

图 27-5 各版 WHO-EML 药品品种数

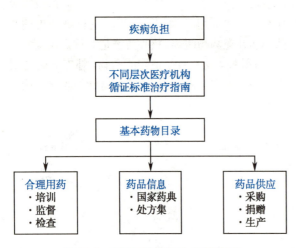

图 27-6　WHO 推荐 EML 制定流程

（来源：WHO. The World Medicines Situation 2011-Selection of essential medicines. 2011.）

和临床药师外，还包括公共卫生、指南制定和循证专家。

2. 遴选原则　1977 年，基本药物的遴选主要依据药物的安全性、有效性、质量和成本。2002 年引入循证医学方法后，遴选原则改为药物的成本效果，讲求同类比较的安全性、有效性和经济性证据，价格高但疗效好的药物同样可以进入 WHO-EML。遴选过程中需要参考临床指南、价格信息、WHO 药典、质量标准信息、Cochrane 系统评价等各类支持证据。2003 年 WHO 开发了 EML Library，专门

负责提供相关证据，同时接受公众监督。WHO 针对疾病负担、EML 使用中的问题或发现及未来需求，不断增加和更新当前可得的诊治疗法和支持证据，开始关注筛检、预防、应急和特殊人群用药。在 2013 年第 19 届 WHO-EML 评审会上，专家委员会开始讨论抗肿瘤药物（筛检、McAb、终末期姑息用药）、预防用药、血液制品进入目录及超说明书用药现状与挑战等相关问题。

3. 遴选流程　早期基本药物的推荐意见与遴选证据只简单总结了专家委员会的报告，常在专家委员会会议结束后 1 年公布。为提高遴选程序的透明化和时效性，2001 年 WHO 进行了系列改革：①整个基本药物申请和评审过程都有文字记录并在网上公开；②基本药物申请书、专家委员会委员对申请材料的书评意见和相关支持证据及基本药物申请与评审时间进度均在 WHO 网站公开；③所有专家和顾问均需填写相关利益冲突表格，详细声明自身及所在机构的利益冲突的性质与范围，对有利益冲突专家采用回避制；④为避免专家受到不必要的干扰，所有决策在封闭会场做出，会议报告和修订后的 WHO-EML 经 WHO 总干事批准后很快在网上公布。

4. 儿童用药　2010 年 WHO 世界卫生统计年鉴显示：全球每年大约有 800 万 <5 岁儿童死亡，主要因疟疾、肺炎、腹泻、结核和 HIV 等疾病。大

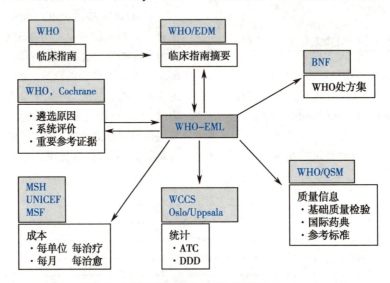

图 27-7　WHO 基本药物遴选所需证据信息（EML Library）

BNF = British National Formulary. QSM = Quality and Safety of Medicines. WCC = World Council of Chuches. MSH = Management Sciences for Health. MSF = Médecins Sans Frontières. ATC = Anatomical and Therapeutic Chemical classification. UNICEF = United Nations Children's Fund. DDD = Defined Daily Dose.

（来源：Laing R, Waning B, Gray A, et al. 25 years of the WHO essential medicines lists: progress and challenges. *Lancet*, 2003, 361（9370）：1723-1729.）

多数疾病有有效治疗药物,但剂型不适合儿童。有些儿童尤其是新生儿罹患的特殊疾病,无类似成人药物,必须专门研发。儿童生存率和生存期是对全球千年目标中关键指标人均期望寿命影响最大的指标,加上儿童不同生长发育期各有不同的生理代谢特点,与成人的区别绝对不仅在年龄、体重或体表面积。为确保全球儿童公平获得安全有效的药物,2006年WHO与UNICEF磋商,讨论儿童基本药物的可获得性、适宜性、监管、安全和治疗指南。同年WHO评审了第14版WHO-EML中儿童使用药物。2007年WHO建立了儿童基本药物遴选与使用专家委员会临时分委会,发布了第1版WHO儿童基本药物示范目录(WHO-EMLc),并与UNICEF合作共同提高儿童药物的获得性。2010年WHO发布第1版儿童药物示范处方集。2013年第19届WHO-EML评审会整合专家资源共同评审第18版成人目录和第4版儿童目录后发布。

二、我国基本药物评价与决策

(一)我国基本药物的沿革与发展

1979年4月,原卫生部、原国家医药管理总局组织有关医药工作者成立"国家基本药物遴选小组",确立了"临床必需、疗效确切、毒副作用清楚、适合国情"的基本药物遴选原则,1981年完成《国家基本药物(西药部分)》,于1982年正式发布《国家基本药物》,但未选中药。

1992年,我国成立了由卫生部、财政部、总后卫生部、国家医药管理局、国家中医药管理局有关领导和专家组成的"国家基本药物领导小组",负责国家基本药物方针、政策和目录的制订。同年卫生部发布《制订国家基本药物工作方案》,将国家基本

药物定义为"我国目前临床应用的各类药物中经过科学评价而遴选出的在同类药品中具有代表性的药品,其特点是疗效肯定、不良反应小、质量稳定、价格合理、使用方便等",要求包括预防、诊断、治疗各类疾病的药物,以"临床必需、安全有效、价格合理、使用方便、中西医并重"为遴选原则,于1996年发布国家基本药物中成药和化学药品(包括生物制品)目录,要求以后每两年修订一次。各版基本药物目录品种数见图27-8。

1997年,《中共中央 国务院关于卫生改革与发展的决定》要求"国家建立并完善基本药物制度",但缺乏配套的治疗指南和国家处方集,未能落实相关的配套政策,基本药物政策未能很好发挥作用。

(二)新医改基本药物目录

2009年3月,中共中央、国务院发布了《关于深化医疗卫生体制改革的意见》,"建立国家基本药物制度"成为2009~2011年医药卫生体制改革五项重点内容之一。同年8月,国务院发布了《关于建立国家基本药物制度的实施意见》、《国家基本药物目录管理办法(暂行)》和《国家基本药物目录·基层医疗卫生机构配备使用部分(2009版)》(简称NEML2009)。定义基本药物为"适应基本医疗卫生需求,剂型适宜,价格合理,能够保障供应,公众可公平获得的药品"。

1. 遴选原则 防治必需、安全有效、价格合理、使用方便、中西药并重、基本保障、临床首选和基层能够配备,结合我国用药特点,参照国际经验,合理确定品种(剂型)和数量。

2. 遴选范围 国家基本药物目录中的药品包括化学药品、生物制品、中成药,被《中华人民共和国药典》收载的,卫生部、国家食品药品监督管理

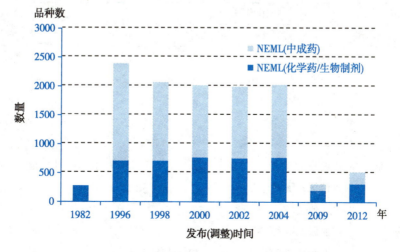

图 27-8　我国各版 EML 药物品种数

局颁布药品标准的品种。不纳入：①含有国家濒危野生动植物药材；②主要用于滋补保健作用，易滥用；③非临床治疗首选；④因严重不良反应，国家食品药品监督管理部门明确规定暂停生产、销售或使用；⑤违背国家法律、法规，或不符合伦理要求；⑥国家基本药物工作委员会规定的其他情况。

遴选程序如图27-9。

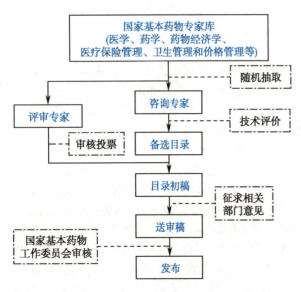

图27-9 我国基本药物目录制定流程
（根据《国家基本药物目录管理办法（暂行）》设计绘制）

3. 目录调整 国家基本药物目录原则上三年调整一次，调整品种和数量主要依据：①我国基本医疗卫生需求和基本医疗保障水平变化；②我国疾病谱变化；③药品不良反应监测评价；④国家基本药物应用情况监测和评估；⑤已上市药品循证医学、药物经济学评价结果；⑥国家基本药物工作委员会规定的其他情况。

4. 使用推广 基本药物全部纳入报销目录，要求政府举办的基层医疗卫生机构全部配备和使用基本药物，并实行零差率销售。同时制定基本药物临床应用指南（2009）和基本药物处方集（2009），以配合基本药物推广使用。

针对NEML$_{2009}$在实施中存在品种较少，缺乏针对妇儿、肿瘤等专科用药问题及药品剂型规格宽泛等局限性，2012年卫生部组织3100余名医药和临床专家，对选入目录初稿的基本药物安全性、有效性和经济性进行研究论证。按"防治必需、安全有效、价格合理、使用方便、中西药并重"的原则，结合我国疾病谱，突出常见病、多发病防治需要，进行遴选，并于2013年3月发布NEML$_{2012}$。NEML$_{2012}$特点为：①基本药物品种数增加到520种，更好地推动各级各类医疗卫生机构全面配备，向二级医疗机构推进；②补充了抗肿瘤和血液病用药，注重与妇女、儿童用药的衔接；③规范了剂型和规格，比NEML$_{2009}$增加了213个品种却减少了1200多个剂型。我国疾病负担与NEML$_{2012}$，NEML$_{2009}$的比较如表27-2。

（三）省级增补目录

2011年，初步建立起我国基本药物制度，实现了政府保留基层医疗卫生机构的全覆盖。因NEML$_{2009}$药物品种较少，为缓解基层医疗卫生机构用药不足，允许各省根据需求和条件制定省级基本药物增补目录。

原则：非目录药品品种数量应坚持防治必需、结合当地财政承受能力和基本医疗保障水平从严掌握。

表27-2 我国前十位死因与NEML对比

2010城市		2010农村		NEML$_{2009}$		NEML$_{2012}$	
死因	顺位	死因	顺位				
恶性肿瘤	1	恶性肿瘤	2	0		抗肿瘤	26
心脏病	2	心脏病	3	心血管	29	心血管	34
脑血管病	3	脑血管病	1	脑血管	3	脑血管	5
呼吸系统疾病	4	呼吸系统疾病	4	呼吸系统	7	呼吸系统	10
损伤和中毒	5	损伤和中毒	5	解毒	5	解毒	7
内分泌营养和代谢疾病	6	内分泌营养和代谢疾病	8	激素及影响内分泌药	15	激素及影响内分泌药	24
消化系统疾病	7	消化系统疾病	6	消化系统	17	消化系统	24
其他疾病	8	其他疾病	7	—		—	
泌尿生殖系统疾病	9	泌尿生殖系统疾病	9	泌尿系统	5	泌尿系统	7
神经系统疾病	10	神经系统疾病	12	神经系统	14	神经系统	18

范围：具体品种从国家基本医疗保险药品目录（NEHIML）（甲类）范围内选择，确因地方特殊疾病治疗必需的，也可以从NEHIML（乙类）中选择。民族药由自治区人民政府制定相应管理办法。

据管晓东等调查研究显示：①至2012年，我国31个省、直辖市、自治区基本建立了省级基本药物增补目录，平均每省增补219种，东、中、西部地区平均为234、235、194种；②增补品种化学药＞中成药，部分省份增补了民族药（西藏增补藏成药和加味药（卡擦药）共455种、内蒙古增补蒙药122种、青海增补藏药40种、新疆增补民族药26种、甘肃增补民族药21种）；③31个省级增补目录均增加的化学药品治疗类别为抗肿瘤药、口腔科用药和儿科用药，增补频次最多的3类化学药依次为抗微生物药、心血管系统和消化系统用药；④31个省级增补目录均增加的中成药为抗肿瘤药、皮肤科用药和民族药，增补频数最高的为内科用药；⑤各省级药品品种数与各省经济的相关性不高；⑥各省增补目录药品基本都在各省区"医保"目录内；⑦31个省级增补目录中54.3%的中成药品种为独家品种，占中成药增补总数的47.1%。

（四）国家基本药物目录与其他相关目录

1.《国家基本医疗保险、工伤保险和生育保险药品目录》 2004年我国颁布《国家基本医疗保险、工伤保险和生育保险药品目录》（NEHIML），2009年进行调整。NEHIML$_{2009}$分西药、中成药和中药饮片三部分。西药和中成药部分用规定基金准予支付费用（西药1140个，中成药987个，民族药45个），基本医疗保险支付时区分甲、乙类（西药甲类349个，乙类791个；中成药甲类154个，乙类833个），工伤保险和生育保险支付时不分甲、乙类（工伤保险支付西药20个，生育保险支付西药4个）。中药饮片部分规定基金不予支付费用（127种和1个类别，其中单方99种、复方28种和1类）。NEML保留内的治疗性药品全部列入NEHIML甲类药品。省级基本药物增补目录药品品种亦从NEHIML（甲类）内选择，确因地方特殊需要也可从该目录（乙类）中选择。

2.《新农合报销药物目录》 调整和制订新农合报销药物目录要以国家基本药物目录为基础，按临床必需、安全有效、价格合理、使用方便的原则，兼顾西药、中药（民族药），适当考虑医疗机构制剂，有效覆盖农村常见病、多发病。

《新农合报销药物目录》含西药、中成药（民族药）和中药饮片3部分，分为县（及以上）、乡、村三级。

（1）县级（及以上）《新农合报销药物目录》包含全部NEML，并能基本满足诊治疑难重症的需要，药品数目控制在800～1200种。

（2）乡级《新农合报销药物目录》以NEML（基层部分）为主体，可根据当地突出健康需求和新农合基金支付能力适当增加，增加品种从县级（及以上）目录内选择，原则上应控制在300～500种。

（3）村级《新农合报销药物目录》使用NEML（基层部分），如地方根据实际确需增加民族药或地方特殊疾病用药，经省级卫生行政部门批准，可适当增加相应品种。

新农合药品报销比例NEML内药品比NEML外高5%～10%。

（五）我国基本药物评价与决策的挑战

1. 遴选的针对性和覆盖面 我国尚缺乏针对基层重要疾病负担和高风险人群和病种实际用药情况有数据支持的基线数据，加上地域广、民族多、经济发展不平衡，全国统一的NEML可能难以满足各地基层的实际需求。虽可通过省级增补的方式及与国家、地方的医保目录和新农合目录接轨来完善，但不同层次医疗机构循证标准治疗指南和基层疾病负担数据的缺乏，亦很难保证遴选质量。

2. 遴选的科学性 我国EML遴选原则过于笼统，缺乏统一的遴选技术标准与指南，可操作性差。目前NEML遴选仍主要依据专家意见和经验，收录药品缺乏高质量同类药物比较的安全性、有效性和经济性证据。整个遴选过程不够透明公开，缺乏公众监督。需要引入循证医学和药物经济学理念、方法和标准，优化和规范遴选模式与流程。

3. 基本药物的可获得性 增加药品可及性是全球公认消灭贫穷的有效工具之一，属基本人权。WHO从遴选、价格、资金保障、卫生服务和药品供应系统4方面形成了提高基本药物获得性的行动框架。2011年WHO国际健康行动机构（WHO/HAI）启动了药品价格和可获得性计划，收集、分析与公布全球当前可得药品价格、可获得性、可负担性及其构成信息，监测政策的实施效果。我国基本药物制度要求政府举办的基层医疗卫生机构全部配备和使用基本药物，实行零差率销售，在省级卫生管理部门统一采购配送。要求全程实现基本药物遴选、生产、采购、配送、使用和赔付的质量监控与公众监督，但鲜见专门机构调查、监测、管理、评估和公布NEML的价格、可负担性、可获得性和基本药物制度执行后的公众、机构、业者、企业和各级政府的满意度。

4. 中西医并重，中医药并用　我国基本药物目录制定注重"中西药并重"原则，目录结构包括化学药品和生物制品、中成药、中药饮片三个部分，NEML$_{2012}$ 含化学药品和生物制品 317 种，中成药 203 种，颁布国家标准的中药饮片为国家基本药物。2009 年有研究对西安 6 家医院调查显示：中成药占用药总数的 20.73%；中西药 / 中成药合用占处方总数的 19.40%；西医诊断中成药处方占 15%，中西药合用占 7%；中医诊断西药处方占 13%，中西药合用 6%。国家虽然发布了基本药物处方集和临床指南，但中西药合用的安全性和有效性研究证据缺乏，更缺少中西医并重、中医药并用的指南，这对安全、有效和合理使用中西药造成重大挑战。

5. 基本药物的合理使用　对医疗卫生服务从业者和消费者进行教育是促进和提高合理用药的成功模式。提高基层临床药师的数量、质量和服务意识；对医学生和医疗卫生从业者开展不同层次的合理用药培训和继续教育，获取与更新相关药品使用证据与知识；生产与制定 EML 使用手册与指南，普及与培训 NEML 相关知识，确保证据与信息的可及性。

第三节　循证药物评价思考与探索

基本药物的循证评价与遴选

我国 2009 版 EML（基层部分）虽强调采用循证方法遴选基本药物，但因遴选证据不足，尤其缺乏基层疾病负担、使用现状和人才条件的相关证据，评价方法、流程也待完善，导致现有目录药物很难完全满足不同地区乡院常见多发疾病的诊断、治疗与预防需求。因此，笔者受科技部十一五支持课题资助，探索建立科学、规范且符合我国乡镇卫生院特点的循证评价与遴选基本药物的标准、方法和流程。

（一）研究设计

（二）遴选标准与评价条目

本研究的遴选标准与条目如图 27-11。

（三）评价实例

1. 优选疾病　调查中国东、中、西部 8 个示范乡院近 1～3 年门诊或住院疾病谱及所在地疾病流行情况，分析年龄、性别特点，比较异同。结合乡院医务人员访谈结果，优选出疾病负担大，用药问题多的疾病，确定诊治该疾病所需循证调整药物的主要证据需求，东中西部乡院疾病负担见表 27-3。

2. 优选目标药物　通过对比 WHO 或其他国家（如南非）EML、疾病标准诊疗指南、国家处方集等，按被推荐药物的证据质量、被推荐频率高低，结合我国乡院用药需求与特点，优选出待评价药物；构建有关候选药物问题，包括详细说明患者、干预措施、对照、结果，必要时可包括环境的 PICOS，对待评价药物是否适用于不同类型患者（如特殊人群）构建相关问题。以上呼吸道感染为例见表 27-4。

3. 确定重要结局　从患者角度按对患者健康影响的程度把结局指标分为关键、重要而非关键结局及重要性有限三类，用 1～9 的数字给结局指标

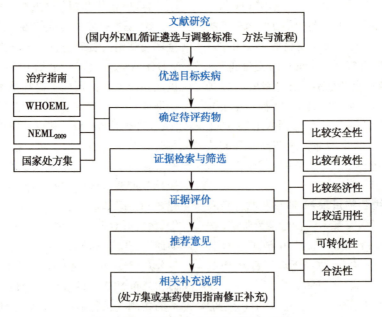

图 27-10　乡院 EML 评价与遴选流程图

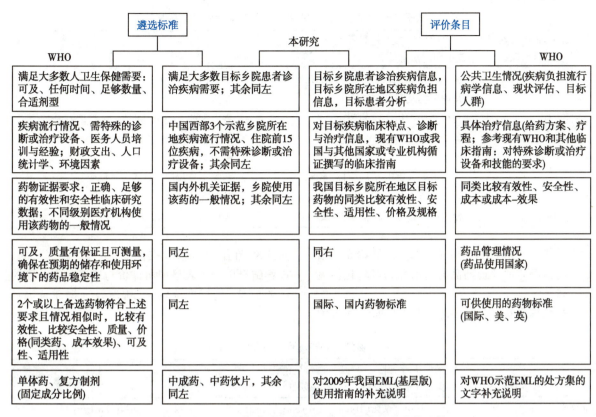

图 27-11 WHO 与本研究遴选标准、评价条目顺序的比较

表 27-3 东中西部乡院疾病负担

系统排位	位次	病种	系统排位	位次	病种
1. 呼吸系统疾病	1	上呼吸道感染	3. 循环系统疾病	1	冠心病
	2	慢性支气管炎		2	高血压
	3	急性支气管炎		3	脑血管供血不足
	4	肺部感染	4. 泌尿生殖系统疾病	1	泌尿系结石
	5	慢性阻塞性肺疾病	5. 损伤、中毒和外因的	1	骨折
	6	肺炎	某些其他后果	2	浅表损伤
2. 消化系统疾病	1	急性胃肠炎	6. 肿瘤	1	子宫肌瘤
	2	慢性胃炎	7. 肌肉骨骼系统和结缔	1	腰椎间盘突出
	3	急性阑尾炎	组织疾病		
	4	胆囊结石或伴胆囊炎	8. 内分泌、营养和代谢	1	糖尿病
	5	腹股沟疝	疾病		
	6	急性胃炎	9. 妊娠、分娩和产褥期	1	人工流产

赋值(7～9 为关键,4～6 为重要但非关键,1～3 为重要性有限)。

4. 检索与筛选本土证据 检索中国期刊全文数据库、万方医药期刊数据库、维普中文科技期刊数据库、中国生物医学文献数据库查询本土药品使用安全性和有效性证据,并根据纳入排除标准进行筛选;从《中国国家处方集》、基本药物使用指南和基本药物处方集获取药品及使用信息;从合法的药物销售网站获得药品价格信息。

5. 评价药物 根据本土证据从安全性、有效性、经济性、适用性、可转化性和合法性六个方面进行评价。药物安全性和有效性证据根据 GRADE 标准分为"高、中、低和极低"4 级。经济性根据单剂量价格、药物每日费用、药物每疗程费用三个指标进行评价。以国家处方集和药典作为药品合法性评估证据。从基层医疗机构所在地的药品市场

表 27-4 基于"PICOS"构建候选药物安全性和有效性的问题与示例

问题：a. 布洛芬悬浮液应该给感冒发热患儿服用吗？		
b. 若可以，则服用剂量和用法是什么？		
疾病与患者群（P）	疾病名称、患者群特征，可设置亚组	示例：感冒发热患儿
药物（I）	待评药物及其剂型	布洛芬悬浮液
对照药（C）	与待评药物相比较的药物	安慰剂或不用解热药物、阿司匹林片等
结局指标（O）	关键的结局指标：7～9分	● 退热时间 ● 有效率
	重要但非关键的结局指标：4～6分	药物不良反应：如消化道反应
	重要性有限的结局指标：1～3分	防治高热惊厥
机构/环境（S）	使用待评药物所在机构/环境	中国东、中、西部示范乡院

监管现状、市场有销售、用药方便、特殊诊断与治疗的设施等方面评价药品的适用性和可转化性见表 27-5。

6. 推荐意见 根据评价结果做出推荐，推荐方向分为"推荐、不推荐"，推荐强度分为"强、弱"2级。推荐结果用一览表呈现所评价与遴选基本药物的相关信息，包括推荐意见、强度及证据质量等见表 27-6。

表 27-5 遴选药物市场可及性和经济学评价

药品	剂型与规格	市场销售	推荐规格/实际销售规格	市场销售最低价（元）	费用（元/日）	用法、用量*
布洛芬	混悬液 40mg/mL（200mg/5mL）	有	10mL*6支（10mg：1mL）实售100mL/瓶	0.128/mL 12.8/瓶	5*3*0.128=1.92	小儿 2mL/kg/d，分3次服用或遵医嘱
	颗粒剂	有	实售*10包 实售*12包	2.62/盒 2.18/g	1.15/2*3=1.73 1.15*1*3=3.45 20*0.01*2*2.18=0.87	4～8岁儿童：0.5包/次；8岁以上儿童及成人：1包/次。最多4次/日
扑热息痛	口服液	有	125mg/5mL 实售100mL 实售2.4% 60mL/瓶	3.0/瓶 2.08/g	0.01*20*3*2.08=1.25	儿童 10～15mg/kg，最多5次/d
	颗粒剂	有	实售300mg*6袋 实售250mg*10袋	2.0/盒 0.8/g	20*0.01*3*0.8=0.48	儿童 10～15mg/kg，最多5次/d
	栓剂	有	0.1～0.2g 实售*5s*2板 实售*10s	1.5/盒 0.5/g	0.3*1*3=0.9	直肠给药。6岁以上儿童及成人1粒/次，若持续发热或疼痛，可间隔4～6h/次。最多4粒/d
	注射液	有	5mg/mL 实售2mL	7.10/支		国家处方集上无
乙酰半胱氨酸	口服液	无	200mg/mL：10mL安瓶	—	—	—
	颗粒剂	有	实售*10包	18.00/盒	儿童 1.8*1*3=5.4 成人 1.8*2*3=10.8 15.2*2*1=30.4 儿童：40	口服，儿童成人相同，首次140mg/kg，随后70mg/kg，共17次
	注射液	有	10%；20% 实售：20mL*5支	40/支 76/盒	成人：160	150mg/kg，50mg/kg，100mg/kg，各一次滴注
藿香正气	软胶囊	有	实售0.3g*12S	1.00/盒 0.28/g	2*4*0.83=0.67	口服，4粒/次，bid

表 27-6　药物推荐结果

药品通用名	ATC 编码	药理学归类	剂型	规格	推荐意见	推荐强度
布洛芬	M01AE01	解热镇痛类非甾体	混悬液	10mL*6 支	推荐	强
对乙酰氨基酚	N02BE01	解热镇痛类非甾体	栓剂	/支	推荐	强
乙酰半胱氨酸	V03AB23	解毒药	注射液	300mg/mL：10mL 安瓶	推荐	弱
藿香正气	无	中成药	软胶囊	/粒	推荐	强

（李幼平　孙　鑫　沈建通）

参 考 文 献

1. 2009 年国家基本医疗保险、工伤保险和生育保险药品目录调整工作方案

2. Laing R, Waning B, Gray A, et al. 25 years of the WHO essential medicines lists: progress and challenges. *Lancet*, 2003, 361（9370）：1723-1729.

3. Mirza Z. Thirty years of essential medicines in primary health care. *East Mediterr Health J*, 2008, 14 Suppl: S74-81.

4. WHO. Equitable access to essential medicines: a framework for collective action. 7. WHO Policy Perspectives on Medicines, 2004.

5. WHO. The selection of essential drugs: report of a WHO expert committee.（Tech Rep Ser WHO no 615）. Geneva: World Health Organization, 1977.

6. WHO. The Selection of Essential Medicines. WHO Policy Perspectives on Medicines, 2002.

7. WHO. The World Medicines Situation 2011-Selection of essential medicines. 2011.

8. 车明凤, 韩白石. 我国颁布实施国家基本药物目录的概况. 中国药事, 2000, 14（1）：19-21.

9. 陈竺.《国家基本药物目录》（2012 年版）（卫生部令第 93 号）. 2013 年 3 月 13 日.

10. 关于印发国家基本医疗保险、工伤保险和生育保险药品目录的通知.

11. 国进, 王振纲. 我国国家基本药物遴选概述. 中国药房, 1995, 6（2）：4-6.

12. 国务院. "十二五"期间深化医药卫生体制改革规划暨实施方案. 国发〔2012〕11 号. 2012 年 3 月.

13. 国务院. 医药卫生体制改革近期重点实施方案（2009—2011 年）. 2009 年 3 月 18 日.

14. 李幼平, 沈建通. 基本药物目录遴选与使用的发展与创新. 中国循证医学杂志, 2013,（11）：1273-1279.

15. 李鸿浩, 王应强, 李幼平, 等. 我国示范乡镇卫生院基本药物循证评价与遴选之一：我国东中西部 8 家乡

院 2010 年住院疾病构成分析. 中国循证医学杂志, 2012,（3）：260-266.

16. 李鸿浩, 李幼平, 王莉, 等. 我国示范乡镇卫生院基本药物循证评价与遴选之二：评价标准、方法与流程研究. 中国循证医学杂志, 2012,（3）：347-356.

17. 李鸿浩, 李幼平, 王应强, 等. 我国示范乡镇卫生院基本药物循证评价与遴选之三：普通感冒. 中国循证医学杂志, 2012,（8）：868-877.

18. 李幼平, 孙鑫. 循证药物评价. 中国医院, 2002, 6（12）：60-62.

19. 王莉, 袁强, 成岚, 等. 我国基本药物目录遴选与评价方法的问题与反思. 中国药房, 2010, 21（16）：1453-1456.

20. 卫生部, 国家食品药品监督管理局, 国家中医药管理局. 关于做好 2012 年版《国家基本药物目录》实施工作的通知. 卫药政发〔2013〕16 号. 2013 年 3 月 13 日.

21. 卫生部、发改委等 9 部委. 关于建立国家基本药物制度的实施意见. 2009 年 8 月 18 日.

22. 卫生部、发改委等 9 部委. 国家基本药物目录管理办法（暂行）. 2009 年 8 月 18 日.

23. 卫生部. 卫生部关于调整和制订新型农村合作医疗报销药物目录的意见. 卫农卫发〔2009〕94 号.

24. 卫生部令. 国家基本药物目录（基层医疗卫生机构配备使用部分）（2009 版）（卫生部令第 69 号）. 2009 年 8 月 18 日.

25. 许凤奎. 我国基本药物遴选工作概况. 中国医院管理, 1997, 17（4）：23-24.

26. 药物政策与基本药物制度司. 国家基本药物目录（2012 年版）发布.

27. 药物政策与基本药物制度司. 国家基本药物目录（2012 年版）相关政策问答.

28. 中共中央, 国务院. 关于深化医药卫生体制改革的意见. 2009 年 3 月 17 日.

第二十八章 循证医学在药学领域的探索与实践

循证医学的理念和方法已成功应用于护理、公共卫生、传统中医药、管理和药学等领域，并与它们的自身需求和特点相结合，发展为循证医学的分支学科。本章介绍循证医学理念和方法在临床药学领域的运用和发展。

第一节 循证药学概述

一、产生与发展

1998年，加拿大学者 Mahyar Etminan 等发表《循证药物治疗学：基本概念和临床应用》，首次列举了临床药师运用循证医学理论和方法指导药学实践的经典案例。2001年英国 Cochrane 中心培训部主任、临床药师 Phil Wiffen 教授出版了 *Evidence-based Pharmacy* 一书，提出了"循证临床药学"的定义，阐述了临床药师循证实践的模式和方法。同年陈均、蒋学华发表《临床药学实践中的循证药学》，在中国首次提及循证药学的概念及其英文名 Evidence-based Pharmacy。此后中国相继发表数百篇循证药学相关研究文献，但多数仅停留在提及循证药学这一名词，较少有文献专门探讨循证药学的内涵。2011年张伶俐、李幼平等首次系统评价了循证药学的定义和文献发表现状，基于全面的证据分析和总结提出了循证药学定义，探讨了循证药学学科的发展方向、面临的机遇和挑战。

二、定义

循证药学作为循证医学理念在药学领域的运用和发展，狭义或经典的循证药学为一种药学实践过程，可称为"循证药学实践（Evidence-based Pharmacy Practice）"，指药师在药学实践中，慎重、准确和明智地应用当前最佳证据，与临床技能和经验相结合，参考病人意愿，做出符合病人需求的药学服务过程。从这个意义讲，经典循证药学和经典循证医学一样，以患者为服务对象；实践主体是直接为患者提供药学服务的药师；实践领域是围绕患者用药的全部活动；实践方法是借鉴和应用循证医学理念，在药学实践中逐渐形成的循证药学实践模式和方法。广义的循证药学概念则是运用循证的理念和方法学解决药学各领域的实践和研究问题，涉及药物研发、生产、配送、储存、使用、管理及药学教育等过程中的问题、干预、效果和持续改进。

三、循证药学与循证医学的区别和联系

作为广义循证医学的具体实践领域之一，循证药学借鉴了循证医学"有证查证用证、无证创证用证"的实践理念，也采用循证医学实践5步法：提出问题 - 查找证据 - 评价证据 - 应用证据 - 后效评价。但循证药学与循证医学也有区别：①实践主体不同，循证药学的实践主体为药师，循证医学的实践主体为医生。②实践关注环节不同，循证医学关注疾病诊断、治疗、预防和预后等环节；循证药学关注药品的研发、生产、流通和使用等环节，现阶段主要关注用药环节。包括重大疾病负担的药物防治和合理用药；重大危机事件中的药品保障和合理使用；高风险用药，包括高风险人群用药、高风险药品和高风险疾病中药品的合理使用。③实践方法不同：循证药学借鉴循证医学的实践模式和方法但又有所发展，如：因药师的临床问题主要与用药相关，在证据检索过程中会特别关注用药相关数据库，特别是紧急情况下如何快速获得高质量用药证据，是循证药学有别于循证医学的重要方法学内容（表28-1）。

四、挑战和机遇

（一）循证药学文献发表现状

2011年张伶俐、李幼平等采用"循证药学"或"evidence based pharmacy"为关键词在题目和摘要中检索中英文数据库，以评价循证药学在全球的关注度。结果显示提及"循证药学"的文献远少于循证护理学（表28-2）。但以"evidence based"和"pharmacy"、"pharmacist"及"pharmaceutical service"检索同时包含"循证"和"药学 / 药师 / 药学服务"两个内容

表 28-1 循证药学与循证医学的区别和联系

	区别		联系	
	实践主体	关注环节	学科性质	实践理念
循证医学	医生	疾病诊断、治疗、预防预后	临床医学一级学科下的二级新兴交叉学科	"有证查证用证,无证创证用证"
循证药学	药师	药品研究、生产、流通和使用	循证医学的分支学科,应是药学一级学科下的新兴二级交叉学科	同上

表 28-2 "循证药学"数据库检索结果

检索词	PUBMED	EMBASE	CNKI	VIP	CBM	万方
"evidence based pharmacy"	5	31	—	—	—	—
"evidence based nursing"	495	531	—	—	—	—
"evidence based medicine"	79 799	10 089	—	—	—	—
循证药学	—	—	83	89	66	80
循证护理	—	—	4305	4801	4179	5099
循证医学			10 744	11 540	8052	11 447

注:检索时间:从建库至 2013 年 5 月 1 日

的文献,在 PubMed 和 EMBASE 中分别检索出 882 和 1021 条。分析已发表文献发现:多数文献仅停留在提及循证这一名词,较少有对学科的专门研究。提示循证理念在药学领域的应用已受广泛关注和推崇,但"循证药学"作为一门学科尚未被国内外学者普遍知晓。

上述文献中多数仅停留在提及循证这一名词,较少有对学科的专门研究。以"循证药学"为主题文献,从 1998 年发表第 1 篇起至 2013 年 1 月仅 57 篇,内容以探索循证药学实践为主,其次为循证药学研究,较少涉及循证药学概念。在循证药学实践文献中,国外研究主要调查药师对循证实践的态度、实践现状和评价循证药学的教育实践及培训效果。国内文献则以报道具体的循证实践案例为主。循证药学研究文献均来自国内,主要探讨研究中常用的研究方法如系统评价和 Meta 分析。探讨循证药学概念的研究均来自中国,主要探讨循证药学定义和实践方法理论。目前关注和研究循证药学的研究者主要来自医院药剂科或药学部,研究方向主要为医院药学或临床药学,从一个侧面反映了循证药学在医院药学领域的应用价值,及医院药学对循证药学的巨大需求,作为推动循证药学发展的主力军,掌握循证药学知识和实践技能已成为医院药师渴望具备的能力。

（二）循证药学实践现状

2006 年,WHO 和国际药学联合会(International Pharmaceutical Federation,FIP)共同编写《开展药学实践——以患者为中心》的药师手册,明确提出应在药学实践中运用循证医学的理念和方法。2005 年 Burkiewicz 等调查了美国伊利诺斯州 323 名药师(包括医院药师、社区药房药师)对循证实践的态度、药师循证决策的比例及开展循证实践的困难,结果显示:95% 以上受访药师认为循证实践可以提升药学服务效果,约 90% 接受循证实践的理念,约 80% 认为其同事也接受循证实践的理念,约 75% 认为药师应根据循证临床指南作出药学监护决策,50% 以上在过去一年的工作中应用了证据检索,这些数据均表明药师对开展循证实践的积极态度。

开展循证药学实践仍存在诸多阻碍,包括:①对循证方法学缺乏了解和掌握。美国社区药师调查结果显示,受访药师中,仅 30% 在过去 1 年检索过文献数据库,其用药决策主要基于三次文献,如教科书、药物信息手册;仅 47% 在获得证据时采用了检索和评价证据的方法;几乎所有人均知道"药师通讯"这类三次文献,39% 将其作为决策依据;几乎无人将循证临床指南作为用药依据;几乎所有人都不知道系统评价及相关数据库(如 Cochrane 图书馆)(表 28-3)。②工作条件制约。仅 62% 受访药师在工作地点可以连接互联网,社区药师该比例为 27%。③缺乏时间。45% 受访药师反映没有时间实践循证药学。④医生不接受药师的用药建议和不能获得文献数据库也阻碍药师开展循证实践。

（三）循证药学教育和培训现状

循证药学是药学生开展临床实践和科研的重

表28-3 药师参考资料调查结果

资料来源	不知道 n(%)	知道,但实践中不参考 n(%)	会阅读 n(%)	实践中会参考 n(%)
通讯摘要				
药师通讯(Pharmacist Letter)	10(3)	85(26)	102(32)	124(39)
医学通讯(Medical Letter)	25(8)	149(46)	87(27)	60(19)
美国药师协会药物信息(APhA Drug Info Line)	109(34)	145(45)	32(10)	35(11)
循证临床指南				
美国国家临床指南库(National Guideline Clearinghouse)	193(60)	66(21)	29(9)	33(10)
美国疾控中心指南库(CDC Prevention Guidelines Database)	109(34)	97(30)	50(16)	65(20)
系统评价数据库				
最佳者证据(Best Evidence)	226(70)	63(20)	18(6)	14(4)
Cochrane图书馆(Cochrane Library)	242(75)	62(19)	6(2)	11(3)

要方法学课程之一,部分国外高校药学专业已开设循证药学实践课程或要求药学生掌握循证药学实践技能,如美国 Purdue 大学、Creighton 大学药学院,英国 Aston 大学及澳大利亚 Griffith 大学药学院等,其中 Creighton 大学药学院专门成立了药物信息与循证实践中心指导学生在工作中为患者的药物治疗提供基于证据的药物信息。美国的调查研究中,教师评价和学生自我评价均提示循证药学课程可提高药学生临床实践技能(结果见表28-4)。国内较少有机构将循证医学或循证药学纳入药学高等教育或药师继续教育培训中。

(四)循证药学发展机遇

药学实践是有别于其他卫生工作的专业技术领域,循证药学实践与循证医学实践、循证护理实

表28-4 循证医学/循证药学课程作用

问题	强烈同意 n(%)	同意 n(%)	中立 n(%)	不同意 n(%)	强烈不同意 n(%)
药学实践带教老师的评价(N=38)					
1. 学生更加广泛和深刻地掌握了评价医学文献的知识和技能	6(16)	27(71)	2(5)	1(3)	2(5)
2. 学生能正确评价医学文献	10(26)	24(63)	1(3)	1(3)	2(5)
3. 学生对自己准确解释医学文献的能力很有信心	12(32)	20(53)	4(11)	1(3)	1(3)
4. 学生更能在临床实践或病例讨论中应用文献资料	8(21)	23(61)	4(11)	1(3)	2(5)
药学生自我评价(N=11)					
1. 对EBM课程中学习的知识和技能很满意	10(91)	1(9)	0	0	0
2. 对自己阅读和评价医学文献的能力满意	9(82)	2(18)	0	0	0
3. 有自信能准确解释医学文献	4(36)	7(64)	0	0	0
4. 能有效地将EBM知识和技能运用于临床	9(82)	2(18)	0	0	0
	5分 n(%)	4分 n(%)	3分 n(%)	2分 n(%)	1分 n(%)
5. EBM课程对药学实践的作用有多大?	10(91)	1(9)	0	0	0
6. EBM课程对高年级药学生病例讨论的作用有多大?	11(100)	0	0	0	0
7. EBM课程对于药学生毕业后选择职业方向的作用有多大?	6(54)	3(27)	0	1(9)	0

注:5~7题按作用从小到大给1~5分

践等相比也应有其独立的理论和方法。但循证药学学科知识体系尚不完善，迫切需要完善其理论知识体系，为开展循证药学实践、研究和教育奠定基础。

在循证医学的发展过程中，全球各国建立的循证医学中心对宣传和传播循证医学理念、培训循证医学知识和技能起到重要作用。2012年，中国循证医学中心新建循证药学研究平台，致力于循证药学学科平台和人才梯队建设，服务内容包括开展循证药学研究及相关教育和培训等。自2012年起，中国循证医学中心循证药学研究平台联合四川大学华西第二医院循证药学中心每年举办一次国家级循证药学继续教育培训班，面向全国药学工作者培训和传播循证药学的理念和方法学，成为中国首个针对药师需求和专业基础设计的循证药学方法学培训项目。

实现全国各级卫生机构药师掌握循证药学理念和方法的目标，仅靠一个循证药学中心和团队的培训项目难以实现，应在周密的顶层设计下统筹兼顾，有计划地建立区域性的循证药学实践技能教育，才能最大程度实现循证药学对中国卫生事业的价值。

临床药学已成为医院药学的重要部分，临床药师正在成为药物治疗团队中重要的一员，在以"病人为中心"的现代医疗模式下，患者对药物治疗的要求不断增高，网络信息的发展使"循证问药"成为可能，传统的医院药学实践模式正面临着极大的挑战和新的发展机遇。循证药学将当前可得最佳证据、药师的专业技能和经验与患者的意愿三者完美结合，是适应医院药学发展新需求的实践模式，有利于提高医院药师在医疗服务中的专业地位。

第二节　循证药学实践模式与方法

循证医学在国内外的成功实践中不断得到证实和发展，其实践模式、方法、标准和流程已被借鉴用于公共卫生、护理、传统中医药和管理学等领域，并获得了成功的应用和发展，提示其同样应适用于药学领域的干预、效果和持续改进等的探索和发展。

一、实践模式

循证药学实践模式借鉴循证医学的实践模式，但满足药学的特点和特殊需求。

（一）基线调查，确立优选问题

基线调查、确定学科发展和解决临床急需的优选问题是循证药学实践和研究的起点。从15年前第1篇循证药学文献发表至今，循证药学学科发展仍然缓慢，落后于循证护理等其他分支学科。开展基线研究，发现迫切需要解决的问题是加快循证药学学科发展的第一步。张伶俐、李幼平等通过系统评价循证药学国内外文献，完成了对循证药学学科发展现状的基线调查，确立循证药学学科发展的优先解决问题包括：①构建学科理论知识体系；②加强学科平台建设；③加强循证药学知识和技能教育和培训。

（二）有证查证用证

循证药学借鉴循证医学的实践模式，聚焦于药学特点和特殊需求：

1. 提出问题　循证药学重点关注与患者用药相关的各环节间和环节内的实践、管理和研究工作，可用PICOS要素将药学原始问题构建如下：

P：目标人群；

I：干预措施，通常为药物、用药方案或用药管理措施；

C：对照干预措施，通常为其他药物或非药物干预措施；

O：药物治疗有效性、安全性和经济性指标；

S：研究设计或实践环境。

2. 常用数据库　借鉴循证医学检索策略，临床药学实践文献检索应首先选择经专家整合的循证知识库。除Best Evidence、Clinical Evidence和UpToDate等综合循证知识库外，还有侧重药学领域的循证知识库如Micromedex HealthCare Series。若无法检索循证知识库或未检索到相关证据，可检索非Summaries类数据库如英文数据库PubMed和EMBASE等，中文数据库CNKI、VIP、CBM和万方数据库等。对区域流行性疾病的药物治疗问题，常需检索区域文献数据库，如儿童腹泻疾病负担主要在发展中国家，关于儿童腹泻的Cochrane系统评价除常规数据库外，还应检索LILACS（拉丁美洲与加勒比海地区医学文献数据库）。

3. 指南性质和用途　作为临床用药的监护和管理者，药师制订的用药指南通常从药物角度出发，在一定范围内可供各临床专业卫生工作者参考，包括国家、地区和医院处方集、特殊药物（抗菌药物、激素和抗肿瘤药物等）临床使用指导原则。如美国医院药师协会发布的《围手术期抗菌药物使用指南》和《成人万古霉素治疗药物监测指南》，主要用于指导药师的药学监护和临床用药管理工作。

（三）无证创证用证

循证药学方法是促进药物合理使用的重要决策方法之一，其"有证查证用证，无证创证用证"的实践思路在临床合理用药、管理及决策领域已具备一定的理论和实践基础。通常对一般临床问题，查找适宜的证据是最便捷的解决手段，即"有证查证用证"；但有时因证据缺乏等原因，检索后发现现有证据不足以支持决策，此时需要将实际问题转化为可供研究的科学问题，选择最佳研究设计并开展研究，生产新的证据支持决策，即"无证创证用证"（见本节实践方法部分）。

（四）学科、平台和人才梯队建设

学科、平台和人才梯队建设是学科可持续发展的基础。通过学科内重大问题的研究，以研究理论、方法和结果的创新推动学科发展，并开展教育和培训推广学科知识、培养学科应用和创新型人才。平台是学科发展中指导、研究、教育和培训的依托，也是开展学科内和学科间合作与推广的重要条件。中国循证医学中心循证药学研究平台和四川大学华西第二医院循证药学中心将成为中国首批循证药学证据生产、教育培训和人才培养的基地。国际合理用药网络（International Network for Rational Use of Drugs，INRUD）是由 WHO 和哈佛医学院牵头、促进全球合理用药的国际非营利组织，其中国中心组下设 8 个专业小组。其中 2012 年底成立的"高风险用药人群药物管理组"由四川大学华西第二医院牵头，重点关注儿童、孕产妇和老人三类高用药风险人群，通过循证药学手段解决合理用药问题，并通过循证政策研究促进和完善国家药物政策，是中国第 1 个高风险人群循证药学证据生产和传播平台。人才梯队是循证药学证据转化和学科持续发展的保障，中国循证医学中心循证药学研究平台和四川大学华西第二医院循证药学研究中心依托中国循证医学中心、四川大学临床医学院、药学院和公共卫生学院等优势学科、学院长期致力于循证药学人才梯队建设。

二、实践方法

（一）证据分类和分级

循证药学的证据分类分级方法参考循证医学的方法，参见本书第三章。GRADE 证据分级系统是第 1 个从使用者角度制订的综合性证据分级和推荐标准，自 2004 年推出以来，因其科学合理、过程透明和适用性强等特点，目前已被包括 WHO 和 Cochrane 协作网在内的重要国际协会组织采用，该分级系统亦适用于循证药学的研究和实践。

（二）研究方法

循证药学研究的一般流程为：①确定优选问题；②PICOS 要素转化问题；③研究设计和实施；④证据传播和应用；⑤后效评价，持续改进。与合理用药相关的循证药学评价方法主要体现在有效性、安全性和经济性评价 3 方面：

1. 药物有效性评价

（1）系统评价：纳入 RCT 的系统评价是公认药物效果评价的最高级别研究证据，也是帮助药师临床决策的最佳证据来源。在现有药物有效性证据尚不能回答临床问题时，可首先考虑开展系统评价，通过全面收集原始研究，严格评估质量，定性或定量合成数据，充分考虑研究可能引入的偏倚、该药物的临床风险利弊、经济性和适用性等因素后，综合解释研究结果并用于指导实践。

药物有效性的系统评价优先纳入 RCT。药物上市前经过了严格的临床试验，因此针对药物疗效发表的 RCT 较多，开展系统评价可行性较好。各步骤都应严格按方法学执行，才可生产出高质量的系统评价。尤其应注意：①在研究设计阶段应保证统计指标和统计方法选择的严谨性；②药物临床效应评价应紧密联系临床，把握目标药物及其治疗疾病的相关知识。若研究过程中能联合或咨询统计学专家及临床医师，将有利于保障系统评价的质量。

（2）RCT：是评价药物临床疗效的最佳原始研究设计，它将受试者随机分配至两个组，分别接受不同药物或非药物的干预，在一致的条件和环境下同步观察疗效，用客观的评价指标测量和评价试验结果。

并非所有药物的有效性评价都适合开展 RCT，如罕见疾病的药物治疗，因纳入患者困难，通常仅有病例系列或单个病例报告。观察性研究亦可用于评价药物有效性，包括队列研究、病例对照研究和病例系列研究等。研究者在临床科研设计中应同时考虑证据级别和研究可行性。

2. 药物安全性评价

根据不良事件发生率的高低，RCT 和队列研究的适用性有所不同。当不良反应发生率较低时，队列研究因样本量较大更容易发现低概率的不良反应，其结果更加真实可靠，证据级别更高；反之，当不良反应发生率较高时，RCT 仍为更高质量证据，具体可参见本书第八章。

上市后药物安全性评价研究设计分为 2 类：

（1）产生假设的设计类型：产生假设的设计类型包括横断面研究、不良反应监测系统、病例报告和病例系列报告等,这些研究基于大样本或人群,发现罕见不良反应的能力较强,从而建立研究假设确立研究思路。

(2)检验或验证假设的设计类型:包括设计良好的病例对照研究、队列研究、随机对照研究、系统评价等,用以验证不良反应与药物的因果关系和计算发生率。

在研究安全性的系统评价中,各类设计的原始研究对阐明安全性有不同的作用,故可纳入以上2类设计的研究,分别从不同层面提示该药物的安全性,如纳入 RCT 进行定量合成可统计不良反应发生率,纳入病例报告可发现罕见严重不良反应,为进一步的验证研究开拓思路。

3. 药物经济学评价　循证药学实践相关的经济学评价主要为上市后药物的经济学评价,它研究药物在临床真实条件下的使用情况,并强调不同药物或给药方案的比较(较少涉及安慰剂)。研究方法参见本书第十章,开展该类研究时应注意:

(1)研究目的和研究角度:不同角度的成本种类、效果指标及计算差别较大,不同的研究目的可能产生不同的研究角度,建议从全社会和卫生部门的角度出发。

(2)研究问题:建议采用 PICOS 要素构建研究问题。

(3)研究设计与分析方法:药物经济学评价研究设计包括基于实况研究的前瞻性药物经济学试验、基于临床试验和观察性研究的药物经济学研究、模型法研究和混合设计研究。

(4)研究对象和目标人群:目标人群应有较好的代表性。

(5)干预措施:应尽可能选择当前公认的药物或方案作为对照。

(6)结果指标:考虑使用终点指标,如死亡、治愈、获得生命年等自然疗效指标或质量调整生命年等效用指标。

(7)成本选择与测量:研究角度不同,成本收集和赋值有所区别。

(8)贴现:若研究超过 1 年,上市后药物经济学评价需对成本和效果进行贴现。贴现率通常为0~6%。

(9)敏感性分析:用于处理研究中存在的不确定因素,常用的敏感性分析方法包括极端值法、单因素或多因素法、阈值分析法和概率敏感性分析法。

(10)结果的外推性:应考虑研究结果多大程度上可外推到临床实际应用。

第三节　循证药学探索和实践

本节以具体实例分别从基线调查、有证查证用证和无证创证用证三个层次简介循证药学在临床实践和科研工作中的应用。

一、基线调查,优选问题

超说明书用药可导致严重用药隐患,全球最广泛采用的美国医疗机构评审国际联合委员会(Joint Commission International, JCI)国际医院评审标准和中国三级医院评审标准实施细则均提及超说明书用药管理。儿童因缺乏临床试验,高质量用药证据较成人缺乏,说明书普遍缺少儿童用药信息。研究者因此提出以下研究问题:

医疗机构住院儿童超说明书用药现状如何?

1. 研究方法　系统评价研究方法参见本书相关章节,纳入研究主要为横断面研究,缺乏公认的质量评价体系,研究采用 Combieg 横断面研究质量评价工具,对各指标按"是"、"否"、"不清楚"归类,并分别计"1"、"0"、"0.5"分。对各研究计总分,6.0~7.0 分质量为 A 级、4.0~5.5 分为 B 级、<4 分为 C 级。超说明书用药发生率的合并分析,若≥3个研究报告同一病房超说明书用药发生率,采用中位数描述集中趋势、四分位间距描述离散程度,绘制箱线图。

2. 结果和结论　纳入 29 个住院儿童超说明书用药研究,含欧洲 19 个,亚洲 6 个,南美和北美各 2个。13 个研究仅涉及儿科病房,8 个仅涉及新生儿病房,8 个同时涉及儿科和新生儿病房。各病房超说明书用药发生率中位数(四分位数间距):新生儿 ICU 52.5%(23.0%~58.0%),儿科 ICU 43.5%(34.5%~60.0%),普通儿科 35.5%(23.8%~43.3%),儿科手术病房 27.5%(23.0%~44.8%)。提示全球儿科超说明书用药普遍存在,不同国家和病房超说明书用药发生率差异大,尚缺乏中国儿童超说明书用药的调查数据。

笔者通过上述基线研究了解了全球儿童超说明书用药现状,发现应优先解决的问题为:缺乏中国儿童超说明书用药的调查数据,遂开展横断面研究深入了解中国住院儿童超说明书用药情况。

二、查证用证解决问题

50 岁女性患者,接受"同种异体肾移植术",手术顺利,术后给予甲强龙、吗替麦考酚酯和环孢素三联抗排异反应。移植术后 50 天出现发热，最高 38.7℃，伴有咳嗽、咳痰，痰涂片见真菌孢子。胸腹 CT 显示：双侧中上肺可见斑片影，磨玻璃影及小叶内质增厚，考虑肺炎症；双侧胸腔少量积液，右侧较多。诊断为"同种异体肾移植术后肺炎"。给予利奈唑胺、氟康唑、头孢哌酮 / 舒巴坦和复方磺胺甲恶唑抗感染治疗 2 天后体温仍高于 38℃以上，血培养阴性。

1. 提出问题　临床药师提出问题：该患者高度怀疑侵袭性真菌病，常规接受氟康唑抗真菌治疗，是否有更好的抗真菌药物治疗方案？

2. 转化问题　临床药师按照 PICOS 要素将临床问题转换成如下形式：

P：器官移植术后怀疑真菌感染患者；

I/C：不同抗真菌药物间比较；

O：有效性、安全性和经济性；

S：按证据类型和级别依次检索指南、系统评价和 RCT 等。

3. 系统检索相关文献，全面收集证据　首先选择循证知识库（如 Best Evidence、Clinical Evidence、UpToDate 等），未检索到相应证据。再检索非 Summaries 类数据库，本例检索 PubMed，检索词包括"器官移植（transplantation）、真菌感染（fungal infection）"。循证药学的原始研究文献中，不同研究设计类型的证据质量由高到低依次为指南、纳入 RCT 的系统评价、单个 RCT 和观察性研究，按此顺序筛选文献，最终获得 1 篇纳入 RCT 的系统评价：Gafter-Gvili A, Vidal L, Goldberg E, et al. Treatment of invasive candidal infections: systematic review and meta-analysis. Mayo Clin Proc, 2008, 83（9）: 1011-1121.

4. 评价证据质量　评价所得证据的真实性、重要性和适用性：①内部真实性：该篇系统评价有明确的纳入和排除标准（均为 RCT），检索文献较全面，文献质量评价标准统一恰当，可重复性好；②临床重要性：有效性指标两组差异无统计学意义；从专业角度，两组有效性指标差异绝对值临床意义较小。③临床适用性：该研究纳入的受试人群不都为免疫缺陷患者，甚至有部分研究排除了免疫缺陷患者，而本案例中患者为长期接受免疫抑制剂的免疫缺陷患者，该证据的适用性存在一定局限性，但在缺乏适用性更高的证据时，该证据仍有较大的参考价值；该研究评价了多种抗真菌药物，包括该院可获得的氟康唑、伏立康唑和米卡芬净，从这一角度来看证据适用性较好。

5. 结合临床经验和最佳证据应用证据　该患者为肾脏移植术后并发肺部感染，同时使用免疫抑制剂、抗细菌治疗无效且痰涂片见真菌的情况下高度怀疑侵袭性真菌感染。纳入系统评价比较了侵袭性念珠菌病患者使用伏立康唑、两性霉素 B、伊曲康唑、氟康唑、米卡芬净和卡泊芬净分别在病死率、治疗失败率、不良反应发生率上的差异。结果显示：①有效性指标差异均无统计学意义；②两性霉素 B 不良反应发生率高于三唑类和棘白菌素类，故首选三唑类和棘白菌素类药物。该院现有抗真菌药物中，三唑类为氟康唑和伏立康唑，棘白菌素类为米卡芬净。药师分析如下：①患者为长期接受免疫抑制剂患者，在经验治疗中应覆盖致死率高的曲霉菌感染，氟康唑对曲霉菌无效。此外，患者正定期接受血液透析，不应选择易被透析清除的氟康唑。伏立康唑和米卡芬净疗效相当，但在该院米卡芬净的治疗成本约为伏立康唑的 4 倍，患者期望在保证有效性和安全性的前提下尽量降低花费，故价格较低的伏立康唑应为首选。

临床药师最终建议：停用氟康唑，换用伏立康唑。根据药品说明书负荷剂量：6mg/（kg•d），q12h，维持剂量：4mg/（kg•d），q12h。

6. 后效评价　患者用药后体温逐渐恢复正常（36.5℃），咳嗽、咳痰逐日好转，完成抗真菌治疗疗程后出院。

三、创证用证解决问题

为促进抗生素合理使用，卫生部 2008 年颁布《卫生部办公厅关于进一步加强抗菌药物临床应用管理的通知》（卫办医发〔2008〕48 号），2009 年颁布《卫生部办公厅关于抗菌药物临床应用管理有关问题的通知》（卫办医政发〔2009〕38 号）。通知规定严格控制氟喹诺酮类药物作为外科围手术期预防用药；推荐妇科预防围手术期感染的药物为第一、二代头孢菌素、头孢曲松或头孢噻肟；涉及阴道时可加用甲硝唑。而某医院生殖内分泌科实际临床用药证据显示：围手术期预防用药大多采用氟喹诺酮类抗菌药物，药品费用比例氟喹诺酮类、头孢菌素和其他抗菌药物分别占 67%、2% 和 31%。38 号文在生殖内分泌科室执行率低的主要原因包括：①因生殖内分泌科手术患者多为育龄期妇女，常伴慢性盆腔炎史。盆腔炎的主要病原体是衣原体和淋病奈瑟菌，且 6%～75% 的成人存在无症状支原体定植，而头孢菌素抗菌谱不包含支原体、衣原体，医师担心更换抗生素种类后患者易发生术后感染。②头孢菌素术前若发生过敏，会干扰手术进行。换用头孢菌素药物作为生殖内分泌围手术期预防感染是否利大于弊？

查证结果显示：尚无指南、系统评价、RCT 及观察性研究比较头孢菌素和氟喹诺酮类抗菌药物用于生殖内分泌科围手术期预防感染的有效性和安全性。

1. 提出问题　头孢菌素是否可取代氟喹诺酮类抗菌药物用于生殖内分泌科围手术期预防感染？

2. 构建问题　根据 PICOS 要素将原始问题构建为如下形式：

P：生殖内分泌科手术患者；

I：头孢噻肟钠；

C：环丙沙星；

O：药物有效性、安全性和经济性指标；

S：RCT。

3. 研究方法　RCT 设计方法参见相关章节。将受试者用随机数字表法按 1:1 的比例随机分配到试验组与对照组，对患者、试验结果记录人员和统计人员实施盲法，资料收集采用统一的病例报告表（case report form，CRF），试验结果行意向治疗分析（intention-to-treat analysis，ITT）和完成治疗分析（per-protocol analysis，PP），研究获得医学伦理委员会的批准并取得受试者的知情同意。

4. 结果和结论　结果显示头孢噻肟钠和环丙沙星用于生殖内分泌科围手术期预防感染在有效性和安全性指标差异均无统计学意义（$P > 0.05$）。

5. 后效评价　研究结论有力支持卫生部 48 和 38 号文件规定，解除了临床医生的担心和疑虑，政策在临床科室得以顺利推行，头孢菌素类使用率从 2% 迅速增至 66%，而氟喹诺酮类药物使用率从 67% 降至 5%。

综上，循证药学的实践理念和方法在解决合理用药实际问题中不断获得验证和发展，并在临床药学实践和科研中得以逐步运用和推广，在循证医学理念已深入人心的时代，掌握"有证查证用证，无证创证用证"的循证理念及实践方法应成为药学工作者必备的专业素质和能力。

（张伶俐　梁　毅）

参 考 文 献

1. Academic Health Centers. Leading Change in the 21st Century. Washington, DC: National Academy Press, 2003.

2. American Society of Hospital Pharmacists. ASHP statement on the use of medications for unlabeled uses. *Am J Hospital Pharm*, 1992, 49(8): 2006-2008.

3. Bookstaver B, Rudisill N, Bickley A R, et al. An Evidence-based Medicine Elective Course to Improve Student Performance in Advanced Pharmacy Practice Experiences. *Am J Pharm Educ*, 2011, 75(1): 9.

4. Burkiewicz S, Zgarrick P. Evidence-Based Practice by Pharmacists: Utilization and Barriers. *Ann Pharmacother*, 2005, 9(7): 1214-1219.

5. Center for Drug Information & Evidence-Based Practice. Misson. [2010-11-2]. http://druginfo.creighton.edu/mission.asp

6. Conroy S, Choonara I, Impicciatore P, et al. Survey of unlicensed and off label drug use in paediatric wards in European countries. European Network for Drug Investigation in Children. *BMJ*, 2000, 320(7227): 79-82.

7. Crowley E, Williams R, Cousins D. Medication errors in children: a descriptive summary of medication error reports submitted to the United States Pharmacopeia. *Curr Ther Res*, 2001, 62(9): 627-640.

8. Department of Health and Human services, Food and Drug Administration. Regulations requiring manufacturers to assess the safety and effectiveness of new drugs and biological products in pediatric patients. Final Rule: 21 CFR Parts 201, 312, 314, 601. Docket No. 97N-0165.

9. Etminan M, Wright M, Carleton C. Evidence-based pharmacotherapy: review of basic concepts and applications in clinical practice. *Ann Pharmacother*, 1998, 32(11): 1193-1200.

10. Fang S, Shen Y, Jiang B. The situation and suggestions of the pediatric drug production and usage in China. *Chin Pharma Affairs*, 1995, 9(3): 155.

11. Fortescue B, Kaushal R, Landrigan P, et al. Prioritizing strategies for preventing medication errors and adverse drug events in paediatric inpatients. *Paediatrics*, 2003, 111(4): 722-729.

12. Gafter-Gvili A, Vidal L, Goldberg E, et al. Treatment of invasive candidal infections: systematic review and Meta-analysis. *Mayo Clin Proc*, 2008, 83(9): 1011.

13. Ghaleb A, Barber N, Franklin D, et al. Systematic

Review of medication errors in pediatric patients. *Ann Pharmacther*, 2006, 40(10): 1766-1776.

14. Hames A. Unlicensed and off-label drug use in elderly people. *Age And Ageing*, 2001, 30(6): 530-531.

15. Herring C, McManus A, Weeks A. Off-label prescribing during pregnancy in the UK: an analysis of 18,000 prescriptions in Liverpool Women's Hospital. *Int J Pharm Pract*, 2010, 18(4): 226-229.

16. Horn D, Gassaway J. Practice-based evidence study design for comparative effectiveness research. *Med Care*, 2007, 45(10 Sup 2): S50-57.

17. Huntzinger A. FDA warns against off-label use of antipsychotic drugs. *Am Fam Physician*, 2005, 71(61): 2205.

18. Kohn T, Corrigan M, Donaldson S. To Err Is Human. Washington, DC: National Academy Press, 2000.

19. Kuse R, Chetchotisakd P, da Cunha A, et al. Micafungin versus liposomal amphotericin B for candidaemia and invasive candidosis: a phase III randomised double-blind trial. *Lancet*, 2007, 369(9572): 1519.

20. Leape L, Cullen J, Clapp D, et al. Pharmacist participation on physician rounds and adverse drug events in the intensive care unit. *JAMA*, 1999, 282(3): 267-270.

21. Pandolfini C, Bonati M, Sammons H, et al. A European clinical trials registry for children. *Paed Perinat Drug Ther*, 2003, 5(3): 98-100.

22. Pandolfini C, Bonati M. A literature review on off-label drug use in children. *Eur J Pediatr*, 2005, 164(9): 552-558.

23. Radley C, Finkelstein N, Stafford S. Off-label prescribing among office-based physicians. *Arch Intern Med*, 2006, 166(9): 1021-1026.

24. Schneider S, Tariot N, Dagerman S, et al. Effectiveness of atypical antipsychotic drugs in patients with Alzheimer's Disease. *N Engl J Med*, 2006, 355(15): 1525-1538.

25. WHO. Department of medicines policy and standards. Implementing strategies to improvw use of antimicrobials and contain resistance: what id done?. http://soapimg.icecube.snowfall.se/stopresistance/Holloway%20Session%203A.pdf

26. WHO. Medicines: essential medicines, Fact Sheet No.325, Media Centre. 2010. http://www.who.int/mediacentre/factsheets/fs325/zh/

27. WHO. The global burden of disease 2004 update. 2004. http://www.who.int/healthinfo/global_burden_disease/2004_report_update/en/

28. WHO. WHO Model Formulary for Children. Geneva, Switzerland: WHO Press, 2010.

29. WHO. World Health Statistics 2010 Part II Global Health Indicators. 2010. http://www.swpho.nhs.uk/resource/item.aspx?RID=78141.

30. Wiffen P. Evidence-based pharmacy. Oxon: Radcliffe Medical Press Ltd, 2001.

31. 曾力楠, 张伶俐. 儿科药物临床试验的发展历史及研究现状. 儿科药学杂志, 2010, 16(2): 4-7.

32. 陈钧, 蒋学华. 临床药学实践中的循证药学. 中国药房, 2001, 12(2): 75-77.

33. 高宏摇, 付丽艳, 高荣哲, 等. 循证药学与抗菌用药管理. 中国医学创新, 2011, 8(18): 179-180.

34. 广东省药学会, 药品未注册用法专家共识, 2010年3月18日.

35. 郭远超, 徐克惠, 张伶俐. 头孢噻肟钠与环丙沙星预防生殖内分泌科围术期感染的前瞻性随机对照临床试验. 中国药房, 2010, 28: 2615-2619.

36. 韩璐, 曾力楠, 张伶俐, 等. 329例汶川地震妇女儿童伤病员药物利用分析. 中国循证药学杂志, 2009, 9(3): 265-272.

37. 韩璐, 兰瑛, 张伶俐, 等. 7例汶川地震挤压综合征患儿用药分析. 中国循证药学杂志, 2008, 8(9): 710-712.

38. 李玉珍, 任晓蕾. 超说明书用药, 医疗机构需谨慎对待. 中国社区医师, 2011, 27(16): 23.

39. 秦立忠. 关于小儿剂量这算法. 中国医院药学杂志, 1983, 3(3): 27-28.

40. 沈宏萍, 陈岷. 循证药学在外科ICU抗真菌治疗中的临床应用. 中国药房, 2010, 21(42): 4025-4027.

41. 世界卫生组织药物政策与标准司, 国际药学联合会. 开展药学实践——以患者为中心. 2006版. [2010-10-12]. http://www.fip.org/files/fip/publications/DevelopingPharmacyPrac-tice/FIP-WHO%20Developing%20pharmacy%20practice%20Chi-nese%20Version.pdf.

42. 王德志, 海沙尔江·吾守尔, 韩容. 《WHO示范处方集》对医疗机构处方集编写的启示. 药品评价, 2010, 7(8): 17-21.

43. 王莉, 李鸿浩, 袁强. 循证医学在药学实践中的应用. 见: 中国执业药师协会. 2010年度全国执业药师继续教育教材. 北京: 中国中医药出版, 2010.

44. 卫生部. 卫生部办公厅关于进一步加强抗菌药物临床应用管理的通知. 2008. http://www.moh.gov.cn/

45. 卫生部. 卫生部办公厅关于抗菌药物临床应用管

理有关问题的通知卫办医政发. 2009. 38 号. http://www.moh.gov.cn/

46. 叶云. 应用循证药学原则指导药学信息的收集与评价. 中国执业药师, 2009, 6(5): 24-26.

47. 张伶俐, 李幼平, 张川, 等. 中国儿童临床指南现状分析及循证临床指南评价. 中国循证药学杂志, 2011, 11(9): 991-999.

48. 张伶俐, 李幼平. 基于风险与责任, 促进中国儿童合理用药的思考. 中国循证药学杂志, 2011, 11(9): 983-984.

49. 张伶俐, 梁毅, 胡蝶, 等. 循证药学定义和文献的系统评价. 中国循证医学杂志, 2011, 11(1): 7-13.

50. 张伶俐, 张川, 梁毅, 等. 我国 2009 版基本药物目录 (基层) 与 WHO2010 版儿童基本药物示范目录比较分析. 中国循证药学杂志, 2010, 10(9): 1027-1036.

51. 张钰莹, 于丽. 超说明书用药理与法的考量. 中国处方药, 2010, 103(3): 71-72.

52. 中华人民共和国卫生部. 卫生部发布《中国国家处方集 (化学药品与生物制品卷) (2010 年版)》. 2010. http://www.moh.gov.cn/publicfiles /business/htmlfiles/mohyzs/s3586/201002/45908.htm.

第二十九章 循 证 护 理

循证护理作为循证医学的重要分支之一，对促进护理决策的科学性，保证护理实践的安全性，提高护理措施的有效性，节约卫生资源具有重要的临床意义。尤其在强调转化医学的当今时代，循证护理实践有助于推动护理从传统经验式实践迈向科学化决策和专业化实践，是护理学科发展的革命性转型。本章主要介绍循证医学在护理领域的探索与实践。

第一节 循证护理概述

一、起源和背景

（一）循证护理的起源

循证护理的发展源于循证医学。护理学科发展对科学决策的要求日益迫切，促使临床护理人员重新思考某些传统护理技术和护理流程的科学性、合理性及适宜性。如儿童保健专家一直建议婴儿特别是出生至 4 个月的婴儿睡眠应采用俯卧位，以避免呕吐时发生误吸，并提高呼吸的顺应型。但循证医学证据提示：俯卧位睡眠与突发性婴儿死亡综合征有关，建议将婴儿睡眠体位改为仰卧睡眠。又如："采用划分临界值计分的方式筛选跌倒高危患者是否会遗漏需重点关注的对象？""更换集尿袋的最佳时间间隔是多少？"等。

（二）国外循证护理实践的发展

1996 年英国 York 大学护理学院成立了全球第一个"循证护理中心"，积极参与国际 Cochrane 协作网的工作，承担伤口管理组的系统评价，同年正式提出循证护理（evidence-based nursing，EBN）的概念。1998 年 York 大学与 McMaster 大学共同创办了 *Evidence-based Nursing* 杂志，刊载护理领域的系统评价、证据总结、循证实践论文。聘请一些专科领域的临床专家将护理相关领域最新临床研究文章整理成详尽的摘要，并附加评论，在选用文章前都按文献评价的标准严格评价论文质量。目前 *Evidence-based Nursing* 已被 MEDLINE、EMBASE 和 CINAHL 收录。

1996 年总部设在澳大利亚阿德莱德大学（the university of adelaide）的 Joanna Briggs 循证卫生保健中心（Joanna Briggs Institute，JBI）成立，该中心以护理为起点，逐步发展到公共卫生、精神卫生等其他领域，先后有澳大利亚、英国、加拿大、美国、中国、西班牙、新西兰、南非、泰国、新加坡、巴西、比利时等国家的卫生保健相关机构加入到 JBI，建立了全球 JBI 循证护理全球协作网——JBC（joanna briggs collaboration）。2005 年，JBI 创办了 *International Journal of Evidence-Based Healthcare* 期刊，主要收录循证卫生保健领域的系统评价、循证护理研究、证据应用类论文。成为全球第三本影响力较高的循证护理领域专业期刊。2008 年起 JBI 与 Cochrane 协作网合作，负责 Cochrane 协作网第 17 专业组——护理组（cochrane nursing care field，CNCF）的工作。在循证护理的理论研究上 JBI 构建了 JBI 循证卫生保健模式，创建了拥有丰富护理及相关领域系统评价、最佳实践信息册、证据总结、推荐实践等证据资源的数据库；每年举办循证卫生保健国际论坛，定期在全球各分中心举办循证护理培训班，推动循证护理在全球的发展。至 2013 年 JBI 已拥有近 50 个国家 70 余个分中心和协作组。

2004 年，*Worldviews on Evidence-based Nursing* 创刊。该刊源于 1994 年的 *Journal of Knowledge Synthesis for Nursing*，由美国 Honor Society of Nursing Sigma Theta Tau International 主办，收录系统评价、证据临床应用、循证实践、证据总结等循证领域的文章。2009 年以 1.944 的影响因子成为 72 本 SCI 护理类期刊中影响因子最高的期刊，从一个侧面显示了全球护理领域对循证实践的极大关注。

其他著名的循证护理中心包括美国 Minnesota 大学循证护理中心、Texas 大学健康科学中心的循证护理学术中心等。这些中心均通过开展系统评价、进行循证护理培训、通过网络和杂志传播最佳护理实践证据或临床实践指南等推动全球循证护理的开展。

2010年美国医学会发布"未来的护理：领导变革，提升健康（The future of nursing: leading change, advancing health）"报告，强调在护理领域开展循证实践是未来护理的核心内容，并建议护理专业的课程设置中应纳入循证护理，从护理本科教育开始提高护理学生的循证实践意识和方法。提示全球护理都将循证实践作为专业发展的必然途径。

2012年国际护士会（International Council of Nursing, ICN）发布了题为"循证护理实践——缩短证据与实践之间的差距（closing the gap: from evidence to action）"的2012 ICN白皮书，在全球护理领域引发了循证护理实践的热潮，引起医学领域的积极关注。在2012年 *Lancet* 第5期针对ICN的白皮书发表了题为"护理实践的科学性（science for action-based nursing）"的编者按，支持ICN白皮书倡导循证护理实践，鼓励全球护理人员应"迈出大胆的步伐拥抱证据，通过研究缩小知识与实践间的差距，并让全球护士真正置身于全球循证实践的核心"。编者按同时对目前全球护理尚未能真正将循证实践的理念和方法贯穿于实践中表示担忧，尖锐地指出：护理领域需要纠正对循证实践本质的认识误区，真正掌握循证实践的方法。特别指出"转型中的国家（如中国）医护比例不合理，更需要通过循证实践，才能在数量和质量上提升护理服务"。

（三）我国循证护理实践的发展

1997年卫生部批准四川大学华西医院正式启动建设中国循证医学中心并于1999年经Cochrane协作网批准正式成立中国Cochrane中心，最早启动对护理人员循证实践的相关培训，并将循证实践的方法用于临床护理实践，进行了"压疮的预防和控制的循证实践"、"我国护理领域随机对照试验现状分析"等研究，是我国大陆地区最早将循证实践引入护理学科的机构。

1997年起，JBI循证护理全球协作网（JBC）在中国地区设立了4个分中心：1997年在香港中文大学护理学院设立"香港JBI循证护理分中心"；2004年11月在上海复旦大学护理学院设立"复旦大学JBI循证护理分中心"；2005年在中国台湾省阳明大学护理学院设立了"台湾阳明大学JBI循证护理分中心"，2012年4月在北京大学护理学院设立"北京大学JBI循证护理分中心"。旨在临床护理和社区卫生健康服务中运用循证实践观念开展临床护理、护理研究和护理教育，促进研究成果在护理实践中的运用，提高护理服务质量。

2004年成立的复旦大学JBI循证护理合作中心是JBI循证卫生保健中心在全球的第20个合作中心，以推广循证护理实践、推动我国临床护理实践的发展为宗旨，开展了系列证据综合、传播和应用活动，翻译并传播国外循证护理系统评价及最佳实践信息手册。

中国生物医学文献数据库（CBM）中可检出以"循证"和"护理"为标题的论文，已从2005年的379篇升至2013年6月的4219篇。主要集中在应用循证护理方法开展临床专科护理实践上，绝大多数为临床实践报道和个案护理报告；对临床护士进行循证护理培训、在护理学课程中增加循证护理的内容也是目前关注的重点；护理领域的系统评价、临床实践指南构建和应用类的论文较少。

二、基本概念

（一）循证护理的定义

循证护理（evidence-based nursing, EBN）指护理人员在计划其护理活动过程中，慎重、准确和明智地（conscientious, explicit, and judicious）将获得的最佳证据与其临床经验及病人愿望相结合，作为临床护理决策依据的过程。

循证护理构建在护理人员的临床实践基础上，强调以临床实践中特定、具体的问题为出发点，整合当前可得科学研究的结论与临床知识和经验、患者需求3方面证据，促进直接经验和间接经验在实践中的综合应用。通过实施过程，激发团队精神和协作气氛，改革工作程序和方法，提高照护水平和患者满意度。循证护理注重终末评价和质量管理，能有效地提高护理质量，节约卫生资源。

（二）护理领域证据的特征

护理证据分类分级原则与临床证据相似，不同点在：

1. 证据来源的多元性　护理学科的科学性和人文性决定了护理研究既重视RCT等定量研究资料的价值，又注重定性资料（qualitative data）和叙述性研究（narrative study）的意义，证据来源具有多元性。循证医学强调RCT是最高质量的证据来源之一，但随着对医学复杂性、人文性特征的认知不断深入，也共识了证据来源的多元性。即除RCT结果的可参考性最强外，类试验性研究、队列设计和病例对照设计等观察性研究、描述性研究、定性研究的结果经过严格评价（critical appraisal）后也有重要价值，经过严格评价后的专业共识和专家意见，也是证据来源之一。

2. 证据的情景相关性 循证实践强调证据应用时需结合病人需求和偏好及临床医护人员的专业判断。目前大部分证据来源于西方，在我国开展循证护理实践必须评估证据的情景相关性，即证据应用是否在客观条件和成本上具有可行性、是否体现公平性、医务人员和病人的接受度如何，直接套用国外证据，势必使循证护理实践失去转化植根的土壤。

3. 证据的动态变化性 证据不是一成不变。指南、流程等均应 3~5 年定期更新一次。开展循证实践不能将证据固化，更不能认为证据不能推翻。如 2010 年美国心脏协会心肺复苏的指南就更新了心肺复苏的流程，强调了针对心源性意外的抢救要遵循"胸外心脏按压 - 开放气道 - 人工呼吸的流程（C-A-B）"，更改了 2005 年指南中 A-B-C 的流程。

（三）循证护理与护理知识转化

知识转化是当今学术界的热点，全球首先提出知识转化模式的加拿大多伦多大学将"知识转化（knowledge translation）"定义为"有效、及时、符合伦理地将循证信息和知识用于卫生保健实践，促进研究者与实践者的互动，从而保证最大限度地利用卫生保健体系潜力，获得卫生保健的最佳效果"。循证护理的具体实施虽然从临床实践中某一具体专题开始，但从宏观角度分析，开展循证护理一直被视为一项从观念更新到实践方式改革的系统工程，也就是将护理知识转化到护理实践中的过程。开展循证护理必须首先获得行政管理层和决策机构对循证护理的认同和积极支持，这是实施循证护理的关键所在。为促进将证据用于临床实践，促进护理知识转化到临床实践，保证科学决策，护理管理者必须具备以下循证决策技能：①能提出决策的核心问题；②能通过文献检索找到所需证据；③能评价相关研究的质量；④能区分不同的证据及其适用性；⑤能判断研究结果在类似人群中的推广性；⑥能判断研究结果在本地人群中的适用性；⑦能将依据证据的决策付诸实践。

三、实践模式

循证护理实践是复杂的系统工程，牵涉面广，需要理论模式的指导。下面介绍 4 项在护理领域普遍应用的循证实践模式。

（一）JBI 循证卫生保健模式

2006 年 Alan Pearson 教授等提出的"JBI 循证卫生保健模式"（the JBI model of evidence-based

health care），阐述了循证卫生保健的过程及相关概念间的逻辑关系，被广泛用于循证护理领域。该模式认为循证实践是临床决策过程，在该过程中应着重考虑：可获得的最佳证据、实践所在的临床情景、患者的要求和偏好，专业人员的判断。其循证实践过程包括：①证据产生；②证据综合；③证据 / 知识传播；④证据应用。四个步骤相互影响，形成循环过程（图 29-1）。

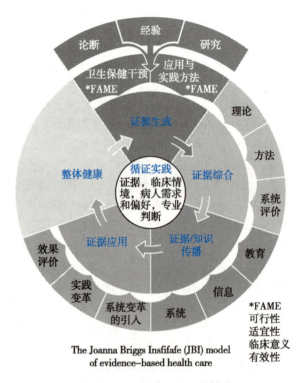

The Joanna Briggs Insfifafe (JBI) model of evidence–based health care

图 29-1 JBI 循证卫生保健模式

（二）渥太华知识转化模式

渥太华知识转化模式（the Ottawa model of knowledge translation，OMKT）由 Logan 和 Graham 2004 年提出，包含六个关键因素：①以证据为基础的变革（evidence-based innovation）；②潜在采纳者（potential adopters）；③实践环境（practice environment）；④实施干预措施（implementation of interventions）；⑤采纳变革（adoption of the innovation）；⑥结果评价（evaluation of the outcomes）。

该模式认为：在变革实践的前、中、后各阶段，需对每个环节进行评估（assessment）、监控（monitoring）和评价（evaluating）。首先评估实践环境、潜在采纳者和以证据为基础的变革这三个要素中的阻碍（barriers）或支持（supports）因素，即哪些因素会阻碍或促进变革在实践中的应用。再制定合适的策略和实施计划克服这些障碍，或强化积极的促进因素,根据具体情况制定变革实施策略。监控实践过程,以确保潜在采纳者对变革的认识符合其期望值。并通过持续监控决定现行措施是否需要修改或增加新的措施。最后评价结果,包括针对患者、实践者和整个系统的评价。

(三) KTA 知识转化模式

2006 年 Graham 等人提出知识转化模式(knowledge-to-action process framework,KTA),主要用于促进研究结果的应用。KTA 模式由知识产生和行动 2 个环节组成。

1. 知识产生环节(knowledge creation) 包括知识调查(knowledge inquiry)、知识综合(knowledge synthesis)和知识产品 / 工具(knowledge tools/products)3 个阶段。其过程可视为倒置的漏斗,顶部为知识调查阶段,会产生大量知识片段。综合这些知识片段即进入综合阶段。此过程中知识片段量不断减少,最终形成知识工具或产品以促进知识的应用。在知识片段从漏斗顶端向下流动的过程中,知识不断地得到提炼、浓缩、升华以对利益人群更有用。该过程还会考虑到利益相关人群的具体需要,并将其整合到知识产生的各阶段中,提高知识工具或产品的针对性和实用性。

2. 行动环节(The action cycle) 由七个阶段构成:①确定问题及解决问题所需知识;②调整知识;③评估影响因素;④实施计划(应用知识);⑤监测知识应用;⑥结果评价;⑦维持知识应用。

KTA 过程框架包含了知识产生和应用的过程,强调根据情景调整知识及根据预期变化维持和调整知识应用的需要。体现了从知识产生到应用的完整循环。

(四) Stetler 循证实践模式

2001 年美国护理学者 Stetler 提出"循证实践模式",注重个体层面的循证实践,可促进临床人员在应用研究结果的过程中进行评判性思维,包括六个主要步骤:

1. 准备阶段 护理人员根据问题寻找、整理、选择来自相关研究的证据,文献应能够解决临床实践、管理、教育难题,并为制定政策、标准、程序提供参考,还有助于人员的在职培训。其间应考虑可能影响证据应用的外在因素,及可能减少客观性的内在因素,最后确定拟解决的问题,并排列出先后次序。

2. 证实阶段 筛选文献,严格评价所获证据的质量和应用价值,并作相应记录。

3. 比较性评价 通过比较系列同类研究结果(包括证据综合和证据推荐强度的说明),评价该系列研究结果是否适合于所在场景的人群和环境,并从潜在风险、所需资源、参与者准备程度 3 方面权衡考虑,以确定该研究结果的应用是否具有可行性。

4. 决策阶段 研究者做出决定,可能的决定包括:①应用研究结果;②考虑应用研究结果;③延迟应用;④不应用该研究结果。

5. 证据转化和应用 明确证据应用的方式、层次和类型,同时形成该证据的应用指南和行动计划及变革的过程和步骤。

6. 评价证据应用效果 评价应用证据进行变革的过程和结局,包括对实践、政策制定及对患者的影响。

四、实践的发展和展望

(一) 国内外护理领域的证据资源

循证护理在全球的发展近几年令人瞩目,如 Joanna Briggs 循证卫生保健中心以护理为核心,在全球各分中心开展护理及相关领域的循证实践,构建了大量证据资源;加拿大安大略护理学会(RNAO)推出了近 40 个护理领域的临床实践指南,美国 Joan Hopkins 大学护理学院汇总了近百个护理领域的系统评价,构建了证据资源。这些均极大地推动了循证护理实践在全球的发展。

全球丰富的循证医学资源中有大量资源与护理直接相关,如 Cochrane 的伤口管理组中大量伤口护理证据资源、糖尿病组中大量糖尿病饮食和运动管理的资源、Cochrane 护理领域(CNCF)大量护理资源、美国指南库(national guideline clearing house,NGC)关于压疮预防、疼痛控制等指南,均与护理领域密切相关,是重要的证据资源。

我国护理学科近 10 年发展迅速,高等护理教育快速发展,护理人员的学历层次有了较大提高,护理研究论文数量上增长很快,为实施循证护理打下了基础。但对我国大量护理研究原始论文尚未建立规范的筛选、评估、汇总。目前在复旦大学和北京大学已成立了两个循证护理中心,除加速翻译国外的证据资源外,也在构建我国本土化的临床实践指南,对我国的大量护理研究原始论文进行评价、汇总和总结,通过规范的系统评价,形成我国本土化的证据资源。

(二) 开展循证护理实践的意义

1. 循证护理可帮助护理人员更新专业观,改进工作方法,促进学科发展 从循证护理产生的哲学基础分析,循证护理首先是一种观念和理念。作为循证医学的分支之一,循证护理可改变护理人员以往按照习惯或凭借经验从事护理实践活动的方式,强调在作出临床判断时,遵循来自研究结论、有效和科学的证据,不盲目接受来自科研文章的结论,而要对文献进行严格评价,慎重、准确和明智地将科研证据与护理人员的临床专业经验及患者需求和愿望相结合,作出最后的临床判断。

美国护理协会"护理认证中心"(the American nurses credentialing center, ANCC)推出的磁性医院认证项目(magnet recognition program)特别指出:磁性医院意味着护理管理者需要致力于"构建、促进、维持一种将护理研究和循证实践整合在临床护理和护理行政管理的决策系统中的实践氛围"。可见全球范围内循证实践均是专业化高标准发展的途径。

2. 循证护理顺应了医疗卫生领域有效利用卫生资源的趋势 在卫生资源有限、护理人员短缺、社会人口的老龄化问题日益突出及疾病谱转变(慢性病、癌症、HIV/AIDS发病率增加)的当今社会,消费者对卫生保健的需求日益增加,有限的卫生资源和日益昂贵的医疗消费之间的矛盾同时又使人们更期望高质量、高效率的卫生保健服务。循证护理可充分利用现有的研究资源,避免重复研究,同时减少实践中的变异性带来不必要的资源浪费,节约卫生资源,并加速新知识和新技术的应用,以满足人群的卫生保健需求。因此循证护理是提高护理质量,为患者提供科学、经济、有效护理服务的途径。

3. 循证护理可促进科学、有效的护理实践活动 循证实践系统评价全球某一特定干预方法的研究结果,剔除尚无明确证据证明有效的方法,将基于同类研究的系统评价结果制作成摘要或"临床实践指南(clinical practice guidelines, CPGs)",有利于临床护理人员迅速获取最佳、最新的科学证据。可帮助护理人员建立严谨、科学、实事求是的专业态度和工作方法,促进科学的护理实践活动。

4. 开展循证实践是将我国护理人员推向国际化平台的契机 通过在全球护理信息平台上检索、评估、引入、利用护理证据资源,可切实开阔我国护理人员的专业视野,并通过证据应用,将知识转化为实践,促进科学的护理决策、有效的护理干预、专业化的护理氛围。

(三)我国循证护理实践的存在的问题

循证处理实践在我国还处于发展初期,尚未真正步入正轨,存在的主要问题是:

1. 尽管国外护理及医学相关领域的证据资源很丰富,但因语言障碍、检索条件限制等,国外证据资源引入较少,转化更少。

2. 我国本土化的临床实践指南、系统评价报告等汇总型证据资源刚刚开始,数量极少。

3. 目前我国绝大多数的循证实践是以原始研究结果作为证据引入实践中,在方法上存在较大误区,缺乏广泛而深入的检索、缺乏对原始研究设计和质量的正确评价。应用存在严重设计缺陷的原始研究的结果会误导临床实践。只有遵循规范的循证实践方法,才能启动真正意义上的循证护理实践。

(四)循证护理实践展望

2011年起,护理学在我国已成为一级学科。推动护理研究的发展,深化专科护理建设,尤其是循证护理已成为我国护理学科建设的重点。展望我国循证护理实践的发展,有以下重点:①开展系统评价,构建我国本土化的循证护理实践指南,②引进国外循证护理资源,推动我国的循证护理资源的建设;③在专科护理实践中融入循证护理的理念和方法,推动我国高级护理实践的发展和专科护理水平;④通过开展循证护理培训,培养一批具有循证护理能力的临床护理人才。广泛加强与国外循证实践机构的密切合作和联系,以获取最新的信息和技术支持,建立互助互惠的网络。加强与国内循证医学机构的联系,通过循证实践上的医护合作,形成多学科团队,用共同的程序和方法开展循证实践,将是推广循证护理实践的重要保证。

第二节 循证护理实践

循证护理实践是一个系统的过程,涉及护理组织、各级各层护理人员,也需要与医疗卫生其他领域专业人员密切合作,应周密计划,保证执行力和效果。循证护理实践主要步骤包括:①明确问题;②检索护理文献;③严格评价研究质量;④开展系统评价汇总证据;⑤传播证据;⑥应用证据。

一、实践的基本步骤

(一)明确需要循证的问题,并使之结构化

提出循证问题,并按PICO要素完成转化,即研究对象、干预措施或暴露因素、对照措施及结局指标。如对机械通气的呼吸道传染病患者,最需要解决的问题是如何进行高质量的气道护理,可按PICO要素转化成以下问题:

P：机械通气的重症患者；

I：密闭式吸痰；

C：开放式吸痰；

O：呼吸机相关性肺炎发生率及呼吸道传染病的传播。

再如大手术后患者采取何种措施有效地预防压疮的发生，问题可转化为：

P：外科大手术后成人患者；

I：水凝胶床垫；

C：医院的标准手术床垫；

O：压疮发生率。

由此提取关键词就可准确检索到与临床问题相关的研究信息。

护理学科领域有诸多需要用语言文字描述性回答的问题（其实质为定性研究），包括询问患者感觉、经历、体验和观点，涉及患者治疗和康复过程中的一些特殊体验和经历、某些影响健康的因素的意义等。如新生儿重症监护室早产儿的家属会担忧哪些问题？参加药物试验患者的治疗体验是什么？某些糖尿病患者为什么不能按期如约来医院复诊？定性研究领域的循证问题一般包括PICo三个要素：

P（Patient）：患者或服务对象；

I（Interest of phenomena）：感兴趣的现象；

Co（Context）：具体情形。

如："参加临床药物试验的乳腺癌内分泌治疗患者治疗期间有哪些经历？什么因素影响了她们服药的依从性？"转化为PICo问题，则为：

P：内分泌治疗期间的乳腺癌患者；

I：患者的治疗依从性；

Co：参加临床药物试验这个现象。

总之，提出一个好的循证护理问题，取决于护士的临床观察及思考能力，也取决于护士分析、提出结构化问题的能力。

（二）护理证据的系统检索

护理领域证据的检索包括最佳实践、临床护理实践指南、集束化护理方案、原始研究（量性研究或定性研究）等。首先应根据PICO确定明确的检索词，制定检索策略，再从一些循证资源库中查找证据，若无则查找原始研究数据库。

护理证据资源一般可从以下的数据库查找：Cochrane图书馆（或OVID数据库中All EBM Review模块）、美国指南网（national guideline clearinghouse，NGC）、澳大利亚JBI循证卫生保健中心网站（joanna briggs institute，JBI）、加拿大安大略注册护士协会（Registered Nurses Association of Ontario，RNAO）、TRIP。若以上二次研究资源检索结果不能回答所提的临床护理问题，则需检索以收录原始研究资源为主的数据库，如Medline、EMBASE、中国生物医学文献数据库、相关专业杂志、会议记录等。检索应注意全面、系统、方法公开、透明。

（三）文献质量的严格评价

检出的原始研究可否纳入，需先严格评价该文献的内部真实性和外部真实性。文献质量评价方法、标准和流程与循证医学一致。如Cochrane协作网关于干预性研究系统评价手册5.1.0版（Cochrane handbook for systematic reviews of interventions version 5.1.0，2011）、澳大利亚JBI循证卫生保健中心评价者手册（reviewer's manual，2008）、英国牛津大学循证医学中心文献质量评价项目（Oxford critical appraisal skill program，Oxford CASP，2005）对RCT、类试验性研究、队列研究/病例对照研究、描述性研究、个案报告/专家意见、定性研究、系统评价等不同类型的研究论文进行质量评价的原则和工具。

（四）通过系统评价汇总、整合文献

护理领域的系统评价包括对定量研究和定性研究的系统评价。对定量研究的系统评价遵循Cochrane的系统评价原则，详见本书第十一章。

对定性研究的系统评价是循证护理常采用的方法。定性研究属于社会学的研究方法，是探索人类在某一特定情形中感受、体验、价值判断的研究方法。强调主观性和个体性，护理领域常用定性研究深刻剖析人们在疾病治疗和康复过程中的独特经历和需求，如关于老年脑卒中患者康复期的社会心理精神体验的定性研究。用单一定性研究结果指导实践有局限性，需要整合多项定性研究的结果，更全面地诠释现象，促进以人为本的护理，体现护理服务的人文、社会和伦理特点。因此可整合同类定性研究，形成"老年脑卒中患者康复期的社会心理精神体验的Meta整合"。

Meta整合（Meta-synthesis）是定性系统评价的方法，主要步骤包括：①通过PICO要素界定循证问题；②制定检索式，根据纳入与排除标准系统、全面检索所有相关定性研究文献；③评价定性研究的质量，内容包括：研究的方法学与其哲学基础、研究目的、资料收集方法、资料分析方法、结果阐释是否一致，是否考虑研究者自身对研究的影响、研究对象的典型性及伦理规范等方面；④对同类定性研究的结果进行收集、理解、比较、分析、归纳，

诠释、综合（包括现象学研究、民族志研究、扎根理论研究、个案研究法、历史研究法和行动研究等），该步骤包括概念、类别、主题及相关的例句、引注、解释和说明等。系统评价者在理解各定性研究哲学思想和方法论的前提下，反复阅读理解、分析和解释其各研究结果的含义，将相似结果组合归纳在一起，形成新的类别，再将类别归纳为整合结果，形成新的概念或解释；⑤通过结构化的方式，系统地报告整合结果的方法。定性研究的 Meta 整合常用言语文字或用故事性、主题性、概念性、图形或表格来解释和传播整合结果。整合结果报告须包括整合结果的阐述，描述特别或潜在的矛盾事件或现象，简明扼要地提出关于实践和研究的建议并阐明证据推荐的等级。

通过 Meta 整合，对结果进行归纳组合成新的见解，可形成新的综合性的解释或结论，整合后的结论更全面、更深入地反映了现象的实质。JBI循证卫生保健中心的"定性研究评估和评价工具"（qualitative assessment and review instrument，JBI-QARI）可进行定性研究的 Meta 整合。

（五）传播证据

指通过发布临床实践指南、最佳实践信息册等形式，由专业期刊、专业网站、教育和培训等媒介将证据传递给护理系统、护理管理者和护理实践者。证据的传播不是简单的证据和信息发布，而是通过周密规划，明确目标人群（如临床人员、管理者、政策制定者、患者和公众等），而后设计专门途径，精心组织证据和信息传播的内容、形式及方式，以易理解和接受的方式将证据和信息传递给实践者，使之用于决策过程和实践中。

目前对临床实践决策最具有影响力且最适合于临床专业人员借鉴的证据资源是 CPGs 或集束化照护方案（care bundles）。循证临床实践指南是针对特定的临床情况（如预防跌倒、预防和处置压疮等），汇总相关专题的各类系统评价结论和其他证据资源，构建出能够具体指导临床人员制订恰当的流程、规范，进行科学有效的评估、诊断、计划、干预、评价等决策的推荐意见。集束化照护方案是解决特定情境下各种临床问题的一系列相互关联的证据汇集（如预防呼吸机相关性肺炎的集束化照护措施），比临床实践指南更有针对性、涉及的范围窄，更直接、更具操作性。

（六）应用证据

包括引入、应用和评价证据应用效果3个环节。

1. 引入证据 护理部门可组织系列活动让一线护理人员了解最新科研证据，包括：①组织定期的"期刊阅读俱乐部（Journal Club）"，营造应用研究结果的氛围，鼓励阅读和分享，让护士主动讨论、评价所在领域的最新研究论文；②制定循证的实践规范，要求临床决策、解决临床护理问题时询问是否依据了设计严谨的研究结果；③创造机会让护士参与到临床研究中，尤其参与构建研究问题、审视研究计划可行性、招募研究对象、收集研究资料、促进研究对象依从性等环节，可让护士从中了解最新研究证据；④形成专业规范，要求护士在向患者进行健康指导时以研究结果为依据，开展基于循证的健康教育活动。

引入证据时需特别注意：循证实践需要将证据与临床专门知识和经验、患者需求相结合，根据临床情境，通过护理变革，形成新的护理流程、护理质量标准，而不是照搬照套，机械引入证据。

2. 应用证据 循证实践就是护理变革的过程，往往会打破常规，改变以往的实践方式和操作流程，采用新的标准评价护理质量。因此应用证据的过程具有挑战性，可能遭到来自个体层面和机构层面的种种阻力，需要用变革的策略，充分发挥领导力，评估变革的障碍因素，根据情景选择和采纳证据。制定可操作的流程、质量标准、激励政策，并通过全员培训，在应用证据的全体相关护士中达成共识，遵从新的流程，提高执行力。

3. 评价证据应用效果 循证护理实践以护理系统发生整体变革为标志，应通过持续质量改进，动态监测证据应用过程，并评价证据应用后对卫生保健系统、护理过程、患者带来的效果。

二、证据应用的影响因素

证据应用于临床实践实质上就是临床护理质量持续改进的过程，其主要的障碍因素包括：①需应用研究本身的因素：证据的特征和质量；②护士因素：护士的循证意识；③组织因素：是否获得机构上级管理者和领导者的支持，并为证据应用创造氛围和环境条件。

系统层面的因素主要包括领导的支持、资源、实践支持功能、员工自我发展、人际关系、工作压力及系统的文化和氛围等。在证据应用之前应评估相关因素，制定相应的措施，以降低阻碍因素的影响。

从护理人员个人层面而言，证据应用往往意味着变革现有流程，需要改变观念，打破传统的实践方式，更需要付出时间和精力，并接受知识和技能的再培训。害怕变革,担心变革对自己的工作造成威胁,是许多人消极对待临床证据应用的主要原因。此外,护理人员对自身角色的定位和护理专业信念也影响着证据的应用,如护士怀疑自己是否有能力根据现有证据对临床实践提出变革建议。通过培训,应让每个护理人员都能在证据应用中找到自己的位置:在临床工作中善于观察,勤于思考,有质疑常规和标准的勇气。通过阅读本领域的文献、参加继续教育和定期参与专业学术会议等方式掌握国内外护理科研的最新信息,提高评估科研成果的能力,提高自身的专业知识、科研知识和英语水平。积极参与有关证据应用的研究,注意多学科团队合作,用批判性思维将临床中取得的经验上升为理论,在制订护理措施和处理护理问题时寻求科学依据,等等。

三、循证护理的临床护理实践

以"预防含 5-FU 方案化疗所致口腔黏膜炎"为例,说明肿瘤专科循证护理实践。

1. 确定问题 长期用含 5-FU 方案化疗的恶性肿瘤患者 40% 会并发口腔黏膜炎,给患者造成很大的痛苦和困扰。预防口腔黏膜炎的方法和措施很多,差别很大,效果各不相同,花费差异也较大。临床问题是:可用哪些措施有效预防含 5-FU 方案化疗的肿瘤患者发生口腔黏膜炎? 可按 PICO 要素转化成以下问题:

P:含 5-Fu 方案化疗的患者;

I:改良的口腔护理方式;

C:传统的生理盐水或清水漱口方式;

O:口腔黏膜炎发生率。

2. 检索证据 系统检索 Cochrane 图书馆、JBI 循证卫生保健数据库、Medline、CINAHL、中国生物医学文献数据库等中、英文数据库,关键词为"口腔黏膜炎(oral mucositis)"、"口腔溃疡(oral ulcer)"、"化疗(chemotherapy)"、"5-FU"、"预防(prevent$)"等,并首先检索 RCT,再扩大检索面,包括其他设计的研究(非随机对照试验、定性研究等),获取相关研究结果。

3. 严格评价研究质量 严格评价初步纳入的各研究质量,包括设计的严谨性(如取样方法、分组方法、干预原则、统计方法等)、结果的准确性和有效性、研究结果的实用意义等,筛选合适的研究。

4. 综合证据 通过对纳入研究进行分类、汇总,对具有同质性的多项研究结果进行 meta 分析,对不能进行 meta 分析的同类研究进行定性总结和

分析,形成"预防 5-FU 化疗所致口腔黏膜炎的措施的系统评价"。

5. 传播证据 按照牛津大学循证医学中心或 JBI 循证卫生保健中心的证据分级标准对"预防 5-FU 化疗所致口腔黏膜炎的措施的系统评价"中涉及的各条推荐意见进行分级,如该领域循证实践推荐运用含 5-FU 方案的化疗患者应建立:①每日评估口腔黏膜状态的护理常规(Ⅳ级证据);②每日常规口服谷氨酰胺(Ⅰ级证据);③每日 3～4 次用 0.05% 的碘伏含漱液漱口(Ⅰ级证据);④口腔溃疡处涂抹粒细胞集落刺激因子 G-CSF(Ⅰ级证据);⑤接受 5-FU 治疗时,根据患者接受程度,可将冰屑贴敷于口腔黏膜上或含化冰块,以预防 5-FU 导致的口腔黏膜炎(Ⅰ级证据)等。将结果编撰成 1～2 页"预防 5-FU 化疗所致口腔黏膜炎的最佳实践报告"或"预防 5-FU 化疗所致口腔黏膜炎的证据总结",根据所在医院护理人员的特点、培训需求,设计教育培训项目,如组织讲座、散发材料、利用网络等形式,将该最佳实践报告散发到有化疗患者的医疗机构和医护人员中。

6. 引入证据 评价证据的真实性和相关性后,肿瘤化疗科的护理人员在护理部质控小组的支持下组织化疗科循证护理小组,根据所在医院的条件,结合自身的临床经验和患者需求评估上述证据中哪些证据可用于该医院 5-FU 化疗患者的口腔黏膜炎预防。循证小组达成集体共识,做出决定,引入相关内容,制定该医院化疗病房的"预防 5-FU 化疗所致口腔黏膜炎的护理流程"和"化疗患者口腔护理质量评价标准"。

7. 应用证据 用新的"预防 5-FU 化疗所致口腔黏膜炎的护理流程"和"化疗患者口腔护理质量评价标准"替代已有流程和标准,开展预防化疗所致口腔黏膜炎的护理实践,优化流程,并用新标准进行质量管理。其间需要反复召开团队会议进行护士培训、患者和照护者宣教、协调其间的矛盾和问题、反馈结果。

8. 评价证据实施结果 通过严格的质量管理程序,动态随访实施后护理人员的工作程序是否符合实践指南要求、患者口腔黏膜炎的发生率是否下降。

总之,实施循证护理应找到科学的研究证据,充分利用"临床实践指南",并根据科学证据进行临床决策和临床变革。再通过系统的管理促进证据的应用,动态监测证据应用后的效果。在此过程中护理管理部门应关注实施某项护理措施时所处的

具体情形,包括主流文化、人际关系和领导方式、管理方法,同时通过相应的促进因素,改变护理人员的态度、习惯、技能、思维方式和工作方法。

四、循证护理管理和护理教育

(一)护理质量管理中的应用

循证实践对促进护理质量持续改进具有重要意义。澳大利亚 JBI 循证卫生保健中心开发的临床证据实践应用系统(JBI practical application of clinical evidence system, JBI PACES),在多个国家的医院护理系统广泛应用,有效促进了"基于证据的持续护理质量管理"。该平台将"最佳实践信息册"、"证据总结"、"推荐实践"等证据资源与医院护理质量管理系统链接,构建了护理质量管理和决策平台。该在线系统保证了随着 JBI 数据库中证据的定期更新(每2~3年进行一次更新),医院护理质量管理和决策的标准可依据证据进行调整和修订。

通过 PACES 在线平台开展"基于证据的持续护理质量管理"主要包括以下步骤:①登录 PACES 系统,选择质量管理的项目名称。该系统包括了400余项护理质量管理项目,如住院老年患者跌倒预防、机械通气患者的眼睛护理、中心静脉留置导管的护理等常见护理质量审查项目;②组建质量审查团队,该团队应包括项目组长、项目成员,并在 PACES 系统上注册;③在证据资源库中根据项目主题选择合适的质量审查标准,并标注证据来源和推荐级别;④收集基线质量状况的资料,可通过在线方式确定质量审查的对象和样本量,并收集基线资料,绘制达标率直方图;⑤将证据引入实践:结合情景,分析达标率现况、障碍因素和促进措施,引入研究证据。制定质量改进方案并实施该方案;

⑥第二次质量审查,通过质量改进,再次测量质量标准的达标率,绘制达标率直方图,并与基线达标率比较;⑦进入第二轮质量改进循环,实现持续护理质量改进的良性循环。

(二)在护理教育中的应用

只有通过系统的循证实践专业教育和培训,才能强化护理人员的循证实践意识,规范循证实践方法,临床一线护理人员才能主动、积极、充分地应用循证证据资源,并将其付诸临床实践过程。美国医学会2010年在"未来的护理:领导变革,提升健康"报告中强调:要在本科、硕士、博士的护理课程设置中加强循证实践能力的训练,将循证护理设置为必修课。2012年我国教育部护理学专业学位教育指导委员会在对全国专业学位硕士的课程设置指导性建议中,已将"循证护理学"课程规定为护理学硕士专业学位研究生的必修课。目前我国已编著了《循证护理学》教材,且绝大多数学校的护理研究生教育已经包括了36~54学时的"循证护理"必修课的学习和循证护理能力的训练。大部分高等院校护理专业在护理学本科生中通过《护理研究》必修课或《循证护理》选修课,开展了针对护理本科生的循证护理思想和方法的介绍。

总之,尽管循证护理已成为护理专业领域的"热门话题",但循证护理的开展不能流于形式。只有通过政策支持和深入细致的培训,护理管理者、临床实践者、研究者、教育者的共同努力以及与国内外多学科循证实践机构的密切合作,护理人员才能真正从观念上接受、从方法上学会、从实践上有条件应用循证护理。

(胡 雁)

参 考 文 献

1. Cullum N. Users' guides to the nursing literature: an Introduction. *Evidence-based Nursing*, 2000, 3(3): 71-72.

2. DiCenso A, Guyatt G, Ciliska D. Evidence-based Nursing: A Guide to Clinical Practice. St. Louise: Elsevier Mosby, 2005.

3. Graham D, Logan J, Harrison B, et al., Lost in knowledge translation: Time for a map? *J Contin Educ Health Prof*, 2006, 26(1): 13-24.

4. Graham D, Logan J. Innovations in knowledge transfer

and continuity of care. *Can J Nurs Res*, 2004, 36: 89-103.

5. Ingersoll L. Evidence-based nursing: what it is and what it isn't. *Nursing Outlook*, 2000, 48(4): 151-152.

6. Pearson A. Getting the evidence into practice. *Int J Nurs Pract*, 2003, 9: 1.

7. Polit F, Beck T. Nursing Research: generating and assessing evidence for nursing practice(9th Ed.). Philadephia: Wolters Kluwer, Lippincott, 2012.

8. Smith P. James T, Lorentzon M. Shaping the Facts:

Evdence-based Nursing and Health Care. Edinburgh: Churchill Livingstone, 2004.

9. Stetler B. Updating the Stetler Model of Research Utilization to facilitate evidence-based practice. *Nurs Outlook*, 2001, 49: 272-279.

10. Sudsawad P. Knowledge Translation: Introduction to Models, Strategies, and Measures. 2007. http://www.ncddr.org/kt/products/ktintro/ktintro.pdf

11. 胡雁. 循证护理学. 北京: 人民卫生出版社, 2012.

第三十章 循证医学在中医药领域的应用

中医药(traditional Chinese medicine,TCM)以其独特的理论体系和良好的临床疗效在我国医疗卫生保健中发挥着重要作用。中医证据获得的基本方式是经验总结,大多在师承基础上结合个人实践进行,往往通过经验验证方式和小样本病例前后自身对照得出。这类"证据"的价值不可否认,但从循证医学的角度,从为临床提供科学证据的角度审视中医药学,中医临床实践的基础性工作薄弱。中医学"整体观念"和"辨证论治"的精髓在诊断治疗中得以完美体现,但在疗效评价时却被忽略,导致中医药临床疗效评价的科学性和规范性不足,缺乏相关评价方法和技术,以致中医药的有效性、安全性缺乏足够科学证据,缺少符合中医药防治疾病特点、国内外学术界公认的评价方法和指标体系,影响了中医药临床疗效的准确表达和客观评价。

循证医学因为临床实践需要而产生,同时具备可接受性、包容性,重视临床证据并不惜以颠覆存在多年的理念和实践为代价的典型案例,让包括中医界学者在内的人士眼前一亮。启迪中医界的有识之士开始学习循证医学的原理与方法,并探索将其引入中医药的研究和实践中。

本章着重介绍近年循证医学在中医药领域的应用情况。

第一节 中医药循证研究起源与任务

一、循证医学理念方法的引进和传播

(一)"送出去"接受循证医学理念熏陶

1996 年中国循证医学中心在四川大学华西医院正式成立,1997 年获卫生部认可和批准,1999 年获准成为国际 Cochrane 协作网在亚洲的第一个中心——中国 Cochrane 中心。

从 1999 年开始,中医界开始接触循证医学,并先后派 66 名研究骨干到中国循证医学中心接受方法学培训,现已成为中医药循证研究与实践的先驱者。另有研究者到国外的知名机构,如牛津的 UK

Cochrane 中心、加拿大 McMaster 大学接受循证医学理念和方法培训,并建立学术联系,促进了循证医学在中医药界的有效传播。

(二)"请进来"搭建中医药循证研究平台

在"送出去"的同时,中医界也开始引进循证医学专业人才加盟,搭建平台,培训队伍。较为突出的是中国中医科学院和天津中医药大学这两个循证医学教育部网上合作研究中心分中心。他们从中国循证医学中心引进师资,在中医药行业内部多次举办系列讲座和培训班,传播理念,将循证医学的理念和方法引入到"中医药临床评价"、"中药新药审评"等领域,使更多的中医人开始了解并熟悉循证医学。

(三)编写教材,培养中医药循证研究队伍

中医界人士与中国循证医学中心、循证医学教育部网上合作研究中心兰州大学分中心等联合编写培训教材,如《中西医结合循证医学》、《循证医学》等,为更多的中医专业人员掌握循证医学奠定了基础;2010 年网合中心成都中医药大学分中心、2012 年网合中心江西中医药大学分中心的相继加盟,为中医药循证研究带来了新生力量,培养了一批中医药循证研究与实践的人才,形成了南北协同发展的良好局面。

(四)联合攻关,提高中医药循证研究水平

十五期间立项的国家科技攻关计划课题——芪参益气滴丸对心肌梗死二级预防的临床研究(myocardial infarction secondary prevention study in traditional Chinese medicine,MISPS-TCM)经 5 年多联合攻关,用科学严谨的方法证实了中药芪参益气滴丸在心肌梗死二级预防上与肠溶阿司匹林效应相当。搭建了中医药大规模循证研究的平台,建立了中医药大规模循证研究的方法和系列关键技术,培养了一批既掌握中医临床技能,又具备先进评价理念和方法的人才,促进了中医药临床研究水平的整体提升。

十一五、十二五期间更广泛地开展合作研究,联合申报并获准承担包括 973、科技支撑计划在内的

国家级研究项目。相关成果在《内科学年鉴（*Annals of internal medicine*）》《美国科学院院刊（*PNAS*）》、《美国心脏病学会杂志（*JACC*）》《加拿大医学会会刊（*CMAJ*）》、《疼痛（*Pain*）》等国际知名刊物发表，一定程度上反映中医药循证研究水平的提升。

二、中医药循证研究的目标任务

（一）提高中医药临床证据质量

证据类型、质量级别和结论性质的差异决定了医学证据必定参差不齐，中医药临床证据也不例外。目前，提高中医药临床证据质量应从两方面着手：①对同一主题的系列证据进行系统评价和分级，有效利用现有证据指导临床，实现真正的"循证临床实践"；②积极开展中医药原始研究，科学顶层设计，加强质量控制，实现过程管理，全面规范评价，整体提升中医药临床证据的质量和水平。

（二）促进中医临床决策科学化

中医药循证研究的最终目标是为临床科学决策提供高质量证据。为了促进中医临床决策的科学化，近年临床实践指南和临床路径的制定在中医界如火如荼地开展，其制订和形成过程一定程度上体现了临床证据转化的过程。临床指南、路径的可信度源于证据基础。缺乏高质量证据时中医临床决策可基于当前可得相对最佳的低质量证据、临床经验、个人判断、价值观和偏好等，但须在指南中如实说明证据质量，并鼓励开展相关研究、生产高质量证据，提高指南更新的证据质量。

第二节　中医药循证研究的分类实施

根据研究目的和内容，可将中医药循证研究分为：针对中医药文献的二次研究和中医药临床原始研究及方法学研究。

一、二次研究

近年中医药系统评价和 Meta 分析的数量快速增长，一方面表明中医药界对证据理念和循证医学的认可、接受，认识到二次研究的重要性；另一方面数量增长后质量的参差不齐，也使得一些学者开始反思：不从源头上提高中医药临床研究质量，方法学再完善的系统评价也会成为徒有其表的描红之作，甚至对一些不真实文献资料的综合还会造成误导乃至危害。因此，有必要对此进行阶段性总结。

（一）中医药系统评价/Meta 分析发展现状

检索中国生物医学文献数据库（1978—2011），收集中医药干预性研究的系统评价/Meta 分析，筛选后纳入 373 篇文献，其中 247 篇标题为"系统评价"，133 篇标题为"Meta 分析"，12 篇标题为"系统评价/Meta 分析"，自 2004 年，系统评价/Meta 分析发表数量快速增长（图 30-1），2010 年发表 94 篇，约占总量的 1/4。

（二）中医药系统评价/Meta 分析存在问题

1. 立题聚焦不够　以评价"中医药"疗效命名的系统评价研究居多，试图了解整个中药治疗某种疾病的情况，但中药是一个庞大的系统，有众多药物及其组方、不同制剂等，从数据收集到统计分析，再到更新都存在相当难度。若题目和干预措施太宽泛，结论实用性不强。

2. 忽视中医特点　辨证论治是中医的特点之一，中医临床诊治疾病既辨病又辨证，讲求方证统一。如麻黄汤主治风寒表证，银翘散则用于风热表证。评价中药有效性时不宜将各种不同功能、主治的中药一并评价；也不能同一方药针对疾病的所有证型，方案中应考虑疾病的症型，即使原始研究中可能没有报道。但纳入系统评价的研究方案中很少体现这些内容，既不符合中医理论，也难得出可

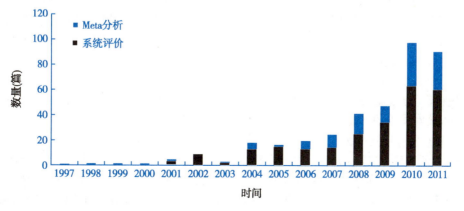

图 30-1　中国生物医学文献数据库收录中医药系统评价/Meta 分析发表情况

靠的结论。

3. 方法学质量（内在真实性） 方法学质量评价的主要内容是系统评价的制作过程如何避免或控制偏倚，用OQAQ清单评价纳入研究，主要问题有：①文献检索不全。系统评价检索文献要求尽可能全面，包括国内外的大型数据库，因为中医药临床研究并不限于中国，仅检索中文文献会导致发表偏倚、语言偏倚，使研究结果出现误差。为了避免发表偏倚，常辅以手工检索，查找灰色文献。②文献筛选、数据提取、质量评价过程中对偏倚控制不够，研究结果可能受各种偏倚影响。③数据合并方法不当。评价员并未真正理解Meta分析方法，尤其未很好把握数据合并条件，将存在明显临床或统计或方法学异质性的资料进行合并。④研究结论没有很好结合数据分析结果和原始研究质量，仅根据Meta分析的统计结果下一些肯定结论，导致人为夸大结果，误导读者。这些方法学问题都将导致系统评价结果的不可靠。

4. 报告质量 报告质量评价主要内容是评价员如何科学规范地报道研究方法、过程和研究结果。报告质量和方法学质量有联系也有差别，报告好的研究不一定方法学正确，但报告质量低下将影响结果的实用性。

系统评价的结果要为临床决策所用，必须在方案中明确表达以下信息：①针对什么临床问题；②纳入什么患者（如何诊断，病情如何，合并症等信息）；③提供纳入和排除研究的完整信息，且结果真实，可重复，才能使证据使用者全面了解系统评价能否被用作解决某一具体问题。目前纳入系统评价在结果报告方面不足主要有：①未规范报道研究背景（包括临床问题的概况，干预措施的合理性，本系统评价的重要性等）；②受试者纳入标准制定不规范、不全面；③对研究中减少或避免偏倚的方法，原始研究的质量评价等报道欠缺；④未很好地列述纳入/排除研究基本特征；⑤结果解释不足。结果解释需要概括主要研究结论，讨论基于外部或内部真实性的临床相关性，根据现有证据的综合解释结果，并讨论评价过程中的潜在偏倚和存在的问题。这是整个系统评价研究的精华部分，但报告质量较低，可能存在偏倚对结果的影响等不足，提示中医药系统评价制作须按标准规范进行。Meta分析结果报告也不规范，没有针对重要结局提供原始数据。

（三）正确开展基于中医药文献的二次研究

1. 立题适度 没有系统评价会以"西药"立题，显然以"中药"立题也不恰当，应从实际临床问题出发，而不是主观需求。应避免使用"中药、中草药、中成药、中医药和中西医结合"立题。

2. 中医指导 中医药选题的系统评价过程中应以中医药理论为指导，研究团队中应有中医药专业人员参加，系统检索中文数据库中的中医药文献，严格评价质量，避免选择性偏倚。

3. 异质性影响最小化 为减少中医药相关系统评价/Meta分析中的临床异质性，中医药系统评价应遵循：①选题应具体到"某药（某复方或制剂）"、"某病某证"；②因传统中医辨证分型易受多种因素影响，应从各原始研究的设计阶段开始便针对各环节进行全程质量控制，如培训操作者并进行一致性检验；③系统评价过程中联系作者获取相关资料进行二次辨证也极为重要；④通过加强中医药临床试验设计、推广中医药临床试验注册制度，严格准入来实现。

二、原始研究

（一）中医药临床研究发展现状

中医药首批RCT发表于20世纪80年代初期。唐金陵、李廷谦和卫茂玲等人先后报道1999年以前中医药RCT质量很差。

毛兵、李廷谦等人应用CONSORT声明修订版和Jadad评分标准等综合评价在中国大陆发表中医药RCT的报告质量。结果表明《中国中西医结合杂志》等13种中医药期刊在1999～2004年共发表7422篇RCT。RCT发表数和所占百分比逐年增加，1999～2004年RCT百分比分别是18.6%、23.9%、27.5%、28.8%、33.0%和35.6%。RCT Jadad评分为1.03 ± 0.61，其中有1个RCT 5分，14个RCT 4分，102个RCT 3分。从1999～2004年Jadad评分分别为0.85 ± 0.53（n=746）、0.82 ± 0.63（n=941）、0.90 ± 0.61（n=1243）、1.03 ± 0.60（n=1325）、1.12 ± 0.58（n=1533）和1.20 ± 0.62（n=1634）。尽管Jadad评分逐年提高，但速度非常缓慢。

商洪才等人对2002年以后发表心肌梗死中医药临床试验36篇文献的调查分析结果表明：32篇号称"RCT"的临床试验其方法学描述不清楚，质量低。无1篇报告随机方法，更未随机隐藏；仅1篇提及盲法。

吴泰相等调查分析1994～2005年CNKI中收录的3137篇"RCT"，结果仅207个（6.8%）可称作"真正意义上的随机"，且中医药RCT与现代主流医学的RCT在"随机"真实性上的差异没有统计学意义。

（二）中医药临床研究存在问题

中医药 RCT 的报告质量不高，主要表现为：大部分未说明随机方法，极少报告随机分配隐藏，基线可比性说明不规范，受试者纳入排除标准未充分报告，所有研究均未描述样本含量的估算依据，使用盲法者极少，失访病例的记录较少等。

患者和研究者的依从性未得到有效控制，致使一些资料不客观，不能反映患者的真实情况。很少报道阴性结果，不能真实反映研究结果。对临床研究的管理多为"终点管理"模式，缺乏试验实施过程中严格的质量控制。这些都影响了中医药 RCT 研究的质量。

综上所述，中医药临床研究亟待解决的问题如下：

1. 设计质量不高，RCT 比例不大，样本量较少，测量指标不明确；

2. 证候或疗效评价指标难以规范化和量化；

3. 报告的疗效可重复性低，且疗效指标多为临床症状等主观中间指标，缺乏长期随访的客观终点指标，如病死率、致残率、QALY、DALY 等；

4. 缺少训练有素的中医研究型人才。

（三）正确开展中医药原始研究

在开展中医药临床研究的过程中，中医界人士探索并积累了一些行之有效的促进中医药临床研究整体水平提高的策略和措施。

1. 国家主导 从"六五"开始，国家对中医药的支持力度逐年增加。从"攀登计划"、"863"、"973"、"攻关计划"、"支撑计划"到投以巨资的"重大新药创制"专项，无不体现出国家对中医药现代化和国际化的支持态度和殷切希望。特别是"重大新药创制"专项，投巨资建设包括中药在内的新药临床评价技术规范和平台，从国家层面保障临床研究所获数据及数据管理实现与发达国家双边互认，建立获得国际认可、符合国际新药研究规范的新药临床评价技术平台，为中药新药的研发提供技术保障。

2. 企业投入 国际上大规模临床试验通常也得到一些企业或财团的资助。近年国内部分大型制药企业逐步认识到科技是企业发展的原动力，药品上市后的再研究是提升产品科技含量和技术附加值的主要途径，愿意加大研发投入。如石家庄以岭药业的"参松养心胶囊"临床再评价，天津天士力集团的"芪参益气滴丸对心肌梗死二级预防的临床试验"研究，江苏康缘药业的"热毒宁注射液临床安全性再评价"及中药注射剂产学研合作组织与众多中药企业合作开展的上市后"中药注射剂安全

性再评价"研究等。企业的积极态度和大力投入为中医药现代化/国际化计划提供了重要的组织保障和经费补充。

3. 规范研究 随着临床试验透明化、药物临床试验管理规范、临床流行病学、循证医学理念和方法陆续深入中医药临床研究领域，中医药临床研究者的规范意识加强。从方案设计、伦理审核、试验注册到质量控制、过程评价，再到结局评价、规范报告，均十分重视。尽管在中医诊断标准和疗效评价指标体系上还有很多不尽完善的地方，研究者的科学素养和依从性还有待提高，但我们已能从中医药的临床研究实践中看到希望。

4. 国际合作 "临床试验透明化"是国际临床试验全程质量管理最前沿的方法和标准要求，CONSORT for TCM、CONSORT-STRICTA、SPIRIT、PRISMA 等为中医界提供了与国际一流方法学家和杂志主编对话交流的途径。多学科的国际合作越来越成为中医药临床研究水平整体提高的关键环节。深入互赢的国际合作，既有助于国际同行逐步了解和认识中医，进一步理解与接受中医；又可使我们在与国际同行的交流中，不断提升，加快与国际接轨的步伐。

三、方法学研究

传统研究方法对中医药理论体系和诊疗体系的形成和发展起着重要作用，但中医药传统研究方法侧重于宏观性、整体性和直观性，具有宏观描述较多而精确量化较少，综合推理较多而具体分析较少，直观观察较多而实验研究较少的特点。中医药临床疗效尚未得到广泛认可，很大程度上是因未充分重视方法学的研究和应用，存在诸多问题，影响了研究结论的真实性。

（一）适合中医药临床实践特点的设计方法

在以"疾病"为中心的生物医学模式阶段，中医个案研究因缺乏随机双盲对照和可重复性而难以得到理解和认可。其主要问题在于中医药辨证论治原则强调治疗的个体化，使其缺乏标准化和普遍应用性，难以客观科学评价中医药临床疗效。但单纯基于西医的 RCT 设计并不能够完全适应以个体"人"为中心的中医药临床研究。建立符合中医个体诊疗自身规律和特点的临床疗效评价方法非常必要。

1. 单病例随机对照设计的概念及临床应用 单病例随机对照设计（randomized controlled trials in individual patient，N-of-1）是以单个病例自身作为

对照,评价某种药物与安慰剂或另一种药物比较的疗效,对单个病例进行双盲、随机、多次交叉的试验。观察患者对治疗及干预措施的反应,从而优选对单个患者来说两种治疗方法中最好的治疗措施。该方法使患者能积极参与其中。

20世纪,单病例研究首先用于心理学领域,观察药物和行为干预措施的效果。近年N-of-1在其他领域逐渐得到应用,国外陆续有学者用N-of-1进行研究。Guyatt总结了其3年间进行的70个单病例随机对照试验,认为此试验设计在临床实践中有用和可行。

2. 单病例随机对照设计的功能

(1)补充随机双盲对照试验:此试验设计仅需1名试验对象。特别适用于少见病治疗的试验;

(2)评价药物:使单个患者也有机会进入药物治疗试验,拓宽了药物的使用空间,特别是对新药的早期评价和后效评价;

(3)启发假设:在异质人群中发现对某药物治疗敏感的特殊人群亚组;

(4)选择药物调整剂量:从多种药物中选择对单个患者"最"有效的药物或选择某种药物的"最"适剂量。

3. 单病例随机对照设计的实施
N-of-1的实施需要满足几个条件:①取得受试者知情同意,愿意参加试验;②对待评价的干预措施医生或患者应存在相当质疑;③待评价药物应能快速起效,并在停药后作用快速消失;④要求是非自愈性疾病,病情稳定,需要长期治疗者。

设计要求全部试验需在双盲条件下,遵循随机化原则,在单个患者身上进行。具体实施方法如下:

(1)临床医生和患者同意接受治疗,来检验这一治疗措施在减少或控制患者疾病的症状和体征方面的能力;

(2)试验包括一个使用试验药物的观察期和一个使用对照药物的观察期。试验过程中受试者交替接受试验药与对照药。每一轮试验开始时,采用随机方法确定是先接受试验药物还是对照药物,确保每个观察期有相同的机会接受两种治疗;

(3)在每个观察期间及每轮试验间设有一段合理的药物洗脱期(washout period),旨在使前一阶段的作用不至于影响后一阶段;

(4)患者和研究者共同商定符合患者自身情况的观察指标,通过记录患者日志和调查表,定量评估患者在每一阶段的症状,衡量效应指标,可用症状缓解,体征改善或有关实验室指标,并以治疗

前后的动态变化值作为衡量效果依据;

(5)试验将持续到患者和医生都能决定哪一种疗法更有效,直到干预措施的有效性被证实或被证伪才停止。

N-of-1简单易行,较少引起伦理学问题。只针对单个病例,易被患者接受,贴近临床,实用性更强。

4. 单病例随机对照设计在中医药中的适用性
中医药个体化治疗使大样本RCT难以达到标准化,N-of-1专门针对单个患者进行设计,尤其适合慢性疾病的中医药临床观察。其设计和执行简单易行,其随机化可避免选择性偏倚,双盲法又可避免实施和测量偏倚,单个研究又可避免因个体差异带来的影响。使直接受益的患者乐于接受并主动配合研究,提高了患者依从性。通过汇总分析数个病例,将不同患者的结果进行加权合并,能得出具有推广意义的结论。体现了"以病人为中心"的精神和中医学以人为本、因人制宜的核心理念。可使用与患者密切相关的临床指标,如病死率、日常生活能力、生活质量等作为主要结局指标,而不仅是单纯生物学指标来证明对个体患者确有疗效的治疗措施,是对传统RCT方法和个案研究的革新。

(二)适合中医药临床研究的质量控制方法

以芪参益气滴丸对心肌梗死二级预防临床研究(MISPS-TCM)的实践为例,介绍适合中医药临床研究过程质量控制的方法。

1. 分析本底资料,明确研究定位
临床研究也是提出并验证假说的过程。开始一项新的临床研究前,首先需要回答"新研究设计基于什么证据或基础"。正如英国Cochrane中心前主任Mike Clarke所讲,"不了解过去不可能完成新临床试验"。因此,临床研究设计阶段需要完成基础性资料分析和挖掘工作,找准研究定位,明确研究主要目的和价值,初步论证干预药物的特点、作用规律、安全性及药效、药理学相关内容,为下一步研究提供科学支撑,这也是伦理学所要求的。

通过对既往研究资料的系统收集、严格评价和深入分析,可初步判定试验药物特点,为新研究的可行性论证提供基线数据。MISPS-TCM项目在论证阶段的文献系统评价结果发现:①现有数据表明芪参益气滴丸在减轻心绞痛症状,减少硝酸甘油用量,改善冠心病远期预后,减轻急性心肌梗死后炎症反应和抑制左室重构等方面具有疗效,且无严重不良反应;②但发表的研究缺乏长期随访和终点事件评价,难以体现中医药的远后效应,且疗效证据

级别低,研究的总体质量有待提高;③药理学研究结果显示:芪参益气滴丸可通过改善血脂代谢、抑制炎症反应达到稳定动脉粥样硬化斑块作用;能有效抑制血小板的黏附;对 ADP、AA、collagen 和 PAF 诱导的血小板聚集有明显抑制作用,可多途径、多靶点发挥作用,能有效避免作用途径单一导致的耐药性,从而起到预防动脉血栓形成的作用;④小样本临床观察还发现芪参益气滴丸对阿司匹林抵抗患者也能发挥血小板抑制作用。据此我们明确了 MISPS-TCM 项目的可行性和切入点,以心肌梗死恢复期患者为研究对象,以心血管终点事件为主要指标,进行大规模多中心 RCT 具有合理性和可行性。

2. 严格执行伦理审查与试验注册　临床试验要遵循《赫尔辛基宣言》并遵守临床试验相关的法规。伦理学要求贯穿临床试验的各阶段,以保障受试者的权益。研究方案需要经过独立伦理委员会的审查和批准才能开始招募受试者。

为提高临床研究的质量,需要从入口把关,临床试验注册受到医学界的高度关注,国际医学期刊编辑委员会是最早认同并着力推动临床试验注册的国际性学术组织,于 2005 年宣布临床试验只有注册才能发表,这使国内外临床研究人员开始重视临床研究方案的伦理审查和注册。为解决各国各地区在推行临床试验注册方面的不同步问题,WHO 组织建立了国际临床试验注册平台。中国循证医学中心从 2004 年起按照 WHO 国际临床试验平台的标准筹建中国临床试验注册中心(ChiCTR),2005 年 10 月开始受理临床试验注册申请,2007 年 7 月成为世界卫生组织国际临床试验注册机构协作网一级注册机构。MISPS-TCM 是首个在 WHO 临床试验注册平台一级注册中心完成注册的大规模中医药临床研究,为该研究的顺利实施和国家认可奠定了基础。

3. 设置高效的临床试验组织机构　大样本临床试验常常有数十家、乃至数百家临床研究中心参与完成,涉及人员管理、进度管理、经费管理和数据管理等方面,实施难度大,具有挑战性。为保障一定时期内完成大型临床试验,必须建立专业且高效率的组织机构。包括:①项目负责人领导下的临床研究管理中心,对研究实施进行总体规划和管理,从文件准备到数据收集各环节的问题进行及时的沟通处理,使多个试验中心、合作组有序开展研究工作;②临床研究指导委员会,负责整个研究的方法学构建,确保研究方案的科学性、合理性

和可行性,且满足当前科学标准和伦理要求;③临床研究执行委员会,负责研究方案的撰写、文件的准备和实施计划等;④数据管理中心,主要职责是数据收集与核查,确保数据安全和质量;⑤数据分析组,由统计学专家组成,负责随机化的实现、药品编盲、数据分析等;⑥数据安全监测委员会,负责动态监测研究数据,评估研究进展、受试者安全性和有效性进行,旨在保证受试者权益和试验科学性;⑦独立的临床监查组,主要负责协助收集研究数据、处理疑问及促进研究者对试验方案的依从性,并协助维护受试者的权益。

为保证各组织机构及人员能及时、高质量完成各自的研究工作,需要确定任务分工,并签订合作协议,明确权责。MISPS-TCM 将研究设计、实施、数据管理、统计分析等工作分配到不同的机构,各机构间既相互联系,又相对独立,实现了研究设计、实施、评价三分离,保证了研究的顺利进行,并提高了结果的可靠性。

4. 强化依从性的控制　对受试者和研究者两个方面的依从性控制是临床研究过程管理的重点,关系到研究方案实施的质量和结果的可靠性、真实性。为提高依从性,需要控制多种因素。目前,研究者的依从性更值得重视。

(1)研究者培训与考核:为能在有限时间内纳入足够病例,需要多个试验中心(医院)同时招募受试者。不同试验中心的诊疗水平、检验设备不同,研究者对研究方案的理解、掌握、操作等存在差异,需要对研究者进行方案一致性培训和考核。MISPS-TCM 项目通过多次集中培训和现场培训,提高临床研究者的依从性。集中培训主要解决认识层面的问题,通过介绍研究背景、性质、目的和意义,使研究者了解开展研究的重大意义和各自在研究中的地位和职责,有利于形成团队意识。现场培训主要针对技术层面的问题,培训重点是具体方案实施过程及对常见问题的处理办法,内容包括纳入/排除标准、知情同意获取、随机方法、药品获取及发放方法、合并用药要求、指标检测方法、观察时点、表格填写与修改及资料提交方法等。特别需要强调合并用药和不良事件的记录等研究者容易忽视的内容。培训后进行考核,合格者方可参加研究。

(2)加强沟通与监督:MISPS-TCM 项目采取多种形式与研究者沟通(如电话、信件、Email),借助 800/400 电话和临床试验管理平台促进沟通,使研究者的疑问可及时反馈到管理中心。定期与不定期结合的监查工作对保证研究者依从性也非常

重要，监查员定期与研究者面对面的沟通，可督促研究进度；通过现场核实病例真实性和填写情况，利于及时发现并解决问题。MISPS-TCM 项目借助远程数据获取技术，实现数据收集与传输同步，动态了解每个中心的研究进度，提醒研究者对受试者进行及时随访，收到良好效果。

（3）提高受试者依从性：确定研究方案的前提下，如何让患者充分知情并同意参加试验是提高入组后依从性的关键环节。获取知情同意过程中，研究者要注意：①在与患者交谈时的态度和沟通技巧，讲解要通俗易懂并耐心回答患者的问题；②应重视介绍研究的性质、背景及目的，使患者了解研究的重要性和合法性；③说明研究能确保受试者利益最大化、风险最小化，争取患者的理解和配合；④给患者充分考虑时间，避免在缺乏考虑情况下勉强参加试验，导致入选后难依从。临床试验管理中心则应积极配合研究者，为患者随访提供便利条件，以减少脱失。

5. 借助信息平台，实现动态管理 临床试验实施过程中涉及多个相互关联的环节，包括随机分配、药品配给、数据采集、数据提交、数据核查、数据监测、临床监查等。在跨地区、多中心研究的实施和管理要兼顾质量和效率。达到这两个要求关键要实现对所有问题处理的"及时性"，必须采用动态管理模式，可借助临床研究管理系统来实现。

（1）中央随机化的实施：随机化的实施是随机对照试验的关键步骤。采用中央随机化系统可以实现 24 小时工作，同时实现分配方案隐藏，且能减少人为干扰，防止错误发生。统计学家和数据管理中心人员将预先制订的随机方案导入系统，临床研究者通过电话或网络连接随机系统，按步骤操作即可实现受试者注册、随机和药物指定。

MISPS-TCM 项目基于临床研究语音应答系统（CRIVRS）实现了多中心中央随机。有符合入选标准的受试者，临床研究者拨打电话接入中央随机化系统，根据系统的语音提示进行操作，输入受试者出生日期、性别及事先规定的其他信息，系统给出受试者唯一身份识别码（SSID），此后操作可获得受试者随机号和药物编号。为了保证随访的及时性、减少病例脱失，可根据病例入组时间和随访时间设置随访提醒。如，通过手机短信和 Email 向研究者发送信息，提高研究者的依从性。

（2）试验药品的动态管理：大规模临床试验由于用药量大，各试验中心受试者入组数量和进度不一致，加上中途病例脱失等因素，给药品管理带来

了困难。因此，不能将所有的研究用药一次性生产出来，也不能一次将药物运送到每个研究单位，否则就会带来如药物过期、浪费、研究单位存放等一系列问题。

MISPS-TCM 项目采取了药品分批生产编盲、分次运送的方法，实现药物动态管理，解决了系列问题。根据各研究中心入组数量和药物存量，管理系统计算出需要补给的药品量，并向药品管理人员发送药品补给信息，保证受试者可及时获取研究用药。

（3）动态数据管理：大规模临床研究产生的数据量大、周期长，容易产生无效数据，且在数据采集、转交等过程中容易发生重要数据缺失。如果数据不能被及时审核，问题不能被及时处理，将影响数据质量；故及时提交数据也是数据安全监测的前提条件。MISPS-TCM 项目通过动态数据管理，边收集、边整理、边核查、边录入，及时纠正发生的问题，为结局统计提供高质量的数据。

（三）适合彰显中医药临床疗效的评价方法

1. 目标成就评量法（goal attainment scale, GAS）的原理、特点和应用领域 GAS 是 20 世纪中后期形成于服务和精神卫生领域的一种评价方法，原理是针对特定个体设定若干指标，通过 5 级 Likert 评量尺度定量评价各指标的实现程度，再计算合计分值，给每一个体最终评价分。在病人个体评价指标不同的前提下，保持个体间的可比性。其特点是评价指标由医生（研究者）与服务对象（患者）共同讨论制定，且不局限于任何一种特定的疾病。

2. GAS 的基本方法

（1）设定个体的评价指标：GAS 设定的评价指标应与临床实践的目标一致，指标可由医生提出，也可由患者提出，但需符合现实情况，最终选择 3~5 个最适指标作为评价基础。每一个体的指标数量可以不同。

（2）定量评价各项指标实现程度：对单项指标设置一个 5 级 Likert 评量尺度，其中一端为"可能的最佳结局"，评分为"2"分；另一端为"可能的最差结局"，评分为"-2"分；中间即"期待的成功水平"，评分为"0"分。在中点和两个端点之间的状态，评分为"1"分或"-1"分。为了保证评价结果的信度和效度，应详细描述每个分值的赋值标准，并采用盲法，由专门评估者对结果评分。

（3）计算合计分值：计算合计分值时要考虑两个因素：①各项指标的重要程度不同应给予不同的

权重值（Wi）；②个体指标数量不同，应消除数量差异的影响。需按以下公式转化成平均数为50，标准差为10的标准分。

$$GAS_{合计} = 50 + \frac{10\sum(W_i X_i)}{\sqrt{0.7\sum W_i^2 + 0.3(\sum W_i^2)}}$$

（公式30-1）

式中：X_i 表示第 i 项指标的评价值；W_i 为第 i 项指标的权重。

GAS 法的技术难点：一是指标设置，二是各指标权重设定。因每一个体的指标随其身体状况、获得医疗、甚至社会经济状况而变，不可能事先对指标赋予权重，只能根据医生的看法和患者的重视程度对指标赋予相对权重。

3. GAS 方法的局限性

（1）GAS 评价非常强调医者和患者的自主权和选择权，但过分强调临床自主性与现代医学的标准化理念会发生冲突；

（2）GAS 评价法的客观性还存在争议，有人担心 GAS 法选择的评价指标过于主观，可能通过降低指标来高估实际效应；另有人认为 GAS 法贴近现实，增强了医生对实现目标的信心。

（3）GAS 评价对参加评价的人员要求较高，须对临床服务及 GAS 评价方法均有深入理解。

（四）适合中医药临床研究的规范报告方法

1. CONSORT 的沿革及效果　为了提高 RCT 的报告质量，由临床试验专家、统计学家、流行病学家和生物医学杂志编辑组成的国际小组于1996 年共同制订了随机对照试验报告的统一规范（consolidated standards of reporting trials, CONSORT 声明）第一版。此后，CONSORT 协作组又于2001 年发表了 CONSORT 声明修订版。除了 CONSORT 声明，CONSORT 系列还有很多扩展版，包括针对整群试验、不良反应、非劣效和等效性试验、草药、摘要、会议的 CONSORT 规范，CONSORT for TCM 目前正在征求意见中，CONSORT STRICTA 研究也开始实施，详见本书第二十四章。

目前，CONSORT 系列被翻译成 10 种语言，成为许多有影响的国际医学期刊的论文写作规范，已有超过 200 种期刊引用 CONSORT 声明作为 RCT 报告规范。有证据表明，应用 CONSORT 声明后，临床试验的报告质量提高很大，临床试验透明度也增加。

2. CONSORT for TCM 和 CONSORT STRICTA 的由来及意义　中药新药临床试验的设计日益科学，随机、对照、盲法、多中心试验方法已在中药新药临床试验中得到广泛应用。引进 WHO-GCP、ICH-GCP 国际规范，全面实施 GCP，中药新药临床试验质量得到较大提高。

中医药强调以人为本、天人合一、阴阳平衡，注重辨证论治；而 CONSORT 声明是针对西医临床试验制订，其内容并未涉及中医药的独特理论、技术、方法和优势等特征内容，如辨证论治、整体观和病证结合。因此，现有 CONSORT 声明未能体现中医药临床研究的特色，很难套用于中医药领域以提高临床试验报告规范。

2004 年 10 月，在 12 届国际 Cochrane 协作网年会上，中国循证医学中心主任李幼平教授与国际 CONSORT 工作组首席专家 David Moher 教授讨论了中医药临床研究报告规范问题，认为有必要制订针对中医药临床研究的 CONSORT 声明（CONSORT for traditional Chinese medicine, CONSORT for TCM），期间双方达成共识，由他本人和李幼平教授联合向国内外倡议并牵头负责。2005 年 6 月，Moher 应邀到中国循证医学中心讲学，再次就此与中心主任、副主任和骨干人员进行深入讨论。2005 年 7～11 月，李幼平教授与国内、港澳台、韩国和日本等中医药领域专家、方法学家和杂志编辑等广泛交流，讨论创建 CONSORT for TCM 一事，邀请他们参与学术委员会和相关工作，均获得认可和同意，并与 David Moher 教授确定学术委员会组成（包括中医药领域专家、方法学专家、循证医学专家和杂志编辑）及主要工作程序。

CONSORT for TCM 在 CONSORT 的基础上将增加有关中医证型、干预措施的质量控制标准和中医证候疗效指标等内容，同时采用国际认可的科学术语，促进中医药研究的规范化报告，让西方社会和民众能更理解中医理论的精髓，使中医药的疗效能被世人认同，促进中医药的现代化和国际化。

为了规范针灸临床试验的报告，2001 年 7 月由国际知名的 16 位有经验的针灸师和针灸科研人员在英国 Exeter 大学起草了一份有关针刺临床试验干预措施报告的国际标准——standards for reporting interventions in controlled trials of acupuncture（STRICTA）；2008 年 10 月，包括李幼平、吴泰相教授在内的 CONSORT STRICTA 小组在德国弗莱堡举行会议，宣布正式开展合作研究。2009 年，CONSORT 更新版正式发表后，CONSORT STRICTA 与 CONSORT for TCM 也相继发表。

3. 国内医学界对此认识的局限　以 MEDLINE

(2010)或 EMBASE(2012)两大数据库所收录的中国医学期刊为研究对象,探讨其"稿约"中 CONSORT 声明的应用情况。对纳入研究的 84 种期刊,下载其最新稿约,提取其中关于 CONSORT 的内容,并对 84 种期刊进行电话问卷调查。结果表明,84 种期刊中有 4 种在其稿约中提及 CONSORT 声明。电话调查中 69 种杂志给予反馈,其中 7 个杂志表明其"稿约"中提及 CONSORT 声明,超过 50%(39/69)的期刊编辑部明确表示不知道 CONSORT 声明,约 40% 的期刊认为医学类杂志稿约中没有必要引用 CONSORT 声明。

4. 中医药最佳病案报告规范(best case report for traditional Chinese medicine,BCR for TCM)的发展 医案在祖国医学几千年的传承与发展中有着不可替代的作用和地位。衷中参西,汲取现代医学精华,以促进中医理论不断完善与发展为理念,加速中医药国际化步伐为先导,推动中医临床规范化实践为目的,"继承不泥古,创新不离宗",为使中医医案规范化由设想变为现实,由个别呼声变为群体响应,天津中医药大学和香港浸会大学的学者发起成立了"中医药最佳病案报告规范"课题组,从基线调查到专家函询,初步搭建了中医病案报告书写规范的研究平台。

根据临床实际,以基本病案报告框架为必须报告元素,主要包括病案的标题,摘要,背景,患者病情介绍,讨论/按语等;同时兼有选择性报告元素(诊断模式与治疗方案自由组合),附加报告元素(图表,参考文献等)及理想化报告元素(如中药饮片的质量控制标准等),统一共性,突出个性,随着中医药学国际化进程不断推进,个案报告规范终将不断完善。

第三节 中医药循证研究的实例

一、益气活血中成药对心肌梗死疗效的系统评价

心肌梗死(acute myocardial infarction,AMI)属中医学的胸痹心痛、真心痛、厥心痛等范畴,益气活血法是中医药治疗 AMI 的常法。临床研究初步显示益气活血中成药对 AMI 有一定疗效,对减少并发症发生、提高生活质量等方面疗效尤佳。本研究拟评价益气活血中成药治疗 AMI 的疗效及安全性,同时分析目前研究现状,为以后的研究提供信息。

【材料与方法】

1. 纳入标准 全面检索至 2006 年 11 月底,所有关于益气活血中成药防治心肌梗死的 RCT,语种不限。若 RCT 数量很少,半随机对照试验也纳入。所有关于不良反应的报道均被记录,并做描述性报道。

研究对象为符合心肌梗死诊断,急性期或恢复期患者。排除以 AMI 并发症为研究对象的研究。试验组干预措施为益气活血中成药(疗程≥1 周),或合用后具有益气活血作用的中成药组合。

2. 预期结局指标 主要指标为:病死率;冠状动脉再通率;再梗死发生率。次要指标为:综合有效率;并发症的发生率(心律失常、休克、心衰);心功能;生活质量等。同时关注不良事件。

3. 文献检索和数据提取及评价 计算机检索 Cochrane Library、MEDLINE、EMBASE、CBM、CNKI,维普中文期刊数据库,中国学位论文全文数据库等(检索日期:2006.11)。查找已上市益气活血中成药的具体名称,以便制订检索策略,避免漏检。中文关键词有:心肌梗死、益气活血、中医药、中成药、中西医结合、通心络及稳心颗粒等。手工检索部分杂志,并在参考资料中追踪查阅相关文献。

文献筛检和数据提取由 2 名评价员按照方案进行。文献质量评价参照 Cochrane Handbook 质量评价条目进行。

4. 数据分析 采用 RevMan 5.0.1 分析数据。计数资料采用相对危险度(RR),计量资料采用均数差(MD),两者均以 95% 可信区间(CI)表示。采用卡方检验来判断研究间是否存在异质性,并用 I^2 来评价异质性的大小。若 $25\% < I^2 < 50\%$,采用固定效应模型合并分析;如果 $P < 0.1$ 且 $I^2 > 50\%$,进一步查找产生异质性的原因,若找不到产生异质性的原因,则进行描述性分析。若纳入研究数量充足,将进行亚组分析、敏感性分析,并用漏斗图分析发表偏倚。

【结果】

1. 纳入研究概述 按照预先制定的策略检索,检获 5342 篇文献。通过阅读题目和摘要,排除不合格的文献,最终纳入 28 篇益气活血中成药治疗心肌梗死的(半)随机对照研究(QUOROM 筛选流程图略),纳入研究基本信息见表 30-1。

(1)研究方案:纳入研究均采用随机平行对照设计。

(2)研究对象:28 个研究均在国内开展,共纳

表 30-1　纳入研究基本信息表

研究	研究对象		干预措施			结局指标
	样本量（T/C）	分期分型	试验组	对照组	疗程	
蔡 2004	24/24	AMI	稳心颗粒＋常规	常规	2 周	HRV
邓 1998	36/30	AMI	参脉＋复方丹参注射液＋常规	常规＋溶栓	20～40d	有效率
范 2005	58/29	AMI	稳心颗粒＋常规	常规＋溶栓	4 周	HRV
耿 2004	19/19	AMI	PCI＋常规＋参麦/复方丹参注射液	等容极化液＋常规	1 周	MDA、SOD、IL-6 及心功能
广安门 1984	215/215	AMI	常规＋益气和活血注射液；口服益气活血合剂	常规	8 周	住院病死率；休克、心衰、心律失常
黄 2004	45/45	AMI	溶栓＋常规＋益气活血胶囊	溶栓＋常规＋安慰剂	8 周	EF，心脏超声
寇 1983	133/135	AMI 72 小时内	常规＋益气活血注射剂；益气活血汤	常规	4～5 周	住院病死率；并发症发生率；康复指标
李 2004	58/41/76	AMI	常规＋溶栓；1 组复方丹参合生脉注射液；2 组黄芪合复方丹参注射液	常规＋溶栓	2 周	死亡率；心律失常、心衰发生率
李 2000	30/29	AMI	常规＋生脉注射液＋川芎嗪	常规	7-12 天	症状指标；ST 改变；CPK
李 1999	51/50	AMI 6 小时内	溶栓＋川芎嗪和复方丹参注射液	溶栓	1 周	病死率；再通、1 周再梗及并发症发生率；出血
李 2006	30/30	AMI 24 小时内	常规＋通心络	常规	3 周	梗死面积；LVEF；血流变；血脂；不良反应
梁 2000	32/29	AMI 6 小时内	溶栓＋参脉注射液＋丹参注射液	溶栓	2 周	病死率；再通、1 周再梗及并发症发生率；出血
梁 2005	58/47	AMI	常规＋PCI＋稳心颗粒	常规＋PCI	4 周	心律失常发生率
刘 2002	51/51	AMI	溶栓＋常规＋葛根素＋黄芪注射液	溶栓＋常规	10 天	有效率
柳 2003	82/76	AMI	溶栓＋常规＋红花和生脉注射液	溶栓＋常规	1 周	再通率；心电图；心衰，休克，心律失常发生率
罗 2005	40/40	AMI	常规＋丹参注射液＋黄芪注射液	常规	4 周	心功能；血流变
孟 2004	23:23	AMI	PTCA＋常规＋心脉通胶囊	PTCA＋常规	4 周	有效率；心功能；不良反应
吴 2001	54:49	AMI	常规＋丹参注射液＋黄芪注射液	常规	2 周	病死率；心律失常；LVEF
谢 2005	23/23	AMI	溶栓＋通心络	溶栓	4 周	再通率；4 周病死率；并发症发生率；出血
徐 2003	45/39	AMI	溶栓＋常规＋稳心颗粒	溶栓＋常规	4 周	再通率；心律失常发生率
杨 2002	19/23	AMI	溶栓＋参麦注射液＋川芎嗪注射液	溶栓	10 天	并发症发生率
尹 2000	15/13	AMI	常规＋溶栓＋参脉和灯盏花注射液	常规＋溶栓	2 周	再通率；病死率；症状改善
尤 2005	60/52	AMI	PCI 或溶栓后＋常规＋通心络	PCI 或溶栓后＋常规		心功能；血 NO 和 MDA 浓度
余 2005	33/30	AMI	溶栓＋常规＋脑心通	溶栓＋常规	4 周	有效率；血糖；血脂
张 2005	20/20	AMI	常规＋通心络	常规	4 周	HRV
张 2001	38/34	AMI 4 周内	溶栓＋常规＋舒心合剂	溶栓＋常规	4 周	再梗死；心绞痛；心源性猝死；心功能；心肌缺血负荷
张 2005	68/30	AMI	常规＋溶栓（链激酶）＋冠脉宁	常规＋溶栓	20 天	心电图；心肌酶；血液变；血脂
赵 2005	27/23	AMI	常规＋溶栓＋开心胶囊	常规＋溶栓	3 周	Ang-II；ALD；ET；EF

注：常规治疗包括：吸氧、镇痛、硝酸酯类、抗凝及抗血小板聚集、ACEI、β 受体阻滞剂、钙离子通道阻滞药、他汀类等。溶栓方法：尿激酶/链激酶，口服阿司匹林，肝素皮下注射。

入 2822 名 AMI 患者,男性占 67.2%,平均年龄约 59 岁。平均每个研究纳入 97 例受试者,最少 28 例,最多 430 例。21 篇文献提到心肌梗死的诊断标准,以 WHO 制订的缺血性心脏病的命名和诊断标准为主,其中 3 篇提到中医诊断及辨证分型标准。有较完整的诊断、纳入、排除标准的文献 8 篇。23 个研究提及基线具有可比性,2 篇有较详细分析。24 个研究多为住院期间数据。

(3)干预措施:试验组共有 21 种中成药,包括 13 种中药注射剂,5 种胶囊制剂,1 种颗粒剂和 2 种中药合剂。有 11 个品种为医院制剂,同一品种不同厂家生产。临床多为 1～2 种中成药与西药合用,疗程 1～4 周不等,口服药疗程多为 4 周。

对照组干预措施分为:①西药常规治疗(包括吸氧,镇痛,硝酸酯类药,抗凝药物,阿司匹林等);②溶栓治疗(多用尿激酶 150 万单位);③介入治疗;常规 + 溶栓治疗;④常规 + 介入治疗。

(4)测量指标:文献中涉及的指标分计数、计量及不良反应指标 3 类。①计数指标包括病死率、血管再通率、再梗死发生率及 3 大并发症发生率等;②计量指标包括心功能、血流变、心律变异、心肌损伤等指标;③不良反应包括消化道不适、出血、头痛等。

2. 纳入文献的方法学质量 分析发现,纳入研究均有随机字样,按 Cochrane handbook 分级标准,均属 C 级,均未提及分配隐藏,均未报道病例脱失及 ITT 分析。仅 6 个研究报告了具体随机方法,3 个研究采用盲法,1 个研究为双盲并使用模拟剂。

3. 数据分析结果 由于纳入研究的干预措施不同,方案差异较大,本系统评价以描述性分析为主。选用 RR 及 95% CI 为效应指标。

(1)病死率分析结果(图 30-2):纳入 28 个研究中有 9 个探讨了益气活血中成药对 AMI 病死率的影响。广安门医院研究在对照组的基础上加益气活血合剂,治疗 8 周,试验组 215 例死亡 14 例,对照组 215 例死亡 32 例,组间比较差异有统计学意义(RR = 0.44[0.24, 0.80]);李雁等的研究也得出相似结果。其他 7 个研究结果显示:试验组在对照组基础上加上益气活血制剂,组间差异无统计学意义。从分析结果看,在西医常规治疗、溶栓或 PTCA 基础上加用益气活血中成药,对降低 AMI 病死率尚不能得出肯定结论。

(2)血管再通分析结果(图 30-3):7 个研究采用冠脉再通率为观测指标。梁健等在溶栓基础上,试验组加用参脉注射液和丹参注射液(院制剂),治疗 2 周,试验组血管再通率(23/32)与对照组(15/29)比较差异无统计学意义(RR = 1.39[0.92, 2.10]);另外 6 个研究得出相似结果。从分析结果看,在西医常规治疗、溶栓或 PTCA 基础上加用益气活血中成药,对 AMI 血管再通的作用尚不能得出肯定结论。

(3)再梗死发生率:1 个研究(寇文镕)观察了再梗死的发生情况,出院后随访,试验组 116 例,再梗死 8 例,对照组 121 例,再梗死 13 例,两组比较,差异无统计学意义(P = 0.07)。

(4)对并发症的疗效分析:

1)心衰分析结果(图 30-4):7 个研究观测了心

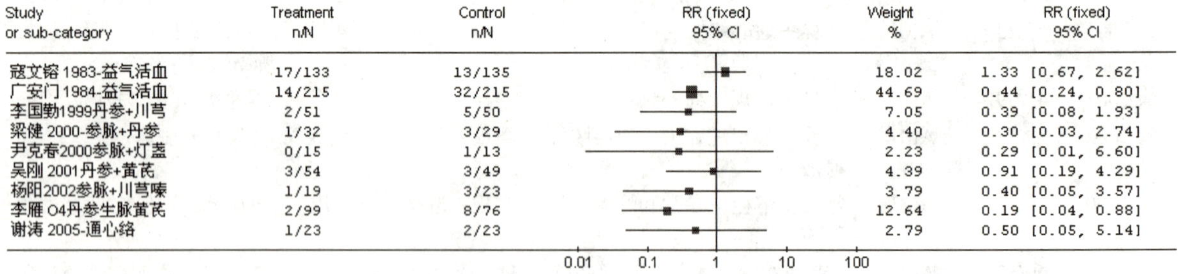

Study or sub-category	Treatment n/N	Control n/N	RR (fixed) 95% CI	Weight %	RR (fixed) 95% CI
寇文镕1983-益气活血	17/133	13/135		18.02	1.33 [0.67, 2.62]
广安门1984-益气活血	14/215	32/215		44.69	0.44 [0.24, 0.80]
李国勤1999丹参+川芎	2/51	5/50		7.05	0.39 [0.08, 1.93]
梁健 2000-参脉+丹参	1/32	3/29		4.40	0.30 [0.03, 2.74]
尹克春2000参脉+灯盏	0/15	1/13		2.23	0.29 [0.01, 6.60]
吴刚2001丹参+黄芪	3/54	3/49		4.39	0.91 [0.19, 4.29]
杨阳2002参脉+川芎嗪	1/19	3/23		3.79	0.40 [0.05, 3.57]
李雁04丹参生脉黄芪	2/99	8/76		12.64	0.19 [0.04, 0.88]
谢涛2005-通心络	1/23	2/23		2.79	0.50 [0.05, 5.14]

0.01　0.1　1　10　100

图 30-2　益气活血中成药对 AMI 病死率分析结果

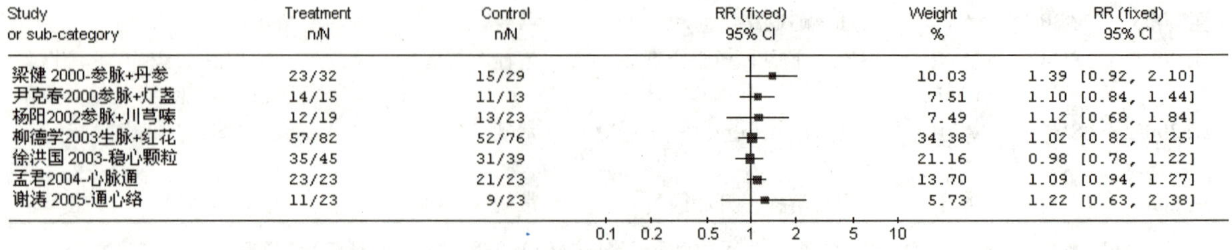

Study or sub-category	Treatment n/N	Control n/N	RR (fixed) 95% CI	Weight %	RR (fixed) 95% CI
梁健 2000-参脉+丹参	23/32	15/29		10.03	1.39 [0.92, 2.10]
尹克春2000参脉+灯盏	14/15	11/13		7.51	1.10 [0.84, 1.44]
杨阳2002参脉+川芎嗪	12/19	13/23		7.49	1.12 [0.68, 1.84]
柳德学2003生脉+红花	57/82	52/76		34.38	1.02 [0.82, 1.25]
徐洪国 2003-稳心颗粒	35/45	31/39		21.16	0.98 [0.78, 1.22]
孟君2004-心脉通	23/23	21/23		13.70	1.09 [0.94, 1.27]
谢涛2005-通心络	11/23	9/23		5.73	1.22 [0.63, 2.38]

0.1　0.2　0.5　1　2　5　10

图 30-3　益气活血中成药对 AMI 冠脉再通作用分析结果

衰的发生情况。寇文镕等研究发现,试验组在对照组的基础上加上益气活血汤剂,心衰发生率组间比较差异无统计学意义(RR = 0.77[0.41, 1.45]);李国勤、梁健、杨阳、谢涛等的研究结果与之相似。广安门医院的研究发现益气活血合剂对减少 AMI 心衰发生较对照为优(RR = 0.18[0.09, 0.37]),李雁等研究有相似的结果。分析结果提示:在西医常规治疗、溶栓或 PTCA 基础上加用益气活血中成药,对减少 AMI 患者心衰并发症发生的作用尚不肯定。

2)心源性休克分析结果(图 30-5):6 个研究观察了心源性休克的发生情况。广安门医院观察了益气活血合剂对 AMI 患者心源性休克发生的影响,组间比较,差异有统计学意义(RR = 0.25[0.08, 0.74])。寇文镕等研究发现,试验组和对照组心源性休克发生比较,差异无统计学意义(RR = 1.03[0.26, 4.04]);李国勤,梁健,杨阳,谢涛等的研究结果与之相似。从分析结果看,在常规治疗基础上加用益气活血中成药,对减少 AMI 患者心源性休克并发症的发生尚不能得到肯定的结论。

3)心律失常分析结果:两个研究(梁岩,徐洪国)观察在溶栓或 PCI 治疗的基础上加用稳心颗粒后对 AMI 患者心律失常发生率的影响,结果:①稳心颗粒能减少室性早搏发生(P < 0.000 01);②稳心颗粒能减少室性心动过速发生(P = 0.004);③对室颤,心动过缓和房室传导阻滞的作用,与对照组相比差异无统计学意义(P≥0.05),其他研究得出相似结果。

4)其他:还有部分研究采用心肌梗死面积、心率变异、MDA 和 NO 含量、血液流变学等理化指标,由于纳入研究方案差异大,指标测量方法不一致,本研究未逐一分析。

5)安全性分析结果:纳入评价的 28 个研究中,7 个报道了不良反应。5 个研究报道溶栓治疗的副作用主要为出血(消化道出血、血尿、局部出血等)。服用脑心通胶囊,33 例受试者中出现 1 例胃部不适;服通心络,30 例受试者中有 3 例出现腹胀。其他各种注射剂的研究没有提及不良事件。

【讨论】

本系统评价纳入研究的干预措施不同,研究方案、观测指标均存在差异,无法进行合并分析。研究结果提示,试验组在对照用药基础上加用益气活血中成药,对主要指标(病死率,血管再通率,再梗死发生率等)的作用尚不肯定。在对照组基础上加用稳心颗粒,可减少 AMI 患者室性早搏和室性心动过速的发生,但由于纳入研究少,样本量小,结论尚不确定。

还有一些因素影响原始研究的结果,如干预措施复杂,通常为中成药 + 西药常规 + 溶栓治疗 / 介入治疗,使中成药的疗效难以显现,特别是在小样本研究中;多种干预混杂使用,可能导致不良事件发生;中成药的使用忽视中医证型,可能存在"药不对证"。纳入绝大部分文献均存在方法学问题,质量属于 C 级,故潜在偏倚的可能性大,可能影响本研究的结果。

【结论】

1. 对临床实践的意义 由于纳入研究异质性大、质量低,尚不能得到益气活血中成药对心肌梗死疗效的肯定证据,有待高质量的研究来验证。虽然纳入研究对中成药的不良反应报道较少,使用时也要注意密切观察。

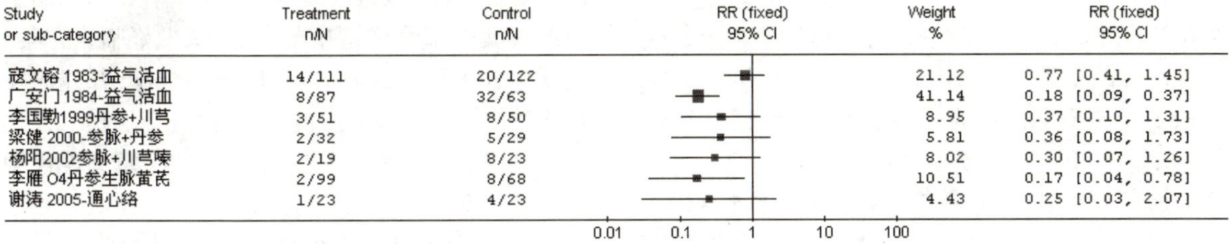

Study or sub-category	Treatment n/N	Control n/N	RR (fixed) 95% CI	Weight %	RR (fixed) 95% CI
寇文镕1983-益气活血	14/111	20/122		21.12	0.77 [0.41, 1.45]
广安门1984-益气活血	8/87	32/63		41.14	0.18 [0.09, 0.37]
李国勤1999丹参+川芎	3/51	8/50		8.95	0.37 [0.10, 1.31]
梁健2000-参脉+丹参	2/32	5/29		5.81	0.36 [0.08, 1.73]
杨阳2002参脉+川芎嗪	2/19	8/23		8.02	0.30 [0.07, 1.26]
李雁04丹参生脉黄芪	2/99	8/68		10.51	0.17 [0.04, 0.78]
谢涛2005-通心络	1/23	4/23		4.43	0.25 [0.03, 2.07]

0.01 0.1 1 10 100

图 30-4 益气活血中成药对 AMI 心衰发生率的影响

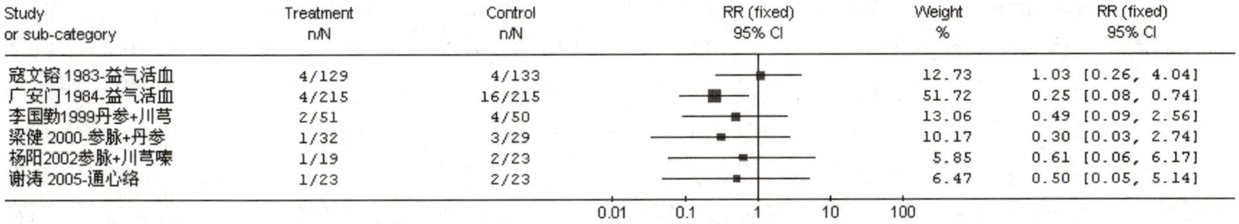

Study or sub-category	Treatment n/N	Control n/N	RR (fixed) 95% CI	Weight %	RR (fixed) 95% CI
寇文镕1983-益气活血	4/129	4/133		12.73	1.03 [0.26, 4.04]
广安门1984-益气活血	4/215	16/215		51.72	0.25 [0.08, 0.74]
李国勤1999丹参+川芎	2/51	4/50		13.06	0.49 [0.09, 2.56]
梁健2000-参脉+丹参	1/32	3/29		10.17	0.30 [0.03, 2.74]
杨阳2002参脉+川芎嗪	1/19	2/23		5.85	0.61 [0.06, 6.17]
谢涛2005-通心络	1/23	2/23		6.47	0.50 [0.05, 5.14]

0.01 0.1 1 10 100

图 30-5 益气活血中成药对 AMI 心源性休克发生率的影响

2. 对今后研究的建议 通过研究发现目前关于益气活血中成药治疗心肌梗死的临床研究存在诸多问题，提示以后研究要注意：①开展临床研究首先要有科学合理的顶层设计，除临床专业的专家，最好要有统计学专家参与研究方案的设计，从样本量的估算、随机分配、盲法的实施、数据分析等方面重点把关；②与溶栓和介入治疗相比，在心肌梗死急性期使用中成药可能很难显示其优势，建议采用安全性较好，可长期服用的中药口服制剂，开展预防研究，将有利于客观地评价中药疗效；③临床研究报告质量低下，需要进一步提高，同时也建议杂志编辑做好审查，帮助提高中医药临床研究质量及报告质量。

二、芪参益气滴丸对心肌梗死二级预防的临床研究

以中医界自主设计组织实施的国家科技攻关计划课题"芪参益气滴丸对心肌梗死二级预防的临床试验研究"为例，采用大规模随机对照、双盲双模拟的试验设计，在全国设立东、西、南、北、中 16 个临床试验分中心，共计 84 家医院同时进行试验。利用中心随机化系统，以阿司匹林肠溶片为对照，主要以非致死性再梗死、非致死性脑卒中及心血管病死亡等终点事件发生率为评价指标，招募有效病例 3508 例，评价上市中成药芪参益气滴丸对心肌梗死二级预防的疗效。研究中注意发挥中医药特色优势，注重群体评价和个体评价的链接，强调标准化和个体化的结合，研究者报告结局和患者报告结局互为补充，通过现代科学方法证明了中医药防治心肌梗死恢复期的疗效和优势所在。

课题组为此建立了独立运作的临床试验中心、数据管理中心和数据监察委员会，对试验实施过程进行严格的质量控制。由 5 位院士、4 位同行专家组成的验收专家组认为：在前期临床预试验基础上，采用随机、双盲、多中心的研究方法，在 3508 例心肌梗死患者中，以肠溶阿司匹林为阳性对照，以心血管性死亡、非致死性再梗死、非致死性卒中为主要终点，开展了芪参益气滴丸对心肌梗死二级预防的大规模临床研究，平均随访 37 个月，发现两组受试者主要终点事件发生率相当。

课题的主要创新点为：发现芪参益气滴丸对心肌梗死二级预防与肠溶阿司匹林疗效相似。创建中医药循证医学的相关技术和方法，既符合国际循证医学研究规范，又注重发挥中医药特色，是中医药循证医学研究的范例。

该课题是第一个具有自主知识产权的中医药大规模、多中心随机对照临床试验，第一个以心血管事件为终点的心肌梗死中医药二级预防研究。通过研究实践，培养了一支中医循证临床研究的人才队伍，建立了中医循证临床研究的科学模式，为促进中医临床研究水平的整体提升将起到重要的推动作用。

三、中医药国际化示范

（一）桂枝茯苓胶囊国外注册临床试验

1. 历程 桂枝茯苓胶囊于 2004 年 11 月通过美国 FDA 的申请临床研究阶段（investigational new drug, IND）临床预审。2006 年 9 月正式向 FDA 提交了 IND 申请，同年 11 月获准进入 II 期临床试验。

2007 年 4 月在美国启动了随机、双盲、安慰剂对照、平行、多中心的美国 II 期临床预试验研究，至 2009 年 4 月完成 108 例（入组 180 例）原发性痛经患者的预试验研究。初步结果显示：①该药能明显降低原发性痛经患者的 VAS 疼痛指数；②三个治疗周期后患者疼痛程度减少率为 55.1%；③三个随访期后患者的疼痛减少率平均约下降 13%；④桂枝茯苓胶囊对原发性痛经患者的疼痛改善效果较明显，远期治疗作用较稳定，复发率低。

为进一步探索桂枝茯苓胶囊治疗原发性痛经患者的量-效关系，为扩大的 III 期临床研究提供更可靠的给药方法和适应人群证据，在已完成的 II 期临床试验基础上，2012 年 4 月在美国启动了多剂量-量效关系的临床试验（IIb 期），进一步验证药物的有效性和安全性，以有效指导 III 期临床试验研究。

2. 得失 桂枝茯苓胶囊的国际化临床试验：①选好适应证，该适应证一定要能填补西医药的空白或对其临床治疗起补充作用；②做好临床方案。根据中药国际化的需求，利用项目合作、共建研发机构等多种方式和灵活机制，从海外引进核心人才及团队，吸引熟悉国外各国法律法规、掌握现代制药先进技术的专门人才，形成核心研发团队。

（二）复方丹参滴丸国外注册临床试验

1. 历程 复方丹参滴丸于 1997 年获得美国食品与药品监督管理局（FDA）IND 临床试验批件，之后通过国内大量深入基础研究，于 2007 年启动 FDA II 期临床试验，在纽约、佛罗里达、得克萨斯和加利福尼亚等美国东南西北中地区的 15 个临床中心，完全按国际公认的 GCP 临床试验标准严格进行。2009 年底顺利结束全部研究，结果显示：①对国际公认治疗心绞痛的黄金疗效指标（即运动耐量

试验）及其他疗效指标，两组方向相同且遵循几乎相同的量效规则，临床及统计学均意义显著；②临床试验中未出现药物相关的不良反应，这在任何西药研究中几乎不可能，充分证明复方丹参滴丸优于化学药物，对澄清对中药的偏见有重要现实意义。

通过科学方法主动去与西方发达国家法规接轨，共同研究一套适应中医药研究和评审的标准，建立有效方法和标准化体系，探索一条中药国际化路径的意义远远超过了一个产品的成败得失。

2. 得失　在当前医药竞争不断加剧，新技术、新标准不断出现的背景下，个别企业、少数品种、散兵游勇式的作战模式，难以实现中药产业整体走向国际化的历史使命。通过复方丹参滴丸FDA临床试验过程，增进了与FDA的交流、了解与合作，为中医药走向国际化建立了一条通路，使复方丹参滴丸FDA临床试验的有益积累转化成为重要资源。

循证医学在中医药学领域的传播与应用已有10余年，总体仍处于发展阶段，还需要多学科人员的积极参与，才能取得突破。

（商洪才）

参 考 文 献

1. Guyatt H, Heyting A, Jaeschke R, et al. N of 1 randomized trials for investigating new drugs. *Control Clin Trials*, 1990, 11（2）: 88-100.

2. Guyatt H, Keller L, Jaeschke R, et al. The n-of-1 randomized controlled trial: clinical usefulness. our three-year experience. *Ann Intern Med*, 1990, 112（4）: 293-299.

3. Guyatt G, Sackett D, Taylor W, et al. Determining optimal therapy-randomized trials in individual patients. *N Engl J Med*, 1986, 314（14）: 889-892.

4. Shang H C, Chen J, Zhang J H, et al. Three therapeutic tendencies for secondary prevention of myocardial infarction and possible role of Chinese traditional patent medicine: viewpoint of evidence-based medicine. *J Evid Based Med*, 2009, 2（2）: 84-91.

5. Tang J L, Zhan S Y, Ernst E. Review of randomized controlled trials of traditional Chinese medicine. *BMJ*, 1999, 319（7203）: 160-161.

6. 胡丹，康德英，洪旗. 中医药系统评价中的异质性分析与处理. 中国循证医学杂志, 2010, 10（4）: 488-491.

7. 刘保延. 循证医学与中医药现代化. 中国循证医学杂志, 2001, 1（1）: 3-4.

8. 毛兵，王刚，樊涛，等. 中医药随机对照试验报告质量评价. 中国循证医学杂志, 2007, 7（12）: 880-887.

9. 商洪才，张伯礼. 国家主导、多方参与，共同促进中医临床研究整体水平提高. 中国循证医学杂志, 2010, 10（6）: 640-641.

10. 卫茂玲，辜蕊，张鸣明，等. 11种地方性中医药期刊1995—2000年临床研究文献质量的初步分析. 中国循证医学杂志, 2004, 4（6）: 410-413.

第三十一章　循证教育探索与实践

当今社会对教育的要求越来越多,标准越来越高,教育承担的责任越来越大。教育政策和策略的制定通常由政治意识形态、传统观念等因素决定;教育改革和实践自上而下,即从中央政府 - 教育监管部门 - 院校 - 教学环节。这一过程中不乏有选择性、非系统和易受政治倾向影响的教育研究机构参与。因此,制定和实施教育政策过程中,往往期望、情感和直觉多于理性、实效和证据。

教育改革的效果往往没有采用科学方法充分、全面地评价。如我们很少采用完善设计的对照试验、准实验研究、调查研究和前后对照研究;很少采用高质量观察研究和注重结果也注重过程的人类学研究,或能将微观行为与宏观问题相联系的谈话、话语分析研究。现有研究也极少采用系统、全面的检索方法获取最全面信息,并批判性的评价研究质量、真实性和相关性,进行证据质量分级等。导致我们不清楚教育改革结果是好还是坏。这些正是循证教育(evidence-based education,EBE)的任务。

第一节　循证教育理念

一、沿革

循证教育(evidence-based education)的理念由牛津大学循证健康保健硕士项目衍化而来,即目前众所周知的循证医学和循证保健(evidence-based health care)。该项目的主要特征是学员通过尝试解决他们面临的临床或人群健康问题去学习。该学习和教学的方法是以解决问题为目的的自主学习模式。教育与医学和健康保健有许多相似之处:①其行为、过程和结果都极为复杂且有不确定性,受文化背景和特定环境等因素的影响,结果测量困难并充满争议,存在证据的适用性和推广性问题;②二者的内容既属于自然科学又属于社会科学,研究方法学既需要自然科学的实验方法也需要社会科学的定性研究等方法。显然,教育同样需要高质量的系统评价和对教育研究的质量评价。

二、定义

美国教育部教育研究与发展助理部长 Grover J.(Russ)Whitehurst 在循证教育(evidence-based education)一文中指出:"循证教育就是整合专业智慧(professional wisdom)和当前可得最佳实验性证据(best available empirical evidence)制定教育决策。"专业智慧是指个体通过经验获得的判断和共识。增加专业智慧反映在许多方面,包括有效识别和结合当地环境进行的教育指导。实验性证据包括科学的研究和实验信息,指来自心理、社会、经济和神经学等多个领域的科学研究,特别是来自教育环境下的研究。实验数据用于比较、评价和监控过程。以科学为基础的研究意味着:①研究必须是通过严格、系统和客观规范所获得的真实、可靠的教育研究结果;②证据分级,指设计、分析和逻辑推理多大程度支持所主张的结论。证据质量 / 强度分为 6 级,从高到低依次为:Ⅰ级:随机对照试验(Randomized trial);Ⅱ级:对照研究(comparison groups)(准实验);Ⅲ级:前后对照研究(pre-post comparison);Ⅳ级:相关性研究(corrlational studies),Ⅴ级:案例研究(case studies);Ⅵ级:趣闻轶事(anecdotes)。③证据相关性(relevance):对推广和应用该研究,环境、影响因素等多大程度相似。

循证教育的结构示意图如图 31-1:

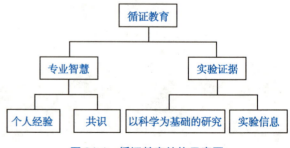

图 31-1　循证教育结构示意图

专业智慧和实验证据二者缺一不可,若无专业智慧,当研究证据缺乏或不完善时教育将无法实现智能化操作和无法适应局部特定的环境情况；若无实验证据，则无法有效的比较教育方法孰优孰劣，也无法避免一时冲动、幻想等个人偏好所造成的主观和片面性。

循证教育的实施包括两个方面：①利用现存全球教育研究和文献证据。各层次的教育工作者都应该做到：提出教育问题；知道如何系统、全面地采用电子和非电子方法发现证据；找到、阅读这些证据，同时根据专业和科学标准客观的评价分析这些证据；对证据质量进行分级；决定它们与教育需求和环境的相关性。②对目前缺乏、有疑问、不确定或弱的证据生产更可靠的证据。循证教育实践者需要能设计、实施和发表整合社会学、自然科学、人本主义和解释学科的方法，并符合科学研究和评价最高标准的研究。目的在于确保将来的教育研究达到科学、真实、高质量和实践相关的标准。

三、循证教育的特点

循证教育的主要特点是：通过基于现有证据拓宽个人经验和判断，通过研究探索和检验个人专业经验的双向过程。二者不能相互取代，而应该是整合这两个维度的知识作为教育改革的基础。通过循证教育确保教育研究者在研究方法方面得到适当培训，了解其理论和方法学原则，从而提高研究质量。

循证教育与循证医学和循证健康保健一样，既不是万能的灵丹妙药，也不是权宜之计，更不是解决现代教育问题的现成食谱。它是可以改变人们教育思想的一系列准则和实践，是人们从事教育研究和实践的一种方法，是他们专业判断和专业知识的基础。将循证教育引入日常教育活动，将有助于教师、教育研究者、政策制定者和学校管理者持续的专业发展。

第二节 最佳证据医学教育

最佳证据医学教育（best evidence-based medical education，BEME）的概念产生于 20 世纪 90 年代末。1998 年在欧洲捷克斯洛伐克布拉格举行的欧洲医学教育学会年会（the association for medical education in Europe annual conference，AMEE）上，探讨医学教育领域存在的问题，提议应该思考在医学教育领域使用更严格基于证据的方法。1999 年在瑞典召开的欧洲医学教育学会年会（AMEE）首次提出了"最佳证据医学教育"这一术语，并就此进行专题讨论。会前由 15 名全球医学教育专家组成智囊团，将事先准备的一系列医学教育证据使用草案发给与会专家，就证据强度和如何有效使用能改进教师和管理者日常医学教育干预决策进行了 3 小时讨论，发展、制定了最佳证据医学教育行动指南。大会开幕式上有 4 个关于方法、模式和健康保健领域中使用证据制定教育决策证据实例的大会发言。第二天举办了有医学教育专家智囊团参加的最佳证据医学教育重要建议和总结的研讨会。包括三个方面的议题：①最佳证据医学教育方法的基础设施；②如何判断证据；③最佳证据医学教育的障碍和克服的策略。最终达成以下七点共识：

一、应该倡导和实践最佳证据医学教育

最佳证据医学教育（BEME）被定义为："医学教学实践中，教师采用的教学方法和手段应以最佳证据为基础"。希望通过该定义避免将证据医学教育和非证据医学教育截然对立的二分化认知。

二、应鼓励教师在面对新教学措施时实践最佳证据医学教育

最佳证据医学教育应鼓励教师和教学规划者面对一项新教学措施时应：①全面、系统的评价该领域已有的文献，并对所获证据质量进行分类；②明确现有文献的差异和缺陷，建议适当研究完善必要的证据，使提出的教育干预真正基于证据。

三、实践最佳证据医学教育的基本过程参照循证医学实践的五个步骤

1. 构建问题 明确的研究问题是确保全面准确查找证据的关键并细化界定研究问题。

2. 检索证据 制定检索策略和选择数据库，图书和情报专业人员应全程参与检索和筛选。

3. 评价证据 制定明确的标准，评价所获证据的质量。

4. 实施改变 教育法规的改变需要一定的原则和策略。如 AMEE 指南（10）等。实施最佳证据医学教育需要：①外部压力，即来自国际和国家的公共责任、评审机构、发证机关和其他重要医学教育组织的外部压力；②官方和舆论导向的制度支持；③同行和专业教育专家组成的支持网；④有效的信息传播和合作系统；⑤教育过程中应用最佳证据医学教育的支持和奖励。

5. 后效评价 所有教育干预措施实施后都应

该进行评价。这些评价应是前瞻性而非回顾性，且应同时评价过程和结果。大多数情况下过程评估将发现更多需进一步干预的问题，从而完善教育过程。因此应重视过程评价（图31-2）。

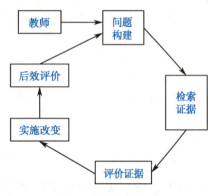

图31-2　最佳证据医学教育基本过程图

四、应有统一标准供医疗保健专业教师评估证据与自己教学的可靠性和相关性

推荐使用 QUESTS 标准（Hardern, et al. 1999），即质量（quality）、实用性（utility）、范围（extent）、强度（strength）、目的（target）和情景（setting）6个单词首字母的英文缩写。质量（quality）——证据类型，研究方法和研究的严谨性；实用性（utility）——教学方法和干预措施多大程度适用于其他情景；范围（extent）——研究数量和每个研究的样本量；强度（strength）——结论明确无异议；目的（target）——研究目的和教师预期目的一致；情景（setting）——相似的环境或背景。其中质量、范围和强度是研究内在的本质特征，而实用性、目的和情景反映研究与教师的相关性。

五、最佳证据医学教育在制度水平的实施

医学教育全面实现教育计划和干预措施的最佳证据，医学教育需要克服惰性和阻力，阻力既来自制度体制也来自教师个人。教师个人的阻力包括：对改变存在惰性，认为"我们现在做的有什么错吗？"；医疗和科研地位优于医学教育；自身并没认识到教育是一门科学；不懂教育学原理；缺乏对教学的承认和奖励；缺乏对教育的支持和咨询服务。制度体制的阻力包括：教育主管部门和分支机构缺乏对教育规划的自主性；需要与科研和临床服务竞争经费和资源；一些新的教育方法缺乏长期证据；缺乏对教育事业的权威支持。任何希望在自己

教学中更多采用最佳证据方法的教师需要进一步培训和方法学帮助。

六、基础设施

虽然对医学教育应采用最佳证据医学教育模式已有共识，但要使其变为现实，需要构建一个集国际、组织、制度体制和个人为一体的功能模式，同时需要一些基础设施全面启动和持续运行与发展。图31-3说明其基础结构和潜在的运行模式。

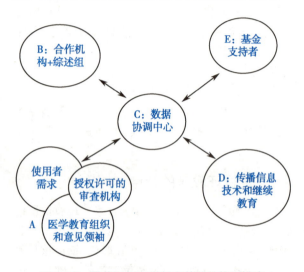

图31-3　最佳证据医学教育基础结构和模式

A 是个体、机构和组织参与医疗保健职业教育各层面教育规划和实施，从本科到毕业后培训及职业技能持续发展，是该体系的基础。他们提出和构建问题。当评价一潜在的干预是否适合自己的情景时，他们也将判断所获证据的价值，进而将建立合作机构（B）（如 collaboration Institutions）并组成综述组（review groups）负责对较少证据的重要领域给予建议和规划研究方案。循证医学模式中，Cochrane 协作网作为数据协调中心（data coordination centre）（C）。一个相似的国际机构——campbell collaboration，已经服务于教育和社会科学。与该组织发展成为伙伴的是 BEME 模式。传播已有医学教育干预证据，以便这些证据能够被医学教育团体（D）获悉和使用，医学教育团体（D）与相关医学教育（A）和数据协调中心（C）机构和组织构成共同责任体。这一模式也需要来自基金支持者（E）的投入，如高等教育部委、大学和公众。基础设施经费需来自各方资金支持。中枢数据协调中心无论位于哪里都需要稳定的基金支持。其他共享活动和资源的资金可寻求国际机构或组织以及活动当地的国家、地区和组织的支持。

七、未来发展规划

应进一步探索最佳证据医学教育的理念，制定一个行动计划，共同建立一个国际协作体系开发和支持使用最佳证据医学教育。召开讨论会进一步讨论感兴趣的领域。

第三节　循证教育证据资源

一、Campbell 协作网和 Campbell 系统评价

成立于 2000 年的 Campbell 协作网（http://www.campbellcollaboration.org/, the campbell collaboration）是当前循证教育的重要证据资源，也是以医疗保健为主题的国际 Cochrane 协作网的姊妹组织。Campbell 协作网以美国实验心理学家、思想家、美国国家科学院院士 Donald T. Campbell 博士的名字命名（1918—1996）。Campbell 博士倡导将实验方法用于评价社会问题，从而有效评估政府项目的效果，促进基于科学证据的政策制定与实践。他是进化哲学（evolutionary philosophy）和社会科学方法论的重要思想家，是进化认识论（evolutionary epistenology）的奠基者。Campbell 协作网是一个生产和传播高质量社会科学方面系统评价证据的国际研究工作网，内容主要涉及教育、犯罪与司法及社会福利 3 个领域。旨在通过制作、保存和传播教育、犯罪司法及社会福利方面的系统评价帮助人们更好的知证决策。Camplell 协作网的工作建立在以下 10 项原则基础上：

1. **合作精神**　通过内外合作，建立良好的交流和沟通，开放决策和团队合作；

2. **建立在个人热心奉献基础上**　吸收和支持不同背景和技能的人员共同参与；

3. **避免重复**　通过良好的管理和协调，最大限度的提高工作效率；

4. **减少偏倚**　通过多种方法，如科学严谨的设计，确保多方参与，避免利益冲突；

5. **保持更新**　承诺通过识别和纳入新证据，确保 Campbell 系统评价持续更新；

6. **力求相关**　通过相关结果的使用，促进政策和实践评估；

7. **促进传播**　充分利用协作网联盟，以适当的价格、内容和媒体广泛传播 campbell 系统评价，满足全球用户的需求；

8. **确保质量**　公开回应批评，应用先进的方法，开发质量改进系统和工具；

9. **可持续性**　通过负责评审、编辑流程和控制关键环节，维护和不断更新；

10. **广泛参与**　通过减少壁垒，鼓励多样性和多方参与。

campbell 系统评价（campbell systematic review）以网络电子期刊形式发表在 campbell 协作网的 campbell 图书馆（campbell Library），可在线免费获取（http://www.campbellcollaboration.org/library.php/）。Campbell 系统评价的目的是针对一个特定的问题，通过合成一些研究结果获得最佳研究证据。其制作采用完全透明、事先明确定义的程序化过程发现、评估和综合相关研究的结果，确保制作过程透明并可被重复，旨在将偏倚控制在最小范围。Campbell 系统评价必须有清楚的纳入和排除标准、清晰的检索策略、系统编码和纳入研究分析、若必要需做定量分析（Meta-analysis）。为了避免发表偏倚，Campbell 系统评价制作过程与 Cochrane 系统评价相似，必须系统检索未发表的研究，通常包括全球范围的相关文献；首先需撰写系统评价计划书并经同行审议通过后方能开始制作完成 Campbell 系统评价；制定过程需至少两个研究者独立工作和比较结果，完成后需接受同行审查和编辑评审。当有新证据出现时，Campbell 系统评价将进行更新。

二、最佳证据医学教育协作网

最佳证据医学教育协作网（http://www.bemecollaboration.org/, The best evidence medical education collaboration）是 1999 年由欧洲医学教育学会（association for medical education in Europe, AMEE）发起并赞助成立，由个人、院校和专业组织组成的国际团体。通过传播医学和医疗卫生行业教师和用户的最佳证据决策、生产最佳证据的系统评价满足使用者需求和在个体、机构和国家等不同层面创建最佳证据教育的文化和氛围，致力于医学和医疗卫生领域的循证教育。旨在提供和生产最新、以科学为基础的教育研究，帮助教师和管理者循证和知证教育决策；提高学生认知和临床技能。BEME 拒绝一切基于伪科学、奇闻轶事和错误比较而制定的教育决策。

BEME 协作网下设 6 个机构：BEME 董事会（BEME board）、中心学术部（central academic support）、中心行政管理部（central admin support）、

系统评价组（systematic review group）、BEME 学术会议（BEME congress）、BEME 国际合作中心（BEME international collaborating centres，BICCs）。系统评价组负责 BEME 系统评价方法学指导，主题、计划书和系统评价全文的审查、编辑和发表。目前已制定、发表了系列 BEME 系统评价指南和系统评价。

BEME 系统评价通过对现有信息系统、逻辑和明确评估确定某一健康专业和医学教育问题的最佳证据；用于帮助教师、机构和国家制定知证教育实践和决策。BEME 系统评价的生产过程与 Cochrane 系统评价相似：①明确主题，采用科学的方法学和统一规范，系统地识别、收集、批判性的评价分析和整合相关信息的过程；②采用严格、透明和可重复的方法选择原始文献；③定性（或定量，或混合）的方法分析和综合数据资料；④采用二次研究的方法制作完成；⑤用系统、透明和学术的方式和易于使用的界面报告系统评价，使用户能根据个人的情况判断和使用证据；⑥所有 BEME 系统评价必须首先在 BEME 协作网上注册，获得批准后按 BEME 系统评价组的程序准备和完成；⑦ BEME 鼓励系统评价作者使用适合于他们研究目的和研究问题的调查方法，内容可以是效果系统评价（effectiveness review）——以增加如何增强教育干预的效果和增强有效教学和学习过程方面的知识；也可以是定义的系统评价（definitional review）——对当前健康职业教育中广泛讨论但尚未普遍接受的概念，寻求在广泛收集文献基础上提出具有共识的定义；或范围界定系统评价（scoping review）——以明确某一主题的范围为目的，通常属于效果系统评价。

三、其他

1. 美国教育部教育科学研究所的教育资源信息中心（education resources information center，ERIC） 美国教育部直属的教育科学研究所（Institute of Education Sciences，IES）成立于 2002 年。旨在为教育实践和教育政策提供严格证据。该研究所下的教育资源信息中心（education resources information center，ERIC，http://eric.ed.gov/）是互联网的教育研究和信息数字化图书馆。旨在为教师、研究者和一般公众提供一个全面、易用、可搜索的教育研究及信息的网络书目和全文数据库。收录了 1966 年至今的相关杂志、书、研究总结、会议文集、技术报告、政策文章、其他教育相关资料超过 120 万条记录，且提供了约 10 万个 PDF 格式的免费全文。

2. 循证教育研究顶级研究所 荷兰十分重视循证教育的发展，目前循证教育研究顶级研究所（the top institute for evidence based education research，TIER，http://www.tierweb.nl/）由荷兰三所著名大学（the university of Amsterdam，Maasstricht university，The university of Groningen）共同组建的实施循证教育研究的校际顶级研究机构。旨在通过促进以循证方法制定教育政策和教育实践指南，发展基于科学研究和科学分析为基础的有效教育干预，服务于教育管理者、教育者、受教育者、家长及教育研究者，提高荷兰的教育质量。其目前工作包括：①原始研究，如教育干预成本效果等；②二次研究，主要针对教育干预成本效果的 Meta 分析和系统评价；③评价现有研究的质量和可用性；④对以上研究结果制作、发表并传播宣传，使其能被教育管理者、教育者、受教育者、家长和教育研究者获取和使用；⑤同时强化和提高整个教育界对循证教育知识重要性的认知。

第四节　循证教育研究与实践

一、我国循证医学教育概况

（一）课程建设

1997 年卫生部科技教育司批准在原华西医科大学成立了卫生部中国循证医学中心。2000 年四川大学华西临床医学院循证医学与临床流行病学教研室在全国率先对临床七年制本科生开设了 12 学时的循证医学系列讲座；同年针对不同专业和不同层次学生的不同需求，对五年制本科生，包括临床医学、口腔医学、妇幼医学、医学检验、高护等专业在原临床流行病学课程内容中增加了 2 学时的循证医学课程。为使医学生刚踏入校门就能树立科学的医学观，2001 年起在为医学新生开设的"医学导论"课程中增加了 2 学时的循证医学内容。2001 年起率先在全国对医学硕士研究生和博士研究生开设了 30 学时的《循证医学》课程，在掌握如何正确阅读、评价医学文献和如何快速、有效地查寻相关文献资料的基础上，重点强调结合临床实际实践循证医学的步骤和方法。根据临床医师的临床工作实际和循证医学基础知识掌握情况，在华西医院住院医师培训、继续医学教育培训项目和床旁临床实践中，开设 2～24 学时的循证医学课和循证临床实践。重点强调结合床旁临床实际，如何将文献结果与具体病人的病情相结合，解决临床实际问题。

基于上述一手的研究与教育经验，2001 年四川大学王家良教授主编出版了我国第一部《循证医学》专著（人民卫生出版社）。2003 年李幼平教授主编出版了首部《循证医学》全国高等学校医学规划教材（高等教育出版社，2009 和 2013 年出版第 2 版和第 3 版）；史宗道教授主编出版了我国第一部《循证口腔医学》专著（人民卫生出版社）；2005 年王家良教授主编出版我国首部 8 年制临床医学等专业的卫生部规划教材（人民卫生出版社）。2013 年李幼平教授主编出版了我国第一本《循证医学》研究生十二五规划教材（人民卫生出版社）。上述教材涵盖医学本科生、医学研究生和临床八年制等不同学制和不同专业。

（二）教师培训

鉴于四川大学在循证医学方面所做的工作和取得的突出成绩，2004～2007 年教育部指定四川大学承办了第一、二、三、四届教育部《循证医学》骨干师资培训班。为循证医学在我国高等医学院校开展和普及培养了大批骨干师资。应全国高等医学院校和医院的邀请，四川大学中国循证医学中心组成教学组先后到广西、兰州、南京、新疆、浙江、郑州、南通、北京、泸州等地现场教学，不断帮助提高兄弟院校教师的素质和教学水平。

2005 年对第二届教育部《循证医学》青年骨干师资培训班涉及我国 18 个省、自治区、直辖市，25 个城市 104 名培训学员的循证医学教育调查显示：有 14 所院校已开设"循证医学"课程，研究生 9 所，本科生 2 所，公共卫生学员 1 所，在职医护和管理人员 2 所；学时数：8～36 学时；教学内容包括：循证医学概述、循证医学基础知识、循证医学相关的理论和方法、循证医学临床实践（病因，诊断，治疗，预后，筛查，药物不良反应）、循证医学在中医药中的应用、Meta 分析、系统评价、循证病案分析、循证卫生服务等；授课方式均为讲授和讲座形式；所在单位开展循证医学教学和循证医学临床实践面临的主要困难包括：①师资缺乏；②领导不够重视；③功利性：忙于本专业业务和经济效益；④对循证医学缺乏基本认识。

针对上述问题，培训班在原有培训内容基础上，特邀时任教育部高教司副司长鲍朗作了题为"建设我国现代医学教育体系的观察和思考"的报告，教育部科技司综合处高润生处长作了"高等学校教师队伍建设的若干重大问题"的讲座，教育部石鹏建副处长还专门为该培训班撰写并发表了述评"适应医学教育标准国际化，积极推进我国医学

教育改革"，受到学员高度好评。培训班还增加了"国际振兴学院医学行动"的专题报告和 Cochrane 图书馆在线使用介绍，并为学员提供 200 个免费使用名额。

（三）推广普及

培训结束后，应学员单位邀请，组织教学小组，采用本地教学与走出去开展教学示范点的现场培训相结合的方式，巩固和深化培训效果。充分利用"循证医学教育部网合中心"的平台和资源，加强网上国际、国内交流与联系，推动循证医学的快速有效发展。邀请国外一流循证医学专家举办培训班，进一步提高师资水平。

二、循证教育研究与评价

教育是民族振兴、社会进步、发展的基础，是提高全民素质，实现中华民族伟大复兴的强国梦的根本途径。教育决策的制定关系到未来国家教育发展方向，关系到国家的兴衰、民族的存亡，也关系到亿万家庭的幸福和梦想。我国教育决策制定通常带有明显的行政色彩，存在科学性不足，政策滞后，指导性不强，缺乏连续性和可操作性等问题。随着循证教育理念不断深入，循证教育决策和管理正成为教育改革、决策和管理科学、系统、现代化的新趋势。循证教育决策就是基于最佳证据的知证教育决策（evidence-informed educational policymaking），旨在确保基于最佳可及的研究证据决策。科学、可靠的教育研究和评价是循证教育的基础和依据。

（一）教育研究现状

2009 年我们曾系统检索和分析了我国 2000 年 1 月至 2008 年 12 月九年间 2951 篇本科医学教育研究文献。结果显示：我国本科医学教育研究数量逐年增多，2005—2008 年的 4 年文献量占总数 70%；2008 年发表文章数量是 2000 年的 6.5 倍，是 2004 年的 2.3 倍，比 2007 年增加 30%。医学教育和医学人才培养越来越受重视；医学教育已从最初仅局限于完成教学工作任务，逐渐向注重医学教育改革研究和探讨提高医学人才培养质量方向蓬勃发展。医学教育研究的主题显示："课程和教学"类约占总数一半；其次是"质量和评价"类研究（17.8%），"政策和管理"类研究（16.2%）。关注重点与国外医学教育研究相似，有关学生质量和能力的客观、全面评价内容近期有所增加；"政策和管理"相关主题的构成比在 2008 年达到历年最高，说明我国医学教育在重视医学人才培养质量的同时，

开始更多关注和探讨从管理和政策制定等方面确保医学教育质量。

随着循证教育理念的发展和强调医学教育中教师采用的教学方法和手段应以最佳证据为基础的最佳证据医学教育的诞生，近年提出教师、教材、教学方法的创新与改进和教学效果的评价也应该依据最佳证据。针对医学教育教学实践中的某一问题，通过系统、广泛、全面的信息查询，科学评价所获信息，最后得出综合结论的系统评价方法，为教师改进教学手段、方法，提高教学水平和评估水平，提供更科学的决策依据。目前英美等国家的医学教育专家成立了多个组织，致力于生产高质量的医学教育研究方面的系统评价和循证研究。相比之下我国在这方面还很落后，截至 2008 年 12 月尚无本科医学教育相关的系统评价发表。

(二) 教育研究方法

研究质量高低主要取决于是否采用了严格的研究设计方法。不同质量的设计方法所得研究结果的真实性、可靠性存在差异。国外很多学者很早就呼吁在教育研究中使用严格的设计方法，特别对教育干预效果的评价，更应使用论证强度高的随机对照研究。随机对照研究能有效避免影响研究质量的人为因素，基线可比性好等特点，其结果更加真实、可靠，因此能更科学、客观地评价医学教育改革效果，为医学教育工作者提供正确、科学的选择。国外 1969～2007 年本科医学教育研究设计方法的调查显示：有对照的研究由 1969～1970 年的 1 篇增加至 2006～2007 年的 80 篇，随机对照试验由 1 篇增加至 37 篇。但 2009 年对我国医学教育 2951 个研究的分析表明：我国医学教育研究方法非对照研究占 85%；其中"专家意见"接近 50%，有对照的研究仅占总数的 14%，随机对照研究仅占其中 4.7%；随着我国医学教育研究文献总量不断增加，对照研究的比例略有下降，2006～2008 年对照研究的构成比为 9.9%～15.4%，均低于 2000～2002 年的构成比 16.9%～18.9%。我国医学教育改革如果仅凭研究者的个人主观感觉和经验制定政策决策，势必无法确保医学教育改革的优质和高效。

(三) 教育研究文章与期刊

我国本科医学教育研究与国外同类研究相比发表数量仍偏少，期刊的影响力明显不足。MEDLINE 收录的医学教育类的文章，从 1980 年的 1329 篇增加到 2003 年的 2907 篇，美国和英国的医学教育专业期刊均被 SCI 收录，如 *Academic Medicine*，*Medical Education*，*Teaching and Learning in Medicine*，*Medical teacher*。国际上影响因子较高的知名医学期刊如 *JAMA*（*the journal of the American medical association*），*BMJ*（*British medical journal*）均经常刊登针对当前医学教育重要主题的文章。我国相关医学教育的期刊中发表医学教育研究数量位居前 4 位的期刊《中国高等医学教育》、《西北医学教育》、《医学教育》和《医学教育探索》，均未被 SCI 和 Medline 收录，其国际影响力有限；国内影响力也不高。医学教育跨越医学和教育两个学科，医学教育是高等教育的一部分，但在我国权威高等教育期刊上却很少刊登医学教育相关研究；我国权威医学期刊同样也难觅其踪影。这种状况一方面可能与现行的期刊管理体制有关，另一方面也提示我们提高我国医学教育质量应注重医学教育研究质量的全面提升；高质量医学教育研究的发表能提升期刊的影响力，同时高影响力的期刊又可促进高质量研究快速转化为医学教学改革实践。只有基于高质量医学教育研究结果所制定的方针政策，才能实现医学教育的高质、快速、可持续发展，培养出符合未来社会需要的高素质医学人才。

中国循证医学中心迄今已培养教学方向的博士、硕士研究生多名，针对教育改革的重大问题，开展系列循证研究，创刊并主办的《中国循证医学杂志》和 *Journal of Evidence-Based Medicine* 都开有教育专栏，系列刊载该领域的主要循证研究文章，如 ICRAM 系列、循证医学教育改革系列及教学研究型卫生体系的系列文章等。《中国循证医学杂志》是 Cochrane 方法学数据库 2004 年首批系统手检的 5 种期刊之一（另 4 种为 *JAMA*、*BMJ*、*Journal of Clinical Epidemiology* 和 *Statistics in Medicine*）。2007 年至今 Cochrane 方法学数据库系统手检期刊仅扩展到 45 种，中国循证医学中心主办的两种期刊（《中国循证医学杂志》和 *Journal of Evidence-Based Medicine*）均被纳入，《中国循证医学杂志》仍是唯一被系统手检的中文期刊。

因此，应加强国内教育尤其是医学教育工作者研究方法和能力的培训。有专家学者建议设置专门的医学教育研究机构，多专业背景的研究人员参与，采用高质量的研究方法，基于医疗保健质量结果进行研究和长期随访，同时加快我国循证教育研究资源建设和资源共享，为教育和医学教育改革决策提供科学证据。

（陈　进　陈　杰）

参 考 文 献

1. Davies P. What is evidence-based education? *British Journal of Educational Studies*, 1999, 47（2）: 108-121.

2. Hart R, Harden M. Best evidence medical education (BEME): a plan for action. *Medical Teacher*, 2000, 22（2）: 131-135.

第三十二章 患 者 安 全

1995 年加拿大卫生保健质量研究（the quality in Australian health care study，QAHCS）报告：住院患者不良事件发生率约 16.6%。1999 年美国医学研究所（institute of medicine，IOM）公开发表《孰能无过：建立更安全的医疗系统》（*to err is human：building a safer health system*），基于两个大规模研究揭示医疗差错对患者及社会造成的巨大伤害：美国医院每年因"医疗差错"导致约 4.4 万～9.8 万人死亡，位居美国死亡原因第 8 位，超过交通事故（43 458 人）、乳腺癌（42 297 人）、AIDS（16 516 人）的死亡人数，造成 170 亿～290 亿美元损失。IOM《孰能无过》报告发表后，有关患者安全的研究及举措与日俱增，成为学术组织和公众团体关注的焦点，引起美国政府高度重视。美国政府斥资 2000 万美元成立患者安全质量改善机构，要求国内 6000 多所医院启动患者安全项目。美国卫生保健研究和质量机构（agency for healthcare research and quality，AHRQ）的研究表明：3%～4% 患者出现过副作用。美国 FDA 仅基于院内报告数据每年接到医疗设备引起的副作用报告约 10 万起，药物副作用报告 ＞25 万，其他接受社区诊所、门诊治疗、零售药店等医疗服务而导致死亡的病例数尚无确切统计。但可预料实际因医疗差错死亡的患者数远远高于 4.4 万～9.8 万。2000 年英国卫生部报告估计：英国医疗差错发生率接近 18%，51%～63% 报告的医疗差错极其严重；不良事件对住院患者造成伤害达 10%，相当于每年有 85 万件不良事件发生，造成经济损失高达 32 亿英镑。2000 年欧洲医疗质量专题委员会估计：欧洲医院每 10 个患者中就有 1 个遭受可预防的伤害。2000～2001 年，加拿大医院内、外科不良事件发生率为 7.5%，其中普通事件和手术操作占 34%，药物相关的占 24%，其中 37% 专家认为可以预防。2004 年加拿大研究显示每年约 9000～24 000 患者因医院不良事件而死亡。

第一节　患者安全是全球医疗服务面临的重大挑战

一、医疗差错是医疗风险重要内容之一

发达国家每 10 个接受治疗的患者就会有 1 例患者因医疗差错受到伤害。如何最大限度地减少或遏制差错产生，确保患者在就医过程中避免医疗本身带来的伤害，已成为现在医疗界最关注的话题之一。2008 年 8 月 WHO 网站上列出了患者安全 10 项事实，主要包括：①一次飞行中遭遇伤害的概率只有百万分之一，即一个人不停歇的飞行 438 年才可能遇上 1 次空难，而在一次治疗中遭受伤害的概率却高达三百分之一；②全球约有 140 万人遭受院内感染，一些国家重复使用未经消毒的注射器或针头的比例高达 70%；③外科手术是医疗干预措施中最复杂的一环，每年因各种原因接受外科手术的患者达一亿人次。发达国家本可避免的医疗事故和致残事件中，外科手术占一半；④据估计发达国家每 10 个接受治疗的患者中就有 1 人遭受伤害；而一些发展中国家有关医疗感染的风险是发达国家的 20 倍。

二、我国目前尚无有关医疗差错准确的数据

据不完全统计目前我国每年有 20 万人死于药物不良反应，药物不良反应发生率占住院患者的 10%～30%。2000 年中华医学会对全国 326 家医院调查结果显示：发生医疗纠纷的占 98%；2004 年中国医师协会《医患关系调查报告》也显示：近 3 年平均每家医院发生医疗纠纷 66 起，发生患者打砸医院事件 5.42 起，打伤医师 5 人；单起医疗纠纷最高赔付额达 139 万元，内部协调最高赔付金额为 60 万，平均每起赔付额为 10.81 万元。而频发的医疗纠纷中 80% 以上缘于服务态度、语言沟通和医德医风问题，因技术原因引起者不到 20%。发生医

疗纠纷后逾七成患者及家属曾发生扰乱医院正常医疗秩序的过激行为,其中43.86%发展成打砸医院,直接破坏医院设施。

以不合理用药为例,2005年由《中国卫生》杂志等5家杂志共同开展、历时5个多月的"百姓安全用药调查"结果显示:中国不合理用药者约占全部用药者的12%~32%;全国每年5000多万住院患者中至少有250万人有药物不良反应,19万人致死,平均每天死亡约520人。2006年上海市卫生局调查结果显示:医疗纠纷以11%速度递增。北京、上海、天津、重庆医疗纠纷超过30例/年的医疗机构分别高达18.8%、26.7%、42.9%和20.0%;三级医院里发生医疗纠纷10~30例/年的达39.0%,逾30例者达24.5%。医患矛盾的激化制约了医学科学的发展,对医患双方都造成了不可估量的损失。

三、患者安全是医学领域的永恒主题

患者安全是医学领域的永恒主题也是医疗服务的最基本出发点和终极目标。医务人员实施医疗行为,提供医疗服务的全过程都会涉及患者安全问题。当医师提笔为患者开处方时,拿起手术刀为患者解除病痛时,拿起针管为患者注射药物时,应该也必须扪心自问:这药、这手术、这注射剂,能否为患者带来健康?是否会给患者造成不良后果?保证患者安全是医务工作者义不容辞的责任和义务。

第二节 倡导患者安全是21世纪WHO的重要举措

患者安全理念最早可追溯到古希腊内科医师希波克拉底的文集(Hippocrates in *Epidemics*, Bk. I, Sect. XI)"帮助患者,至少不要给患者带来伤害(to help, or at least to do no harm)"。它表达了医疗卫生保健工作者的神圣使命是:增进患者健康,而不是因我们的过错或失误使患者雪上加霜。

问题从希波克拉底患者安全理念的历史性命题,到1850年的"感染传播与不干净的手部卫生",关注患者安全还只是一个局部问题;再到20世纪初的美国和英国"对患者的伤害"成为了一个国家问题,而今天"患者安全"已成为一个全球问题。更多的国家,如加拿大、丹麦、荷兰、瑞典和经济合作与发展组织的其他成员国均高度关注这一问题。

从2002年起,WHO从医、教、研三个方面启动相关项目,制定措施,在全球全方位推进患者安全活动,提高医疗服务质量,确保患者安全。

2002年1月,WHO执行委员会充分讨论了患者安全问题,向第55届世界卫生大会推荐其决议。同年5月,世界卫生大会采纳了世界卫生大会55.18决议,督促成员国尽可能重视患者安全,建立改善患者安全的卫生保健科学基础体系。为使全球充分认识患者安全理念的重要性,要求WHO总干事牵头制定全球患者安全规范和标准,建立循证策略框架及机制,鼓励进行患者安全研究;支持成员国在其关键领域的工作。

2004年5月,第57届世界卫生大会的提案支持成立改善患者安全的国际联盟。同年10月,启动世界患者安全联盟项目。联盟聚集了卫生行政部门、患者安全相关国家机构、卫生保健专业协会、用户组织及患者安全专家。旨在以患者为中心、改善全球患者安全现状;探索患者安全信息方法;建立解决患者安全问题干预措施的知识基地,更快、更有效地在全球传播有效信息。提出"安全"是患者接受医疗服务的基本原则,是体现卫生保健质量管理的基本要素。

2005年11月,英国伦敦召开"患者安全国际联盟"欧盟峰会。正式提出六个行动计划,即:①全球患者安全挑战;②制定患者安全分类标准;③患者安全研究;④患者参与的患者安全;⑤患者安全对策与方法;⑥患者安全报告系统。要求每两年确定与全球相关及有实际意义的患者安全主题。2005~2006年以"清洁的保健是更安全的保健"(clean care is safer care)为主题,改进与感染有关的保健工作,强调医护人员的"手部卫生"。

2006年5月,在上述六个行动计划基础上增加到十个行动计划:⑦患者安全行动;⑧患者安全技术;⑨学习患者安全知识;⑩危重患者安全看护。

2007年5月,为预防患者在治疗和护理期间发生医疗差错,确保患者安全,WHO启动了"患者安全九项措施",即:①书写读音相似的药名;②患者识别;③交接患者时的沟通;④确信操作规程和所选躯体部位正确无误;⑤控制高浓度电解质液体;⑥确保医疗全过程给药正确;⑦避免导管和置管的错误连接;⑧使用一次性注射器;⑨注意手部卫生,防止医源性感染。

2007~2008年,为改进全球手术安全,WHO提出以"安全手术,挽救生命"(safe surgery save lives)为主题,促进WHO患者安全总体规划的实施,强调基于相关证据,制定适用于全球及不同医疗环境的外科手术/护理的基本操作规范和标准。

2008～2009 年，为提高医学生及医务人员整体素质和技术水平，WHO 患者安全联盟启动"患者安全研究"及"患者安全本科医学教育"项目。旨在规划和实施全球医学院校患者安全本科教育课程，从源头掌握患者安全知识，强化患者安全意识。

2010～2011 年，WHO 在全球 9 个国家 10 个院校进行患者安全本科医学教育试点，包括：①英国加地夫大学医学院；②英国阿柏丁大学医学院；③沙特阿拉伯利雅得国王沙特 - 本 - 阿卜杜拉兹医学研究中心医学院；④澳大利亚悉尼医学院；⑤以色列特拉维夫大学；⑥阿根廷布宜诺斯艾利斯萨尔瓦多大学；⑦尼泊尔加德满都 Patan 医学院；⑧非洲衣索比亚 Hamassa 大学；⑨印度新德里 Maulana Azad 医学院；⑩加拿大温尼伯马尼托巴大学。10 个试点院校大部分分布于发达国家，但也有印度、尼泊尔这样落后于中国的发展中国家。中国拥有最多的患者，但没有患者安全本科医学教育。因此，中国应建立和发展自己的患者安全本科医学教育项目。

发展中国家普遍因基础设施设备不完善、药品质量、资源相对匮乏、管理不力、感染控制能力较差、个人技术有限及资金严重不足等，医疗过失和事故发生率远远高于发达国家。WHO 以发展中国家为重点推进患者安全教育项目。WHO 总干事陈冯富珍将"患者安全"作为其主要优选工作之一，于 2012 年 7 月支持我国卫生部的决议，出版了 WHO 中译版《患者安全》教材。

2012 年 10 月 WHO 患者安全项目制定未来 5 年工作规划，即①提高全球患者安全领导者 / 管理者的核心能力。以人为本，持续倡导推动所在国家及地区的患者安全活动。②加强患者安全相关知识学习。应用其知识技能、方法理论、创新理念支持一线医护人员的工作，改进各医疗层次中的患者安全现状。③倡导医疗机构、非政府组织、公众及全社会参与的患者安全活动，协同努力促进更为安全的医疗保健。

第三节 借鉴发达国家经验，开展高质量本土化的患者安全循证研究

患者安全是一个公共卫生问题。但因所处环境、本土文化、可及资源的不同，不同国家面临的患者安全问题不尽相同（表 32-1）。"母婴健康保健"、"伪劣产品"、"与医疗相关的感染"及"缺乏经过专业培训有知识的合格医护人员"等是当前发展中国家和经济转型国家研究的优选主题。而"如何掌握医疗程序中潜在的不安全知识"、"导致不安全保健组织的相关因素包括交流、协调"、"人体工程学"、"患者安全文化"等是发达国家患者安全研究的主题。经验表明：虽然目前有许多解决患者安全危害的方案，但因其成本高或不适宜本土转化，未被广泛采纳。WHO 倡导：应开展有效、恰当、适应本土转化且可负担的患者安全研究（表 32-2）。

WHO 患者安全项目未来 5 年工作规划强调：提高全球患者安全领导者 / 管理者的核心能力；持续倡导推动所在国家及地区的患者安全活动；加强患者安全相关知识学习。应用其知识技能、方法理论、创新理念支持一线医护人员的工作，改进各医疗层次中的患者安全现状。患者安全研究的核心能力可定义为："掌握必备的患者安全基本知识、技能、态度，并能将研究结果用于患者安全领域"（表 32-3）。

表 32-1 患者安全优选研究的 6 大领域

发展中国家	转型期国家	发达国家
1. 假冒及不合格药物	不适当的职业能力素质和技能	缺乏交流和平等
2. 不适当的职业能力素质和技能	缺乏适当的知识或传递者	潜在的组织失败
3. 孕产妇和新生儿保健	缺乏平等交流沟通	贫乏的安全文化
4. 卫生保健相关感染	卫生保健相关感染	不恰当的安全指示
5. 不安全的注射行为	孕产妇和新生儿保健	药物差错导致的药物不良事件
6. 不安全的输血	药物不良反应	妇女和老年人的照顾

（摘自：世界卫生组织. 患者安全全球优选研究. 2009. http://whqlibdoc.who.int/publications/2009/9789241598620_eng.pdf）

表 32-2　研究主题和问题

主题	研究问题
患者安全问题的程度和本质	医疗卫生机构患者安全问题的发生率和流行情况如何？ 针对发病率和死亡率，一般人群不安全保健的负担是什么？ 特殊人群，如老人，少数民族和儿童的不安全保健的负担是什么？
确定、设计并测试高效、可负担的本土化解决方案	如何设计改变成本和收益的新解决方案？ 需要哪种机制确保特殊的解决方案是有效、可行、可回答需求的改变，且随时间推移可以支持并可测量？ 在资源匮乏的情况下，哪种解决方案可有效阻止不良事件？
假冒和不合格药物	规范的行动和干预解决这些问题的效果如何？ 患者安全问题多大程度上是由假冒和不合格药物引起？ 促使假冒和不合格药物的使用因素是什么？
不恰当的能力培训和技能	在评估和处理不良事件和用药错误方面，卫生保健从业人员是否得到恰当的培训？ 在医师，护士和卫生管理者的基础课程中患者安全是否成为特定主题？ 什么样的医学继续教育方案能高效地提高医师、护士在患者安全方面的能力？
孕产妇和新生儿保健	孕产妇和新生儿保健面临的主要安全问题是什么？ 不安全的孕产妇和新生儿保健方面的负担是什么？ 在改善孕产妇和新生儿保健方面，最经济有效的策略是什么？ 需要何种系统方法和资源以有效实施推荐的孕产妇和新生儿保健干预措施？
与医疗保健相关的感染	医院中与医疗保健感染相关的流行病和危险因素是什么？ 洗手产品的成本及可获得性如何？它怎样影响手部卫生宣传策略？ 在感染控制措施中，最佳参与的有效策略是什么？ 是否有恰当的有效方案控制医疗保健相关的感染暴发？ 通过采用新的技术或措施（如镀银导管）可减少医疗保健相关感染的发生率吗？

（摘自：世界卫生组织. 患者安全全球优选研究. 2009. http://whqlibdoc.who.int/publications/2009/9789241598620_eng.pdf）

表 32-3　患者安全研究的核心竞争力

1. 在特殊的社会，文化和经济环境中，患者安全的基本科学观念

1.1　基本的定义和观念，包括人为因素和组织理论
1.2　不安全保健的负担
1.3　安全文化的重要性
1.4　团队中有效交流和合作的重要性
1.5　改进医疗质量和确保安全所采用有证据支持的策略
1.6　障碍和风险的识别和管理
1.7　创造有利于安全保健环境的重要性
1.8　患者参与的重要性

2. 怎样设计和实施患者安全研究

2.1　检索、评价和整合当前的研究证据
2.2　让患者及其看护者参与研究
2.3　确定重要知识缺口的研究问题
2.4　选择适当的定量或定性研究设计回答研究问题
2.5　通过系统的研究方法，有效的方法学和信息技术实施研究
2.6　应用有效，可靠的数据测量和分析技术
2.7　建立跨学科研究团队及和谐支持的环境

2.8　撰写项目标书
2.9　获得研究基金
2.10　管理研究项目
2.11　描述研究结果和传播关键信息
2.12　评估干预措施和可行性的影响及资源需求
2.13　在监测中鉴定和评估患者安全的指标
2.14　确保研究中的专业精神及伦理

3. 成为改善患者安全研究证据传播过程的一员

3.1　为特殊的社会、文化和经济环境评估和调整研究证据
3.2　应用研究证据倡导患者安全
3.3　明确目标和优先顺序确保卫生保健更安全
3.4　将研究证据转化为减少伤害的政策和行动
3.5　与相关机构共同努力克服困难促进改变
3.6　促进制定标准和法律框架改善安全
3.7　改变制度、建立支持系统确保更安全的保健
3.8　应用经济信息进行知识转换
3.9　促进领导者核心能力改变，教授患者安全知识和应用患者安全技能

（摘自：世界卫生组织. 患者安全全球优选研究. 日内瓦, 2009. http://whqlibdoc.who.int/publications/2009/9789241598620_eng.pdf）

第四节　患者安全的基本科学观及主要内容

一、基本概念

2000 多年前希波克拉底就说过"医护人员的第一要务就是不要伤害患者（first do no harm）。1984 年，美国麻醉师协会（American society of anesthesiologists，ASA）建立了麻醉患者安全基金（anesthesia patient safety foundation，APSF）。APSF 率先在专业性审核组织名称中用到了术语"患者安全"。1999 年美国医学研究院（institute of medicine，IOM）在"是人皆会犯错，构建一个更安全的卫生体系"的报告中将患者安全定义为："在医疗服务过程中不发生对患者的意外伤害"。

（一）患者安全

患者安全（patient safety）指在医疗护理过程中采取必要措施来避免、预防或减轻对患者产生的不良后果或伤害，包括医疗差错（medical error）、系统偏差（bias/deviations）及意外事故（accident）。亦即，患者安全是使患者免于在医护过程中由于意外而导致不必要伤害，强调尽可能降低医疗护理过程中不安全的设计、不规范的操作及其行为。

患者安全问题涉及方方面面。直接因素包括：①规范操作（practice）；②医疗用品（product）；③程序（procedures）；④系统（systems），是影响患者安全的主要因素。任何医疗错误或伤害都离不开这 4 个因素。系统因素还包括：高素质的卫生人力资源，安全的就医环境，对潜在医疗风险的有效评估，控制感染的有效措施和构建患者安全知识及文化等。

（二）医疗差错

医疗差错（medical error）指在医疗实践中治疗计划和目标失败，或应用错误的计划去实现目标。即因医务人员的过失，在医疗服务过程中故意或因使用错误方法导致的有违预期目标或医学规范的行为。包括直接造成患者死亡、残疾、功能障碍等严重后果的医疗事故，也包括经及时纠正未给患者造成严重后果或未造成任何后果的工作失误。

（三）患者安全文化

1. 患者安全文化（patient safety culture/climate）　指医院共同促进以安全为目标的组织行为，是医院所有员工对患者安全的共同态度、信仰和价值趋向。患者安全文化将希波克拉底的格言"first do no harm"整合到组织的每一单元，渗透到

每个操作规范中，贯彻于处理过程的每个程序里，从而彻底改进医疗质量，确保患者安全。患者安全文化的要素可概括为五个亚文化。即：知识文化、报告文化、公平文化、学习文化和弹性文化。其内涵主要可概括为六个方面：①医院组织的领导层（supervisor）能做到承诺安全，并将其诠释为各级人员共同的价值观、信仰和行为准则；②组织或机构（organization）能视安全为第一，任何生产和效率都可为之做出退让和牺牲；③组织能公开交流（communication openness）缺陷或差错并予以解决，当发现缺陷时能及时向有关部门报告；④组织能崇尚学习（organization learning），对待问题的态度应着眼于改进系统，而不是惩罚个人；⑤医院内部员工之间、科室班组间经常开展开诚布公的交流及反馈（feedback and communication）；⑥组织或机构能提供必要的物质条件、激励机制和奖励措施，使安全承诺可以付诸实施。

2. 建立医院患者安全文化　医院患者安全文化的建立对减少医疗差错导致的不良事件，完善医疗系统有积极作用。2000 年美国研究者 Reasons J. 指出：医疗差错约 85% 是一种非有意的医疗护理的结果，可以是计划错误、执行错误及疏忽。一般而言，错误不是因为不小心或不够注意而发生，而是整个系统本身存在问题。系统错误本身因素很多，如医务人员超负荷工作、压力过大；环境噪声和灯光干扰；设施和缺乏标准实践等。正如瑞士奶酪模型理论指出：医疗差错的产生多半是系统的一连串错误连环发生造成，是系统本身的问题，而非单纯的个人行为。即只有使将医疗差错归咎/苛责于个体的失误转变为提高或改进整个医院系统，以避免再次造成患者伤害的机会，才能真正改善患者安全。

"是人都会犯错"，这是人类行为学长期研究的结论。医疗差错难免，但差错不等于伤害。即不可能在医疗活动中试图杜绝医务人员出现医疗差错，但这并不等于说我们在患者安全实践中无所作为。相反，我们有很多工作需要去做，如通过改进流程使医务人员"做对容易犯错难"，增加复核或缓冲环节使医务人员的差错难以导致患者的伤害等。这些工作旨在"建立一个比较安全的卫生体系"，杜绝一系列医疗差错的发生，及时纠正未给患者造成严重后果的工作失误，避免不良事件的发生，确保患者安全。

二、不安全保健的原因及负担

了解疾病负担的流行病学概念，探讨其应用

于患者安全领域的可能性。从患者安全文献中了解患者安全当前的现状及相关数据，如美国医学会（IOM）"人非圣贤，孰能无过"、哈佛医学院实践研究、国内外患病率和不良事件发生率的相关研究和Meta分析、应用原始研究和Meta分析测量发达、转型和发展中国家不良事件的伤害类型和程度。了解不同环境下不安全事件或不良事件的发生。如①用药：药物不良反应、高危人群用药；②护理：跌倒或机械损伤、院内感染、门诊/住院患者转诊、围产期/新生儿护理；③手术：手术位置错误、异物残留、切口感染等。

三、团队有效交流与合作的重要性

1. 医患、医护、医师之间及医院管理人员之间清晰、明确、及时、有效的沟通交流是保证医疗服务质量和患者安全的重要举措 医疗差错与交流不畅（不充分的、错误的、或完全无沟通）密切相关。医患间、医师间的沟通常会影响到治疗结局。医师如何同患者沟通？怎样向患者说明医疗风险最合适？不良事件发生后医师应当采取什么措施？提供何种程度的详细信息？医师如何尊重文化差异？一位优秀的医师应当展示与其知识和经历水平相当的上述能力。促进交流的方式包括：情景-背景-评估、推荐技术、相互核对、上门服务、两种挑战规则、清单核对、超时设定。

2. 多学科小组参与的团队工作将改进医疗质量、促进患者安全实施 医疗团队成员各自的临床责任不同，如何适时、准确与合适的人有效沟通信息是复杂困难的。医师较熟悉院内的团队成员，而对负责患者的其他医疗小组成员相对陌生，如全科医师和社区医疗小组。有效的医疗团队应与其他小组保持交流，整合双方的临床观察报告、结合专业知识、实行决策责任制，确保为患者提供最优化服务。

3. 有效的团队工作可降低医疗风险 由于沟通不畅、患者移交问题、延误诊断和治疗而产生的差错，在慢性病患者更突出。但这种有效降低医疗风险并改善医疗服务质量的团队协作模式医师不会轻易认可。因为：①临床医师一直接受的是个人负责制的职业培训，②还未完全理解人类自身因素在降低医疗风险时的作用。

四、用基于证据的策略改善医疗质量和确保患者安全

不断变化的医疗环境要求医护人员定期更新知识和技能，进行终身学习培训，特别是学习循证医学，了解循证医学的理念、掌握其方法技术。临床医师再也不能仅凭经验决策，而需要知道如何形成或提出与临床紧密相关的问题，如何有效地检索最佳证据，如何结合已有证据用于临床实践进行循证决策。如基于循证医学证据等级评定患者安全的干预措施，基于过去已实施并证明有效的患者安全措施来改善目前的患者安全现状。

此外，患者安全学科还包括：安全文化的重要性、危害和风险的定义和管理、人体工程学原理与患者安全、如何通过转化研究证据来提高患者安全、伦理实践等。

第五节 倡导患者安全应从教育培训着手，从源头遏制或减少医疗差错

一、患者安全涉及医疗机构、医务工作者和患者三方面

传统医学教育注重临床技能如疾病诊断、治疗和预后随访等培训，而忽略培养医学生团队合作、医疗质量改进和风险管理能力。如何提高医务人员的患者安全意识、识别医疗差错发生环节的能力和医患沟通的技巧对保障患者安全至关重要。现在的医学生将是未来的医师和医疗领域的管理者，如何使他们尽早尽快掌握患者安全知识，强化患者安全意识，从源头遏制医疗差错发生，从而保证他们在将来的行医过程中有能力向患者提供安全的医疗服务，亟待引起医学界和医学教育界的关注。

二、患者安全是卫生服务人员的首要任务

教育与培训是确保所有医院管理者、医学生及医护人员都具备患者安全的基本认识和必要能力，确保未来从医过程中对患者的伤害减到最小的关键。医学作为一门不确定性的科学，医疗不良事件和医疗差错注定不可避免，但仍有相当部分差错来自医师个人的疏忽或技术不精。为应对全球患者安全所面临的严峻挑战，必须注重改进影响患者安全的各个环节和所涉及的方方面面。从在校医学教育、在职医学教育、继续医学教育着手，将患者安全的教育贯彻到医学教育的各阶段，各环节及各层面，加强未来医务人员的医疗风险意识和识别能力尤为重要。

三、医学不仅仅是关注疾病发生、发展和结局的纯自然学科

（一）传统医学教育的缺陷

医学院校选择优秀的学生给予系统完善的理论知识和案例学习，期待学生今后在临床工作时能在任何情况下都做出对患者最佳的决策。几乎从未涉及下述能力的培养：①学科间沟通；②临床实践中鉴别医疗差错及具备风险管理能力；③预防和处理不良事件及接近过失事件（near misses）；④安全有效的团队协作等。因此绝大多数医学生即使接受了完整的临床实习和技能培训，面对突发情况时也未必真正懂得如何去做。

（二）WHO 患者安全教育要求

WHO 要求全球医护人员学习患者安全知识。包括：①患者安全的基本概念；②孰能无过，医师也如此；③医疗系统复杂性对患者的影响；④如何成为团队中的有效成员；⑤如何从错误中吸取教训；⑥如何处理临床风险；⑦患者参与患者安全活动；⑧改进患者安全质量的方法；⑨提高药品安全；⑩如何减少院内感染，患者安全与介入治疗。

（三）我国患者安全教育现状

患者安全教育培训是一个新型教育模式的探索。作为一个新领域，我国医学教育工作者尚不熟悉"患者安全"如何"教"与"学"。我国教育部门、医学院、医院、科室及教师需要：①更新知识、技能，转变教学观念；②必须调研我国医疗风险和患者安全现状，明确问题、充分考虑我国国情，探索适宜我国教育体制的患者安全教育培训新模式；③需要结合国情、针对当地问题参考 WHO 医学院校患者安全课程指南、借助发达国家患者安全教育机构已有方法策略和信息资源及相关方法学技术。而不是机械照搬国外相关研究结果。

医学生作为未来的临床医师，应该学习医疗系统不健全将如何影响卫生保健质量和安全、缺乏沟通将如何导致不良事件的发生；了解并执行安全的医疗行为规范和程序等；也应该学习如何应对这些挑战。

综上所述，患者安全是医学领域的永恒主题，也是医疗服务的最基本出发点和终极目标。当前亟须调研国内各级医疗机构患者安全现状，针对其中最重要且最普遍的问题，立项开展患者安全前沿研究，探索患者安全最佳实践模式，促进证据化的卫生保健，确保患者安全。WHO 患者安全联盟提供了一定研究资金，促进现行的患者安全干预措施的实施，协调和整合国际力量，共同制定未来患者安全对策。目前在研项目包括：①探索不良事件及接近过失／不良事件（near miss）的覆盖、类型、原因、严重程度及后果；②制定全球认可的定义和分类不良事件及接近不良事件框架；预防和缓解不良事件及接近不良事件的发生；③制定国际认可的患者安全研究方法、规范与流程；④在选定的发展中国家和欠发达国家测量和了解患者伤害的程度和性质；⑤制定更好的测量方法及工具等。为 WHO 成员国提供改进患者安全新技术的使用机会，为卫生保健各行各业提供有证可循的患者安全最佳临床实践模式。

（张鸣明）

参 考 文 献

1. John H. Eichhorn, MD. The Anesthesia Patient Safety Foundation: A Pioneering Success in Safety, 25th Anniversary Provokes Reflection, Anticipation. 2012, 14（4）：791-799

2. Kohn T, Corrigan M, Donaldson S, et al. To err is human: building a safer health system. Washington, D.C: National Academy Press, 1999.

3. Reasons J. Human error: models and management. *BMJ*. 2000, 320（7237）：768-770.

4. Singer J, Falwell A, Gaba M, et al. Identifying organizational cultures that promote patient safety. *Health Care Manage Rev*, Oct-Dec 2009, 34（4）：300-311.

5. Singer S, Meterko M, Baker L, et al. Workforce perceptions of hospital safety culture: development and validation of the patient safety climate in healthcare organizations survey. *Health Serv Res*, 2007, 42（5）：1999-2021.

6. WHO. Patient safety: rapid assessment methods for estimating hazards. [2009-6-18]. Report of WHO working group meeting, Geneva. www.who.int/patientsafety

7. WHO. Progress in essential drugs and medicines policy 1998-1999. [2009-6-18]. http://apps.who.int/medicinedocs/

en/d/Jh2950e/

8. World Alliance for Patient Safety. Forward Program. [2012-6-1]. www.who.int/patientsafety

9. 病人安全研究的全球优先权. 日内瓦: 世界卫生组织, 2009. http://whqlibdoc.who.int/publications/2009/

9789241598620_eng.pdf

10. 彭华, 王怡, 罗林枝, 等. 病人安全办公室的工作理念和实践. 中国医院, 2010, 14 (9): 72-73.

11. 张忠鲁. 病人安全: 概念与实例. 医学与哲学, 2006, 27 (6): 12-16.

第三十三章 循证医学在基础研究中探索与实践

创新型国家需要不断开拓如生物制药、绿色能源、低碳生活等新兴产业，新兴产业的发展离不开基础研究，如新能源、新药、新诊疗技术的开发，无一不与基础研究相关联。未来产业的发展导向与政策支持，不同研究领域的资源配置和政策扶持等重大问题的决策都在呼唤新的证据，基础研究可为此生产相关重要证据作为国家有关部门决策参考。如创新中成药、化学药和生物药的研发方向，三者的合理布局和协调发展都需要医学基础研究（medical fundamental research，属于以健康应用为导向的应用基础研究，下文简称基础研究）指导从实验室到产业、再到临床的步步转化，从而为国家作出产业发展计划、确定中长期发展规划、资助合理立项、优化布局、配置资金等产业决策提供基础证据。

第一节 基础研究发展的挑战

一、疾病防治需求带来的挑战

地震、海啸等各种突发自然灾害造成的危重伤及感染防治、新发种间传播疾病的暴发流行等重大疫情防控都迫切需要系统分析其相互关系和揭示内在规律。如 2013 年 2 月我国安徽和上海报道了 3 例全球首发人感染新型 H7N9 禽流感病毒病例，疫情迅速波及浙江、江苏等省，截至 2013 年 5 月 30 日，WHO 已报告全球发病 132 例，死亡 37 例，病死率 28%。对 H7N9 患者早期使用抗病毒药效果良好，但少数患者出现耐药。2013 年 5 月 29 日《柳叶刀》杂志发表研究发现：14 名接受奥司他韦 / 帕拉米韦治疗等神经氨酸抑制剂的患者中，3 名在治疗期间病情变得极严重，病毒载量未减少。推测 H7N9 病毒在人体内已发生突变，且可能与神经氨酸抑制剂治疗有关，提示需及时进行 H7N9 耐药机制研究。若 H7N9 对神经氨酸抑制剂的耐药性假设成立，更须及时更改治疗方案并加紧新药研发。像这种新发种间传播疾病暴发流行的风险监

控和管理，我国乃至全球都缺乏经验和证据。基于回顾性分析其病原学、流行病学、临床特点、治疗和防控证据现状等数据和证据，提出研究假设并用 PICOS 要素转换为可回答的问题，以此查找资料，可准确快速发现禽流感病毒变异和传播规律并迅速成为防控、治疗的关键证据。因此，重大疫情防控需求是进行基础研究以循证决策的重要驱动力之一。

二、技术发展需求带来的挑战

仍以病毒性疾病防治为例，尽管近年严重急性呼吸综合征（severe acute respiratory syndrome，SARS）、新型禽流感、手足口病等新发传染病先后造成重大疫情，但迄今病毒性疾病的病原学诊断尚未像细菌性疾病那样进入临床实验室的常规检查，仍主要依靠费时昂贵的组织细胞培养；缺乏高质量可供临床实验室常规应用的商品化病毒病原诊断试剂；缺乏特异、有效的抗病毒治疗药物，造成一线临床医生无法快速做出准确诊断，更谈不上现场快速的人群预防性筛检。使用新一代测序技术已鉴定了 5000 多种类型的病毒；其中来自人体的病毒样品有约 20% 的新序列；而来自如海水、大洋沉积物等环境的病毒样品大部分是全新的碱基序列。基础研究者如何利用先进的生物信息学技术，分析病毒基因组相关的高通量数据，更科学快速地研究病毒的进化及鉴定分型，明确其编码蛋白存在的抗原表位区域，判断其是否为免疫诊断、药物作用和疫苗研制的靶位，为诊断、治疗和预防提供参考依据，是迫切需要基础研究解决的问题。

三、疾病谱变化带来的挑战

2012 年 12 月在英国《柳叶刀》杂志上刊登的《2010 全球疾病负担研究报告》，回顾中国 1990 年至 2010 年人群健康模式转换的情况后发现：中国慢性非传染性疾病（chronic noncommunicable disease）导致的死亡已占总死亡的 84.5%；心脑血管疾病（脑卒中和冠心病）、癌症已成为中国人群主

要死因；77.1% 的带病生存负担率出现在 60 岁以前，并在 55～59 岁达峰。心血管疾病、肿瘤、道路交通伤害、精神疾病（抑郁和焦虑）和骨骼肌肉疾病是影响中国人群健康的主要疾病负担。参与研究的中外专家认为，中国如不能有效应对人群的健康问题：①必然带来医疗费用飙升，从而引发系列社会问题；②因劳动力人口健康损失所致人力资源短缺，将给中国未来经济发展带来严重影响。据 2008 年第四次国家卫生服务调查显示（第五次于 2013 年 6 月启动），我国慢性非传染性疾病占所有疾病负担的 69%，造成的死亡人数共 1030 万人，占我国人口死因构成的 63%，预计到 2030 年将上升至 75%，其中 1/4 为 ≤60 岁的劳动人群。因慢性病全国劳动力休工 36 亿天/年；因慢性病劳动力人口长期失能 37 亿天/年。因此，2012 年原卫生部、药监局、发改委、财政部、民政部等多个部委已联合下发了我国政府针对慢性病的第一个国家级综合防治规划《中国慢性病防治工作规划（2012—2015 年）》。但具体如何有效预防和控制慢性病，最大程度减少对我国国民经济的负面影响，仍需包括基础研究工作者在内的多学科工作者深入分析大数据信息，揭示科学规律，针对危险因素，研究发病机制，为疾病的防控作出必要的贡献。

四、高端决策需求带来的挑战

2000 年 9 月签署的《联合国千年宣言》中，包含与健康相关的三项发展目标（降低母婴死亡率、遏制艾滋病等传染病扩散和向艾滋病孤儿提供援助），健康成为各国衡量和评价社会发展的重要指标之一。迄今国际组织所做的咨询报告都基本肯定了千年发展目标并对各国和全球卫生发展起到了推动作用：①促进了国际援助在卫生方面的投入；②将减贫口号转为切实的政策和援助措施，成为一套强有力的宣传和监控工具；③引起绝大部分国家（尤其是发展中国家）对卫生领域的关注。但千年发展目标尚未完全实现，全球又面临一些新的卫生健康挑战：①某些尤其是新发传染病的全球流行；②慢性病、精神疾病、伤害、暴力等疾病或不良事件呈上升趋势；③近年发展中国家烟草、气候变化、生活方式、老龄化、人口流动、过度城市化等问题突出。2012 年 8 月，原卫生部发布的"健康中国 2020 战略"明确提出了卫生发展综合目标体系，包含 10 个具体目标和 95 个分目标，提出了今后 10 余年全面健康的行动纲领。医学研究对实现"健康战略"具有重大意义。医学科技的发展是保障医学

进步、促进人类健康的重要基础。而基础医学研究在其中的重要价值不可替代，是战略规划的重要组成部分。

五、全球科技发展需求带来的挑战

医学基础研究的最终目标是防病治病，为人类健康服务。随着分子医学时代的到来，为研究人类疾病的发生发展及预防提供了新的思路和技术手段。动物克隆、人类基因组计划、干细胞治疗、组织工程、再生医学等为未来医学描绘了美好蓝图。基础医学研究达到了前所未有的广度和深度。但其与临床应用的鸿沟也日益明显。绝大多数研究成果没能及时应用于临床实践中，未能体现其真正价值。如何快速将基础研究的结果转化为临床应用，如何聚焦重大需求进行高水平的医学基础研究从而缩短基础研究到临床应用的漫长过程也是基础研究者面临的挑战。

第二节　循证方法引入基础研究的创新

在医学基础研究引入循证医学理念和方法可以帮助基础研究者：①选题、选方法、选标准；②评估和规避风险；③深入分析原因，促进转化。将重大背景问题通过 PICOS 要素转化为可回答的前景问题：系统检索、主题分类、严格质量评价、科学证据合成（定量分析和定性描述）；得出统一的结论，取代普通的综述，为研究者选题、选方法、选标准提供全景式证据。本节以笔者自 2003～2013 年承担的两个 973 项目二级课题中的第一个课题研究为例，介绍如何借鉴循证方法，通过系列二次研究，证实研究假设，指导进一步深入研究。

实例　慢性移植物失功的器官特异性：基于 OPTN 数据的分析（中国循证医学杂志，2008，11（11）：972-979）

一、复杂问题综合干预促进设计方法和科研模式的创新

研究背景：

移植医学是 20 世纪医学发展的丰碑，20 世纪 60 年代早期器官移植失败的原因多为急性排斥反应；20 世纪末叶随着免疫抑制剂的应用、配型、器官保存、手术技术的改进、最佳移植时间把握、并发症处理和重症监护的进步等临床技术的应用发展，使实体器官移植 1 年存活率由原来的 20%～

40% 增加至 80%～90%。但据美国器官分配共享网（united network of organ share，UNOS）2005 年年报资料显示：即使是良好的组织配型、成功移植手术和规范化长期免疫抑制剂治疗，全球主要实体器官临床移植，如小肠、肺、胰腺、肾、肝和心脏的 5 年存活率分别为 37.6%、47.5%、55.8%、66.7%、66.9% 和 71.8%，有 30%～60% 的移植器官在 5 年内需再次移植或不明原因地发生进行性功能丧失而致受者死亡。供器官严重短缺和慢性移植物失功（chronic graft dysfunction，CGD）成为限制全球器官移植发展的世纪难题。

CGD 又称为慢性移植物衰竭（chronic graft failure，CGF）、后期移植物丧失（late graft loss，LGL）、慢性同种移植物失功（chronic allograft dysfunction，CAD），即指移植物功能缓慢和不可逆性减退，病理表现为血管内皮细胞增生、管壁增厚、管腔狭窄、血流受阻、缺氧、纤维组织增生、最终导致移植器官实质细胞广泛纤维化而失去功能，是影响移植物长期存活的巨大障碍。因 CGD 而进行的受者二次移植，加重供器官短缺，带来更大的风险和更高的费用。

2002 年全美移植年会共识 CGD 的诱发因素包括：①特异性免疫学因素：组织相容性白细胞抗原（human leukocyte antigen，HLA）、ABO 血型、特异性 T 细胞；②非特异性免疫学因素：感染（病毒和细菌等）、损伤（炎性因子、缺血再灌注等）、免疫抑制方案等；③非免疫学因素：边缘供体、药物毒性、高血压、高血脂、蛋白尿、高血糖、不良手术过程、肿瘤复发、原发疾病复发。国内外对 CGD 研究数十年但其确切发病机制仍不清楚，对 CGD 仍无特异性防治方法。其发生过程涉及移植免疫各方面，机制复杂，研究众多但莫衷一是，需要也应该借鉴循证医学思维理念和方法，系统评价此前所有基础和临床相关研究，凝练出关键问题和获得当前可得的最佳前沿基础研究证据，探讨机制，解决问题。

二、海量多来源信息促使数据处理、挖掘的方法和技术创新

研究目的：

全球临床器官移植长期海量结果显示：尽管相同年代各种器官移植的配型技术和免疫抑制剂方案大致相近，但移植物存活率各不相同，且随时间延长差距加大。这些差异是否有规律可循，尚未见报道。笔者将这种 CGD 的差异性定义为 CGD 的器官特异性，希望证实 CGD 的器官特异性，找出

CGD 高发早发器官，以此为切入点进行深入研究，找出 CGD 发生、发展的关键环节或机制，以便为 CGD 临床干预提供依据。

笔者从网上获取 OPTN/SRTR（organ procurement and transplantation network/scientific registry of transplant recipient，器官获取与移植网络／移植受者科学注册系统）2006 年报数据，收集近 10 年各种实体器官移植各时点的移植物存活率（graft survival rate，GSR）数据（表 33-1），采用循证医学综合处理数据的当前最佳方法，对比分析各种实体器官移植物的近、远期 GSR，探讨 CGD 有无器官特异性，寻找高发早发 CGD 的器官，为进一步研究 CGD 的关键环节或机制奠定基础。因年报总表（summary table）和分表（characteristics table）对移植器官分类有部分不同，分表数据更全，我们采用总表未调整（unadjusted）GSR 寻找 GSR 在各种实体器官移植变化的总体情况；采用分表调整后（adjusted）GSR（即平衡或标准化除研究特征外所有因素后统计的结果）作进一步分析。

三、基础研究成果及时高效转化需求基础研究全程质控的规范和创新

研究方法：

1. **图示法观察 GSR 在各种实体器官移植的变化情况** 由于移植器官种类较多，直接分析这些复杂数据难以发现规律。我们选用总表（summary tables）统计的 18 亚类实体器官移植，以最近移植年未调整过的 3 个月、1 年、3 年、5 年和 10 年 GSR 为指标，用图示法寻找 GSR 在各种实体器官的变化总体情况。选用分表（characteristics tables）统计的 13 亚类实体器官移植种类，分年龄段、性别和人种汇总最近移植年调整过的 GSR，以 3 个月、1 年、3 年和 5 年 GSR 为指标，分别绘图观察 GSR 在各种实体器官移植的变化情况。因移植例数在不同年龄段和人种的分布不同，未选用移植例数少的分组；年龄段选用 18～34 岁、35～49 岁、50～64 岁，人种选用美国人和美籍非洲人。相关结果提示：不同实体器官的移植物存活率各不相同，且随时间变化差异逐渐增大，各时点移植物存活率在不同移植器官变化趋势一致。移植后 3 个月起 PTA、PAK、In、Lu、H-Lu、K-H 和 Li-I 移植物存活率就较其他器官低。提示 GSR 在不同实体器官移植的变化趋势具有规律性。各种实体器官移植物远期存活率的差异大，提示 CGD 与器官种类有关，可能存在器官特异性，且这种趋势不受移植例数不等、移植

表 33-1　各亚类器官移植术语的中英文对照

器官	英文及简称
活体供肾移植	living donor kidney transplantation，LD-K
尸体供肾移植	deceased donor non-ECD kidney transplantation，non-ECD-K
边缘供肾移植	deceased donor ECD kidney transplantation，DD-ECDK（expanded criteria donor，ECD）（见附 notes）
单独胰腺移植	pancreas transplantation，PTA
肾移植后胰腺移植	pancreas after kidney transplantation，PAK
胰肾联合移植	simultaneous pancreas-kidney transplantation，SPK
尸体供肝移植	deceased donor liver transplantation，DD-Li
活体供肝移植	living donor liver transplantation，LD Li
小肠移植	intestine transplantation，In
心脏移植	heart transplantation，H
尸体供肺移植	deceased donor lung transplantation，DD-Lu
活体供肺移植	living donor lung transplantation，LD-Lu
心肺移植	heart-lung transplantation，H-Lu
肝肾移植	kidney-liver transplantation，Li-K
肝肠移植	liver-intestine transplantation，Li-In
心肾移植	kidney-heart transplantation，K-H

年代不同、受者年龄、性别和人种等不同的影响。

2. **以 GSR 为变量将各种实体器官移植分类**　实体器官移植多达 10 余种，统计所得各时点各移植器官 GSR 的数据较多，归类十分困难。聚类分析是根据某些个体（样品）或变量（指标）的若干特征加以分类的统计方法。根据指标或样品相似程度的大小，将性质相近的归为同一类，而将性质相差较大的归在不同类。分层聚类是聚类分析的一种，其统计过程为：首先寻找一对最接近（最小距离）的个体（样品）或变量（指标）并成一类，再根据最小距离原则，不断把个体或变量聚类，直至所有个体或变量聚成一类时结束。我们从各个分表汇总各种实体器官移植 1991～2000 年调整后 GSR，分成 1991～1995 年和 1996～2000 年两个时段，分别计算各实体器官移植调整后 3 个月、1 年、3 年和 5 年 GSR 的平均数，作为各时段的 3 个月、1 年、3 年和 5 年 GSR。以各种实体器官移植 1 年、3 年和 5 年 GSR 为变量行聚类分析，将各种实体器官移植分成高低存活率两大类，以证实移植物 CGD 是否具有器官特异性。因此寻找一个低存活率标准尤其是能平行反映技术随时代变化影响的标准是关键。将 18 年数据分为每 5 年 1 个时段，分别比较各种实体器官移植两个时段 3 个月、1 年、3 年和 5 年调整后的 GSR，将器官移植聚类后分成高低存活率不同的两大类；确定边缘供肾移植 GSR 可作

为评价高低存活器官的标准，以动态反映不同时段的组织配型、器官保存、移植手术和免疫抑制治疗等不断进步的变化趋势；并观察这些低存活器官移植早期存活情况，以证实高发 CGD 的移植器官是否早发 CGD。采用 RevMan 软件同时将各种实体器官移植的 GSR 与低存活标准比较，作出森林图，以寻找规律。相关结果如图 33-1、图 33-2 和图 33-3 所示，这些结果证实了我们的研究假设，成功指导了我们获准并顺利完成两个 973 项目的二级课题，证实了系统评价方法处理海量多来源信息的能力，并可指导进一步基础实验研究，帮助其以查证代替查新，找准切入点，更深入地分析原因，同时规避创新研究的风险。

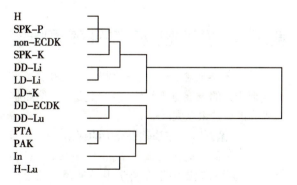

图 33-1　以两个时段 1 年、3 年和 5 年 GSR 为变量对 13 亚类器官移植聚类分析结果

Study or sub-category	organs n/N	DD-ECDK n/N	Weight %	OR (fixed) 95% CI
H-Lu Era 2	168/243	5209/5814	1.50	0.26 [0.20, 0.35]
In Era 2	220/312	5209/5814	1.82	0.28 [0.21, 0.36]
PAK Era 1	176/240	2768/3265	1.17	0.49 [0.37, 0.67]
PAK Era 2	757/916	5209/5814	2.86	0.55 [0.46, 0.67]
In Era 1	100/132	2768/3265	0.61	0.56 [0.37, 0.84]
PTA Era 2	308/366	5209/5814	1.13	0.62 [0.46, 0.83]
H-Lu Era 1	233/299	2768/3265	1.19	0.63 [0.47, 0.85]
DD-Li Era 2	17684/20771	5209/5814	14.04	0.67 [0.61, 0.73]
DD-Lu Era 2	3715/4336	5209/5814	7.40	0.69 [0.62, 0.78]
LD-Li Era 1	318/400	2768/3265	1.44	0.70 [0.54, 0.90]
LD-Li Era 2	767/887	5209/5814	2.16	0.74 [0.60, 0.92]
DD-Li Era 1	13292/16411	2768/3265	10.18	0.77 [0.69, 0.85]
SPK-P Era 2	3949/4511	5209/5814	6.58	0.82 [0.72, 0.92]
DD-Lu Era 1	2615/3149	2768/3265	5.35	0.88 [0.77, 1.00]
PTA Era 1	149/178	2768/3265	0.54	0.92 [0.61, 1.39]
H Era 2	8044/9017	5209/5814	7.93	0.96 [0.86, 1.07]
SPK-P Era 1	2823/3265	2768/3265	4.35	1.15 [1.00, 1.32]
H Era 1	9818/11165	2768/3265	6.00	1.31 [1.17, 1.46]
non-ECDK Era 1	30291/33680	2768/3265	5.89	1.60 [1.45, 1.78]
non-ECDK Era 2	31162/33187	5209/5814	6.28	1.79 [1.62, 1.97]
SPK-K Era 1	2982/3265	2768/3265	2.78	1.89 [1.62, 2.21]
SPK-K Era 2	4264/4511	5209/5814	2.89	2.01 [1.72, 2.34]
LD-K Era 2	21401/22155	5209/5814	3.26	3.30 [2.95, 3.68]
LD-K Era 1	13446/14172	2768/3265	2.67	3.33 [2.95, 3.75]

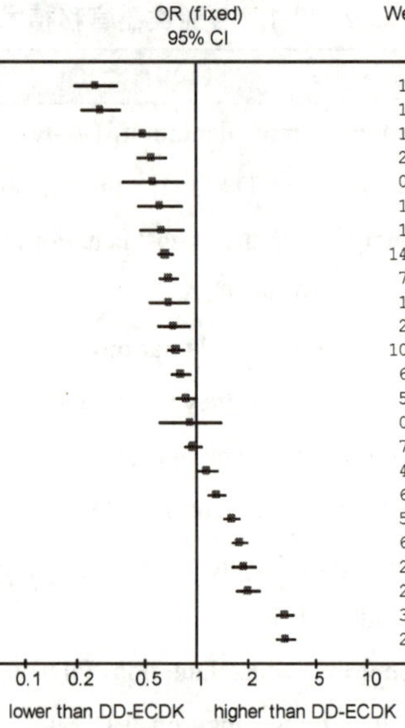

0.1　0.2　0.5　1　2　5　10
lower than DD-ECDK　　higher than DD-ECDK

图 33-2　各类实体移植器官 3 个月 GSR 与 DD-ECDK 比较结果

Study or sub-category	organs n/N	DD-ECDK n/N	Weight %	OR (fixed) 95% CI
PTA Era 2	45/366	3081/5814	2.21	0.12 [0.09, 0.17]
H-Lu Era 2	91/243	3081/5814	1.07	0.53 [0.41, 0.69]
In Era 2	119/312	3081/5814	1.34	0.55 [0.43, 0.69]
In Era 1	43/132	1475/3265	0.53	0.59 [0.40, 0.85]
PAK Era 1	80/240	1475/3265	0.93	0.61 [0.45, 0.80]
PTA Era 1	60/178	1475/3265	0.70	0.62 [0.45, 0.85]
DD-Lu Era 2	1968/4336	3081/5814	9.94	0.74 [0.68, 0.80]
DD-Lu Era 1	1287/3149	1475/3265	5.92	0.84 [0.76, 0.93]
PAK Era 2	453/916	3081/5814	2.93	0.87 [0.75, 1.00]
H-Lu Era 1	129/299	1475/3265	0.97	0.92 [0.73, 1.17]
LD-Li Era 1	242/400	1475/3265	0.88	1.86 [1.50, 2.30]
DD-Li Era 1	10076/16411	1475/3265	6.57	1.93 [1.79, 2.08]
non-ECDK Era 2	22965/33187	3081/5814	11.16	1.99 [1.88, 2.11]
SPK-P Era 2	3130/4511	3081/5814	5.70	2.01 [1.85, 2.18]
non-ECDK Era 1	21319/33680	1475/3265	6.82	2.09 [1.95, 2.25]
H Era 2	6438/9017	3081/5814	7.41	2.21 [2.07, 2.37]
LD-Li Era 2	645/887	3081/5814	1.54	2.36 [2.02, 2.76]
H Era 1	7469/11165	1475/3265	5.22	2.45 [2.27, 2.66]
SPK-K Era 2	3412/4511	3081/5814	4.53	2.75 [2.53, 3.00]
SPK-P Era 1	2295/3265	1475/3265	3.03	2.87 [2.59, 3.18]
SPK-K Era 1	2295/3265	1475/3265	3.03	2.87 [2.59, 3.18]
DD-Li Era 2	16471/20771	3081/5814	6.89	3.40 [3.20, 3.61]
LD-K Era 2	17679/22155	3081/5814	6.82	3.50 [3.30, 3.72]
LDK Era 1	10869/14172	1475/3265	3.86	3.99 [3.69, 4.32]

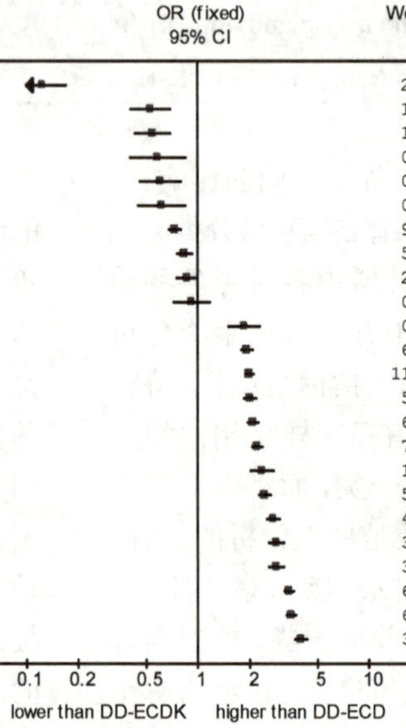

0.1　0.2　0.5　1　2　5　10
lower than DD-ECDK　　higher than DD-ECD

图 33-3　各类实体移植器官 5 年 GSR 与 DD-ECDK 比较结果

第三节　循证基础研究的探索和展望

循证医学理念、方法、规范和证据的引入，推动基础研究的发展越来越快，越来越深入，但面临的挑战也将越来越大。

（一）循证医学在基础研究中的探索

医学基础研究正在成为 21 世纪生命、信息和材料三大学科领域中生命科学中举足轻重的带头学科之一。医学基础研究具有复杂性、系统性，需要多学科交叉与融合。医学基础研究新理论和新技术不断创新和转化，如基因组研究已从单纯碱基测序、单基因、单蛋白质的研究进入到基因组和更高水平上的多基因、多蛋白、甚至全部基因和全部蛋白的系统研究，从静态的基因序列研究进入动态的基因功能研究，在基因组、蛋白质组、转录组等研究异军突起，极大地促进了医学基础研究的发展。循证医学理念和方法的引入，将能极大的拓展研究者的思路，为基础研究提供重要的方法和证据支撑。

1. 恶性肿瘤研究　恶性肿瘤是严重危害人类健康的疾病，肿瘤学研究一直处在临床和基础研究的前沿。全球已为肿瘤研究投入了巨额财力和人力。肿瘤基础研究也已取得巨大成就，发现了不少抗肿瘤筛查和诊断的潜在靶标和肿瘤治疗的潜在靶点，但最终进入临床应用的成果还很少。面对海量不同方向、阶段和价值的研究结果，针对关系国计民生的重大问题，如何科学快速梳理这些基础研究结果，循证优选出更可靠、更容易出现重大抗肿瘤新药的方向，尽可能科学评估研究风险和成功概率及转化前景，是基础研究者面临的前所未有的挑战。基础研究者可以通过系统评价和 Meta 分析方法，科学快速梳理前期结果，选择有前景的基因、蛋白、信号通路等方向，为抗肿瘤研发提供帮助。

2. 遗传学研究　随着全基因组关联分析研究的迅猛发展，如何系统分析这些海量的数据，系统整合多个 GWAS 数据，优选研究的切入点，需要循证决策，以便科学设计，尽可能避免和减少风险，提高研究质量、效率和可转化性。

3. 蛋白表达研究　将来的循证研究不应该简单的研究某些蛋白的表达是否与疾病相关，应该致力于关键问题的研究，运用循证方法，从设计、实施、统计分析、后效评价方面来综合考虑设计，优选出适用于临床分析的蛋白质用于临床。

4. 中医药基础研究　中医药学是自然与人文科学高度融合的学科体系，其整体、系统的研究方法和在近代西医传入中国前维持中华民族近 5000 年繁衍的事实，对现代科学方法论的发展具有借鉴作用，其与现代科学相互交叉渗透，开展多学科综合研究，不仅可促进中医药现代化的发展，也给现代科学的交叉融合和复杂科学的研究提供了空间。其对疾病的独特认知方法和治疗理念，顺应了当今健康观念的深刻变化和医学模式的深刻变革，顺应了 21 世纪医学发展的新趋势和世界医药市场的新需求，展示出强大的生命力和广阔的发展前景。随着国家十二五规划、科技部重大新药创制等专项的立项，中医药领域的基础研究将越来越广阔。

（二）循证医学在基础研究中的应用思考和展望

1. 基础研究范围广泛，涉及多学科，多病种　受篇幅限制本章笔者仅仅列举了我们自己的部分研究工作，旨在为基础研究者开拓思路，提供借鉴。我们成功使用的方法，能否适用于其他研究内容尚需研究者在研究中进一步深入探讨。除常规的多态性、蛋白、动物实验的研究，真正能够如本章所述在方法学上有创新的论文现在仍很少。动物实验方法目前也仅仅在卒中、心脏疾病、创伤修复等领域有相关论文发表，其他领域尚待进一步探索。

2. 基础研究文献的质量评价能否借鉴评价临床研究的文献质量策略，开发出基础研究文献质量的标准和方法，尚待深入研究，并接受时间和实践检验。

3. 如何正确提出基础研究的问题　笔者分析近年发表基础研究的系统评价 /Meta 分析后发现，基础研究者在提出问题方面仍存在一些误区。如研究 A 蛋白在肿瘤组织的表达的研究，原始研究分别纳入 50 例肿瘤标本和 50 例对照（非肿瘤标本），运用免疫组化法检测，肿瘤组中 40 例检测到该组织高表达，而对照组中有 10 例检测到了该蛋白。通过检索查到 10 篇类似研究，有研究者参考诊断性实验的方法，将题目转化为"A 蛋白用于诊断肿瘤的 Meta 分析"，计算敏感性、特异性等指标。笔者认为这样的处理方式值得商榷，因纳入的原始研究仅仅是蛋白表达研究，而非诊断性研究，因此 Meta 分析的题目和设计也值得作者、编者和读者共同深入探讨。

4. 正确认识基础研究系统评价 /Meta 分析的特点和作用　基础研究不同于临床研究。应注意动物实验结果因物种和品系间差异或动物模型不能完全反映人的病理情况而不能直接用于临床。即使高质量的动物实验结果产生的高质量系统评价结论，也仅能为后续临床试验提供参考依据。

5. 正确认识如何整合解释基础研究结果　如在遗传易感性领域，传统以 $P < 0.05$ 来衡量多态性与疾病的相关性已逐渐不能评价遗传易感性与疾病的关系。已有研究者建议将 P 的临界值下调到 10^{-5}，甚至 10^{-8} 来描述多态性与疾病的相关性。若如此，对那些具有统计学意义（$P < 0.05$）的 Meta 分析结果又应该如何评价值得探讨。

　　总之，要真正用循证医学方法和证据指导基础研究，需要基础研究者不断更新专业知识、学习循证医学知识。应从医学本科生或研究生开始，加强医学基础研究的循证医学教育。鼓励在大项目启动前请循证医学研究者指导应用当前可得的最佳证据和方法协助循证选题和整体设计。这种跨学科的合作对基础研究者意义非凡，研究者应该认识到其重要性和价值。

（李幼平　郭颖嘉　张永刚）

参 考 文 献

1. Akl A, Jones N D, Rogers N et al. An investigation to assess the potential of CD25highCD4+ T cells to regulate responses to donor alloantigens in clinically stable renal transplant recipients. *Transpl Int*, 2008, 21 (1): 65-73.

2. Daniel V, Naujokat C, Sadeghi M, et al. Observational support for an immunoregulatory role of CD3+CD4+CD25+IFN-gamma+ blood lymphocytes in kidney transplant recipients with good long-term graft outcome. *Transpl Int*, 2008, 26 (7): 646-660.

3. Delwart E L. Viral metagenomics. *Rev Med Virol*. 2007, 17 (2): 115-131.

4. Hu Y W, Lu S H, Song Z G, et al. Association between adverse clinical outcome in human disease caused by novel influenza A H7N9 virus and sustained viral shedding and emergence of antiviral resistance. *Lancet*, 2013, 381 (9885): 2273-2279.

5. Louis S, Braudeau C, Giral M, et al. Contrasting CD25hiCD4+T cells/FOXP3 patterns in chronic rejection and operational drug-free tolerance. *Transplantation*, 2006, 81: 398-407.

6. Meloni F, Vitulo P, Bianco M, et al. Regulatory CD4+ CD25+ T cells in the peripheral blood of lung transplant recipients: Correlation with transplant outcome. *Transplantation*, 2004, 77: 762-766.

7. Norrby E. Nobel Prizes and the emerging virus concept.

Arch Virol. 2008, 153 (6): 1109-1123.

8. OPTN/SRTR Annual Report 1994-2004. HHS/HRSA/SPB/DOT; UNOS; URREA. 2006. http://www.optn.ore/

9. Port K, Merion M, Goodrich P, et al. Recent trends and results for organ donation and transplantation in the United States, 2005. *Am J Transplant*, 2006, 6 (p2): 1095-1100.

10. Waage J, Banerji R, Campbell O, et al. The millennium development goals: a cross-sectoral analysis and principles for goal setting after 2015. *Lancet*, 2012, 376 (9745): 991-1023.

11. WHO. Number of confirmed human cases of avian influenza A (H7N9) reported to WHO. [2013-5-30]. http://www.who.int/influenza/human_animal_interface/influenza_h7n9/Data_Reports/en/index.html.

12. WHO. 宏观经济与卫生. 北京: 人民卫生出版社, 2002.

13. 贾莉英, 袁培培, 王健, 等. 卫生政策系统评价方法探讨. 中国循证医学杂志, 2009, 9 (10): 1037-1043.

14. 李向莲, 李幼平. 人感染禽流感病毒 H7N9 的流行和防治: 证据、挑战与思考. 中国循证医学杂志, 2013, 13 (7): 780-784.

15. 李幼平, 唐勇, 李永胜, 等. 慢性移植物失功的器官特异性: 基 OPTN 数据的分析. 中国循证医学杂志, 2008, 8 (11): 972-979.

中英文名词对照索引

95% 可信区间	confidence interval，CI	60
Cochrane 系统评价	Cochrane Systematic Reviews，CSR	4
Cochrane 系统评价数据库	Cochrane Database of Systematic Reviews，CDSR	188
Cochrane 协作网	Cochrane Collaboration，CC	2
E	exposure	55
EHR 及电子医嘱系统	Computerized Physician Order Entry，CPOE	32
GRADE 分级软件	GRADE profiler，GRADE pro	21
Joanna Briggs 循证卫生保健中心	Joanna Briggs Institute，JBI	332
Meta 分析（荟萃分析）	meta-analysis	110
Meta 回归	Meta regression	142
Meta 人类学综合	Meta-ethnography	164
Meta 整合	Meta-synthesis	337
PRISMA	Preferred reporting items for systematic reviews and meta-analyses	273
ROC 曲线	receiver operating characteristic curve	65
SROC 曲线	summary ROC curve	125
STARD	The standards for reporting of diagnostic accuracy	270
STROBE	strengthening the reporting of observational studies in epidemiology	272
TREND	the transparent reporting of evaluations with nonrandomized designs	266

A

安全性	safety	231
澳大利亚新西兰临床试验注册机构	Australia-New Zealand Clinical Trial Registry，ANCTR	258
澳洲药物福利咨询委员会	Pharmaceutical Benefits Advisory Committee，PBAC	197

B

背景	context	156
比值比	odds ratio，OR	59，116，141
标准化均数差	standardized mean difference，SMD	116，141
标准诊断试验	comparator tests	122
病例报告	case report	76，85
病例 - 对照研究	case-control study	76，85
病例系列	case series	76，85
病因或致病因素	etiological factor	54
病因学	etiology	54

不良反应   adverse reaction   84

部分核实偏倚   partial verification bias   68

C

参考标准   reference standard   64，122

残余混杂   residual confounding   87

层次结构模型   hierarchical summary ROC curve，HSROC   127

差异核实偏倚   differential verification bias   68

差异性错误分类   differential misclassification   88

掺和偏倚   incorporation bias   68

产业经济分析   Business-economic analyses   236

成本分析   cost analysis，CA   236

成本效果比   cost/effectiveness，C/E   236

成本 - 效果分析   cost-effectiveness analysis，CEA   99，236

成本 - 效益分析   cost-benefit analysis，CBA   99，236

成本 - 效用分析   cost-utility analysis，CUA   99，236

传统文献综述   traditional review   111

创意   idea   31

错误分类偏倚   misclassification bias   88

D

待评估诊断试验   index tests   122

单病例随机对照设计   randomized controlled trials in individual patient，N-of-1   345

单个病例资料   individual patient data，IPD   117

当前可得最佳实验性证据   best available empirical evidence   356

电子病历系统   Electronic Medical Record，EMR   32

电子健康档案系统   Electronic Health Record   32

调查者偏倚   interviewer bias   57

定量分析   quantitative synthesis   115

定量系统评价   quantitative systematic review   110

定性分析   non-quantitative synthesis   115

定性系统评价   qualitative systematic review   110

动物实验研究报告规范   animals in research：r eporting in vivo experiments，ARRIVE   277

队列研究   cohort study   76，85

对照措施或另一种可用于比较的干预措施   comparison/control   13

多发生 1 例不良反应需要治疗的患者数   number needed to harm，NNH   89

多减少 1 例不利结果需要治疗的患者数   number needed to treat，NNT   80，116

多水平似然比   multi-level likelihood ratio   65，72

E

二次研究证据   secondary research evidence   6

二分类资料   binary data   140

F

发表偏倚   publication bias   114

范围界定系统评价	scoping review	360
方法学异质性	methodological heterogeneity	115，142
非实验研究	non-experimental study	145
非随机对照试验	non-randomized controlled trial	85
非随机研究	non-randomized study，NRS	136
分配隐藏	allocation concealment	75
分析性研究	analytical study	76，145
风险比	hazard ratio，HR	60，89

G

干扰	co-intervention	79
干预措施/暴露因素	intervention/exposure	13
共同对照	common comparator	193
固定效应模型	fixed-effect model，FEM	116，127，141
观察性系统评价的报告规范 MOOSE	meta-analysis of observational studies in epidemiology	149
观察性研究	observational study	145
国际标准随机对照试验统一注册号	international standard randomisation controlled trial number，ISRCTN	258
国际合理用药网络	International Network for Rational Use of Drugs，INRUD	326
国际护士会	International Council of Nursing，ICN	333
国际临床流行病学网	International Clinical Epidemiology Network，INCLEN	2
国际临床试验注册平台	International Clinical Trials Registry Platform，ICTRP	7，47
国际前瞻性系统评价注册库	International Prospective Register of Systematic Reviews，PROSPERO	259
国际卫生技术评估机构	Health Technology Assessment International，HTAi	2
国际药物经济学与结果研究协会	International Society for Pharmacoeconomics and Outcomes Research，ISPOR	197，232
国际药学联合会	International Pharmaceutical Federation，FIP	323
国际医学杂志编辑委员会	International Committee of Medical Journal Editors，ICMJE	258

H

横断面研究	cross-sectional study	85
宏观经济特性	macroeconomic attributes or impacts	231
患病率	prevalence，PREV	65
患者安全	patient safety	368
患者安全文化	patient safety culture/climate	368
回忆偏倚	recall bias	58
混合治疗比较	mixed treatment comparison，MTC	311

J

基本科学指标	essential science indicators，ESI	280
基本药物	essential medicine	312
基本药物目录	essential medicine list，EML	313
疾病分类偏倚	disease classification bias	64
集束化照护方案	care bundles	338
计算机辅助决策系统	computerized decision support system，CDSS	32

加拿大安大略注册护士协会	Registered Nurses Association of Ontario，RNAO	337
加拿大药品和卫生技术局	Canadian Agency for Drugs and Technologies in Health，CADTH	197
假阳性率	false positive rate，FPR	65
假阳性数	false positive，FP	64，124
假阴性率	false negative rate，FNR	64
假阴性数	false negative，FN	64，124
间接比较	indirect comparison	193
监测偏倚	surveillance bias	57
健康相关的生命质量	health related quality of life，HRQoL	100
健康相关生存质量	health related quality of life，HRQL	5，99
教育科学研究所	Institute of Education Sciences，IES	360
教育研究型卫生系统	academic health system，AHS	5
接近过失事件	near misses	370
结局	outcome	13
截词检索	truncation search	40
金标准	gold standard	63，64，122
经济学特性	economic attributes or impacts	231
净货币效益	net monetary benefit，NMB	101
绝对危险度降低率	absolute risk reduction，ARR	80
绝对危险度增加率	absolute risk increase，ARI	89
均数差	mean difference，MD	116，124，141

K

| 卡方检验 | Q test，chi-square test | 115 |
| 可行性 | feasibility | 12 |

L

离散型计量资料	discrete measurement data	140
离散选择模型	discrete choice mode，DCE	104
连续性计量资料	continuous measurement data	140
联合分析法	conjoint Analysis	99
量表	instrument/scale	5
疗效比较研究	comparative effectiveness research，CER	8，16
邻近检索	proximity search	40
临床决策	clinical decision-making	5
临床实践指南	clinical practice guidelines，CPGs	5，240，336
临床异质性	clinical heterogeneity	115，142
临床预测规则	clinical prediction guides，CPG	72
临床证据实践应用系统	JBI practical application of clinical evidence system，JBI PACES	340
临界点	cutoff point	65

M

| 马尔科夫链 - 蒙特卡罗 | Markov-chain-Monte-Carlo，MCMC | 196 |
| 盲法 | blinding | 76，79 |

美国国立卫生研究院	National Institutes of Health，NIH	258
美国卫生保健研究和质检局	Agency for Healthcare Research and Quality，AHRQ	147
美国卫生保健政策研究所	Agency for Health Care Policy and Research，AHCPR	2
描述性研究	descriptive study	76，145
敏感度	sensitivity，SEN	64
敏感性分析	sensitivity analysis	116，143
目标成就评量法	goal attainment scale，GAS	348
目标疾病状态	target conditions	122

N

内部真实性	internal validity	114
纽卡斯尔 - 渥太华量表	the Newcastle-Ottawa scale，NOS	147

P

评估偏倚	review bias	68

Q

倾向评分匹配	propensity score matching	87
全面主观判断	global subjective judgment	241
全球医学教育的最低基本要求	global minimum essential requirement，GMER	1
全球证据，本地决策	global evidence, local decision-making	291
全文数据库	fulltext database	42

R

人力资本法	human capital model	99

S

森林图	forest plot	116
伤残调整生命年	disability adjusted life years，DALYs	236
社会的净现值	net social benefit	99
社区优先选择	community preferences	303
社区预防服务工作组	task force on community preventive services，TFCPS	306
生存曲线	survival curves	95
生存质量	quality of life	5，236
时间 - 事件资料	time-to-event data	140
实况临床试验	programmatic clinical trial，PCT	100
实况随机试验	pragmatic RCT，pRCT	311
实效研究	outcome research	8
食品和药物管理局	Food and Drug Administration，FDA	258
事实性数据库	fact database	42
试验性研究	experimental study	75
试验阈值	test threshold	71
书目索引数据库	bibliography database	42
数据库	database	39

双变量随机效应模型	bivariate random-effects model, BRM	127
双盲	double-blind	79
死亡损失寿命年	years of life lost, YLL	105
随访偏倚	attrition bias	58
随机对照试验	randomized controlled trial, RCT	1
随机对照试验报告的统一规范	consolidated standards of reporting trials, CONSORT	265
随机误差	random error	141
随机效应模型	random-effect model, REM	116, 127, 141

T

特定的患病人群 / 临床问题	population/problem	13
特异度	specificity, SPE	64
题目注册表	title registration form	113
调整间接比较	adjusted indirect comparison	193
同类药物效应	drug class effect	135
统计学异质性	statistical heterogeneity	115, 142
统评价和 Meta 分析的报告规范	preferred reporting items for systematic reviews and meta-analyses, PRISMA	113

W

外部真实性	external validity/generalizability	114
网状 Meta 分析	network meta-analysis, NMA	195
危害	harms	132
危险度差值	risk difference, RD	80, 116, 124, 141
危险因素	risk factor	54
微观经济特性	microeconomic attributes or impacts	231
卫生服务购买	purchasing	157
卫生服务提供	provision of services	157
卫生管理、卫生政策和系统科学	health policy and system science, HPSS	5
卫生技术	health technology, HT	231
卫生技术评估	health technology assessment, HTA	5, 19, 231
卫生经济学	health economic	5
文献记录	Record	40
文献综述	review	31
渥太华知识转化模式	the Ottawa model of knowledge translation, OMKT	334
无差异性错误分类	nondifferential misclassification	88

X

系统偏差	bias/deviations	368
系统评价	systematic review, SR	4, 110
系统评价再评价	overviews of reviews, overviews	4, 186
现实主义综合法	realist synthesis	308
相对危险度	relative risk, RR	59, 89, 116, 124, 141
相对危险度增加率	relative risk increase, RRI	89

效果	effectiveness	231
效果系统评价	effectiveness review	360
效力	efficacy	231
效应量	effect estimate	141
效益	benefits	132
信息偏倚	information bias	88
叙述性文献综述	narrative review	111
叙述性综合法	narrative synthesis	161，304
循证服务	evidence-based services	306
循证公共卫生	evidence-based public health，EBPH	302
循证公共卫生决策	evidence-based public health policy	303
循证护理	evidence-based nursing，EBN	332
循证教育	evidence-based education，EBE	356
循证科学	evidence-based science，EBS	2
循证卫生保健	evidence-based healthcare，EBHC	2，285，303
循证卫生决策	evidence-based decision making in healthcare	290
循证医学	evidence-based medicine，EBM	2
循证医学知识库	summaries	35
循证医学中心	Center for Evidence-Based Medicine，CEBM	2
循质服务	quality-oriented services	306

Y

亚组分析	subgroup analysis	142
严格评价	critical appraisal	1
研究对象	participants	122
研究类型	study design	122
研究者	doer	11
验后概率	post-test probability	71
验前概率	pretest probability	70
阳性似然比	positive likelihood ratio，+LR	65
阳性预测值	positive predictive value，+PV	65
药物不良反应	adverse drug reaction，ADR	84
药物不良事件	adverse drug event，ADE	84
医疗差错	medical error	368
医学基础研究	medical fundamental research	372
医学研究报告规范	good publication practice，GPP	280
异质性检验	heterogeneity test	115
意外事故	accident	368
意向治疗分析	intent-to-treat analysis，ITT	78
意愿支付法	willingness-to-pay，WTP	99
阴性似然比	negative likelihood ratio，−LR	65
阴性预测值	negative predictive value，−PV	65
应用者	user	11
英国国家健康和临床卓越研究所	National Institute for Health and Clinical Excellence，NICE	197

英国国家卫生与临床优化研究所	the National Institute for Health and Clinical Excellence, NICE	255
用药差错	medication error	84
有序资料	ordinal data	140
语言偏倚	language bias	114
预后	prognosis	4, 91
预算影响分析	Budget-economic analysis	236
阈值效应	threshold effect	125
原始研究证据	primary research evidence	6

Z

增量成本效果比	incremental cost-effectiveness ration, ICER	236
沾染	contamination	79
真实世界研究	Real World Research, RWR	16
真阳性率	true positive rate, TPR	64
真阳性数	true positive, TP	64, 124
真阴性率	true negative rate, TNR	64
真阴性数	true negative, TN	64, 124
诊断比值比	diagnostic odds ratio	70
诊断性试验	diagnostic test	4, 63
证据群	body of evidence	26
证据质量和推荐强度分级系统	Grading of Recommendations Assessment, Development and Evaluation, GRADE	116
政策简报	policy brief	296
知识产品 / 工具	knowledge tools/products	335
知识调查	knowledge inquiry	335
知识转化	knowledge translation	334
知识转化模式	knowledge-to-action process framework, KTA	335
知识综合	knowledge synthesis	335
知证教育决策	evidence-informed educational policymaking	361
知证决策工具	support tools for evidence-informed health policymaking, STP	6, 286
知证决策网络	evidence-informed policy network, EVIPNet	286, 303
知证卫生决策	evidence-informed health policymaking	248
指南	guideline	19
治疗阈值	treatment threshold	71
质量调整生命年	quality adjusted life years, QALYs	99, 236
中国临床试验注册中心	Chinese Clinical Trial Registry, ChiCTR	7, 258
中国临床指南文库	China Guideline Clearinghouse, CGC	240
中位生存时间	median survival	95
中医药	traditional Chinese medicine, TCM	342
中医药最佳病案报告规范	best case report for traditional Chinese medicine, BCR for TCM	350
主题综合	Thematic analysis	164
专业智慧	professional wisdom	356
转化研究证据	translational research evidence	6
准确度	accuracy, ACC	65

资金汇集	pooling of funds	157
资金收集	revenue collection	157
字段限定检索	Limit search	40
自动匹配检索	automatic term mapping	40
总效应	main effect	132
最佳证据医学教育	best evidence-based medical education，BEME	357
最小成本法	cost-minimization analysis，CMA	99